Clinical Nephrology Pocket Book

肾脏病临床概览
（第2版）

主　编　赵明辉

副主编　张　宏　周福德　杨　莉

编　者　（按姓名汉语拼音排序）

陈　旻　陈育青　程叙扬　崔　昭

董　捷　韩文科　胡　楠　金其庄

刘　刚　刘　莉　刘立军　吕继成

师素芳　苏　涛　谭　颖　王　芳

王　玉　徐大民　许　戎　杨　莉

杨志凯　尹彦琪　于　峰　喻小娟

张　宏　张路霞　赵明辉　郑茜子

周福德　周绪杰

北京大学医学出版社

SHENZANGBING LINCHUANG GAILAN（DI ER BAN）

图书在版编目（CIP）数据

肾脏病临床概览/赵明辉主编. —2版. —北京：
北京大学医学出版社，2021.4（2024.8重印）

ISBN 978-7-5659-2279-4

Ⅰ. ①肾… Ⅱ. ①赵… Ⅲ. ①肾疾病－诊疗 Ⅳ.
①R692

中国版本图书馆 CIP 数据核字（2020）第 201546 号

肾脏病临床概览（第 2 版）

主　　编：赵明辉
出版发行：北京大学医学出版社
地　　址：(100191) 北京市海淀区学院路 38 号
　　　　　北京大学医学部院内
电　　话：发行部 010-82802230；图书邮购 010-82802495
网　　址：http://www.pumpress.com.cn
E - mail：booksale@bjmu.edu.cn
印　　刷：北京信彩瑞禾印刷厂
经　　销：新华书店
责任编辑：高　瑾　　责任校对：靳新强　　责任印制：李　啸
开　　本：787 mm×1092 mm　1/32　　印张：25.5　　字数：634 千字
版　　次：2021 年 4 月第 2 版　　2024 年 8 月第 3 次印刷
书　　号：ISBN 978-7-5659-2279-4
定　　价：120.00 元

前　言

　　自第一版《肾脏病临床概览》出版至今已经近 10 年了。受到了广大肾脏科医务工作者的欢迎和厚爱，共计重印 7 次，发行超过 25 000 册，已经成为肾脏科住院医师规范化培训、住院医师专业化培训、进修医师乃至初年主治医师的必备用书。在广大读者的期盼中，第二版在 2020 年全球抗击新冠病毒的特殊历史时期与大家见面。

　　肾脏病是大内科中专业性和挑战性很强的一个亚专业。本概览旨在为各级医生提供一本"口袋书"，以便能够为患者的诊断、治疗提供快速参考。本着内容与最新进展接轨，书写形式简洁明了，临床实用性强的特点，北京大学肾脏病研究所暨北京大学第一医院肾脏内科的高年资临床医生在第一版的基础上进行了修订，使之更加贴近临床，更符合现代肾脏病学的发展趋势。事实上，本概览反映了本学科近年来临床工作及其发展的沉淀与积累。本书是在《肾脏病学》（第 4 版）基础上，重点突出、发展和更新临床应用的内容，但并不是该书的摘抄。希望读者朋友们在阅读这本概览之余，会有兴趣去从大型学术专著中探求各种疾病的发病机制以及防治策略。

　　作为临床实用性强的参考书，虽然在写作和审定过程中十分谨慎，仍难免挂一漏万，如发现不当之处，敬请大家不吝批评指正。在疾病诊断、治疗方面学术观点的分歧是正常现象，也是学科发展过程的正常表现，欢迎大家讨论。书中有关治疗措施尽可能采用循证医学的依据，以避免主观随意性。但本书的内容不能作为评价各个具体患者处置的唯一标准，更不能作为处理医疗纷争的依据。

　　在此，我要感谢各位副主编和著者们，特别感谢本书的主编助理陈育青教授和刘立军主任医师为撰写本书所做的贡献。大家丰富的临床实践经验和对读者高度负责、对学问不断更新、认真求是的学风是写好本书的基础。

北京大学肾脏病研究所暨北京大学第一医院肾脏内科的全体医生谨以此书献给我们的患者朋友们！你们的支持和理解使得我们的医疗水平得以发展、提高。这本概览中凝集着我们的心血，也凝集着对你们的诚恳谢意。让我们共同为抗击肾脏疾病对人类的危害而奋斗！

赵明辉

北京大学教授、主任医师

北京大学肾脏病研究所所长

2020 年 12 月

目　　录

肾脏病的临床表现及诊断思路

第 **1** 章

　　临床工作的两个主要环节是诊断和治疗，是先认识问题、后解决问题的朴素方法论在临床医学中的体现。正确诊断是正确治疗的前提。

　　诊断是对于疾病根本性质的判断，始于对临床表现的探究。临床表现是机体表现出来的病态现象，包括：症状——患者的主观感觉异常、体征——体检的客观发现以及辅助检查的异常。同种疾病具有共同的临床特点，但在不同个体以及同一个体的不同病变阶段，临床表现可能有所不同；不同的疾病也可能有相似的临床表现；这就导致了疾病诊断的复杂性。因此，细心全面地收集临床资料并加以深入分析是临床医师的一项基本功，正确的概念以及简明清晰的分析思路常能快速引出正确的诊断，这正是临床医师需要锤炼的素养之一。

　　肾脏病既具有疾病的普遍特点，又有专科独特性，因此，肾脏病专科医师还应具有较丰富的大内科及相关的医学知识。正如我国著名的肾脏病专业创始人王叔咸教授生前指出的那样：内科里面有肾脏病，肾脏病里面有内科。

　　肾脏病诊断需要综合分析患者的症状、体征及辅助检查资料，不应片面强调某一症状或某项检查的作用。肾脏病诊断应当完整全面，包括的层次有：临床诊断（概括临床特点，如：肾炎综合征）、病因诊断、肾功能诊断、病理诊断及合并症诊断，这样分析就不容易疏漏。获得的诊断还需要实践检验，在密切观察中确定或修正当初的诊断，并及时调整治疗。

本章重点介绍肾脏病的常见临床表现及相应的诊断思路，包括：尿异常——尿量异常、尿成分异常和排尿异常，以及腰痛和水肿。

第 1 节　尿量异常

一、少尿和无尿

尿量小于 400 ml/d 为少尿（oliguria），小于 100 ml/d 为无尿（anuria）。正常状态下，每人平均从尿中排出约 600 mOsm 的溶质，而肾的最大浓缩能力是 1200 mOsm/(kg·H_2O)，若尿量少于 500 ml/d，代谢产生的废物则不能完全从肾排出，因此，少尿即意味着肾功能受损。

【病因】

根据造成少尿/无尿的主要病变部位，可以分为三大组病因：肾前性、肾性及肾后性。肾前性少尿/无尿是各种原因肾血流灌注不良导致的，肾实质本身无器质性病变。其主要病因见表 1-1-1。

表 1-1-1　肾前性少尿/无尿的主要病因

类别	具体病因
有效循环血容量不足	出血：外伤、手术、消化道出血
	经胃肠道液体丢失：呕吐、胃肠引流、腹泻
	经肾液体丢失：利尿、尿崩症、肾上腺皮质功能不全
	经皮肤、黏膜液体丢失：烧伤、高温
	血管内容量相对不足：低白蛋白血症、挤压综合征
心脏搏出量不足	心脏病：急性心肌梗死、心脏瓣膜疾病、心脏压塞
	肺循环异常：肺动脉高压、肺栓塞、正压机械通气
	血管过度扩张：败血症、休克、急性过敏、麻醉、扩血管药物过量
肾动脉收缩	去甲肾上腺素、麦角胺、肝肾综合征、高钙血症

表 1-1-1 肾前性少尿/无尿的主要病因 （续表）

类别	具体病因
肾单位血流调节能力下降	在肾血流不足的背景下使用血管紧张素转化酶抑制剂或血管紧张素Ⅱ受体阻滞剂 在肾血流不足的背景下使用非甾体抗炎药或 COX-2 抑制剂

肾性（肾实质病变）、肾后性（尿路梗阻）少尿/无尿的主要病因分别见表 1-1-2 和 1-1-3。

表 1-1-2 肾性少尿/无尿的主要病因

类别	具体病因
肾脏大血管病变	肾动脉：血栓、栓塞 肾静脉：血栓、受压
肾小球疾病或微血管病变	急进性肾小球肾炎、重症狼疮性肾炎、重症急性肾小球肾炎 血管内皮损伤：妊娠高血压综合征（妊高征） 血栓性微血管病：恶性高血压、溶血尿毒症综合征（HUS）、血栓性血小板减少性紫癜（TTP）、硬皮病肾脏危象等 胆固醇栓塞
肾小管、肾间质疾病	急性肾小管坏死 急性间质性肾炎 管型肾病
终末期肾脏病	
其他	肾皮质坏死

表 1-1-3 肾后性少尿/无尿的主要病因

类别	具体病因
输尿管病变（双侧或孤立肾一侧病变导致急性肾损伤）	管腔内病变：结石、血块堵塞 管壁病变：肿瘤、瘢痕 管壁外病变压迫：肿瘤、腹膜后纤维化
膀胱颈病变	肿瘤、结石、血块堵塞、前列腺病变
尿道病变	结石

【诊断思路】

肾前性少尿/无尿的临床特点：①患者有引起肾灌注不良的疾病或诱因；②尿常规大致正常；③肾小管功能良好，尿浓缩功能正常，尿比重＞1.020，尿渗透压＞500 mOsm/(kg·H_2O)，一般不会出现完全无尿；④血尿素（mg/dl）：血肌酐（mg/dl）≥20∶1；⑤在及时纠正原发病后，肾功能迅速恢复正常（一般 1～2 天内）。

肾性少尿/无尿的临床特点：①大部分患者具有肾脏病的病史和体征；②尿常规异常：蛋白尿、血尿、管型尿；③肾小管功能异常，包括浓缩功能，尿比重常＜1.015，尿渗透压＜350 mOsm/(kg·H_2O)，可有肾性糖尿，氨基酸尿；④与肾前性比较，治疗相对困难，部分患者肾功能虽可恢复，但恢复较慢（1 周至数月）；⑤完全无尿罕见，仅见于广泛肾皮质坏死和极个别的急进性肾小球肾炎患者。

肾后性少尿/无尿的临床特点：①典型表现为突然完全无尿，可反复发作（提示价值最高）；②有尿排出者，尿常规可有血尿（非肾小球源性）、白细胞尿，也可大致正常，但不会出现大量蛋白尿；③有尿路梗阻的形态学（B 超、腹平片、逆行尿路造影、同位素肾扫描等）改变，包括：梗阻部位的病变（结石、肿瘤等）以及梗阻以上部位的积液；但应注意，在急性梗阻的早期，这些影像学表现可能并不明显，易造成误诊；④急性梗阻解除后，多数患者于 2 周左右肾功能恢复正常。

少尿的性质明确后，若为肾前性或肾后性疾病，则应进一步明确具体病因，常需相关的专业协助诊断并积极处理原发病。若为肾性少尿，除终末期肾脏病外，其他都是急性肾损伤的少尿，应进一步鉴别肾小球、肾小管间质及肾血管病变，有适应证时，应尽早肾活检确诊。

二、多尿

每日尿量大于 2500 ml 称为多尿（polyuria），大于 4000 ml 称为尿崩。主要病因及分析思路见图 1-1-1。

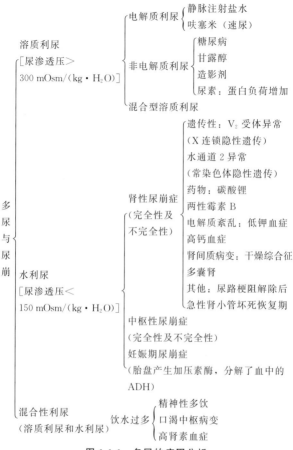

图 1-1-1　多尿的病因分析

三、夜尿增多

夜尿增多（nocturia）严格的定义是指夜间睡眠时尿量＞750 ml 或大于白天的尿量，但文献中普遍将夜尿次数增多也归入这一范畴。主要病因有：①与多尿的病因相同；

②肢体下垂部位水肿的疾病——心力衰竭、肾病综合征、肝硬化；③7岁以下儿童及老年人；④膀胱及前列腺等部位的泌尿外科疾病。

第2节　尿成分异常

一、尿色异常

正常尿的外观为淡黄透明，其颜色主要来自尿色素，大量饮水稀释后可呈无色透明，限水后颜色加深。尿色异常有些来自药物、食用色素，对身体没有妨碍；还有些是由于全身性疾病或泌尿系统疾病导致尿中出现异常成分而发生颜色改变，需查原因（见表1-2-1）。

表1-2-1　尿色异常及其主要原因

尿液外观	原因
红色	血尿、血红蛋白尿（在碱性尿中呈红葡萄酒色，酸性尿中呈酱油色）、肌红蛋白尿、药物（去铁胺、大黄）、进食甜菜根、红色火龙果
橘红色	利福平
粉红色	苯妥英钠、丹蒽醌、酚酞（后两者出现在碱性尿中）
棕色	呋喃妥因、甲硝唑（出现在长时间放置以后）
蓝-绿色	食物色素、铜绿假单胞菌尿路感染、胆道梗阻（黄绿色）、药物及化学制剂（甲氧氯普胺、异丙酚、亚甲蓝、美索巴莫、氨苯蝶啶、酚、靛蓝、硼酸）
紫色	紫色尿袋综合征（尿成分与尿袋的成分发生化学反应产色）、卟啉（出现在长时间放置以后）
黑色	黑色素（黑色素瘤）、尿黑酸尿
白色混浊	脓尿、尿中大量结晶、乳糜尿

【血尿】

血尿是指尿中红细胞增多，尿沉渣显微镜检查红细胞

>3个/高倍视野。血尿根据能否被肉眼发现分为肉眼血尿和镜下血尿，前者要与造成红色尿的其他情况相鉴别，要点是：肉眼血尿离心后，上清液不红，沉渣中有大量红细胞；其他原因的红色尿离心后上清液为红色，沉渣中红细胞少。需注意的是：①不要依靠试纸条法确定是否存在血尿，因为血尿、血红蛋白尿和肌红蛋白尿都可以在试纸条法中呈现红细胞或潜血阳性，此外还有很多因素可以影响试纸条检测的结果，造成假阴性/阳性；②排除假性血尿，确立真性血尿：主要通过询问病史除外女性月经污染尿液和极少见的伪造血尿。诊断流程见图 1-2-1。

血尿的病因分为两大类：①各种肾小球疾病引起的肾小球源性血尿；②其他疾病引起的非肾小球源性血尿，这包括全身性疾病引起的尿路出血，如：抗凝药物过量、血液病以及泌尿系统疾病引起的尿路出血，如：结石、肿瘤、尿路感染、多囊肾、血管畸形等。两者的鉴别非常关键，它有利于指导进一步查找具体病因。鉴别要点为：

1. 全程　肾小球源性血尿一定是全程血尿，而非肾小球源性血尿则可能表现为初始血尿（病变在尿道）、终末血尿（病变在膀胱三角区）或全程血尿（出血部位位于输尿管膀胱开口以上部位）。全程血尿可以通过询问肉眼血尿患者排尿时的所见或进行尿三杯试验来确定。

2. 不凝　绝大多数肾小球源性血尿患者，尿中没有血丝、血块。而非肾小球源性血尿时血丝、血块较为常见。

3. 无痛　绝大多数肾小球源性血尿患者无尿痛，仅少数患者由于血尿刺激膀胱可产生轻微的尿痛。而非肾小球源性血尿患者有时可表现为尿痛，或在剧烈腰痛后排出肉眼血尿（肾结石或输尿管结石）。

4. 管型　若沉渣镜检发现红细胞管型，则可以肯定是肾小球源性血尿。

5. 变形红细胞　用相差显微镜检查尿红细胞形态，肾小球源性血尿多为变形红细胞尿，而非肾小球源性血尿多为正常形态红细胞尿。变形红细胞中的棘状红细胞（acan-thocyte 或称 G1 细胞）对肾小球源性血尿诊断的特异性最高，>5％时，特异性近于 100％。尿红细胞分布容积曲线也有助于鉴别。

6. 肾病的其他表现，如：大量蛋白尿、水肿，而非肾小球源性血尿则没有。

对于尿路肿瘤高危人群或来源判断不清的单纯血尿的老年患者，即使初步除外肿瘤，也应定期随访至少两年，才能认为是良性血尿。

几种特殊的血尿类型：

1. 运动性血尿　指仅在运动后出现的血尿。一般多出现在竞技性的剧烈运动后，如：长跑（也称马拉松血尿）、拳击等。部分患者血尿的原因是尿液在剧烈运动时反复冲击膀胱壁引起的毛细血管损伤出血，运动前排空膀胱可减少其发生。

2. 直立性血尿　指血尿出现在身体直立时，平卧时消失。常见的原因是胡桃夹现象（nutcracker phenomenon），多见于较为瘦高的青少年，30 岁以上者很少见。病因是由于左肾静脉受到腹主动脉和肠系膜上动脉的压挤，使左肾血流回流受阻，肾盂内静脉曲张渗血导致血尿。因此，直立性血尿一般具有非肾小球源性血尿的特点，但也有少数患者可以表现为肾小球源性血尿，并且可以合并直立性蛋白尿。患者预后良好，成年后大多血尿逐渐减轻。彩色多普勒 B 超可帮助诊断。

3. 腰痛-血尿综合征　常见于年轻女性，口服避孕药者，表现为一侧或双侧腰痛伴血尿，肾动脉造影显示肾内动脉分支狭窄，有局灶肾缺血征象。诊断本病需要首先除外其他泌尿系统疾病。

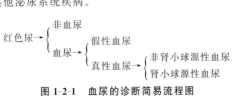

图 1-2-1　血尿的诊断简易流程图

【白色混浊尿】

白色混浊尿的鉴别诊断要点：①脓尿、菌尿。离心后上清液变澄清，沉渣镜检可见大量白细胞、细菌。②结晶尿。离心后上清液变澄清，沉渣镜检可见大量结晶，根据形态的不同可以分出草酸盐、磷酸盐、尿酸、半胱氨酸等结晶。③乳糜尿。可见于丝虫病、腹腔肿瘤或局部创伤使淋巴回流受阻时，特点是尿呈牛奶样，离心后上清液不澄清，苏丹Ⅲ染色可见脂肪滴。

二、蛋白尿

【蛋白尿检测】

蛋白尿检测应注意以下几点：①试纸条法仅对白蛋白敏感，对其他蛋白成分不敏感，特别是免疫球蛋白和轻链，因此，若试纸条法阴性或弱阳性，24 h 尿蛋白定量显示较大量的蛋白尿，除应怀疑检测误差外，应特别警惕多发性骨髓瘤引起的溢出性蛋白尿。②24 h 尿蛋白定量能够比较准确地反映患者蛋白尿的严重程度，正常值为成人＜150 mg/d，儿童＜300 mg/d，若收集 24 h 尿困难，也可用检测单次尿中蛋白与肌酐的比值来替代。③微量白蛋白尿的检测需要特殊方法，其范围为 20～200 μg/min，在糖尿病肾病的早期诊断中具有重要意义。

【蛋白尿分类】

1. 根据尿蛋白量分为肾病水平蛋白尿（≥3.5 g/d，也称大量蛋白尿）和非肾病水平蛋白尿。

2. 根据蛋白尿的性质可以分为"生理性"蛋白尿和病理性蛋白尿。前者指在发热、剧烈运动后出现的一过性蛋白尿，患者的肾无器质性病变；而病理性蛋白尿则是肾有器质性病变造成的蛋白尿，一般多为持续性蛋白尿。诊断"生理性"蛋白尿要特别慎重，因为肾器质性病变的早期也可以有类似的表现，长期随访非常必要。另外，还有直立性蛋白尿，指尿蛋白在直立时出现、平卧时消失，确定的方法是将 24 h 尿蛋白定量分为夜间 8 h 卧位及白天 16 h 非卧位的尿蛋白定量，若 24 h 尿蛋白总量＞150 mg 而 8 h 卧位尿蛋白定量＜50 mg 即可认为是直立性蛋白尿。直立性蛋白尿常见于青少年，超过 30 岁以上者很少见。尿蛋白一般＜1 g/d，＞2 g/d 者罕见。直立性蛋白尿可见于左肾静脉受压和早期的肾器质性病变。

3. 根据蛋白尿中是否存在较大量的大分子蛋白（如免疫球蛋白）可以分为选择性蛋白尿和非选择性蛋白尿，确定的方法是测定尿中的 IgG 和转铁蛋白，IgG/转铁蛋白＜0.1 称为选择性蛋白尿，＞0.2 称为非选择性蛋白尿，前者见于微小病变型肾病和早期的糖尿病肾病，后者见于其他各种肾小球疾病。

4. 根据蛋白尿的形成机制，可以分为：①肾小球性蛋白尿。由于肾小球滤过屏障异常引起的蛋白尿，见于多种肾小球疾病，其特点是肾病水平蛋白尿较常见，成分以蛋白等中大分子为主。②肾小管性蛋白尿。由于肾小管病变，重吸收蛋白的能力下降，使得正常时从肾小球滤过的小分子蛋白没能有效地被肾小管重吸收，从而出现的蛋白尿称为肾小管性蛋白尿，一般蛋白量＜2 g/d。③溢出性蛋白尿。血液循环中存在大量的可以从肾小球自由滤过的小分子蛋白，超过了肾小管的重吸收极限，从而出现的蛋白尿。见于多发性骨髓瘤时的轻链尿，横纹肌溶解时的肌红蛋白尿，血管内溶血时的血红蛋白尿。④组织性蛋白尿。见于肾盂肾炎、尿路肿瘤时，向尿液中分泌蛋白质而产生的蛋白尿。尿蛋白一般＜0.5 g/d，很少＞1 g/d。

第 3 节 排 尿 异 常

排尿异常中的尿频（每日排尿＞8 次）、尿急（一旦有尿意需即刻排尿）、尿痛（排尿时下腹、尿道疼痛或烧灼感）称为尿路刺激征，见于尿路感染、尿道综合征、输尿管结石（特别是输尿管膀胱壁段结石）、膀胱肿瘤、间质性膀胱炎及出血性膀胱炎等情况。

排尿异常还包括排尿困难、尿潴留、尿失禁等。

排尿困难指尿液排出困难，需用力排尿，严重者可导致尿潴留。病因包括：①阻塞性排尿困难，主要由膀胱颈部疾病及尿道、前列腺疾病等泌尿外科疾病造成。②功能性排尿困难，见于脊髓损伤、糖尿病神经源性膀胱等情况。

尿潴留指膀胱不能排空，突然起病者称为急性尿潴留，缓慢形成、反复发作者称为慢性尿潴留。男性常见。病因为阻塞性尿潴留及功能性尿潴留。

尿失禁指丧失排尿自控能力，尿液不自主地流出膀胱。类型包括①压力性：在咳嗽、大笑、运动等腹压增高时出现。②急迫性：突然出现无法控制的尿意。常见于尿路感染和神经兴奋性增高。③混合性：上述两者的混合型。④溢出性：慢性尿潴留导致。⑤创伤性：骨盆创伤导致。

第 4 节　腰　　痛

腰痛分为肾绞痛（renal colic）和普通腰痛（flank pain）。前者主要是由于结石（也可以是血块、坏死的肾乳头）阻塞输尿管，导致输尿管痉挛、肾盂急性扩张引发剧烈疼痛（患者常难以用语言描述），单侧常见，疼痛可向会阴部放射。患者多表现为辗转反侧，试图找到相对舒服的体位，多伴有恶心、呕吐、大汗等症状，可伴有膀胱刺激征，绞痛缓解后多有血尿。体检可发现输尿管走行部位压痛。普通腰痛是指除肾绞痛以外的其他腰痛，由多种疾病引起，需要进行鉴别（见图 1-4-1）。

肾脏内科疾病引发腰痛的特点是：①多为钝痛、胀痛，疼痛一般不剧烈；②多为双侧腰痛（肾静脉血栓可以为单侧）；③活动、体位（如弯腰、转身）与腰痛没有关系；④肾区一般没有压痛，多有叩痛。

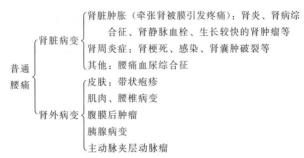

图 1-4-1　普通腰痛的常见病因

第 5 节　水　　肿

水肿（edema）是组织间隙有过多的液体积聚。当超过体重的 4%～5% 时可表现为显性水肿。水肿可分全身性和局限性。水肿严重者可以出现腹腔、胸腔积液。

【病因】

1. 全身性水肿

（1）心源性水肿：常见于右心衰竭、缩窄性心包炎等。

（2）肾源性水肿：常见于肾小球肾炎、肾病综合征等。

（3）肝源性水肿：常见于病毒性肝炎、肝癌及肝硬化等。

（4）营养不良性水肿：常见于低蛋白血症、维生素 B_1 缺乏症等。

（5）结缔组织病性水肿：常见于系统性红斑狼疮、硬皮病及皮肌炎等。

（6）变态反应性水肿：如血清病等。

（7）内分泌性水肿：常见于 Graves 病、甲状腺功能减退症及库欣（Cushing）综合征等。

（8）药物性水肿：钙通道阻滞剂、α 受体阻滞剂、非甾体抗炎药、肾上腺皮质激素、雌/孕激素类制剂、甘草制剂或噻唑烷二酮类胰岛素增敏剂等。

（9）特发性水肿：发生于女性，特点为周期性出现，若发生于女性月经前，称作经前期水肿，与孕激素有关。

（10）其他：妊高征性水肿。

2.局限性水肿

（1）静脉阻塞性水肿：常见于静脉血栓、下肢静脉曲张等。

（2）淋巴梗阻性水肿：常见于丝虫病的象皮肿等。

（3）炎症性水肿：常见于丹毒、疖肿、蜂窝织炎等。

（4）变态反应性水肿：常见于血管神经性水肿、接触性皮炎等。

【鉴别要点】

肾源性水肿需要和其他全身性水肿鉴别（见表1-5-1）。

表1-5-1　常见全身性水肿的鉴别要点

	心源性	肝源性	肾源性	营养不良性	内分泌性
开始水肿部位	从足部开始，下垂部位明显	足部开始，腹水常更突出	眼睑或足部开始	足部开始	胫前或眼眶周围
可凹性	是	是	是	是	否或是
是否伴胸腹水	常见	常见	可见	常见	少见
发展速度	缓慢	缓慢	迅速	缓慢	缓慢
伴随症状、体征	心脏增大、肝大、颈静脉怒张	肝脾大、黄疸、肝掌、蜘蛛痣、腹壁静脉曲张	高血压、尿量减少	消瘦、体重下降、皮脂减少	怕冷、反应迟钝或心悸、多汗、便秘或腹泻
辅助检查	超声心动图发现心脏异常	肝酶升高、白蛋白下降	血尿、蛋白尿、血白蛋白下降	血白蛋白下降、贫血	甲状腺功能或其他内分泌功能异常

（刘　　刚）

肾脏病的检查方法

第 2 章

第 1 节　实验室检查

一、尿液检查

常规尿液检查包括三部分：一般性状检查、生化分析和尿沉渣有形成分显微镜检查。

【尿液一般性状】

尿液的一般性状检查主要指尿液的颜色、比重、渗透压和 pH 值，详见表 2-1-1。

表 2-1-1　尿液的一般性状及其意义

项目	性状或数值	临床意义
颜色	黄色、清亮	正常
	云雾状/浑浊	脓尿、磷酸盐结晶、乳糜尿或丙泊酚
	红色	血尿（有红细胞）、血红蛋白尿/肌红蛋白尿（无红细胞）、使用某些药物（如利福平或苯妥英）、食用色素、甜菜、大黄或番泻叶、急性间歇性卟啉病
	绿色	胆色素、亚甲蓝、丙泊酚或阿米替林
	粉色	尿酸结晶
	黑色尿	血红蛋白尿、肌红蛋白尿或褐黄病
比重	1.003～1.030	随年龄增长而降低 蛋白质、糖、矿物质、造影剂可使尿比重增高 试纸法不受影响，但 pH<6 或>7 会引起假高或假低

表 2-1-1　尿液的一般性状及其意义 (续表)

项目	性状或数值	临床意义
pH	5.0～7.0	＞7 见于长期结石伴尿素分解、细菌感染、素食、利尿、呕吐、服碱性药物等 ＜5 见于代谢性酸中毒、进大量肉食、服酸性药物等

【尿液生化检查】

包括尿液蛋白质、糖、氨基酸和酮体等，这里主要讨论蛋白尿。

健康成人尿总蛋白上限为 $150～200$ mg/24 h，白蛋白上限 30 mg/24 h。尿蛋白检测方法如下：

1. 试纸法可测浓度最低限为 $10～20$ mg/dl。但是若尿pH＞8.0、血液污染可呈假阳性；稀释尿可呈假阴性。如果试纸法显示仅少量蛋白，而酸沉淀法有大量蛋白，应警惕有无球蛋白和 (或) 其他轻链蛋白，因这些带正电荷的蛋白不易与指示剂结合。

2. 尿蛋白定量　尿蛋白定量过去采用酸沉淀比浊法。近年发现随机尿的尿蛋白肌酐比值 (PCR) 或白蛋白肌酐比值 (ACR) 与尿蛋白定量有很好的相关性。门诊患者清晨第一次尿 PCR 最佳。Ccr≤10 ml/min 时不适用。

3. 尿白蛋白　尿白蛋白需用放射免疫分析和竞争酶联免疫吸附 (ELISA) 等进行检测。微量白蛋白尿是指尿白蛋白排泄率在 $20～200$ μg/min 或白蛋白量 $30～300$ mg/24 h。

【尿沉渣有形成分分析】

检测尿沉渣有形成分要求留取清洁、中段、晨尿标本，及时送检。

1. 干化学法检测尿有形成分特异性差，只能用于筛查，详见表 2-1-2。

表 2-1-2　干化学法对尿沉渣结果判断的影响

检测项目	结果	可能的影响因素
隐血试验	假阳性	次氯酸盐、细菌产生的氧化物质
	假阴性	维生素 C、硫代硫酸钠
白细胞	假阳性	碱性和（或）低比重、细菌尿、白带污染
	假阴性	抗生素（头孢菌素等）

2. 显微镜检查尿沉渣有形成分主要指细胞（红细胞、白细胞、上皮细胞），管型，结晶，细菌和其他物质。

（1）红细胞：正常人 RBC 计数<3 个/HP。镜下血尿为红细胞≥3 个/HP，相差显微镜将血尿分为肾小球源性（形态呈多样性）和非肾小球源性（正常形态）。尿中棘红细胞（面包圈样的基础上伸出 1 至数个小泡）对判断肾小球源性血尿更有特异性。

（2）白细胞：正常成人白细胞数<5 个/HP，计数<10/μl。尿中白细胞分类需涂片染色才能区分。中性粒细胞分类为主时，除泌尿系感染外，也见于急性间质性肾炎、急性肾炎及增殖性狼疮肾炎。还应注意排除生殖道分泌物污染。检查时应注意不要混淆白细胞、上皮细胞及肿瘤细胞。

（3）上皮细胞：尿液中不同的上皮细胞也可能具有一定的临床意义：足细胞需用免疫化学法确认，可用于鉴别肾病综合征的病因、监测肾小球病变的活动性；肾小管上皮细胞提示肾小管损伤；移行上皮细胞多提示泌尿系统炎症。

（4）肿瘤细胞：提示泌尿系统肿瘤。

（5）管型：管型在远端肾小管和集合管由 Tamm-Horsfall 糖蛋白和（或）各种细胞形成。各种管型的临床意义详见表 2-1-3。

表 2-1-3　管型的分类及临床意义

管型类型	临床意义
透明-细颗粒	正常尿中偶见，发热、剧烈运动后可一过性增加。大量蛋白尿、肾病综合征可见较多此类管型
红细胞	急性增殖性炎症，小管间质病偶见
血红蛋白	血红蛋白尿
白细胞	肾盂肾炎，间质性肾炎，急性肾小球肾炎
肾小管上皮细胞	肾小管严重损伤（如急性肾小管坏死、急性间质性肾炎、大量蛋白尿）
粗颗粒	各类急、慢性肾脏疾病
蜡样	肾衰竭和急进性肾炎
脂肪	肾病综合征
宽大管型	肾小管坏死和肾衰竭

（6）结晶和盐类：尿结晶分生理性结晶、病理性结晶和药物结晶 3 类。当尿液较浓缩、偏酸性、冷藏后出现的盐类结晶没有病理意义。酸性尿常见的结晶有草酸钙结晶、尿酸结晶和非晶形尿酸盐。碱性尿常见的结晶有磷酸盐结晶、尿酸铵结晶、非晶形磷酸盐，加酸加热能使其溶解。大量、持续出现的结晶尿可能是疾病的征兆，如胱氨酸、亮氨酸、酪氨酸、胆固醇、磺胺类药物、氨苄青霉素（氨苄西林）结晶等均为病理性。

（7）微生物：尿液中的细菌或真菌最常见于污染。细菌与白细胞并存提示感染，长期应用肾上腺皮质激素或广谱抗生素易发生真菌感染。尿滴虫见于尿道炎和阴道炎。

（8）尿沉渣谱：在显微镜确认沉渣中有形成分的基础上，再结合尿蛋白定量，将尿沉渣谱分为 3 个类型，它基本上能覆盖肾内科常见肾实质疾病的尿检异常所见，详见表 2-1-4。

表 2-1-4　尿沉渣谱分型

类型	尿沉渣有形成分	尿蛋白定量 g/24 h	可能疾病
I	变形红细胞，中性粒细胞，吞噬细胞等红细胞管型，颗粒管型，有核细胞管型	多少不定	增殖性肾小球肾炎
II	脂肪滴或卵圆脂肪小体，少细胞，透明-细颗粒管型	≥3.0	肾小球非增殖性疾病
III	肾小管上皮细胞和（或）管型，粗颗粒管型等	<2.0	肾小管间质疾病
非特异	偶见红细胞或白细胞	<0.5	肾小球轻微病变，肾小球硬化、间质纤维化和急性小管间质病恢复期

（谭　颖）

二、肾小球及肾小管功能检查

【肾小球滤过功能的检查】

肾小球的滤过功能以肾小球滤过率 [GFR, $ml/(min \cdot 1.73 m^2)$] 表示。GFR 是指单位时间内经肾小球滤过的血浆量。GFR 不能直接测定，只能用某种标志物的肾清除率或血浆清除率来推测。菊粉清除率是检测 GFR 的公认标准。但由于其测量方法繁琐，价格昂贵，需要持续输液和留置尿管，主要用于医学研究。临床上常用的评价 GFR 的方法主要包括：

1. 放射性核素标记的造影剂　与菊粉相比，使用核素作为示踪剂更简便易行，是临床工作中的"参考标准"，常用标记物有 ^{51}Cr-EDTA、^{99m}Tc-DTPA 等。

2. 血清肌酐（Scr）　分子量 113D，是肌肉组织中肌酸的代谢终产物，每天的分解量相对恒定。肌酐在血液中不与蛋白结合，可自由通过肾小球，测量经济简便，是目前最常用的反映肾小球滤过功能的指标。利用血清肌酐反映 GFR 会受一些因素影响，如肌肉容积及肌肉活动情况（肌病、营养不良等导致的肌酐的生成量变化；不同年龄、性别的个体肌肉容积的差异亦可导致肌酐生成的差异）和经饮食摄入的外源性肌酐。此外，肌酐可被肾小管排泌，特别是随着肾功能的下降，由肾小管排泌的肌酐占肾肌酐清除的比例增加。因此只有 GFR 下降到正常的 1/3 时，血清肌酐才开始升高，不能早期反映肾功能的变化。

3. 肌酐清除率　肌酐清除率（Ccr）可避免肌肉容积变化及肌酐肾外清除的影响，但依然存在其他缺点，肾小管对肌酐的排泌、留尿过程中血清肌酐的波动，以及 24 h 尿标本留取的不准确都会影响 Ccr 评价 GFR 的可靠性。

$$Ccr\ (ml/min) = \frac{尿肌酐 \times 24\ h\ 尿量\ (ml)}{血肌酐 \times 1440}$$

4. 基于血肌酐的公式　由于测定 Ccr 需要留取尿液，操作烦琐而容易出现错误，因此多年来总结了多个基于血清肌酐而不用留取 24 h 尿液的经验公式，常用的是 Cockcroft 公式、MDRD 方程和 CKD-EPI 公式。

Cockcroft 公式考虑了性别、年龄和体重对肌酐的影响，其敏感性高于 Scr。但是其使用的参考标准为 Ccr，而且创建公式所用人群小，与真实 GFR 仍有一定差异。其表达公式为：

$$\frac{(140 - 年龄) \times 体重\ (kg)}{72 \times Scr} \times (0.85\ 女性)$$

1999 年公布的肾脏病饮食和调整研究系列方程（简称 MDRD 方程）以核素为参考标准开发，计算出估算肾小球滤过率（eGFR），其精确性高于 Ccr 和 Cockcroft 公式。受到开发人群的影响，目前认为，该方程用于 GFR＜90 ml/（min·1.73 m²）的患者可以较准确地估测 GFR，但在肾功能正常人群、年龄＞70 岁的老年人以及水肿患者中的使用尚不满意。包含变量最少的简化 MDRD 方程表达为：

$$eGFR\ [ml/(min \cdot 1.73\ m^2)] = 186 \times (Scr,\ mg/dl)^{-1.154} \times$$
$$(年龄，岁)^{-0.203} \times (0.742\ 女性) \times (1.210\ 黑人)$$

由于 MDRD 方程开发源自白种人及黑人，在我国患者中的表现并不尽如人意。因此我国 eGFR 协作组于 2006 年发表了适合我国人群的 GFR 估测公式：

$$eGFR\ (ml/min/1.73\ m^2) = 175 \times (Scr，mg/dl)^{-1.234} \times$$
$$(年龄，岁)^{-0.179} \times (0.79\ 女性)$$

2009 年发布了 CKD-EPI 公式，用于开发这个公式的人群的 GFR 较高，用此公式估计的 GFR 与真实值 GFR 间差距进一步缩小，是目前 KDIGO 推荐的 eGFR 公式。其表达形式见表 2-1-5：

表 2-1-5　CKD-EPI 公式

性别	血肌酐范围	应采用的公式
女性	$Cr_{Standard} \leqslant 0.7\ mg/dl$	$144 \times (Cr_{Standard}/0.7)^{-0.329} \times (0.993)^{Age}$
	$Cr_{Standard} > 0.7\ mg/dl$	$144 \times (Cr_{Standard}/0.7)^{-1.209} \times (0.993)^{Age}$
男性	$Cr_{Standard} \leqslant 0.9\ mg/dl$	$141 \times (Cr_{Standard}/0.9)^{-0.411} \times (0.993)^{Age}$
	$Cr_{Standard} > 0.9\ mg/dl$	$141 \times (Cr_{Standard}/0.9)^{-1.209} \times (0.993)^{Age}$

特别需要注意的是，不同实验室间血肌酐测量方法的不一致，将导致这些基于肌酐的公式出现误差，因此在使用 GFR 估测公式时，血清肌酐的测量方法应经有效的校正体系溯源至肌酐标准纯品。

5. 血清尿素　分子量 60 D，是人体蛋白质代谢的终末产物。现已证明其评价 GFR 的敏感性及特异性均欠佳。当 GFR 下降到正常的 1/2 以上时血中尿素浓度才会升高，且受很多肾外因素的影响。高蛋白饮食、消化道出血、感染、有效血容量不足及充血性心力衰竭等因素可使其升高。而低蛋白饮食、大量饮水、慢性肝脏疾病均可导致血中尿素浓度下降。因此不推荐单独使用血清尿素来判断 GFR。

6. 血清胱抑素 C（Cystatin C）　分子量 13 kD，在所有有核细胞中恒定持续表达，机体产生量恒定，不受肿瘤或炎症、肌肉容量、性别等影响。肾是清除胱抑素 C 的唯一脏器，可经肾小球自由滤过，在近曲小管被重吸收并降解，不被肾小管排泌。所以血清胱抑素 C 浓度主要由 GFR 决定，是较理想的评价 GFR 的内源性物质。与多种小分子物质相比，胱抑素 C 是与 GFR 相关性最好的内源性标志物。特别是在肾功能受损的早期，是比血清肌酐更敏感的反映 GFR 下降的指标。

【肾小管功能检查】

1. 近端肾小管功能　主要指近端肾小球的重吸收功能。葡萄糖、氨基酸、磷的重吸收均在近端小管。在血糖正常的情况下，尿糖阳性可视为肾小管重吸收葡萄糖的能力下降，或称为肾性糖尿。氨基酸尿的出现（单种或多种氨基酸转运障碍），代表近端小管受损。尿磷增加伴低磷血症，而甲状旁腺激素水平正常，可见于 Fanconi 综合征、NPT2a 基因突变等。需要注意的是尿氨基酸和磷的检查受饮食等因素影响较大。

分子量小于 25 kDa 或者直径小于 2.3 nm 的小分子物质，经由肾小球自由滤过，由近端肾小管上皮细胞重吸收并经由溶酶体进行降解，少部分回吸收入血。β_2-微球蛋白分子量为 11.8 kDa，正常人 β_2-微球蛋白的合成速度较为恒定，由肾小球自由滤过，99% 在近段小管重吸收，尿液排泄甚微。血清浓度升高反映合成增加或肾小球滤过减少，如多种血液系统和实体肿瘤。排除合成增加的因素，则尿 β_2-微球蛋白的增加是近端肾小管重吸收障碍引起的。如药物导致的肾小管损伤、重金属中毒性肾病、低钾肾病、子痫等。尿 β_2-微球蛋白在尿中容易降解，应留新鲜尿液尽快检测。由于含量较低，需用放射免疫分析法测定。α_1-微球蛋白尿分子量 33 kD。尿中 α_1-微球蛋白增高的意义与尿 β_2-微球蛋白相似，且尿中稳定性更高，尿中排出量更大，是反映近端肾小管损伤的更理想指标。视黄醇结合蛋白分子量21 kD，经肾小球滤过后大部分在近曲小管吸收。在近曲小管损伤时，尿中视黄醇结合蛋白增加。特别是在酸性尿中，较 β_2-微球蛋白稳定。

2. 肾浓缩和稀释功能检查　从肾小球滤过的水分在近端肾小管、细支降段和集合管重吸收。尿比重是反映远端肾小管浓缩功能的最简便指标，但受尿蛋白及尿糖浓度、尿 pH、温度等多种因素影响。尿渗透压较少受到尿蛋白的影响，正常情况下，禁水 12 h 至次日晨，尿渗透压至少达 $600\ mOsm/(kg \cdot H_2O)$，而血渗透压正常。排除利尿剂等药物的影响，尿渗透压的降低反映浓缩功能降低。通过皮下注射血管加压素后检测尿渗透压还有助于鉴别尿崩症类型：用药后尿渗透压不增高为肾性尿崩症的表现，反之支持中枢性尿崩症。肾稀释功能下降可见于血管加压素部分抑制、肾上腺功能下降、甲状腺功能减退、低钾血症或某些肝脏疾病。

3. 尿酸化功能检查　肾对酸碱平衡调节的实现是通过重吸收被肾小球滤出的碳酸氢根、再生碳酸氢根、分泌氢离子并产生缓冲物质结合氢离子排出体外。尿酸化试验结合血气分析，可用于鉴别肾小管酸中毒的类型（表 2-1-6）。

表 2-1-6　尿酸化功能检查鉴别肾小管酸中毒

	pH	碳酸氢根	可滴定酸	氨离子
Ⅰ型肾小管酸中毒	↑	↑/↓	↓	↓
Ⅱ型肾小管酸中毒	↓	—	↓	↓
Ⅳ型肾小管酸中毒	↑/↓	↑/—	↓/—	↓
肾功能不全	↑	↓/—	↓/—	↓

4. 其他反映肾小管功能的指标

（1）N-乙酰-β-D 氨基葡萄糖苷酶（NAG）：是分子量130 kD 的溶酶体酶，存在于肾小管上皮细胞中。正常情况下，尿中排泄率甚低。当肾小管损伤时，溶酶体活性增强，尿 NAG 增加。

（2）24 h 尿钾：正常情况下，尿钾的排泄在低钾血症时减少，而高钾血症时钾排泄增高。肾外原因所致低钾血症，24 h 尿钾应＜15 mmol。如低钾血症时，24 h 尿钾＞20 mmol，存在肾性失钾。

（王　芳）

三、影像学检查在肾脏病检查中的临床意义

肾的影像学检查包括 X 线、超声、CT 以及 MRI，可单独或联合应用来检测、诊断和（或）评估尿路梗阻、肾结石、肾囊肿或肿块、肾大小、具有特征性影像学表现的疾病、肾血管疾病等。

【X 线检查】

腹部平片（KUB）可以看到肾的外轮廓及大小、钙化灶及不透 X 射线的阳性结石。因对肠道准备要求高，可提供的信息又极其有限，目前临床上已很少应用。

静脉肾盂造影（IVP）多用于排除梗阻、畸形等泌尿外科情况。通过静脉弹丸式注入含碘造影剂后以一定的时间间隔，拍摄腹平片，观察造影剂在肾浓缩及排出情况，以及肾的大小、外轮廓情况。双侧肾在造影剂显影强弱和排空时间上应基本一致，可粗略反映双侧肾滤过功能。同时，造影剂经肾浓缩排入肾盂后，可观察肾盂、肾盏的形态是否规则，有无占位病变。并能通过观察造影剂排出是否通畅，两侧是否对称，了解肾盂及输尿管的引流情况，明确有无占位及梗阻。因使用造影剂，肾功能受损的患者使用需谨慎。

肾动脉造影由于 CT 和磁共振血管造影等无创性检查的应用，目前相对较少使用。但在某些情况下其仍然有价值，如对结节性多动脉炎，肾动脉造影通常具有诊断意义，可显示出较大血管多发性动脉瘤和不规则缩痕，以及较小

穿通支动脉阻塞。

【超声检查】

超声检查是目前临床应用最普遍的无创性肾影像学检查，基本可满足肾内科疾病诊治所需的全部信息需要，分为普通黑白超声及彩色多普勒血管超声两种。普通黑白超声检查可明确提供肾的大小、肾包膜的形态、肾实质的厚度及回声的强弱，可对临床鉴别急/慢性肾损伤提供巨大帮助。此外，超声检查对发现肾后梗阻非常敏感，并有助于区别单纯性及复杂性肾囊肿。超声检查也有助于诊断肾钙沉着症。

彩色多普勒血管超声主要用来观察肾大血管情况及了解肾内小动脉的阻力情况。有经验的超声医师可根据肾动脉血流情况做出肾动脉狭窄部位及程度的诊断，可作为肾动脉狭窄无创性检查的首选方法。可通过彩色多普勒血管超声测定的阻力指数（RI）来反映肾内小叶间动脉、弓形动脉等血管的血流情况，但特异性不高。此外，彩色多普勒血管超声还可帮助明确有无肾静脉主干血栓形成、肾梗死以及肾动静脉瘘。但上述检查对超声医师的经验要求较高。

【计算机断层成像（CT）】

CT检查临床应用普遍，尤其是使用含碘造影剂增强后，可为肾结石、肾创伤、肾感染及脓肿形成、肾新生物、复杂肾囊肿以及泌尿系统畸形等疾病提供有价值的信息。CT血管成像可诊断肾动脉狭窄、肾静脉血栓形成及肾梗死。因使用造影剂，肾功能减退患者应用需谨慎。

【磁共振成像（MRI）】

MRI的成像原理与CT不同，对于对含碘造影剂过敏、肾功能减退不能进行增强CT检查的患者是一种选择。近年来，钆作为造影剂在MRI检查中得到普遍应用，尤其是应用钆进行磁共振血管成像（MRA），在发现肾动脉狭窄方面有一定帮助。但需注意的是，钆有可能引起肾源性系统性纤维化，尤其是在 eGFR$<$30 ml/（min · 1.73 m²）的患者中应避免使用。

四、放射性核素检查在肾脏病检查中的临床意义

相较于影像学检查主要提供有关肾形态结构等解剖学信息，核素检查主要用来提供肾功能性相关信息。其优势在于可以提供分肾的功能测定。临床进行较多的是肾动态显像和分肾肾小球滤过率（GFR）的测定，常用的核素是⁹⁹ᵐTc-DTPA。通过弹丸式注入⁹⁹ᵐTc-DTPA，应用特殊的探头置于双肾的位置，高速摄像并采集放射性信号，可以观察双侧肾血流灌注、实质形态和功能，以及尿路引流情况。肾影像的放射性计数随时间的变化曲线称为肾图。根据左右肾影像的最大计数率占显影剂注入总计数率的百分数可计算出分肾的 GFR。但该方法的局限性在于肾的深度可影响探头的计数，此外在图像处理过程中对感兴趣区的选取存在主观因素，也影响了 GFR 的计算。

（王　　玉）

第 2 节　肾脏病理学检查

一、肾穿刺活检的适应证与禁忌证，术前准备及并发症处理

【适应证】

肾穿刺活检的适应证分为两大类：①先治疗，后穿刺活检；②先穿刺活检，后治疗。

1. 先治疗，后穿刺活检

（1）急性肾炎综合征：典型的链球菌感染性肾小球肾炎。如逾期未愈、发生急性肾损伤应及时行肾穿刺活检明确原因，指导治疗。

（2）原发性肾病综合征：儿童和青少年的单纯原发性

肾病综合征（以微小病变或轻度系膜增生可能性大），可先用糖皮质激素治疗8周以上，如临床无效再行肾穿刺活检。

2. 先穿刺活检，后治疗

（1）急性肾炎综合征：不典型的急性肾炎综合征，应尽早进行肾穿刺活检。

（2）急进性肾炎综合征：须及时穿刺活检，再制订治疗方案。即使存在一定的相对禁忌证，也应尽快纠正，尽早肾活检。

（3）原发性肾病综合征：糖皮质激素治疗无效的肾病综合征，或合并血尿、高血压、肾功能损伤，或中老年患者均应进行肾穿刺活检明确诊断再治疗。

（4）急性肾损伤：各种急性肾损伤，除非典型的急性肾小管坏死，只要没有禁忌证，均应及早行肾穿刺活检。

（5）继发性肾小球疾病：各种继发性肾小球疾病，均建议先进行肾穿刺活检，明确诊断和病理类型后再决定治疗方案。

（6）移植肾：移植肾功能减退原因不清时或出现排异反应，无法确定下一步治疗，应行肾穿刺活检。

3. 一些特殊情况的肾穿刺活检适应证

（1）重复肾穿刺活检：一些肾脏病发展过程中病理表现会发生一些变化（如狼疮性肾炎），或当糖皮质激素及免疫抑制剂治疗效果不佳，或反复发作时，或对之前病理诊断正确性持有怀疑时，应考虑重复肾穿刺活检，以便判断预后或决定下一步治疗。

（2）移植肾的"零时"肾穿刺活检：即移植肾在手术前实行的肾穿刺活检。有人认为对于预测移植肾的存活状况有意义。但是否应作为常规检查尚无定论。

【禁忌证】

1. 孤立肾。

2. 明显的出血倾向且不能纠正。

3. 重度高血压不能纠正：尽管安全血压值尚无定论，我们认为应在 160/90 mmHg 之下。

4. 严重精神疾病不能配合。

5. 体位不良。

6. 肾活动性感染。

7. 肾肿瘤位于拟穿刺部位，并不能选择其他位置进行穿刺活检。

8. 肾位置过高或游走肾。

9. 慢性肾衰竭，肾已小，肾实质已薄。

【术前准备】

1. 患者及家属方面的准备　术前谈话、签字，体位训练、憋气训练，平卧状态下大小便训练。

2. 医生方面的准备

(1) 了解患者出凝血状态；

(2) 了解患者的肾功能，特别是分肾功能；

(3) 行 B 超检查，了解双肾的位置、大小和结构，选择拟行肾穿刺活检的肾脏；

(4) 做血型检查并备血；

(5) 必要的器材准备。

3. 一些特殊情况的准备

(1) 严重贫血的患者，可输血至血红蛋白至 80 g/L 以上；

(2) 不论何种原因造成的血小板减少，均应该首先纠正，必要时可于术前 24 h 内输血小板或新鲜全血；

(3) 毒素水平较高，可在术前行数次血液透析以降低毒素水平，减轻其对出凝血系统的不利影响；

(4) 在肾穿刺前 2～3 天，须停用各种抗凝药物和血小板抑制药物，如需透析应避免肝素或低分子肝素抗凝。

【术后处理】

患者进行肾穿刺活检后应保持肾活检时的体位并立即用平车推回病房，绝对制动平卧 4～6 h，密切观察患者的一般状况和主诉，此期间应至少测量 3 次血压脉搏并记录。如果病情允许，应鼓励患者多饮水，多排尿。回到病房后应连续三次检查尿常规，观察尿色及尿红细胞的变化。肾穿刺活检 4～6 h 后，如无并发症，可在床上活动四肢及侧身平卧，但活动要轻柔。大多数并发症发生在肾穿刺后 8 h 之内，但最近的研究结果表明，仍有 33％的并发症发生在穿刺 8 h 以后，因此仍建议在肾穿刺活检后观察 24 h。如果患者无并发症出现，可于肾穿刺 24 h 后下地活动，但应嘱患者不要进行剧烈的活动。

【并发症】

1. 血尿　镜下血尿的发生率几乎 100％，多数 1～2 天内自行消失。除非患者肾穿刺活检前即存在肉眼血尿，肾穿刺活检后出现肉眼血尿即应视为并发症，多数在数日内即可自行消失。

如果尿的颜色较深，甚至接近鲜血的颜色，或者尿中含有血块，意味着肾的损伤较大，充分输液、输血后血压、血红蛋白仍不稳定时，应立即行肾动脉造影，找到出血部位行动脉栓塞，必要时外科手术治疗。

2. 肾周血肿　据报道发生率可高达 48％～85％，但多为无症状的小血肿，可自行吸收。较大血肿发生率并不高，如果引起明显的症状，如腰痛、腹痛、恶心呕吐，或出现血压及血红蛋白的下降，需积极处理，立即进行 B 超检查，如证实存在较大血肿，应严格制动，监测血红蛋白，必要时输血输液稳定血压，如效果不好应进行肾动脉造影、动脉栓塞治疗，必要时外科手术。一般来讲，只要血压稳定，大血肿往往能在 3 个月内自行吸收，但应注意避免血肿的继发感染，必要时可使用抗生素。

3. 动静脉瘘　多数能自行闭合，但也有长期不闭合达数年之久的。常无明显症状，严重者可以表现为血尿、肾周血肿、顽固性高血压、腰痛及腰部血管杂音、进行性心力衰竭及肾衰竭。彩色多普勒和动脉造影可发现动静脉瘘，必要时可行动脉栓塞治疗。

4. 其他并发症　肾穿刺活检技术开展之初，尚可见到感染、误穿其他脏器等并发症，现在随着肾穿刺活检技术的进步，这些并发症已很少见。

肾穿刺活检术后观察及合并症处理流程详见图 2-2-1。

（徐大民）

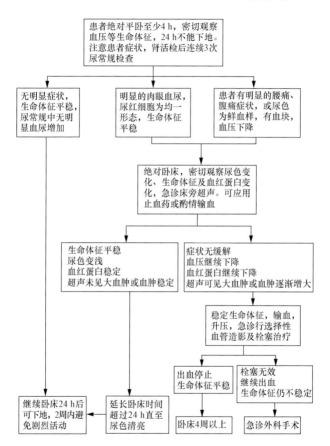

图 2-2-1　肾穿刺活检术后观察及合并症处理流程

二、肾脏病理技术在肾脏病诊断中的应用

肾脏病理是肾脏病诊断中的重要辅助检查手段及组成，其应用价值包括帮助明确疾病诊断、判断病变损害程度和活动性、指导治疗及判断预后。

1. 常规肾脏病理技术的应用

大多数肾脏病理检查需要光镜、免疫病理（免疫荧光或免疫组织化学）及电镜检查相结合。免疫病理检查对于很多肾脏病诊断是必需的，如 IgA 肾病、非 IgA 系膜增生性肾小球肾炎、C1q 肾病、Ⅰ型新月体性肾小球肾炎、紫癜性肾炎、乙型肝炎病毒相关性肾小球肾炎、淀粉样变性病、轻链沉积病、管型肾病、移植肾体液免疫性（C4d 型）排异反应、纤粘连蛋白肾病、脂蛋白肾病等。缺乏电镜检查将难以诊断以下疾病：薄基底膜肾病、微小病变肾病、Alport 综合征、纤维样肾小球病、免疫触须样肾病、致密物沉积病、Ⅲ型胶原肾小球疾病、甲-髌综合征、脂蛋白肾病、早期肾淀粉样变性病等。

为保证肾脏病理诊断的质量，肾活检组织的制备应达到以下要求：

光镜：需要多层次，每个层次连续多张切片，常规染色应有苏木素伊红染色（HE）、过碘酸-雪夫染色（PAS）、马松三色染色（Masson）、六胺银染色（PASM），必要时进行特殊染色。

免疫荧光：常规应包括 IgG、IgA、IgM、C3、C1q、κ、λ、纤维蛋白原、白蛋白，移植肾要有 C4d。IgG 阳性者，应进行 IgG 亚型检测。

电镜：自身肾脏疾病的病理检查应常规进行电镜检查；而在移植肾的病理检查中，电镜可不作为常规，但也应将标本保存好，以待需要时进一步检查。

2. 特殊肾脏病理技术的应用

在特殊情况下，常规技术不能够提供充分的信息，有

必要使用特殊技术。如：为确定病毒是否在肾组织内复制，需要原位杂交、原位 PCR 等技术；某些罕见类型的肾淀粉样变性病，常规的轻链、AA 蛋白等的免疫荧光都阴性，可以采用激光微切割技术、提取蛋白并经质谱分析予以明确；从病理组织中提取单细胞进行 mRNA 测序有助于发病机制的探索。

3. 肾脏病理诊断中的分型、分期以及量化指标的应用

某些肾脏病可有多种病理表现同存，如：狼疮性肾炎、IgA 肾病、局灶节段性肾小球硬化等，在给予病理诊断的同时，还会给出分型（参见相应章节），这样可以使患者的病理特点易于掌握，有利于治疗、观察预后和临床研究。有的肾脏疾病病理表现虽然比较一致，但在部分患者中，可能有所演变，如：原发性膜性肾病，可采用分期予以描述（参见相应章节）。有些肾脏病，如狼疮性肾炎，其活动性指标与患者短期内的病情进展及治疗有关，而慢性化指标与远期预后关系密切；病理学家大多会在病理报告中对它们进行描述，有的还采用半定量评分，用以观察治疗反应及预后。需要注意的是，随着认识的深入，这些指标可能会被不断修订。

三、临床医生应如何理解及使用肾脏病理诊断

肾脏病的诊断如其他疾病的诊断一样，应当是在现有医学认识水平的条件下，对某一肾脏疾病性质的全面准确的判断。它应当包括：临床诊断、病因诊断、病理诊断、肾功能诊断及合并症诊断。只有综合了所有这些方面，对于大多数的肾脏病患者才能给出完整正确的疾病诊断。病理诊断作为组成之一，具有重要的辅助诊断意义。

在肾脏病理学已比较成熟的今天，其对肾脏内科疾病临床工作的主要影响包括：①在大约 25%～53% 的患者中，改变我们原来临床推断的诊断；有助于发现多种肾脏病并存的情况；帮助确立以前未被发现的新疾病。②改变约

20%～34%患者的治疗方案，不仅是由于提高了诊断的准确性，而且是因为了解了病变的活动性及慢性化程度（如狼疮性肾炎）。③改变 32%～57%患者的原有预后评价。

　　临床医生拿到一份肾脏病理报告，应该如何阅读？规范的肾脏病理报告通常包括以下内容：①标本来源；②大体描述；③病理检查的结果描述：包括光镜、免疫荧光/免疫组化和电镜的结果描述；④病理诊断，包括主要诊断及次要诊断（并存的其他肾脏病）；⑤评述，包括病理诊断依据、结合病理所见进行的讨论、参考文献等。临床医生阅读这样的报告，前两条帮助确定取材是否满意，然后可以先看病理诊断，形成总体认识，再仔细阅读病理描述和评述。对比患者的临床及病理特点，如果临床表现与病理发现能够符合，则可以形成患者的肾脏病诊断。如果某些病理发现不能与临床表现对应，则应分别在临床上及病理上进一步探寻。在进行肾脏病诊断时，临床医生应担当主导作用，与肾脏病理医师充分交换意见、相互提示、互为补充。北京大学第一医院肾内科坚持了近 40 年的传统——临床病理讨论，是一个优质高效的方法。这样可以最大限度地提高诊断准确性，也有利于进行两个专业的人才培养及科研协作。

（刘　刚）

水、电解质代谢及酸碱平衡紊乱

第 1 节　容量平衡异常

正常情况下，体液为体重的 60%，细胞内液占 2/3，为体重的 40%，1/3 是细胞外液，为体重的 20%；细胞外液又分为细胞间液和血管内液，血管内液大约只占体重的 5%。体内容量平衡的调节十分复杂，包括多个神经内分泌系统和多个脏器，如抗利尿激素系统、交感神经系统、肾素血管紧张素系统、心房利钠肽系统和肾、心脏、血管等。各系统的激活条件不同，但是都通过各种途径，调节肾对钠、水的重吸收过程。钠和水的平衡和调节是不能截然区分的。为了叙述方便和便于理解，大多数的书籍都将钠和水的代谢分成两个部分，一部分为水和钠的相对代谢紊乱，引起低钠血症和高钠血症；另一部分为容量失衡。临床工作中，通常出现两类容量的异常——容量减少和容量增加，在大多数情况下，容量增加表现为水肿。

一、容量增加

高容量状态严格定义是指钠潴留持续存在，细胞外液不恰当扩张，引起了容量过多的临床表现。部分人存在"盐敏感状态"，轻度钠潴留导致细胞外液增加，引起高血压，不在本节的讨论范围。按照经典的分类方法，高容量状态的原因分为两大类。一类由于肾原发性钠潴留，另一类是由于各种病理生理状态，肾为了代偿，发生继发性钠潴留。原发性肾钠潴留的病因包括急性少尿性肾衰竭、慢性肾脏病、肾小球疾病、严重的双侧肾动脉狭窄、遗传性肾小管储钠性疾病、盐皮质激素过量。继发性肾钠潴留常见的病因有心力衰竭、肝硬化、肾病综合征。

【临床表现】

容量增加可有多种表现，如体重短期内的上升，水肿，高血压，肺淤血，胸腔积液，腹水，颈静脉怒张，肝颈静脉回流征阳性。患者的代偿能力和基础疾病不同，首先出现的症状不同。体重的变化最容易监测。除临床症状和体征外，一些实验室和血流动力学检查对容量的判断也有帮助。大部分情况中心静脉压和肺毛细血管楔压的变化一致，只有在单纯的右心衰竭和单纯左心衰竭时，中心静脉压不能代表整体的容量增加（表 3-1-1）。引起容量增加的常见病因见表 3-1-2。

表 3-1-1   细胞外液容量状态的鉴别

	容量扩张	容量减少
表现	体重迅速增加	体重迅速减少
	高血压	皮肤黏膜干燥，腋窝无汗
	水肿	直立性低血压
	肺淤血	脉率快
	腹水	静脉压下降
	颈静脉怒张	
	肝颈静脉回流征	
血尿素氮/血肌酐	10：1	＞20：1
中心静脉压（CVP）	升高	下降
肺毛细血管楔压（PCWP）	升高	下降

表 3-1-2　引起容量增高的常见疾病

分类	原因
原发性肾钠水潴留	急性肾衰竭 急性肾小球肾炎 慢性肾衰竭晚期 肾病综合征 原发醛固酮增多症 Cushing 综合征
继发性肾钠水潴留	心力衰竭 肝硬化 肾病综合征

1. 肾病综合征　水肿是肾病综合征常见的临床表现。水肿轻时可表现为下垂部位的可凹性水肿。长期卧床的患者水肿易分布于腰骶部，在查体时应注意。水肿严重时可遍布全身，还可出现腹水和胸腔积液。尽管容量负荷增加十分明显，有的患者由于低白蛋白血症，血管内的容量不足，血压升高不明显，甚至会出现低血压。肾病综合征发生水肿的机制十分复杂，既有肾原发的钠水潴留，也有低白蛋白血症引起的有效血容量不足。

2. 充血性心力衰竭　在发生明显的水肿和肺淤血之前，患者的症状不典型，可有体重增加，乏力，运动耐力下降，夜间阵发性呼吸困难等。心脏的收缩功能异常和舒张功能异常均可引起充血性心力衰竭。

3. 肝硬化　在肝硬化代偿期，尽管没有明显的水肿和腹水，已经有容量的扩张。到失代偿期，容量扩张明显，出现腹水。研究发现从肝硬化开始，肾素、去甲肾上腺素、醛固酮等激素明显增加，作用于肾引起水钠潴留。

【诊断】

诊断包括几方面的内容，首先要判断容量的状态和有效循环容量是否充足，其次是血钠水平是否正常，再次是高容量状态的原发病是什么。

容量状态的判断依靠病史、体格检查比较容易诊断。

容量增加时血压的情况和一些简单的实验室检查可帮助初步鉴别容量增加的原因及原发病。

【治疗】

高容量状态的治疗不仅要考虑纠正容量的过负荷，更要考虑原发病的治疗。病理性的高容量状态实际上是机体为了调整某种容量失衡过程中，感受容量状态变化的能力及肾水钠重吸收能力进一步失衡造成的。这种进一步失衡和原发病的病理生理机制有密切关系，原发病治疗好转才能打破恶性循环，减少容量状态的治疗才会真正起效。如果原发病难于治疗，也需要尽量稳定血流动力学的参数，减少治疗带来的副作用。例如心力衰竭的患者，有效循环血量减少，才会导致肾持续的水钠潴留，稳定心脏的血流动力学情况，一方面增加肾对利尿剂的敏感性，另一方面可以平衡利尿剂带来的有效血容量进一步下降的问题。

有效血容量相对稳定时，可考虑对症减少容量，治疗的基础是降低钠的负荷。因此对容量增加的治疗重要环节是限盐、利钠和体外超滤。至于先采用哪个治疗方法，要根据患者的临床情况来判断，例如在危及生命的肺水肿时，立即使用静脉利尿剂。

1. 限制盐的摄入

高容量状态不管是原发的，或是继发于有效血循环容量不足，都有肾钠潴留能力增加的状况参与，所以限制盐的摄入是重要的治疗手段，最好每日钠的摄入量限制在 $50 \sim 80$ mmol，即食盐 $3 \sim 5$ g，可以使用替代盐，但是对于肾功能不全或使用肾素-血管紧张素-醛固酮系统（RAAS）阻滞剂的患者易发生高血钾，应慎用。使用静脉输液的患者还应该注意含有盐水的补液的量。

2. 利尿剂

利尿剂是最常用的治疗高容量状态的药物，利尿剂的使用详见第 23 章第 4 节。

3. 体外超滤

高容量状态合并肾功能异常时，利尿剂的效果较差，必要时可进行体外脱水，即进行血液滤过或血液透析或腹膜透析治疗，强制脱水。

4. 针对原发病的病理生理异常的治疗

（1）肾病综合征的其他治疗：详见第 5 章第 1 节。

（2）充血性心力衰竭的治疗：

1）针对引起心力衰竭的疾病进行治疗。

2）抗心力衰竭的一般治疗：心力衰竭的病理生理基础是血管收缩/抗利尿作用和血管扩张/利尿作用之间的精细平衡被破坏，因此治疗过程是打断恶性循环，让两种作用恢复平衡的过程，但是在不同的阶段侧重点可能有所不同。例如有症状的收缩功能衰竭或左心室射血分数＞40％时，首选药物是 ACEI 类和（或）AT1 受体拮抗剂，通过抑制 RAAS，促进利尿作用和血管扩张的作用。心力衰竭时如果出现肺淤血或水肿，应使用利尿剂，袢利尿剂是首选。在应用利尿剂时，特别是合用 ACEI 类药物，可能引起血肌酐和尿素氮的升高，这种情况下应减少利尿剂的使用，尽量维持使用 ACEI 类药物。醛固酮受体拮抗剂（螺内酯）联合袢利尿剂和 ACEI 可以降低死亡率并缩短住院时间，但是使用该药时易引起高血钾，应定期监测血钾，如果血钾超过 5.5 mmol/L，该药应减量使用；GFR＜30 ml/（min·1.73 m^2）时禁用，＜50 ml/（min·1.73 m^2）时慎重。β 受体阻滞剂是另一个可用于收缩功能障碍引起心力衰竭的药物，由于阻断交感神经的活性，可改善症状，降低病死率。经过研究证实，洋地黄类药物可以改善收缩功能衰竭的临床症状，但是对远期预后没有影响，因此洋地黄类药物应合并使用 ACEI 类药物。

近些年一些新的药物不断地开始应用于临床，例如血管加压素受体拮抗剂是近年来出现的一个很有效的利尿药物，由于直接作用于肾集合管的血管加压素受体，抑制水的重吸收，而不干扰钠的重吸收，也被用于稀释性低钠血症的治疗。由于传统的袢利尿剂发生作用依赖于肾髓质渗透压梯度的改变、肾小球动力学和肾对钠的调节作用，严重的心力衰竭或合并肾功能异常时，效果并不明显，血管加压素受体拮抗剂仍有明显的利尿效果。相较于袢利尿剂，该药物的副作用并没有明显增加，但是对于长期预后的影响仍然需要观察。

（3）肝肾综合征的治疗：肝硬化引起的水钠潴留根本原因是肝纤维化导致的容量调节障碍。肝硬化严重时，严重的血流动力学紊乱，导致肝肾综合征，是肝硬化的严重并发症。Ⅰ型肝肾综合征早期死亡率高达 80%，只有 10% 的患者可存活超过 3 个月。Ⅱ型肝肾综合征预后相对较好，中位生存期是 6 个月。发生肝肾综合征后治疗的目的是缓解肾衰竭，延长生存期，为肝移植创造条件。具体包括药物治疗、经颈静脉肝内门体静脉支架分流术和肾脏替代治疗，最终进行肝移植。

二、容量减少

容量减少的调节通常与原发病有关。机体通过减少肾水钠的排出，主动增加摄入来补充容量，在容量快速丧失的时候还同时收缩外周血管，保证有效循环血量对重要脏器的关注。在机体能够通过这些反馈进行代偿的时候，通常不会表现出容量减少的特点，直到机体不能代偿时，会出现一系列的症状、体征。同时由于纠正容量异常的反馈是优先于渗透压的调节的，机体在纠正低容量状态时，可能会出现低血钠或高血钠的表现，酸碱失衡等代谢紊乱，造成诊断和治疗的困难，值得关注。

【临床表现】

容量减少可表现为直立性低血压，脉率快；静脉压下降；皮肤黏膜干燥；腋窝无汗。老年人由于皮肤弹性下降，某些患者由于鼻腔疾病，用口呼吸，造成口腔干燥，不代表容量减少，应予注意。一些实验室和血流动力学检查对容量的判断也有帮助（表 3-1-3）。

【诊断和鉴别诊断】

容量丢失的病史，临床症状和体征有助于容量减少的诊断，一些实验室检查在病史不清的患者对于容量丢失的原因的鉴别有一定的帮助。血红蛋白浓度和血细胞比容下降提示出血，如果升高代表血液浓缩。血清钠离子水平有助于鉴别液体丢失渠道和组成成分，以及前期的治疗中水分和钠的补充情况。血肌酐和血尿素氮的检测有助于判断肾灌注的状态和评估肾功能，尿液中的电解质分析，对于鉴别是否为肾源性的钠丢失有一定的帮助。引起容量减少的常见病因见表 3-1-3。

表 3-1-3 引起容量减少的常见疾病

丢失途径	常见原因
胃肠道丢失	消化道出血，胃肠引流，呕吐，腹泻，胆道引流
肾丢失	使用利尿剂，渗透性利尿剂 梗阻后利尿 急性肾小管坏死恢复期 失盐性肾炎 肾上腺功能不全 肾小管酸中毒 尿崩症
皮肤和呼吸系统丢失	出汗，烧伤

【治疗】

容量减少的治疗关键是扩容。总的治疗目标是恢复容量正常状态，保证脏器的灌注。通常补液的原则是首先补充正在丢失的液体，缓解症状；持续补充已经丢失的液体，恢复正常的容量状态，如果有持续的液体丢失，还要持续地予以补充；治疗原发病，终止液体的异常丢失。在补液治疗的过程中，要根据患者的临床状态的变化，不断调整方案。

容量补充中液体的选择，要根据血清电解质的情况确定，注意血清钠离子浓度变化。在血流动力学不稳定的状态下，首先静脉补液治疗，如果血流动力学稳定，可选择口服补液的途径。具体的治疗方法参看相关章节。

（陈育青）

第2节　低钠血症和高钠血症

钠是细胞外液中主要的阳离子，血浆钠浓度维持在 $135 \sim 145$ mmol/L。每日原尿中滤出的钠可达 25 000 mmol（140 mmol/L×180 L）。肾小球滤过钠的99%经肾小管重吸收，每日肾排出的钠少于滤过量的1%，大约150 mmol。肾小球滤过钠的60%在近端小管重吸收，25%～40%在髓袢重吸收，仅有8%在远端肾单位被重吸收。近端肾小管对钠的重吸收基本等渗，并与其他溶质，如 HCO_3^-、葡萄糖及氨基酸等的重吸收伴随进行。钠在髓袢的重吸收与尿液的浓缩稀释过程密切相关，并且与钾的重吸收密切相关，通过管腔膜 $Na^+-K^+-2Cl^-$ 协同转运子吸收入细胞，该通道为呋塞米的作用位点。远端肾单位钠的重吸收效率明显下降，但是调节作用增强，管腔膜上出现上皮性钠通道，该钠通道为醛固酮的作用位点。

细胞外液钠浓度决定细胞外液的晶体渗透压 $[PoSm = 2Na^+ + BUN（mmol/L）+ Glu（mmol/L）]$，正常范围 $280 \sim 290$ mOsm/kgH$_2$O。渗透压升高，细胞脱水；渗透压降低，细胞水肿。当钠浓度升高时，下丘脑渴感中枢可以感受细胞外液渗透压的细微变化，使人主动摄入水分；同时促进垂体后叶释放 ADH，ADH 作用于肾集合管血管加压素受体，使集合管上皮细胞上水通道增加，水的重吸收增强，钠浓度恢复正常；当钠浓度下降，调节方向相反。

人体钠的总含量决定细胞外液容量。机体发生钠潴留时，细胞外液量增加，当增加的细胞外液主要分布在血管内时，血容量增加，出现血压升高；当主要分布在细胞间质表现为水肿；或两种情况并存。然而血钠的浓度高低和人体总钠的含量并不完全一致，钠浓度不仅取决于钠含量，还与体内水含量相关。发生水钠潴留时，如果水的潴留大于钠的潴留，血钠的浓度反而会降低，称为稀释性低钠；钠的潴留大于水的潴留，血钠的浓度才会升高。同理，钠水丢失时，如果水的丢失大于钠的丢失，反而表现为血钠浓度升高；而钠的丢失少于水的丢失，才会有低钠血症。临床上不应把低钠血症等同于钠缺失，高钠血症等同于钠潴留；相应的低钠血症未必需要补钠，而高钠血症不见得需要促进钠的排出。

一、低钠血症

血清钠<135 mmol/L，称为低钠血症。住院患者低钠血症大部分程度较轻，没有症状，但是严重的低钠血症会直接增加患者的死亡率，并且过快地纠正血钠浓度可导致神经系统损伤和死亡，临床工作中应予以重视。

【临床表现】

1. 低钠血症出现症状、体征的多少和轻重与血钠的水平、血钠下降的速度、患者的年龄有关。青壮年对低钠的耐受程度较高龄人群好；血钠水平越低，下降速度越快，患者的症状越重。急性低血钠（48 h内），当血钠降至125～130 mmol/L 时，青壮年患者即可出现严重的中枢神经系统症状；而慢性的低钠（>48 h，甚至几周），即使是老年人也可耐受低达 110 mmol/L 的血钠浓度。

2. 低钠血症可出现多个系统受累的表现

（1）中枢神经系统：中枢神经系统对低钠的反应最为敏感。低血钠时细胞外液渗透压下降，大量的水进入脑细胞内，短期内表现为脑细胞水肿，随后脑细胞通过向细外转移离子和氨基酸等渗透物质，逐渐纠正脑水肿。因此血钠迅速降低的后果是脑细胞水肿，由于颅腔的容量有限，颅内压升高，甚至可以出现脑疝；而血钠缓慢下降，则会使脑细胞丢失大量的离子和谷氨酸等渗透物质，出现脱髓鞘疾病。神经系统受累较轻时，仅表现为冷漠、头痛、昏睡；中度受累可有兴奋、运动失调、混乱、定向力障碍、精神异常；严重时可有木僵、昏迷、假性延髓麻痹、死亡。

（2）胃肠道：症状不特异，可有厌食、恶心、呕吐。

（3）肌肉运动系统：可表现为肌肉痉挛和腱反射减弱。

3. 低钠血症的分型　由于临床症状的轻重和治疗与血钠下降的速度和水平有关，临床上也可对低钠血症进行分型。急性低钠血症指低血钠发生于 48 h 之内，通常发生于术后患者，对于手术患者应注意预防。慢性低钠血症发生超过 48 h。血钠低于 120 mmol/L，容易出现中枢神经系统症状，也有人称为重症低钠，但并不是所有的患者血钠低于 120 mmol/L 时均有神经系统症状。

【诊断低钠血症需要鉴别的重要临床实验室参数】

1. 血渗透压　低钠血症引起神经系统症状是因为低血钠导致血渗透压下降，使细胞内外水平衡紊乱。一些特殊情况下，虽然出现低血钠，但是血渗透压正常，不会导致临床症状。直接检测血渗透压是明确低渗性低钠血症的最准确的方法。血渗透压 < 275 mOsm/kg 时的低钠血症，是低渗性低钠血症。

2. 容量状态　对低钠血症的原因进行鉴别时，可根据容量状态将低钠血症区别为高容量状态下的低钠血症、低容量状态下的低钠血症和等容量状态下的低钠血症。从容量的角度进行区别，对于理解发病机制和治疗有一定的帮助，但是评估容量状态在实际工作中相对困难，同时容量的概念一直以来比较模糊，可以指整体水、细胞外液容量和有效血容量，和低钠血症有关的容量概念是细胞外液量和有效血容量。

3. 尿渗透压　尿渗透压在一定程度上能反映血管加压素的活性。到目前为止仍缺乏系统的研究。原发性多饮导致的低钠血症，血管加压素受抑制明显，尿液达到最大稀释，尿渗透压通常＜100 mOsm/kg。相反血管加压素不受抑制时，尿渗透压大于血渗透压。当尿渗透压＞100 mOsm/kg，小于血渗透压时，很难界定实际的情况。

4. 尿钠浓度　尿钠浓度是一个很有用的鉴别指标。在低容量状态下的低钠血症时，可以帮助鉴别钠丢失的部位。但是在等容量状态下的低钠血症和高容量状态下的低钠血症的患者，均可出现尿钠浓度较高的情况。例如，急慢性肾损伤时，肾小球滤过率下降导致水钠潴留，但是由于肾小管坏死或损伤较重，肾小球能够滤过的钠在肾小管的重吸收减少，所以尿钠排出增多，尿钠浓度升高。低容量状态合并低钠血症，而容量状态下降不明显时，和抗利尿激素分泌不当综合征不易鉴别。此时可静脉使用生理盐水进行试验性扩容，低容量状态合并低血钠的患者，血钠浓度会上升。尿钠浓度的界值随研究的不同有一定的差异，既往的教科书中多采用 20 mmol/L 作为尿钠的界值，采用先判断容量，后区分失钠部位的诊断流程。近期的一些研究，探讨通过尿钠浓度鉴定容量状态，认为尿钠浓度＞30 mmol/L 对于鉴别出低容量状态低钠更为敏感。

【低钠血症诊断思路】

发现低钠血症后，应分几个步骤对低钠血症的原因进行分析（图 3-2-1）。这种分析对于低钠血症的治疗十分重要。

1. 首先应判断是否存在低渗透压性低血钠（低渗性低钠血症）　只有血渗透压降低的低血钠 [血渗透压＜280 mOsm/（kg·H_2O）] 可以引起严重的临床症状，增加患者的死亡率。在某些特殊情况下，虽然有低钠血症，但是血渗透压仍维持正常甚至升高，被称为高渗性低钠血症或等渗性低钠血症。高渗性低钠血症常见于不能穿过细胞膜的溶质（如血糖）急剧升高，使细胞外渗透压升高，

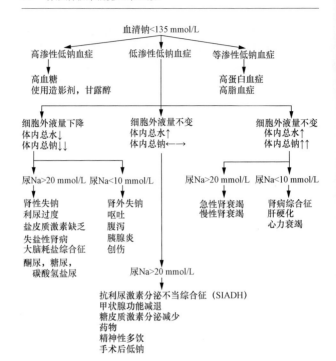

图 3-2-1　低钠血症的诊断思路

血渗透压＞295 mOsm/（kg·H₂O），细胞内的水转移到细胞外，出现稀释性的低钠。等渗性低钠血症常出现在高脂血症和高蛋白血症的患者。当甘油三酯、胆固醇或蛋白质显著升高时，细胞外水的体积减小，溶解在水里的钠离子浓度仍然是正常的，但是如果以整个血浆计算，就会出现低钠血症，实际上目前多数实验室使用离子特异电极，可以避免这样的测定结果。

2. 其次评估细胞外液容量　引起低渗性低钠血症的原因十分复杂。由于钠离子的变化同时与细胞外液容量和细胞外渗透压相关，评估细胞外液的容量状态对于分析低钠血症的病因及治疗很重要。对于细胞外液容量的评估主要根据病史、体征及一些实验室检查（见表 3-1-1）；低容量状态下的低钠血症，伴随钠、水的丢失，体内总钠量下降。高容量状态下的低钠血症，临床上多伴有水肿状态，出现钠水潴留，但是水潴留超过了钠，出现稀释性低钠。上述两种低钠血症都伴有明显的容量改变。等容量状态下的低钠血症，出现水潴留，体内的总钠没有变化，同样也属于稀释性低钠。由于对容量状态的评估主要通过临床表现，敏感性和特异性较差，当临床对容量的判断比较模糊时，可试验性扩容治疗，用 0.5～1 L（0.9%）NaCl 静脉输入，低容量低钠血症患者血钠开始上升，并且容量负荷不加重。抗利尿激素分泌不当综合征患者，尿钠将增加，而血钠没有变化或下降。

3. 最后针对不同容量状态下低钠血症，进行具体病因鉴别。各种容量状态下的低钠血症均可有多种病因，需要加以鉴别，尿钠浓度是非常重要的依据。

（1）低容量状态下的低钠血症：机体存在钠的丢失。根据尿钠的浓度可分为肾脏丢失和肾外丢失。尿钠＜20 mmol/L 时，提示肾外失钠。肾外失钠常见于呕吐、腹泻导致胃肠道失钠；胰腺炎和腹膜炎时钠向腹膜腔转移。当尿钠＞20 mmol/L 时，提示肾脏失钠。最常见的肾脏失钠原因是利尿过度，特别是使用袢利尿剂和渗透性利尿时容易发生（表 3-2-1）。

（2）高容量状态下的低钠血症：机体存在钠潴留，为稀释性低钠血症。充血性心力衰竭、肝硬化和肾病综合征是常见的原因，尽管体内的水和钠都是增加的，血管内的有效循环血容量下降，尿钠排出减少。急性肾衰竭和慢性肾衰竭时，由于肾单位的大量减少，残余的肾单位通过增加钠的排泄分数维持体内钠的平衡，但是由于尿量的明显减少，尿钠总排出量是减少的。

表 3-2-1　低容量性低钠血症的常见病因

分类	原因
肾脏丢失	利尿剂
	大脑耗盐盐综合征
	盐皮质激素缺乏
	自身免疫性疾病累及肾上腺
	肾上腺出血
	肾上腺感染
	结核
	真菌
	巨细胞病毒
	其他
	失盐性肾病
	碳酸氢盐尿，糖尿，酮尿
肾外丢失	胃肠道丢失
	呕吐
	腹泻
	第三间隙丢失
	肠梗阻
	胰腺炎
	肌肉创伤
	烧伤
	汗液丢失
	长时的耐力运动

　　1）充血性心力衰竭：由于抗利尿激素释放增加，尽管机体有水钠潴留，由于自由水的清除减少，低钠血症却发生在 20％的患者，低钠血症是充血性心力衰竭预后不良的危险因素。心功能正常的情况下，存在着数种心房-肾反射，负责调节水钠的排出。左心房压力升高时，抗利尿激素的释放受抑，出现水利尿（Henry-Gauer 反射）；刺激心房利钠肽的分泌，使得肾排水排钠增加，同时肾交感神经系统张力下降。出现充血性心力衰竭时虽然心房压力升高，这些反射却被阻断，不能正常增加水钠的排出。左心室内，颈动脉体、主动脉弓和肾小球旁器有高张力感受

器，这些感受器感受张力的变化，发出冲动，经过交感神经纤维，调节中枢抗利尿激素的释放，这种调节与渴感无关。正常状态下，血管内液体产生的张力抑制中枢释放抗利尿激素，而心力衰竭状态，心搏出量下降，血管的张力下降，抗利尿激素释放增加，而且不被细胞外液低渗透压所抑制。因此，充血性心力衰竭时，血渗透压降低，抗利尿激素水平增高（张力感受器介导的非渗透性抗利尿激素释放）伴有血去甲肾上腺素水平增高和交感神经张力增高。交感神经的活性增强，刺激肾素-血管紧张素-醛固酮的分泌，交感神经和肾素-血管紧张素-醛固酮系统共同作用于肾，进一步促进水钠潴留。

2）肝硬化：低钠血症发生率 30％～35％，同样是预后不良的危险因素。肝硬化发生低钠血症同样是由于非渗透性抗利尿激素释放引起的。肾素-血管紧张素-醛固酮系统和交感系统同样被激活，导致水钠进一步潴留。

3）肾病综合征，急慢性肾衰竭：由于肾不能排出多余的水分，低钠血症在急慢性肾衰竭比较常见，肾病综合征合并低钠血症较少见，一般见于 GFR 下降，不能排出水分；或严重低白蛋白血症（＜2 g/dl），导致血管张力下降，引起抗利尿激素的释放时。

（3）等容量状态下的低钠血症：体内总钠量不变，肾对水的排出减少，因此容量轻度增加，没有明显的水肿，由于水排出减少而尿钠的排出无变化，尿钠浓度增高。其中抗利尿激素分泌不当综合征（SIADH）是住院患者低钠血症最常见的原因。由于渗透压调节机制的受损，刺激血管加压素的分泌增强，作用于肾集合管上皮细胞的血管加压素受体，促进尿液浓缩，水的重吸收增加。引起抗利尿激素分泌不当综合征的病因很多，常见的原因见表 3-2-2，抗利尿激素分泌不当综合征的诊断标准见表 3-2-3。

表 3-2-2　抗利尿激素分泌不当综合征的常见原因

分类	病因
肿瘤	肺部/纵隔：支气管肺癌，间皮瘤，胸腺瘤 非胸部肿瘤：肠道肿瘤，胰腺肿瘤，输尿管/前列腺癌，子宫内膜癌，鼻咽癌，白血病
中枢神经系统异常	占位病变（肿瘤，脓肿，硬膜下血肿） 炎症性疾病（脑炎，脑膜炎，系统性红斑狼疮，多发性硬化等） 变性/脱髓鞘疾病（吉兰巴雷综合征，脊髓损伤） 其他（蛛网膜下腔出血，头部创伤，急性心理应激）
药物	刺激抗利尿激素分泌的药物（尼古丁等） 直接作用于肾引起抗利尿作用的药物（去氨加压素、催产素等） 机制不明（血管紧张素转化酶抑制剂，卡马西平，氢氯平，环磷酰胺，长春新碱，顺铂，奥美拉唑等）
肺脏疾病	感染（结核，急性细菌性和病毒性肺炎，曲菌，肺脓肿） 急性呼吸衰竭 慢性阻塞性肺疾病 正压通气
其他	获得性免疫缺陷综合征（AIDS） 长时间高强度运动（马拉松，铁人三项等） 特发性

表 3-2-3　抗利尿激素分泌不当综合征的诊断标准

分类	内容
基本标准	细胞外液渗透压下降 <270 mOsm/(kg·H$_2$O) 尿液不适当浓缩 >100 mOsm/(kg·H$_2$O) 无容量明显增加或减少的表现 正常食盐和水摄入时，尿钠浓度上升 除外肾上腺、甲状腺和垂体疾病；除外肾功能不全；未使用利尿剂

表 3-2-3　抗利尿激素分泌不当综合征的诊断标准（续表）

分类	内容
补充标准	水负荷试验异常［4 h 内按 20 ml/kg 体重给水，不能排出 90% 的给水量和（或）尿渗透压不能稀释到 <100 mOsm/(kg·H_2O)］ 血浆的血管加压素水平相对于血渗透压水平不恰当升高 容量扩张后血钠浓度不能上升，但是限水后血钠浓度上升

【治疗】

低钠血症的治疗比较复杂，有很多的争议。治疗的原则是依据神经系统症状的轻重、发生的时间和病因进行治疗。大多数时候，低钠血症的病因鉴别需要时间，因此第一步的治疗应根据症状和发生时间进行。

血钠下降引起细胞外液渗透压降低，细胞内的渗透压高于细胞外液，水由细胞外进入细胞内，引起细胞水肿。由于颅骨的限制，脑细胞水肿会引起颅内压增加，严重的可导致脑疝，死亡风险增加，所以神经系统的症状是治疗的依据。此时治疗的关键是提升血钠水平，缓解脑水肿，降低死亡风险。由于脑细胞有一定适应能力，经过一定的时间，通过降低细胞内的钠以及渗透物质，可以降低细胞内渗透压，减轻脑细胞水肿。缓慢发生的低钠血症，脑细胞有时间进行代偿，神经系统症状可以不明显，此时过快速度纠正血钠或血渗透压，脑细胞内的渗透物质来不及聚集，会造成细胞内低渗、细胞外高渗的情况，易发生渗透性脱髓鞘的改变。因此血钠的纠正速度不是一成不变的，是治疗的关键。

1. 出现重度神经系统症状时的治疗原则　严重的神经系统症状通常是由于脑水肿引起的，多发生于急性低钠血症来不及代偿，或慢性低钠血症的基础上，进一步出现了血钠急骤下降的情况。此时应立即开始治疗，通常使用 3%

的盐水静脉输注。治疗的第一个小时十分重要，第一步的治疗目的是缓解脑水肿。在急性和术后低钠血症患者，如果得不到有效治疗（即 24 h 内血钠纠正的速度 3～4 mmol/L），则死亡率上升。大量的小样本报道中血钠纠正速度变异较大。尽管血钠提升速度没有严格的标准，但是观察性研究和临床经验提示，血钠纠正 5 mmol/L 时就足以缓解神经系统症状。研究显示 24 h 内血钠上升不超过10～12 mmol/L，48 h 内血钠上升不超过 18 mmol/L，渗透性脱髓鞘的改变罕见，但是没有证据显示这种提升速度改善预后。也有研究认为，血钠在 48 h 内上升 25 mmol/L 是安全的，很少发生神经脱髓鞘改变。

　　总之，出现严重中枢神经系统症状的低钠血症，应立即开始提升血钠的治疗，应使用 3% 的盐水，静脉输注，第一个小时可提升血钠 5 mmol/L，或达到神经系统症状缓解。后续应注意控制血钠的提升速度，24 h 内血钠上升的速度不要超过 10～12 mmol/L，特别是长期低钠血症的患者。

　　2. 出现中度神经系统症状时的治疗原则　中度神经系统症状是个脆弱的状态，出现任何进一步降低血钠的诱因，都会使患者病情迅速恶化，同时过快速度提升血钠又易引起神经脱髓鞘改变，导致永久性的神经损伤。在这个阶段的治疗比较困难，有时难于把握，治疗的重点在于避免血钠的进一步下降，同时尽快寻找病因，可以根据病因直接治疗，如果短时间查不出原因或诱因无法去除，仍可静脉补充 3% 的盐水，缓慢升高血钠。通常第一个 24 h 血钠上升控制在 5～10 mmol/L，后续每 24 h 血钠上升不超过8 mmol/L。合并严重营养不良、酒精中毒或肝脏疾病的患者更易发生渗透性脱髓鞘疾病，纠正血钠的速度应低于该上限。如果患者低钠血症的原因是容量丢失、皮质醇缺乏、使用去氨加压素（DDAVP）或噻嗪类利尿剂等，应注意在这些诱因去除后，抗利尿激素水平迅速下降，会出现水利尿，血钠上升的速度可达到每小时 2 mmol/L，此情况要注意预防。

3. 无症状的低钠血症　血钠降低，但是没有明显的"症状"。通常这种状态见于两种情况，一种是明确的急性低钠血症，血钠下降还没有严重到出现脑水肿；另一种是慢性低钠血症，发生时间超过 48 h，脑细胞代偿得较好。尽管患者没有表现出症状，仍然有可能由于某种诱因继续或者突然出现血钠的下降，引起严重症状，死亡的风险增加。此时的治疗以对因治疗为主，根据患者的具体情况确定是否需要静脉补充 3% 的盐水。对于无症状的急性低钠血症，血钠的提升速度限制不大；而无症状的慢性低钠血症，需要严格控制血钠的上升速度（见前文）。

4. 针对病因的治疗首先要考虑低钠血症伴发的容量状态。

（1）低容量状态下的低钠血症的治疗：首先应纠正细胞外液容量，建议使用等张生理盐水，如果容量状态判断不清，可使用生理盐水 0.5～1 L 试验性治疗。同时应纠正引起容量丢失的原因。

（2）等容量状态下的低钠血症的治疗

1）抗利尿激素分泌不当综合征（SIADH）：低钠血症出现中枢神经系统症状时，应静脉给予 3% 的盐水，当①中枢系统症状缓解，或②血钠水平提升至安全范围（120～125 mmol/L）；或③总纠正量达到 18 mmol/L 可停止使用高张盐水，进入下一步治疗。在纠正过程中，应每 2～4 h 监测血钠，调整速度。下一步治疗首先考虑限水，该方法有效且副作用小，但是患者依从性较差。每日摄入的钠产生的渗透压负荷除以尿的最低渗透压得到的数值为每日的限水目标，限水除了饮水外，还要包括食物中的水分。如果对水的限制需小于 1 L/d 或患者对限水无反应，应提高每日食盐的摄入量，同时加用袢利尿剂，通过增加尿中需排出的溶质量增加水的排出，通常每增加 2～3 g 盐加呋塞米 40 mg，即可生效。如果用药后 8 h 的尿量达不到全天尿量的 60%，呋塞米可加倍。口服尿素可以提高尿的渗透压，产生渗透利尿的作用，但是口服尿素口感差，胃肠道反应重，患者较难接受，一般不使用。第三类方法是使用抑制血管加压素的药物。锂盐曾被用来拮抗血管加压素，由于作用差且神经毒性强，已不用。目前可选用的药物是地美环素（300～900 mg/d），抑制集合管上皮细胞内环腺苷酸（cAMP）的形成，从而减弱血管加压素的作用。使用后 3～6 天开始起效，尿渗透压逐渐下降。该药的用量应调至维持血钠浓度的最小剂量。

2）糖皮质激素缺乏：如果存在原发性或继发性肾上腺功能不全，应立即给予糖皮质激素替代治疗，部分患者在接受替代治疗后，可在几天之内出现水利尿，血浆渗透压上升。该类患者如果有中枢神经系统症状，应予以静脉补钠治疗，原则同前述。

3）甲状腺功能减退：引起的低钠血症通常较轻，通过限制液体入量，补充甲状腺素即可缓解。

4）运动性低钠：长时间运动导致的低钠血症可引起脑水肿和非心源性肺水肿。重在预防，运动员在运动中适量控制饮水，不能饮水过多。运动中发生的有症状性低钠血症治疗应该迅速，对于运动时发生的低钠血症由于时间和场地的限制，通常需要临床判断，发生惊厥、意识障碍、共济失调，提示有低钠血症，应立即给予高张盐水静点，直到血钠达 125 mmol/L 或症状缓解。非特异的症状，如乏力、头晕或头痛，应立即检查电解质，如果有容量减少征象，可静脉输入等张盐水，如果血钠低于 125 mmol/L 可输入高张盐水。

（3）高容量状态下的低钠血症的治疗：主要的治疗包括限制钠、水的摄入和利尿治疗。但总体来说并没有很好的治疗低钠血症的方法，通过治疗原发病，原发病改善后，低钠血症可得到缓解。

1) 充血性心力衰竭：充血性心力衰竭的传统治疗包括限制钠水的摄入，使用袢利尿剂利尿，ACEI 和交感肾上腺能阻滞剂。对于心力衰竭时的低钠血症治疗缺乏相应的临床研究，传统的治疗矛盾较多。如严重低钠血症时，理论上可以使用高张盐水，但是高张盐水带来的扩容作用可能加重心力衰竭；轻到中度的低钠血症是否需要治疗，如何治疗仍无定论。心力衰竭时使用袢利尿剂有可能加重低钠血症。

2) 肝硬化：传统的肝硬化腹水的治疗包括限制钠的摄入，保钾利尿剂（醛固酮）加用袢利尿剂，对于低钠血症的治疗没有相应的指南指导。

3) 肾病综合征和急慢性肾衰竭：主要的治疗是限制水的入量，必要时予透析治疗。

5. 血管加压素受体拮抗剂在低钠血症中的应用　血管加压素（抗利尿激素）由下丘脑分泌，储存于垂体后叶，分泌入血后，作用于肾集合管的血管加压素受体，使集合管上皮细胞上的水通道分布增多，肾对水的重吸收增强。抗利尿激素促进水的重吸收作用与钠的重吸收作用是分开的，并且在临床上很多的低钠血症存在抗利尿激素的分泌增加，因此血管加压素受体拮抗剂一直被认为是潜在的治疗低钠血症的药物。血管加压素受体拮抗剂可与受体紧密结合，阻止内源性血管加压素与受体的结合，而本身并不激活受体，因此阻断了内源性血管加压素的作用。使用时产生的利尿作用与呋塞米相似，但是只增加水的排出，没有钠、钾等离子排出，因此在治疗低钠血症时排除了尿钠排出的干扰。近来一些非肽类选择性 V2R 拮抗剂，开始应用于临床治疗低钠血症。conivaptan 是联合的 V1aR/V2R 拮抗剂，lixivaptan、tolvaptan 是选择性 V2R 拮抗剂。在抗利尿激素分泌不当综合征、充血性心力衰竭及低钠血症患者中的研究证实静脉应用 conivaptan 可使血钠明显升高，这一效应有剂量依赖性。安全性方面比较受关注的问题主要有两点。①是否会导致血钠纠正速度过快？目前的研究中均未发现渗透性脱髓鞘问题，由于该类药物的半衰期12 h，因此发现血钠纠正速度过快时，可停药纠正，在密切监测血钠下使用还是安全的。②长期大量使用可能造成肝毒性。

二、高钠血症

血清钠＞145 mmol/L，称为高钠血症。血钠升高时，细胞外液高渗透压可刺激下丘脑的烦渴中枢，使人主动饮水，血钠可维持正常或接近正常。因此明显的高钠血症通常见于不能正常进水的患者，例如昏迷、婴儿、老年性痴呆、野外无法找到水源等特殊情况。住院患者，特别是ICU的患者补液时要注意控制高张液体及碳酸氢钠的使用量。高钠血症会使细胞外液渗透压升高，细胞脱水，出现严重的并发症，而治疗不当也会引起严重并发症，增加死亡率。

同低钠血症类似，临床上不应把高钠血症等同于钠潴留。高钠血症只是表明细胞外液钠含量和容量的相对关系，不代表细胞外液容量和钠的绝对变化。发生水钠潴留时，钠的潴留大于水的潴留，血钠的浓度才会升高。同理，钠水丢失时，如果水的丢失大于钠的丢失，也表现为血钠浓度升高。血钠升高带来的是毫渗透摩尔浓度的升高，会导致细胞内水向细胞外移动，导致细胞的生理功能受到影响。

避免高钠血症的第一道防线就是肾的浓缩能力。但是肾的浓缩能力远远低于肾的稀释能力。通常正常人尿液的最大毫渗透摩尔浓度能达到1200 mOsm/(kg·H_2O)，而此时最少需要500 ml的尿，肾以等渗尿的形式排出同样多渗透物质，需要的尿量约2000 ml/d［1200 mOsm/(kg·H_2O)×500 ml/d/300 mOsm/(kg·H_2O)＝2000 ml/d］。因此肾在达到最大浓缩能力时，可重吸收的自由水为1500 ml/d（2000 ml/d－500 ml/d＝1500 ml/d）。一个体重70 kg的成年人，血钠浓度从 140 mmol/L 升至 145 mmol/L，毫渗透摩尔浓度升高 10 mOsm/(kg·H_2O)，需要重吸收 1500 ml 的水才能使血钠回到 140 mmol/L，所以依靠肾的浓缩功能对血钠浓度进行的调节，基本是限于血钠在正常范围内。如果血钠进一步升高，毫渗透摩尔的浓度改变在 10 mOsm/(kg·H_2O) 以上时，肾的代偿能力不足，需要其他途径补充水分。渴感中枢的存在，作为第二道防线，有重要的作用。渴感的存在，使人会主动饮用淡水，使血钠下降。明显的高钠血症通常见于肾浓缩能力下降，同时不能正常进水的患者，例如昏迷、婴儿、老年性痴呆、野外无法找到淡水源等特殊情况。住院患者不能自行补水的，特别是 ICU 的患者补液时如不注意自由水的补充量，未控制高张液体及碳酸氢钠的使用量，也极易导致高钠血症。

高钠血症通常发生在肾浓缩能力出现问题的病例中。任何影响肾浓缩的因素都可能引起肾浓缩能力下降，肾的浓缩能力与肾髓质的浓度梯度形成、髓袢重吸收钠离子的能力、集合管对水的重吸收的调节能力密切相关。如肾小球滤过率下降，到达肾小管髓袢的钠，或髓袢重吸收钠的能力下降，可导致髓质浓度梯度形成不良；而集合管细胞对抗利尿激素反应性下降或抗利尿激素分泌减少等，均会出现浓缩功能障碍。在出现血钠上升时，不能重吸收足够的水，使血钠回复正常水平。如果渴感中枢的反应正常，通过大量主动饮水仍能维持血钠正常，但是当渴感中枢发生问题或者无法主动饮水时，血钠将持续升高。

【临床表现】

高钠血症出现症状、体征的多少和轻重与血钠的水平、血钠上升的速度、患者的年龄有关。中枢神经系统症状最为突出，可表现为精神状态和神经肌肉系统的异常，如嗜睡、易激惹、烦躁不安、癫痫发作、肌肉抽搐、强直。患者还可以有发热、恶心呕吐和明显的烦渴。高钠血症引起的脑细胞收缩，可引起血管破裂，导致脑出血、蛛网膜下腔出血。高钠血症发生速度缓慢时，大脑通过代偿，使脑细胞内的渗透压升高，脑细胞内水容量部分恢复，治疗时使用低张液体水化过快，细胞外液渗透压迅速下降，脑细胞内的渗透压来不及下降，将发生脑水肿。

大多数院外高钠血症患者是婴儿或老年人。婴儿发生高钠血症时，可表现为通气过度，肌肉无力，不安，特征性高调哭声，失眠，嗜睡，甚至昏迷。老年人临床表现较少，不易发现，有严重症状时，血钠多超过 160 mmol/L，烦渴可以是早期表现，但是有些老年人烦渴中枢异常或反应差，不出现该症状。

住院患者高钠血症可发生于各年龄段，由于很多患者合并神经系统疾患，高钠血症引起的临床症状更不易辨别，易与原发病症状混淆。

1. 首先评估细胞外液容量的变化　高钠血症合并何种细胞外液容量的变化，对于病因的判断和治疗十分重要。低容量的高钠血症，水的丢失大于钠的丢失；高容量的高钠血症，钠的潴留大于水的潴留；等容量的高钠血症，体内钠总量变化不大，主要是水的丢失（图 3-2-2）。

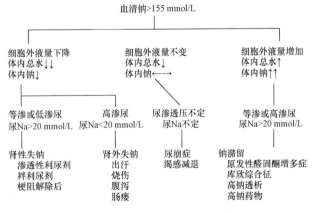

图 3-2-2　高钠血症的诊断思路

2. 不同容量变化下高钠血症类型的鉴别诊断　不同细胞外液容量变化前提下,可通过尿渗透压结合尿钠判断导致高钠血症的类型。尽管血钠浓度升高,细胞外液处于高渗状态,由于病因及代偿机制的不同,可出现尿渗透压及尿钠的不同变化。细胞外液量丢失的高钠血症,通常为肾性或肾外性失钠失水,肾性失钠失水表现为高尿钠合并等渗或低渗;肾外性失钠失水则为低尿钠合并高渗尿。细胞外液量不变的高钠血症,尿渗透压和尿钠的变化比较复杂。细胞外液量增加的高钠血症通常表现为高尿钠合并等渗或低渗尿。

(1) 低容量状态下的高钠血症:由于钠和水的大量丢失,患者通常会表现出低容量的症状和体征;如直立性低血压,心动过速,颈静脉塌陷,皮肤黏膜干燥等。肾外丢失可见于酷热的环境中大量出汗,或者是严重的腹泻,丢失低张的体液。在这类患者,肾的浓缩功能正常,表现为尿液浓缩,毫渗透摩尔浓度通常大于 800 mOsm/(kg·H_2O),尿钠浓度小于 10 mmol/L。肾途径丢失钠和水,通常见于髓袢丢失钠和水,如袢利尿剂的过量使用;或尿中存在渗透性利尿物质,如糖、甘露醇和尿素等。一些存在不完全性尿路梗阻的老年人,会排出大量的低张尿,同时尿钠浓度>20 mmol/L。

(2) 高容量状态下的高钠血症:该情况更常见于医源性给予含高张钠的液体,如 3% 的盐水、5% 的碳酸氢钠等,或大量口服氯化钠。原发性醛固酮增多症和库欣综合征通常只引起轻微的高血压,没有明显的临床表现。高容量状态下的高钠血症患者尿钠排出增加。

(3) 等容量状态下的高钠血症:这一类型的高钠血症通常没有明显的失钠,所以容量不会有明显的减少;但是如果渴感下降,或不能及时补充水分,会出现明显血容量下降。该类型的高钠血症最常见的病因是尿崩症,由于 ADH 分泌异常或对 ADH 反应减弱,使肾集合管对水的重吸收能力下降，尿崩症通常表现为尿浓缩能力下降，多尿，低渗尿，多饮；在不能及时补水时，尿量仍不能减少，同时出现高钠引起的中枢神经系统症状。

1）中枢性尿崩症：由于抗利尿激素的合成或分泌减少，肾集合管浓缩能力下降，导致多尿和多饮。脑部创伤、感染、手术、肿瘤等原因是导致中枢性尿崩症的常见原因。遗传性疾病较为罕见，为常染色体遗传。多尿和多饮是主要的临床表现，尿量可多达 $6\sim8\ L/d$ 甚至更多。如果患者的渴感中枢正常，并且有足够的水源，患者的血钠可维持于正常范围。如果渴感下降，或者患者活动能力受限，未及时补充水分，会发生严重的高钠血症。中枢性尿崩症和原发性多饮较难鉴别，两种情况下血中均很难检测到抗利尿激素。中枢性尿崩症的患者由于抗利尿激素分泌减少，使得肾中尿液不能浓缩，产生多尿，血钠上升，使得患者的饮水量明显增加。原发性多饮的患者由于精神心理因素大量饮水，抑制了抗利尿激素的分泌，进而发生多尿。仔细询问病史，有助于诊断。中枢性尿崩症的患者发病时间比较明确，对水的需求非常固定而有规律，夜尿明显增加；而原发性多饮的患者，发病时间模糊，对水没有固定的需求，有时由于其他原因得不到水，尿量即随之减少。夜尿增加与夜间的饮水量有关。血浆的毫渗透摩尔浓度 $<270\ mOsm/(kg\cdot H_2O)$，提示原发性多饮，而血浆的毫渗透摩尔浓度 $>295\ mOsm/(kg\cdot H_2O)$，血钠 $>143\ mmol/L$，则提示为中枢性尿崩症。

2）肾性尿崩症（nephrogenic diabetes insipidus）：肾性尿崩症是指抗利尿激素分泌正常，由于肾的原因，肾小管对抗利尿激素反应减弱或无反应，而引起的多尿、多饮、低比重尿。可分为先天性肾性尿崩症和获得性肾性尿崩症。

诊断肾性尿崩症首先要和中枢性尿崩症进行鉴别。其次肾性尿崩症本身可能是多种原因造成的，需要通过临床表现，并结合其他的肾脏检查做出判断。50％的中枢性尿崩症为特发性，其余的由中枢神经系统感染、肿瘤或创伤引起，临床上除尿崩症外，多合并中枢神经系统的疾病，而无肾脏病的表现。抗利尿激素分泌减少或缺失时，对外源性的抗利尿激素有反应。

【治疗】

1. 高钠血症的早期识别和预防　通常发生高钠血症的患者需具备肾浓缩能力下降和主动饮水能力丧失两个因素，因此大部分的高钠血症可以提前预防。识别高危因素和提前预防，可以阻止或减轻高钠血症的损伤。老龄人群，既往有多饮多尿病史患者和静脉输入高张液体的患者，应关注高钠血症发生的可能性，出现精神神经系统症状时更应该尽快检查血钠水平。院外人群中，老年人由于肾浓缩能力下降，渴感中枢的反应减弱，体内水的总量较低，当出现发热出汗等情况时，水的丢失增加，如不能及时补充水分，容易出现高钠血症。住院患者中，发生高钠血症的患者年龄相对降低，医源性的原因多见，如静脉使用碳酸氢钠，高渗的肠内营养补充导致腹泻，使用渗透性利尿剂或袢利尿剂，机械通气导致水分丢失增多，而接受这些治疗的患者，主动摄水的能力下降，对于这些患者注意水分的补充可预防高钠血症的发生。

2. 高钠血症的治疗　包括：去除引起高钠血症的原因，降低血钠浓度，即降低细胞外液渗透压。要根据不同的容量状态进行治疗（图 3-2-3）。

（1）高钠血症的纠正速度不宜过快，细胞外渗透压降低过快会导致细胞内水肿。通常纠正速度以钠浓度下降速度为标准。几小时内发生的高钠血症，血钠纠正速度可到每小时 1 mmol/L，而不引起脑水肿。慢性高钠血症，钠的纠正速度每 24 h 不超过 10 mmol/L。纠正的目标是血钠降到 145 mmol/L。同时应连续监测血尿电解质，如尿钠＜血钠提示仍有净水的丢失，需继续补充。

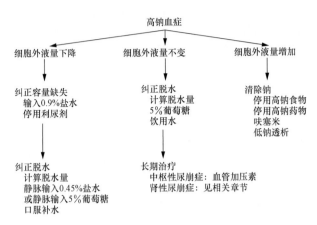

图 3-2-3 高血钠的治疗

（2）低容量的高钠血症应首先用 0.9% 的生理盐水补充容量，根据临床症状和体征评估容量状态，容量补足后用 0.45% 的盐水或糖水补足水分，降低渗透压。

（3）高容量的高钠血症应首先降低钠水负荷，可用呋塞米等利尿剂，肾衰竭患者可使用血液透析。

（4）对于细胞外液容量不变的高钠血症，应首先考虑补充丢失的水分。所需水分可通过公式估算。所需水分＝（实际钠浓度/140 mmol/L）×体重×0.6。补水的方式可口服或静脉输入 5% 葡萄糖。

（5）中枢性尿崩症需要补充血管加压素。

（陈育青）

第3节 低钾血症和高钾血症

钾是人体内重要的阳离子，细胞内液钾离子浓度（140～150 mmol/L）远高于细胞外液（3.5～5.5 mmol/L），细胞外液的钾离子浓度与心脏细胞的稳定性密切相关，高于或低于该浓度，易发生心律失常和神经肌肉系统的兴奋性变化。钾平衡有两层含义，其一指维持细胞外液钾离子的浓度，其二指体内总钾的含量。人体对钾的调节包括短时调节和长程调节。由于细胞外钾浓度的变化范围很窄，钾在细胞内外的快速转移，才可以维持血清钾的稳定。而对于体内总钾的调节则需要依靠肠道和肾，肠道每天排出的钾约为 5～10 mmol，肾排出的钾 90～95 mmol，因此肾对钾的排出及钾平衡的调节起主要作用。

肾对钾的排泄经过滤过、重吸收和排泌的过程，肾小管对钾的排泌发生在远端小管，主要包括远曲小管和集合管。多种调控因素影响肾对钾的排泌，局部或全身的因素均可影响钾的排泌，而且全身因素直接或间接通过局部因素起作用，其中醛固酮是重要的调节钾排泌的内源性激素，是多种因素作用的中间环节。

一、低钾血症

血清钾低于 3.5 mmol/L，称为低钾血症。

【临床表现与诊断思路】

低钾血症最常见和最严重的症状发生在心脏和神经肌肉系统。可出现严重的室上性和室性心律失常，呼吸肌麻痹。低钾血症引起的症状与血清钾的水平及血钾下降的速度密切相关，也和患者本身潜在的疾病相关：钾分布异常引起的低钾血症，血清钾的下降速度快，临床常出现骨骼肌和呼吸肌的麻痹；患者有心脏疾患或使用洋地黄时，低钾血症易导致心律失常和洋地黄中毒；慢性长期失钾，患者也会出现低钾引起的肾脏病或内分泌系统的损害，如尿浓缩功能下降等（表 3-3-1）。

表 3-3-1　低钾血症的临床表现

心血管系统
　　心电图异常：U 波，QT 间期延长，ST 段下降
　　室性和室上性心律失常
　　易洋地黄中毒
神经肌肉系统
　　骨骼肌：乏力（下肢明显），抽筋，搐搦，迟缓性瘫痪，横纹肌溶解
　　平滑肌：腹胀，便秘，肠梗阻，尿潴留
内分泌系统
　　生长迟缓，糖耐量异常，糖尿病
泌尿系统
　　多尿，尿崩症，肾囊肿形成

【鉴别诊断】（图 3-3-1，图 3-3-2）

1. 检验结果的评估　血白细胞极度升高时，抽血后，在试管内，会有白细胞对血清钾的摄取，出现假性的低血钾，这种情况较少见。

2. 判断是否存在钾分布的异常　由于儿茶酚胺和交感肾上腺素能 β_2 受体结合，胰岛素和受体结合均可引起钾离子向细胞内转移，因此多种原因导致体内的儿茶酚胺和胰岛素水平升高均可引起钾离子分布异常。某些疾病状态下，如哮喘、慢性阻塞性肺疾病、心肌梗死或心绞痛引起呼吸困难，导致缺氧，可引起内源性儿茶酚胺释放；戒酒，停用巴比妥类药物时可引起儿茶酚胺的分泌增加；使用 β_2 受体激动剂或胰岛素治疗糖尿病酮症酸中毒时均可引起钾向细胞内移动，出现低钾血症，尤其当患者合并总体钾的缺失时，更容易出现低钾血症。碱血症时也可引起钾向细胞内转移。其他引起钾分布异常的疾病还包括家族性或甲状腺功能亢进症（甲亢）引起的低钾性周期性麻痹。

3. 判断失钾的部位　当断定有低钾血症和总体钾的减少时，可根据尿钾的检查进一步判断是肾性失钾还是肾外

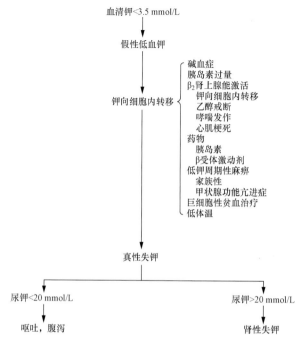

图 3-3-1　低钾血症的诊断思路

失钾。当存在低钾血症时，如果尿钾＞20 mmol/L，有肾性失钾；如果尿钾＜20 mmol/L，为肾外失钾。肾外失钾通常为胃肠道失钾，呕吐、腹泻均可导致钾的丢失，可合并代谢性酸中毒、代谢性碱中毒或 pH 值正常。

4. 肾性失钾的病因学的判断（图 3-3-2）。肾性失钾时，病因的判断比较复杂，可以有多种方法。图 3-3-2 列举了其中一种。

【治疗】

血清钾水平在 3.0～3.5 mmol/L 时，体内总钾丢失在 200～150 mmol，当血清钾水平在 2.0～3.0 mmol/L 时体内

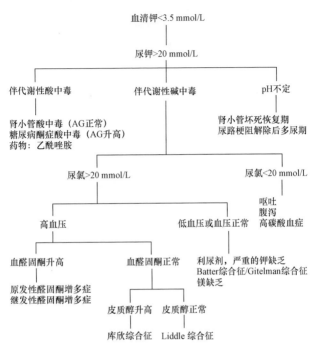

图 3-3-2　肾性失钾的诊断思路

总钾丢失在 400～200 mmol。

　　对低钾血症治疗时，应该始终遵循 3 个基本原则。①注意防治低钾血症导致的威胁生命的情况；②在补钾的时候要注意补足总体钾的缺失，防治低钾血症反复出现；③发现并治疗引起低钾血症的疾病（图 3-3-3）。

　　可应用的补钾药有静脉或口服制剂。如经静脉补钾，绝对不能直接推注，应于 5%～10% 葡萄糖溶液 500 ml 中加氯化钾 1.5 g 稀释后静脉滴注。静脉补钾速度不宜超过 40 mmol/h。

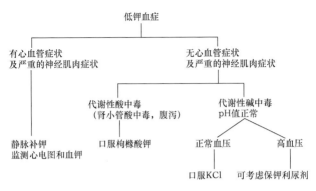

图 3-3-3　低钾血症的治疗原则

二、高钾血症

血清钾高于 5.5 mmol/L，称为高钾血症。

【临床表现和诊断思路】

高钾血症经常表现为不特异的神经肌肉症状和心律失常，与低钾血症神经肌肉症状不易区分，可通过心电图及血清钾鉴别（表 3-3-2）。

表 3-3-2　高钾血症的临床表现

心血管系统
心电图异常：高尖 T 波，QRS 波群增宽
房室传导阻滞，窦房传导阻滞，心搏骤停
早期血压上升，晚期血压下降
神经肌肉系统
乏力，迟缓性瘫痪，便秘

【鉴别诊断】（图 3-3-4）

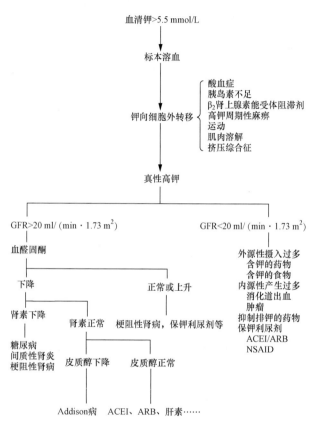

图 3-3-4 高钾血症的诊断思路

ACEI：血管紧张素转化酶抑制剂；ARB：血管紧张素受体阻滞剂；NSAID：非甾体抗炎药

1. 检验结果的评估 试管内发生溶血时，可出现血清钾升高。

2. 判断是否有钾分布异常 发现血清钾增高时，要注意有无分布的异常。胰岛素过少或使用 β_2 肾上腺素能受体阻滞剂时减少钾向细胞内的转移；酸血症可促使钾从细胞内向细胞外移动；运动、肌肉溶解、肌肉破坏（挤压综合征）、高钾周期性麻痹等也可导致钾分布的异常而致高钾血症。

3. 病因判断　临床上判断出现真性的高钾血症，即体内的总钾增多，应该注意两方面的问题。由于钾的平衡取决于钾的摄入及钾的排出，而钾的排出主要依靠肾，真性的高钾血症多合并肾功能的下降，特别是出现高钾负荷的时候。因此 GFR 是鉴别高钾血症原因的重要检查。当 GFR <20 ml/(min・1.73 m²) 时，肾排钾的能力明显下降，可出现高钾血症，也可由于钾负荷的增加或使用进一步抑制钾排出的药物而导致高钾血症。当 GFR >20 ml/(min・1.73 m²) 时，肾排钾能力尚能保持血钾的稳定，但是当出现醛固酮的异常或药物影响钾的排泌时，会导致高钾血症。

【治疗】

治疗高钾血症时要首先判断是否有心电图（ECG）的异常。如果有心电图的异常，特别是出现心律失常时，应首先给予 10% 的葡萄糖酸钙 20～30 ml 静脉推注，或 30～40 ml 静脉滴入，钙剂不能降低血钾，但可以拮抗钾离子对心脏的抑制作用。已应用洋地黄者，不宜给钙剂。钙对心脏的作用几分钟起效，可维持 1 h，因此应争取这段时间尽快降低血清钾的浓度。

促进钾向细胞内转移是比较快的降低血钾方法，可使用 25% 的葡萄糖 200 ml 加胰岛素（3～4 g 糖：1 U 胰岛素）静脉滴注；酸中毒时也可使用 5% 碳酸氢钠 100～200 ml 静脉滴入。

上述紧急处理，仅能暂时改变钾的分布，真正降低钾的负荷必须促进钾的排出，减少钾的摄入。因此出现高钾血症时，首先要检查食物的钾负荷及患者是否使用引起高钾血症的药物（见下文），必要时停用。肾功能尚正常时可使用排钾利尿剂，如呋塞米。肾功能严重受损时，可使用阳离子交换树脂（15 g，每日4次），必要时应紧急行血液透析。

常见的引起高钾血症的药物

- 洋地黄过量
- 血管紧张素转化酶抑制剂/血管紧张素受体阻滞剂
- 非甾体抗炎药
- 甲基苄啶片
- 喷他脒
- 螺内酯
- 阿米洛利
- 肝素
- 氯化琥珀酰胆碱
- 环孢素

（陈育青）

第4节 钙、磷、镁的代谢紊乱

一、钙代谢紊乱

人体的钙99%沉积在骨骼，骨骼中仅有1%的钙可以交换。骨骼之外的钙仅占体内总钙量的1%，但是具有重要的生理功能，特别是维持神经肌肉兴奋性，包括骨骼肌、心肌和平滑肌。因此血钙水平发生变化会引起多系统的症状，循环中钙的平衡是多个器官参与的复杂过程，主要参与的脏器包括肾、骨骼及胃肠道。人体内钙的平衡的调节主要依靠甲状旁腺激素、维生素D及降钙素共同作用于骨、肾及消化道。因此，血钙水平的异常通常和这些因素相关。

（一）高钙血症

高钙血症指成年人血钙大于2.75 mmol/L。高钙血症临床表现差别较大，有些人仅在验血时发现，有些人可出现严重的并发症，甚至死亡。

血清总钙的正常值为 9～10.6 mg/dl（2.25～2.65 mmol/L）；血清离子钙的正常值为 4～4.77 mg/dl（1.0～1.2 mmol/L）；24 h 尿钙的正常值为 200～250 mg。

【临床表现】

高钙血症的临床表现变化很大，症状的严重程度与血清离子钙的水平相关。血总钙 3 mmol/L 以下时可无临床症状。临床表现的特点为多系统受累，症状不特异，易被误诊。症状大多出现在神经肌肉系统和心血管系统。

1. 神经系统的表现　症状不特异，易被忽视。可表现为记忆力下降，计算力下降，反应迟钝；情绪抑郁，反应淡漠，木僵；头晕，嗜睡，定向力障碍，昏睡，严重时可出现昏迷。若无中枢神经系统病变，脑脊液检查结果正常。

2. 肌肉系统　近端肢体肌肉无力，下肢为重，甚至行走困难，腱反射减弱。

3. 消化系统表现　厌食，恶心、呕吐，便秘，可有消化性溃疡和胰腺炎。

4. 心血管系统　高血压，心电图上 QT 间期缩短，心动过缓，对洋地黄类药物敏感性增高。高血压与血钙的水平相关，严重的高钙血症引起的高血压单纯用降压药难以控制。

5. 肾　多尿，尿浓缩功能下降，非少尿型肾衰竭，肾钙化，肾结石。

6. 高钙血症的诊断包括两方面　①判断是否存在高钙血症；②判断高钙血症的病因。血钙升高不明显时，经常是偶然查血钙时发现。当患者出现多系统受累的表现时，临床医生经常会忽略高钙血症，要注意查血钙。早期高钙血症的患者，血钙水平可能间断升高，应注意多次检查。血钙和尿钙的正常参考值各检查单位之间有一些差别，应以本单位的结果为依据。白蛋白的水平可显著影响血浆总钙的水平。在明显低白蛋白血症时，血浆总钙水平可下降，白蛋白每下降 1 g/dl，血浆总钙下降 0.8 mg/dl。血 pH 值影响离子钙，pH 值下降，与白蛋白结合的氢离子增加导致与白蛋白结合的钙减少，所以血清离子钙升高。在某些情况下测定离子钙更有意义。

【诊断思路和鉴别诊断】

引起高钙血症的原因很多，分类的方法不尽相同，根据产生高钙血症的机制可有如下分类（表 3-4-1）。高钙血症病因的鉴别诊断可参照全段甲状旁腺激素（iPTH）和 1,25(OH)$_2$VitD$_3$ 的检查结果（表 3-4-1）。

表 3-4-1　高钙血症的常见原因

分类	原因
甲状旁腺激素相关	原发甲状旁腺功能亢进 三发性甲状旁腺功能亢进
维生素 D 相关	维生素 D 中毒 结节病和肉芽肿性疾病 淋巴瘤［新生物产生过多的 1,25(OH)$_2$D$_3$］
恶性肿瘤	骨转移癌（溶骨性）（如乳腺癌、结肠癌、前列腺癌） 激素引起骨溶解导致高钙血症 　　PTH-相关蛋白（如肺鳞状细胞癌、肾细胞癌） 　　破骨细胞激活因子（如多发性骨髓瘤） 　　1,25(OH)$_2$D$_3$（淋巴瘤）
药物	噻嗪类利尿剂（轻度高钙血症） 锂制剂 乳碱综合征（含钙的抗酸药） 维生素 A 中毒
其他内分泌疾病	甲状腺功能亢进症 肾上腺功能不全 肢端肥大症 嗜铬细胞瘤
基因异常	家族性低尿钙性高血钙
其他	

1. **甲状旁腺激素相关**　原发性甲状旁腺亢进是高钙血症最常见的原因，约 50% 高钙血症和原发性甲状旁腺功能亢进相关。约 85% 的原发性甲状旁腺功能亢进由甲状旁腺腺瘤引起，腺瘤通常为良性。多数病例表现为单个甲状旁腺受累，5% 的病例累及两个腺体。约 10% 的病例为甲状旁腺增生。甲状旁腺癌引起原发性甲状旁腺亢进症很少见，约占 0.5%~1%。

可见于多发内分泌腺瘤（multiple endocrine neoplasias，MEN）Ⅰ型和Ⅱa 型。多发内分泌腺瘤Ⅰ型包括甲状旁腺亢进、垂体腺瘤、胰腺胰岛素瘤或胃泌素瘤。多发内分泌腺瘤Ⅱa 型包括甲状旁腺功能亢进、甲状腺髓质癌、嗜铬细胞瘤。通常表现为血 iPTH 升高，而肾功能正常，尿中钙排出正常或升高。

继发性甲状旁腺功能亢进症由于甲状旁腺外的刺激引起 PTH 分泌增加。大约 90% 的肾衰竭患者有继发性甲状旁腺功能亢进，继发性甲状旁腺功能亢进时多表现为低血钙高血磷，但是可通过服用磷结合剂和活性维生素控制。当这些患者甲状旁腺过度激活，自主分泌 PTH，不再受负反馈的控制，则称为三发性甲状旁腺功能亢进，三发性甲状旁腺功能亢进患者易合并高钙血症、高血磷和发生转移性钙化，药物治疗无效，需要手术切除甲状旁腺。

2. **恶性肿瘤引起的高钙血症**　约 25% 的恶性肿瘤患者可出现高血钙症。分为四种类型，体液性恶性高钙血症（humoral hypercalcemia of malignancy，HHM），局部溶骨性高钙血症（local osteolytic hypercalcemia，LOH），$1,25(OH)_2D$ 导致的高钙血症，PTH 异位分泌（ectopic secretion of authentic PTH）。HHM 是指某些肿瘤可以释放 PTH 相关蛋白（PTH-related peptide，PTHrp）引起高钙血症。PTHrp 与 PTH 有相同的氨基酸末端，因此可与相同的受体结合，引起相同的生物学效应。PTHrp 是人体内具有生理功能的激素，在乳腺组织、胎盘、平滑肌、神经元和骨的发育中起作用。患者可有骨折和其他一些高钙血症的症状，预后差。PTHrp 导致的高血钙症常见于肺癌、乳腺癌、前列腺癌、成人 T 细胞恶性肿瘤和多发性骨髓瘤。局部溶骨性高钙血症（local osteolytic hypercalcemia，LOH），指局部的骨质破坏，导致骨骼中的钙释放到血中，引起血钙升高，多见于肿瘤的骨转移，如乳腺癌、前列腺癌、多发性骨髓瘤等。$1,25(OH)_2D$ 导致的高钙血症，常见于淋巴瘤。PTH 异位分泌（ectopic secretion of authentic PTH）指的是肿瘤分泌真正的 PTH，十分罕见。

3. 维生素 D 相关　维生素 D 促进肠道和肾小管重吸收钙，同时大量的维生素 D 促进骨的吸收，也有钙释放入血。$25(OH)D$ 和 $1,25(OH)_2D$ 过量，超过维生素 D 蛋白的结合能力，引起游离的 $25(OH)D$ 和 $1,25(OH)_2D$ 增加，均可激活维生素 D 受体，引起高血钙和高尿钙。使用维生素 D 制剂，导致 $25(OH)D$ 大于 80 ng/ml，为中毒剂量，但是使用 $1,25(OH)_2D$ 制剂的患者，无法检测，应予以注意。

维生素 D 相关的高钙血症最常见于超量使用维生素 D 制剂的患者。同时也见于一些疾病导致内源性的维生素 D 生成增加。肉芽肿性疾病（如结节病）、结核等均可引起高钙血症。结节内的巨噬细胞可分泌 $1,25(OH)_2D$，不受负反馈的调节，引起高钙血症。淋巴瘤也可分泌 $1,25(OH)_2D$。

4. 药物　大量或长期口服钙剂和维生素 D 可引起高钙血症。噻嗪类利尿剂可导致轻度高钙血症。

乳碱综合征（milk-alkali syndrome）患者使用碱性药物（含碳酸氢钠）和大量牛奶时，会导致高血钙，高血磷，尿钙降低，肾钙化和肾功能不全。由于大量摄入钙（元素钙大于 4 g/d）导致高钙血症，而高钙血症激活钙敏感受体，引起利尿作用促进钙排出，但是如果高钙血症不能纠正，持续的利尿使血容量下降，进而使得 GFR 下降，同时合并代谢性碱中毒，钙的排出反而减少，加重了高钙血症。

近年来，乳碱综合征常见于使用碳酸钙制剂治疗骨质疏松的患者。

使用锂制剂可引起高钙血症。锂可以干扰钙敏感受体，使该受体对 PTH 的分泌抑制减弱，导致甲状旁腺增生，PTH 分泌增加，发生高甲状旁腺素血症。

长期使用维生素 A 治疗，剂量超过 5000 U/d，可引起高钙血症，碱性磷酸酶升高，这与破骨细胞活跃导致骨吸收有关。

5. 其他内分泌疾病　其他内分泌腺体的疾病也可合并高钙血症。甲状腺功能亢进症时可合并轻度的高钙血症，和甲状腺素促进骨吸收有关。嗜铬细胞瘤发生高钙血症，通常和 MEN2A 有关，或者肿瘤分泌 PTHrP。肢端肥大症患者生长激素水平升高，可刺激肠道钙吸收和骨吸收，因此可合并轻度的高钙血症。

6. 基因异常　良性家族性低尿钙性高钙血症（benign familial hypocalciuric hypercalcemia）。该病为常染色体显性遗传，由钙敏感受体的突变引起，该突变引起血钙升高，但是尿钙正常或减少。新生儿重度甲状旁腺功能亢进（NSHPT）见于近亲结婚的 FHH 患者的后代，两个相同的突变的 CaR 等位基因即表现为 NSHPT，可以看作 FHH 的纯合子。当血钙轻至中度升高（10.5～12 mg/dl），总钙和离子钙都升高，并持续终身，无高钙血症的临床表现；尿钙排泄低、血 PTH 却正常，骨密度及 1, 25（OH）2D3 均正常；钙清除率与肌酐清除率的比值小于 0.01。血钙重度升高时临床表现为严重甲状旁腺增生，PTH 水平明显升高，发生极严重的高钙血症。

【治疗】

高钙血症的治疗应根据血钙增高的程度及有无临床症状而决定。如为轻度的高钙血症，应主要查清病因，对病因进行处理。若高钙血症引起明显的临床症状，应紧急给予治疗，迅速降低血钙（表 3-4-2）。

表 3-4-2　高钙血症时用于降血钙的药物

药物	作用机制	适应证	副作用
0.9% 盐水 2～4 L/d 静脉滴注	促进钙排出	Ca＞3.5 mmol/L 中度钙升高伴临床症状	老年人加重心力衰竭
呋塞米	抑制肾小管对钙的重吸收	水化后使用	引起低钾，脱水
双膦酸盐	抑制破骨细胞 抑制骨吸收	恶性肿瘤引起高钙血症 最大效应发生在 72 h	肾毒性 甲状旁腺功能亢进时，血钙会反弹
降钙素	抑制破骨细胞 抑制骨吸收 促进钙的排出	严重高钙血症	24 h 后血钙反弹 呕吐，肌肉痉挛
糖皮质激素	抑制维生素 D 转化为钙三醇	维生素 D 中毒 淋巴瘤，肉芽肿性疾病	免疫抑制
普卡霉素（光辉霉素）	破骨细胞毒性	较少使用	骨髓、肝肾毒性
硝酸镓	抑制破骨细胞活性	较少使用	肾和骨髓毒性

1. 高钙血症诊断明确后，应首先通过促进钙从肾排出以降低血钙水平。

水化：严重的高钙血症通常都伴有脱水，因此恢复血管内容量是治疗的第一步，血管内容量的恢复可促进肾排钙。扩容应首选生理盐水，输入速度 200～300 ml/h，但是对于老年人，尤其是有心脏和肾脏疾病的老年人，应控制生理盐水的用量。

（1）呋塞米：袢利尿剂可促进钠和钙的排出。使用呋塞米时应首先补足血管内容量，否则会加重脱水和高钙血症；使用呋塞米时还会引起低钾血症和低镁血症，应密切监测血电解质的变化。应避免使用噻嗪类利尿剂，因为噻嗪类利尿剂抑制肾小管对钙的排泄，加重高钙血症。

（2）透析：高钙血症合并肾衰竭的患者，可使用低钙透析液降低血钙。

2. 糖皮质激素　结节病、维生素 D 中毒、多发性骨髓瘤或其他血液系统恶性肿瘤患者接受大剂量的糖皮质激素（泼尼松 50～100 mg/d），可能降低血钙水平。

3. 治疗恶性肿瘤引起的高钙血症　应首先考虑手术切除、化疗和放疗。对症降血钙可使用硝酸镓、降钙素和光辉霉素。硝酸镓可抑制破骨细胞及降低血钙，常用剂量是每日 200 mg/m² 体表面积，连续使用 5 天。降钙素可通过抑制破骨细胞来抑制骨的吸收。每 6～12 h，经皮下或经黏膜给予 2～4 IU/kg 降钙素，可减少钙从骨释放，但是使用几天之后，降钙素的效果会下降，使血钙水平再次上升。光辉霉素可抑制骨吸收，常用剂量是 15～25 μg/kg 体重，静脉滴注时间超过 2～4 h。光辉霉素对肝、肾和骨髓的毒性作用较大，而且使用几次之后，疗效会下降。

4. 双膦酸盐　可抑制破骨细胞活性，单剂即可降低血钙。但是静脉注射该类药物有引起肾损伤的报道。

5. 甲状旁腺切除　如果诊断为原发性甲状旁腺功能亢进，应行甲状旁腺切除术。治愈率高达 98%。

（二）低钙血症

低血钙症是指血清离子钙下降，低于 2.15 mmol/L。当血白蛋白正常，无明显的酸碱平衡紊乱时，血清总钙和血清离子钙的检查结果一致。血清离子钙下降，会刺激甲状旁腺素（PTH）的合成和释放；同时低血钙及 PTH 升高均可增强近端肾小管上皮细胞内 1α 羟化酶的活性，从而促进 1,25(OH)₂D 的合成。PTH 促进骨的吸收，PTH 和 1,25(OH)₂D 增加远端肾小管钙的重吸收，1,25(OH)₂D 增加肠道钙的重吸收，从而使血清离子钙迅速恢复到正常水平。当这个调节过程出现问题，就会发生持续的低钙血症。

【临床表现】

低钙血症经常没有明显的临床症状。临床症状的轻重、多少，取决于血钙下降的程度，低血钙的持续时间，更取决于血钙下降的速度。血钙快速下降，即使血钙水平在 2 mmol/L 的水平，也会引起临床症状。低钙血症的临床表现主要和神经肌肉的兴奋性增高有关。

1. 神经系统表现

（1）感觉异常：口唇、手指尖或足部麻木感，蚁行感及肌痛。

（2）抽搐：四肢及面部出现肌肉的痉挛。常在很小的刺激下即可发生，典型表现为手足搐搦，手指肌肉呈强直收缩，呈助产士手或呈鹰爪状：掌指关节、手掌及腕关节屈曲，指间关节伸直，拇指内收，其他手指紧闭。严重者自下而上发展，肘关节屈曲，上臂内收，靠紧胸壁。两下肢及髋膝关节伸直，足跟上提，足内翻，足趾向足掌屈曲，足背呈拱形，甚至发生全身随意肌收缩，甚而出现惊厥发作。持续时间不等，几分钟到几天，先发作处先消失。轻症患者可用面神经叩击试验（Chvostek 征）或束臂加压试验（Trousseau 征）诱发典型抽搐。

（3）自主神经功能障碍发生平滑肌痉挛：喉头及支气管平滑肌痉挛表现为喘息。肠道平滑肌痉挛表现为腹痛、腹泻。胆道平滑肌痉挛表现为胆绞痛。膀胱平滑肌痉挛出现尿意感。动脉平滑肌痉挛出现头痛、雷诺现象。

（4）神经精神症状：可表现为无力，焦虑，抑郁，躁动，失眠，记忆力减退等。也可发生锥体外系症状如震颤麻痹、舞蹈病等。

2. 骨骼改变　婴幼儿由于维生素 D 缺乏引起低钙血症，骨骼呈佝偻病样改变。假性甲状旁腺功能减退可发生软骨病、纤维性骨炎、纤维囊性骨炎。

3. 消化系统　胃酸减少，消化不良，可有恶心、呕吐、腹泻、便秘、吞咽困难。

4. 心血管系统　心率增快或心律不齐，心电图可有 QT 间期延长，ST 段延长、平坦，T 波低平、倒置。低血钙引起迷走神经张力增加可导致心搏骤停。

5. 转移性钙化　可有基底节钙化，发生震颤麻痹；小脑钙化发生小脑共济失调；肌腱、关节周围软组织钙化，关节痛、关节僵直。

6. 低血钙危象　当血钙低于 0.88 mmol/L（3.5 mg/dl）时，可发生严重的随意肌及平滑肌痉挛，导致惊厥，癫痫发作，严重哮喘，症状严重时可引起心功能不全、心搏骤停。

【诊断思路和鉴别诊断】

引起低钙血症的原因很多，分类的方法不尽相同，根据产生低钙血症的机制可有如下分类（表 3-4-3）。低钙血症病因的鉴别诊断可参照 iPTH 和 $1,25(OH)_2D_3$ 的检查结果（图 3-4-1）。

表 3-4-3　低钙血症的原因

分类	原因
缺少维生素 D 或维生素 D 抵抗	饮食缺乏，日照不足
	吸收不良：胃肠道手术后，慢性腹泻，慢性胰腺炎，胆汁性肝硬化，小肠切除，服用缓泻剂等
	维生素 D 依赖性佝偻病-Ⅰ型
	维生素 D 依赖性佝偻病-Ⅱ型
缺少甲状旁腺激素或甲状旁腺激素抵抗	获得性低甲状旁腺素血症
	颈部手术：甲状旁腺或甲状腺切除术后颈部放疗术后
	血镁异常
	肿瘤浸润（血色病，肉芽肿性疾病）
	多种免疫性内分泌疾病Ⅰ型
	基因或发育异常引起的 PTH 减少
	家族性孤立性低甲状旁腺素血症
	常染色体显性低甲状旁腺素血症
	DiGeorge's 综合征
	基因或发育异常引起的甲状旁腺激素抵抗
	假性低甲状旁腺素血症Ⅰ型
	假性低甲状旁腺素血症Ⅱ型

表 3-4-3   低钙血症的原因（续表）

分类	原因
其他原因	慢性肾衰竭 高磷血症：肾衰竭，溶瘤综合征，横纹肌溶解，过量磷摄入 急性胰腺炎 革兰氏阴性杆菌败血症 内毒素血症 大量输入枸橼酸抗凝的血制品 抗骨吸收制剂（如降钙素、双膦酸盐、光辉霉素）

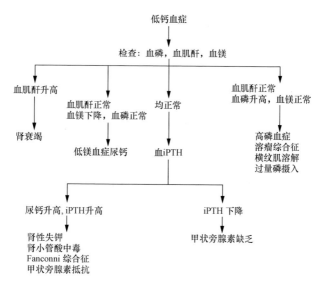

图 3-4-1   低钙血症的鉴别诊断思路

1. 维生素 D 缺乏或抵抗饮食中维生素 D，同时伴有日照不足是婴幼儿发生低血钙、佝偻病的常见原因。在成年人则多因胃肠道的手术，肠道的炎性腹泻，导致维生素 D 吸收不良。患有严重的肝脏疾病，特别是胆汁性肝硬化时，维生素 D 在肝内形成 25(OH)D 的过程发生障碍。慢性肾衰竭时，25(OH)D$_3$ 形成活性的 1,25(OH)$_2$D 减少。血 25(OH)D 检测能够较好地反映体内维生素 D 的状态。长时间的维生素 D 缺乏导致儿童佝偻病和成人骨软化。

有些类型的佝偻病应用普通剂量的维生素 D 治疗无效，其致病原因是遗传性的维生素 D 代谢障碍，或维生素 D 受体异常，分为 2 型。Ⅰ 型为肾 1α 羟化酶基因突变导致 1α 羟化酶活性缺失，血中 1,25(OH)$_2$D$_3$ 减少，患者为常染色体隐性遗传，表现为儿童期佝偻病，低血钙，继发性高甲状旁腺素血症，氨基酸尿。外源性给予生理剂量的 1,25(OH)$_2$D 即可纠正，需终身治疗。Ⅱ 型患者血中 1,25(OH)$_2$D$_3$ 水平升高，由于维生素 D 受体基因突变，导致靶器官对 1,25(OH)$_2$D 反应差，需要大量补充钙剂治疗。

2. 甲状旁腺素下降或抵抗　低甲状旁腺素血症或甲状旁腺素抵抗，均可导致 PTH 的作用缺失。由于 PTH 促进骨组织钙离子的释放入血，促进肾小管重吸收钙，并且间接通过活性维生素 D 促进肠道钙的吸收，当 PTH 作用缺失时，会导致低钙血症；同时 PTH 是促进肾小管磷排泄的重要激素，这些患者发生低钙血症的同时会合并高磷血症。低甲状旁腺素血症的患者，PTH 的产生减少，血中 PTH 的水平明显降低；而甲状旁腺素抵抗的患者，血中 PTH 水平明显升高，因此甲状旁腺素抵抗又被称为假性低甲状旁腺素血症。由于 PTH 水平不同，甲状旁腺素减少的患者的骨呈现低转运状态，而甲状旁腺素升高的患者的骨呈现高转运状态。

（1）基因或发育异常引起的 PTH 减少

1）家族性孤立性低甲状旁腺素血症（familial isolated hypoparathyroidism）：临床表现为新生儿期出现严重的低血钙，对维生素 D 治疗的反应良好，没有其他器官的受累。目前发现的致病基因至少有 4 个，其中包括 PTH 编码基因突变。

2）常染色体显性低甲状旁腺素血症（autosomal dominant hypoparathyroidism）：常染色体显性遗传，钙敏感受体（calcium sensing receptor，CaSR）基因突变，使该受体活性增强或对离子钙的敏感性增加，抑制 PTH 的分泌，患者血 PTH 水平降低，表现为低钙血症、低镁血症和尿钙增加。

3）发育异常引起：一些罕见的先天发育异常也可引起甲状旁腺受累，致 PTH 产生减少。如 DiGeorge's 综合征为胚胎时期第 3、4 对咽囊发育不良，出现甲状旁腺及胸腺发育欠缺。临床表现为甲状旁腺功能减退及免疫功能低下。HDR 综合征包括低甲状旁腺素血症，感音神经性耳聋，和肾脏异常。

（2）获得性 PTH 减少

1）颈部手术：甲状旁腺切除术或颈部手术伤及甲状旁腺均可导致术后低甲状旁腺素血症，发生低钙血症。一过性的血钙降低发生率约 2%～23%，发生永久性的低钙血症仅占 1%～3%。术后发生低钙血症的高危因素包括：甲状腺大部或全切除时未保留甲状旁腺，颈部肿瘤的术后放疗，既往有颈部手术史；术前 iPTH 水平高于 25 pmol/L，术中 iPTH 水平下降≤84%，术后持续的低 iPTH。术中测量 iPTH 水平，使 iPTH 水平下降≤50%，既可获得很好的疗效，也可减少术后低钙血症的发生。

2）血镁异常：高镁血症和镁缺乏均可导致低甲状旁腺素血症和低钙血症。镁离子可激活钙敏感受体（CaSR），抑制甲状旁腺 PTH 的释放，但是镁离子的作用弱于钙离子。慢性肾功能不全患者合并高镁血症和使用静脉镁制剂的患者，PTH 的分泌可受抑制。

严重的低镁血症，导致细胞内镁缺失时，导致 CaSR 细胞内的信号系统活化，抑制 PTH 分泌，中等程度的血镁降低会导致靶器官对 PTH 的抵抗，因此血镁降低时需要首先补充镁制剂，维生素 D 治疗和 PTH 无法纠正其引起的低钙血症。

3）免疫性疾病：多种免疫性内分泌疾病Ⅰ型患者血中可出现甲状旁腺抗体，但是抗原不清，CaSR 被认为有可能是抗原之一。甲状旁腺组织改变为腺体萎缩，淋巴细胞浸润。可同时伴有肾上腺皮质功能不全、性功能低下、糖尿病、垂体功能减退等。

（3）PTH 抵抗：甲状旁腺素抵抗的患者，血中 PTH 水平明显升高，因此甲状旁腺素抵抗又被称为假性低甲状旁腺素血症（pseudohypoparathyroidism，PHP）。假性甲状旁腺功能减退症（PHP）为一组疾病，是由于肾小管上皮细胞和骨对 PTH 抵抗，导致低钙血症，高磷血症，低钙刺激甲状旁腺增生，血清 PTH 升高，无肾衰竭和低镁血症。PHP 分为Ⅰ型（Ⅰa，Ⅰb，Ⅰc）和Ⅱ型，所有的类型都具有上述的生化异常，但是由于致病环节的差异，又合并一些特殊的表现。

1）PHPⅠ型：对外源性的 PTH 完全无反应，为 PTH 受体后信号通路的刺激蛋白 G（Gs）发生异常，组织对 PTH 无反应，cAMP 生成障碍。外源性给予 PTH 后，血钙水平，尿 cAMP 和尿磷均不增加。PHPⅠ型还可以分为 PHP-Ⅰa 型、PHP-Ⅰb 型和 PHP-Ⅰc 型。PHP-Ⅰa 由于 G 蛋白 α 亚单位（Gsα）的 GNAS 基因突变，Gsα 活性的降低，cAMP 生成障碍，由于多种内源性激素通过 G 蛋白偶联的受体发挥作用，因此 GNAS 基因突变时，患者表现为对多种激素，如促甲状腺激素、促性腺激素等抵抗，同时有 Albright 遗传性骨营养不良的表现。PHP-Ⅰb 型对激素的抵抗仅限于 PTH 的靶器官对 PTH 的抵抗，无 Albright 遗传性骨营养不良，具体发病原因不清。PHPⅠc 型具有 PHPⅠa 型的特征，对多种激素抵抗，但却未发现 Gsα 的缺陷或 GNAS-1 基因的突变，原因未明。

2）PHPⅡ型：患者在给予外源性 PTH 后，Gs 活性正常，尿 cAMP 升高但尿磷不增加。该类型的机制尚未完全明确，PHPⅡ型无明显家族性分布特点。

3. 其他原因

（1）药物：药物引起的低镁血症或高镁血症均可引起低钙血症，如顺铂、氨基糖苷类抗生素、利尿剂、含镁的中和胃酸药等；抑制骨吸收的药物，如双膦酸盐、西纳卡塞、降钙素等；枸橼酸盐输入，特别是血浆置换后，易引起低钙血症。

（2）急性胰腺炎可合并低钙血症，并且低钙血症是预后不良的标志。溶瘤综合征可导致急性的高血磷，高尿酸和低血钙。革兰氏阴性杆菌败血症和内毒素血症可引起严重的低钙血症，可能和 IL-1 抑制甲状旁腺功能有关。

【治疗】

发生急性的严重低血钙（总钙低于 7.5 mg/dl，离子钙 ＜0.8 mmol/L，或低钙危象时，需要静脉补充钙。可使用 10% 氯化钙或 10% 葡萄糖酸钙 10～20 ml 静脉缓慢推注。必要时可在 1～2 h 内重复一次。若抽搐不止，可将 10% 的氯化钙或 10% 的葡萄糖酸钙 20～30 ml，加入 5%～10% 的葡萄糖溶液 1000 ml 中，持续静脉点滴。速度小于每千克每小时 4 mg 元素钙，2～3 h 后查血钙，到 2.22 mmol/L（9 mg/dl）左右，不宜过高。补钙效果不佳，应注意有无低镁血症，必要时可补充镁。症状见好，可改为口服钙剂加维生素 D。同时注意原发病的治疗。

慢性低钙血症的主要治疗是补钙和加用维生素 D 制剂。依赖于原发病的不同，用法有一定的差异。与低镁血症或者维生素 D 缺乏有关的低钙血症，需要补镁和补充维生素 D。原发性甲状旁腺素降低或抵抗，需要补充钙剂和维生素 D。每日可补充 500～1500 mg 元素钙，最大可到 2000 mg。血钙最好控制在正常范围低限，水平过高会引起尿钙明显增加。维生素 D 的治疗要根据肝功能和肾功能的情况选用不同的剂型。慢性肾脏病维生素 D 的使用参见慢性肾脏病章节。

二、磷代谢紊乱

成年人正常的血清磷为 $2.5 \sim 4.5$ mg/dl（$0.80 \sim 1.44$ mmol/L）。每日血清磷可波动 $0.6 \sim 1.0$ mg/dl，每天 8 AM 到 11 AM 血清磷的浓度最低，血清磷还可随季节波动，夏季血清磷的浓度最高，冬季最低。儿童和青少年的血磷浓度明显高于成年人，怀孕的妇女血清磷的浓度也明显升高。磷广泛分布在体内，骨骼中的磷占 $80\% \sim 85\%$，软组织中占 15%，细胞外液中的磷仅占 1%。软组织中的磷大部分以磷的有机化合物形式存在，细胞外液中的磷大部分以磷的无机化合物形式存在，血清中 85% 的磷以离子形式存在，而 15% 与蛋白结合。

磷在细胞代谢的过程中发挥重要的作用，磷的含量或浓度发生变化会影响很多代谢过程。维持磷的稳态主要取决于两个因素：①体内磷的含量，②细胞内液和细胞外液之间磷的交换。体内磷的总量主要取决于食物中磷的摄入、肠道对磷的吸收及肾对磷的排泄之间的平衡。肾对于体内磷的稳态维持有十分重要的作用。

（一）低磷血症

成人的血磷低于 0.81 mmol/L（2.5 mg/dl）可诊断为低磷血症。当血磷低于 0.48 mmol/L（1.5 mg/dl）时临床上出现低磷血症的症状。若血磷低于 0.32 mmol/L（1.0 mg/dl）应立即开始治疗。低磷血症的诊断主要依靠血清磷的检测。

【临床表现】

由于磷参与能量代谢过程，因此当出现严重的低磷血症时，所有的器官系统都会受影响，会出现多系统受累，并且无明显特异性。急性严重的低磷血症（血磷下降 $0.1 \sim 0.2$ mg/dl）可发生急性溶血，红细胞脆性增加；易发感染；血小板功能下降，出血性紫癜；横纹肌溶解；脑病；心力衰竭较为罕见。慢性的低磷血症较轻时，通常无明显症状。

严重的慢性低磷血症可表现为食欲不振（纳差），肌肉骨骼疼痛，严重的可骨折。

1. 血液系统　血浆中的磷与红细胞中的磷呈平行关系，血浆中的磷减少，红细胞中的磷也减少。红细胞缺磷时，2,3-DPG及ATP的生成减少。ATP减少不能维持红细胞的功能及结构完整。中度低磷时，无明显的溶血现象，血磷低于0.32 mmol/L时，红细胞中ATP明显减少，而发生溶血。2,3-DPG对血红蛋白释放氧有调节作用，2,3-DPG下降氧离曲线左移，血红蛋白释放到组织中的氧减少，引起组织缺氧。低血磷可损害白细胞的骨架功能，影响白细胞趋化、吞噬及杀菌作用，降低机体的免疫力。血磷降低时，血小板数量减少，寿命缩短，血块收缩功能不良。

2. 肌肉系统　血磷降低时骨骼肌及平滑肌皆受影响。可表现为肌肉疼痛、肌萎缩、神经传导变慢，膈肌活动受限可出现呼吸困难；可减弱心肌收缩力，心搏出量减少；一些心力衰竭的患者，纠正血磷水平后，心力衰竭较易控制。

3. 骨骼系统　长期低磷饮食，破骨细胞活动加强，骨吸收增加，可导致佝偻病和软骨病，也可出现纤维骨炎、假性骨折等。

4. 胃肠系统　可发生食欲不振、恶心、呕吐、胃张力下降和肠麻痹。

5. 肾　尿磷排出减少，钙镁排出增加，同时HCO_3^-排出增加而发生高氯性代谢性酸中毒。

6. 中枢神经系统　可出现麻木，腱反射降低。因为神经细胞供氧减少而出现精神异常、抽搐，甚至昏迷。

【诊断思路和鉴别诊断】

当发现低磷血症时，评价尿磷的水平有助于对磷缺乏的病因做初步的判断。随机尿的磷＞20 mg/dl提示肾脏失磷。常见的低磷血症原因见表3-4-4。

表 3-4-4 低磷血症的原因

分类	原因
摄入减少和吸收下降	饥饿 肠道营养组分配置不当 吸收不良综合征，小肠切除 摄入含铝或含镁的抗酸剂 脂肪泻或慢性腹泻 　VitD 缺乏性和 VitD 抵抗性骨软化
排出增加	促磷从尿中排出的药：渗透性利尿，利尿 　剂，支气管扩张剂，皮质激素 原发性和继发性甲状旁腺功能亢进 甲状腺功能亢进 肾小管功能缺陷（Fanconi 综合征）：先天 　性，单克隆轻链肾损伤，重金属，嗜酒 低钾肾病 糖尿病控制不良 低血磷性佝偻病 　　VitD 缺乏或抵抗
磷向细胞内转移	静脉用葡萄糖 合成代谢类固醇，雌激素，口服避孕药， 　β肾上腺能受体激动剂，黄嘌呤衍生物 水杨酸中毒 胰岛素升高 急性呼吸性碱中毒 骨饥饿综合征
电解质异常	高钙血症 低镁血症 代谢性碱中毒

【治疗】

　　首先应该预防低磷血症的发生：在易发生低磷血症的患者，应注意补充磷和液体。静脉补磷时，血钙会迅速下降，因此可能的情况下最好口服补磷。如果静脉补磷，每补充 1000 Kcal 的非蛋白提供的热量，就应补充 620 mg 的磷。无症状性低磷血症：可口服补磷，摄入 1.1 L 低脂或脱脂乳提供 PO_4 1 g，或口服磷酸钠或磷酸钾片剂，每日补充磷酸盐剂量可达 3 g。当血磷 <0.16 mmol/L，可有横纹肌溶解、溶血或中枢神经系统症状或原发病不易口服治疗，应采用静脉补磷。如果患者肾功能正常，静脉给予磷酸钾（K_2HPO_4 和 KH_2PO_4 混合缓冲剂）相对安全。常用剂量是 2 mg/kg，静脉滴入 6 h，不应超过 7 mg/kg。应注意监测，避免低钙血症、高磷血症、异位钙化、高钾血症。肾功能不全的患者一般应用磷酸钠。

（二）高磷血症

成人的血磷高于 1.46 mmol/L（4.5 mg/dl）可诊断为高磷血症。

【临床表现和诊断思路】

高磷血症本身无明显症状。急性高磷血症常伴低钙血症，因此出现低钙血症的临床表现。慢性高磷血症，常见于慢性肾衰竭，血磷升高缓慢，血钙缓慢下降引起继发性甲状旁腺功能亢进及激发肾脏的代偿作用，或合并补钙治疗时，可出现高钙血症或血钙正常，钙乘积升高，易发生软组织钙化及心血管系统的钙化。除上述表现外，还可同时有基础病的表现，特别是慢性肾衰竭的表现。测血磷的浓度即可发现高磷血症。出现高磷血症时，要检测肾功能及其他生化指标以发现基础疾病。常见原因见表 3-4-5。

表 3-4-5 高磷血症的原因

分类	原因
细胞外液磷负荷增加	外源性磷负荷增加 　维生素 D 过多症 　含磷的缓泻剂或灌肠剂 　静脉补充磷 内源性磷负荷增加 　横纹肌溶解（特别是合并肾功能不全） 　恶性肿瘤化疗引起细胞破坏，特别是淋巴系统恶性肿瘤 　代谢性酸中毒（乳酸中毒，酮症酸中毒） 　呼吸性酸中毒（磷进入细胞减少）

表 3-4-5　高磷血症的原因（续表）

分类	原因
尿液中磷排出减少	肾衰竭（急性和慢性） 甲状旁腺功能减退 假性甲状旁腺功能减退 生长激素过量（肢端肥大症）
假性高磷血症	多发性骨髓瘤 高甘油三酯血症 细胞溶解

【治疗】

急性高磷血症时，血磷突然升高，达 3.23 mmol/L（10 mg/dl）以上时，会威胁生命，应及时处理。静脉输入葡萄糖，同时加用利尿剂和胰岛素。若无效或有肾功能不全，应进行血液透析治疗。慢性高磷血症，应减少磷的摄入，或同时加用口服磷结合剂（见慢性肾衰竭有关章节）。严重肾功能不全，应考虑透析治疗。针对基础病进行治疗，去除引起高磷血症的原因。

三、镁代谢紊乱

镁是人体内的重要离子，体内近 99% 的镁位于骨骼和细胞内液。镁参与了细胞内大多数的生理活动。镁对于神经传导、肌肉收缩、钾和钙的转运有重要意义。骨骼和细胞外液之间镁的交换非常缓慢，因此体内镁浓度的维持主要依靠胃肠道吸收和肾排泄之间的平衡。

（一）低镁血症

低镁血症指血镁低于 0.75 mmol/L。由于细胞外液的镁仅占人体内镁含量的 1%，镁缺失不严重时，体内的镁重新分配，可以维持血清镁正常，如果血清镁降低，表示体内已有相当量的镁缺失，因此镁缺失和低血镁意义不完全相同。如果怀疑有镁的缺失，应检查尿镁的排泄量。

【临床表现和诊断思路】

低镁血症主要引起神经系统症状，心律失常和甲状旁腺功能减退，抑制 iPTH 的释放。

1. 心血管系统　低镁血症可引起心电图的变化。中度缺镁时可见 QRS 波增宽，T 波高尖；严重的缺镁可致 PR 间期延长，QRS 波进一步增宽，T 波变平。急性缺血性心脏病、充血性心力衰竭、尖端扭转型室性心动过速，重症监护治疗病房的急症患者中轻度低镁血症和室性心律失常有关。

2. 骨和钙代谢异常　经常合并低血钙。即使轻度低镁血症（$<1.1 \sim 1.3$ mEq/L）也可轻度降低血钙（降低 0.2 mg/dl 或 0.05 mmol/L）。长期低镁血症可引起骨质疏松和骨软化。

3. 神经肌肉系统异常　可出现精神神经系统的异常，如惊厥、行动迟缓、抑郁、精神症状、昏迷、眼球震颤、共济失调、舞蹈病、手足徐动症；也可出现肌肉症状，表现为腱反射亢进、肌肉震颤、肌肉痉挛、肌无力等，可有 Chvostek 征阳性和 Trousseau 征阳性。

4. 低钾血症　$40\% \sim 60\%$ 的低镁血症合并低钾血症。部分由于导致低镁血症的疾病同时导致低钾血症，特别是使用利尿剂和腹泻导致血镁和血钾同时降低。

由于血清镁作为常规的生化检查，低镁血症容易诊断。如果患者存在慢性腹泻，低钙血症，难治性低钾血症，室性心律失常（特别是发生在缺血性心脏病患者），应检查血镁。在诊断低镁血症时，还应注意血镁正常的镁缺失。当患者出现反复发作的低钾血症和难以解释的低钙血症时，尽管血镁正常也应注意有无镁缺失。在怀疑存在镁缺失而血镁正常时，可检测尿镁的排泄，如果下降提示存在镁缺乏。也可使用镁耐受试验检测是否存在镁缺乏，但是镁耐受试验较为麻烦，大部分情况测尿镁基本能够诊断（见"鉴别诊断"）。

【鉴别诊断】

低镁血症诊断之后，应寻找原因（表 3-4-6，图 3-4-2），如果临床上找不到明显的镁丢失，应检查 24 h 尿镁或任意尿的镁排泄分数（公式 1），鉴别是肾失镁还是胃肠道失镁。镁缺失时，肾正常的反应是排泄减少。肾对镁的排泄情况没有统一的标准，肾功能正常时如果 24 h 尿镁超过 10～30 mg，或镁排泄分数超过 2% 均提示肾性失镁。

$$FE_{Mg} = \frac{U_{Mg} \times P_{Cr}}{(0.7 \times P_{Mg}) \times U_{Cr}} \times 100 \qquad 公式 1$$

U：尿，P：血浆，FE 排泄分数

表 3-4-6 低血镁的原因

分类	原因
胃肠道原因	摄入减少 　饥饿 　厌食 　蛋白质营养不良 　静脉营养缺少镁的补充 肠道丢失 　胃肠减压 　呕吐 　短肠综合征 　炎症性肠病 　胰腺炎 　腹泻
肾脏丢失	袢利尿剂和噻嗪类利尿剂长期使用 血容量增加 高钙血症 乙醇 肾毒性物质 髓袢或远端肾小管功能异常：急性肾小管坏死恢复期 肾移植后 梗阻性肾病解除梗阻后 Bartter 综合征 原发性肾脏失镁 家族性低镁血症、高尿钙和肾钙化 低镁血症合并继发性低尿钙 与盐丢失有关的肾小管异常

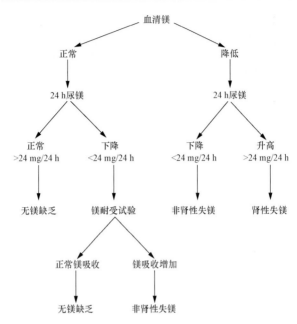

图 3-4-2 低镁血症的诊断和鉴别诊断

【治疗】

持续低镁血症（血镁<0.5 mmol/L），应开始补镁治疗。肾功能正常的患者，由于尿中会排泄 50％的补充量的镁，所以应补充估计缺镁量的 2 倍。通常可口服补镁。对症状严重或肠道不能耐受补镁的患者，可静脉或肌内注射补镁。通常 10％的硫酸镁用于静脉补镁，50％的硫酸镁用于肌内注射。一般最初 24 h 给予总剂量的一半，余下的剂量四天内补完。

临床症状严重时，如出现与低镁血症有关的抽搐，室性心律失常等，需要静脉补充镁。通常在 8～24 h 内静脉缓慢补充 25 mmol 镁，维持血镁浓度高于 0.8 mmol/L，必要时可重复上述剂量。补镁期间，一定要反复监测血浆镁，特别是肠道外补镁合并肾功能异常的患者应格外注意。同时治疗原发病，去除引起低镁血症的原因。如停用袢利尿剂，改用保钾利尿剂等。

（二）高镁血症

高镁血症指血清镁超过 1.25 mmol/L（3.0 mg/dl）。

【临床表现和诊断思路】

轻度的高镁血症临床症状和体征均不明显。当存在高镁血症引起的症状和体征时，血镁的浓度通常都超过 2 mmol/L（4.9 mg/dl）。主要表现为神经肌肉系统和心血管系统的症状和体征。

1. 神经肌肉系统　当血清镁大于 3 mmol/L（7.3 mg/dl）时，膝腱反射减低或消失；大于 4.8 mmol/L（11.7 mg/dl）时，发生肌无力，随意肌麻痹，呼吸衰竭；大于 6 mmol/L（14.6 mg/dl）时，发生中枢神经系统抑制，出现麻醉状态、木僵、昏迷。

2. 心血管系统　镁可抑制平滑肌收缩，扩张血管。血清镁大于 2 mmol/L（4.9 mg/dl）时，即可出现低血压，同时心跳缓慢，皮肤血管扩张，皮肤发红。当血清镁大于 3.2 mmol/L（7.8 mg/dl）时，PR 间期延长，室内传导阻滞，QRS 波增宽，QT 间期延长，伴有高钾血症时，可出现高尖 T 波。血清镁大于 7.2 mmol/L（17.5 mg/dl）时，发生完全性传导阻滞，心搏骤停。

3. 消化系统　出现自主神经功能障碍，出现恶心、呕吐，肠蠕动减弱，尿潴留。

由于高镁血症通常无明显的临床症状，因此需要检测血清镁才能诊断。由于肾对血镁的平衡起十分重要的调节作用，经肠道吸收的镁一半会经过肾排出，目前已知的调节血镁的激素不多，因此高镁血症的绝大部分原因是肾功能不全的同时摄入过多的镁，特别是含镁的药物，因此发现高镁血症时，要注意有无肾衰竭。

【治疗】

停用含镁的药物，补液，利尿。由于通常高镁血症发生在肾衰竭患者，因此最适当的降镁方法是透析。血液透析和腹膜透析均可清除镁。静脉缓慢注射 10%的葡萄糖酸钙或 10%的氯化钙 10 ml，对抗镁对心脏及神经肌肉的作用。若注射后 2 min 仍无效，可再用同样剂量重复。若有呼吸抑制可使用呼吸机治疗。

（陈育青）

第 5 节　酸碱平衡紊乱

人体每日代谢活动产生大量酸性物质，这些酸性物质主要经过细胞内外液 HCO_3^- 的缓冲，生成 CO_2 经呼吸系统排出体外，同时肾可直接排出 H^+，重吸收 HCO_3^-，补充细胞外液消耗的 HCO_3^-。在疾病状态下，调节的平衡被打破，出现酸碱平衡紊乱，导致碱血症或酸血症。酸碱平衡紊乱在临床工作中十分常见，正确判断酸碱平衡紊乱的类型和原因，尽快纠正酸碱平衡紊乱，对于疾病的治疗十分重要。酸碱平衡紊乱有 4 种基本类型：代谢性酸中毒，代谢性碱中毒，呼吸性酸中毒，呼吸性碱中毒。除呼吸性酸中毒和呼吸性碱中毒不能同时发生，其他类型的酸碱平衡紊乱可合并出现。

临床上常用的评价酸碱平衡的指标包括：①血 pH 值：直接表示血液的酸碱度，Henderson-Hasselbalh 公式如下：$pH = 6.1 + \log (HCO_3^- / PaCO_2 \times 0.03)$，正常状态下 $HCO_3^- / H_2CO_3 = 20 : 1$，血 pH 值 7.35~7.45。②$PCO_2$：动脉血中溶解的（非结合的）二氧化碳产生的压力。血液中的 CO_2 以物理溶解、化学结合和碳酸的形式存在。37℃，$PaCO_2$ 为 40 mmHg 时，溶解的 CO_2 量为 2.7 ml/dl。$PaCO_2$ 代表在水中 H_2CO_3。$PaCO_2$ 升高时，水中溶解的 H_2CO_3 增多，H^+ 产生增加。③HCO_3^-：正常参考值为 24 ± 3 mmol/L，受呼吸和代谢两种因素影响。代谢性酸碱失衡，HCO_3^- 原发性下降或升高。慢性呼吸性酸碱失衡时，肾代偿性地重吸收 HCO_3^- 或排泌 HCO_3^- 增加。慢性呼吸性碱中毒时，HCO_3^- 最低可降至 12 mmol/L。慢性呼吸性酸中毒时，HCO_3^- 最高可升至 45 mmol/L。肾重吸收或排泌 HCO_3^- 需要一定的时间，一般在 3~4 天方达到高峰，因此在急性呼吸性酸碱失衡时 HCO_3^- 变化较小。④阴离子间隙（AG）：AG 代表未测量的阴离子，主要包括带负电荷的白蛋白（2 mmol/L，g/dl）、磷酸根（2 mmol/L）、硫酸根（1 mmol/L）、乳酸根（1~2 mmol/L）、其他（3~4 mmol/L）；可简单地进行计算：$AG = [Na^+] - ([Cl^-] + [HCO_3^-])$，正常值 8~16 mmol/L（12 mmol/L±4 mmol/L）。代谢性酸中毒时阴离子间隙升高，提示体内的有机酸产生增加；阴离子间隙正常则提示肾回吸收 HCO_3^- 和（或）泌酸的能力下降，或者胃肠道 HCO_3^- 丢失增加，对于病因的诊断有很大的帮助。AG 在低白蛋白血症时会降低，血白蛋白自 4.5 g/dl 每降低 1 g/dl 时，AG 减小 2.5 mEq/L。在乳酸酸中毒、酮酸中毒或其他药物或毒物中毒所致的高 AG 酸中毒时，低白蛋白血症会导致判断错误。因此，血浆白蛋白降低时，必须对 AG 进行纠正。

判断酸碱平衡紊乱可采用一定的步骤：第一步，通过 pH 判断是否存在酸血症或碱血症，pH<7.35 酸血症诊断明确，pH>7.45 碱血症诊断明确。第二步，判断导致酸血症或碱血症的原发变化。pH<7.35 时，如果是呼吸性酸中毒应该 $PaCO_2$ 升高，HCO_3^- 代偿性升高；代谢性酸中毒 HCO_3^- 下降，$PaCO_2$ 代偿性下降。pH>7.45 时，如果为呼吸性碱中毒 $PaCO_2$ 下降、HCO_3^- 也下降；代谢性碱中毒 HCO_3^- 升高，$PaCO_2$ 代偿性升高。因此原发酸碱平衡失衡决定 pH 的变化；$PaCO_2$、HCO_3^- 任何一个变量的变化均会引起另一个变量的同向代偿性变化。如果 $PaCO_2$、HCO_3^- 两者反方向变化必有混合性酸碱失衡；或 $PaCO_2$、HCO_3^- 两者明显异常，而 pH 正常，必有混合性酸碱失衡。第三步，评价是否存在混合性酸碱失衡，根据表 3-5-1 进行估算，超过代偿范围，则为混合性酸碱失衡。第四步，评估患者的临床表现和体征，对上述判断进行评价。

表 3-5-1 评价是否存在混合性酸碱失衡

异常	原发紊乱	代偿改变	代偿范围
呼吸性酸中毒			
急性	$PaCO_2$	HCO_3^-	$PaCO_2$ 每升高 10 mmHg HCO_3^- 升高 1 mmol/L
慢性	$PaCO_2$	HCO_3^-	$PaCO_2$ 每升高 10 mmHg HCO_3^- 升高 3.5 mmol/L
呼吸性碱中毒			
急性	$PaCO_2$	HCO_3^-	$PaCO_2$ 每下降 10 mmHg HCO_3^- 下降 2 mmol/L
慢性	$PaCO_2$	HCO_3^-	$PaCO_2$ 每下降 10 mmHg HCO_3^- 下降 5 mmol/L
代谢性酸中毒			
HCO_3^-	HCO_3^-	$PaCO_2$	HCO_3^- 每下降 1 mmol/L $PaCO_2$ 下降 1.3 mmHg
代谢性碱中毒			
HCO_3^-	HCO_3^-	$PaCO_2$	HCO_3^- 每升高 1 mmol/L $PaCO_2$ 升高 0.7 mmHg

一、代谢性酸中毒

代谢性酸中毒的基本改变是血 HCO_3^- 下降，$PaCO_2$ 代偿性下降，pH<7.35。

【临床表现】

代谢性酸中毒时，体内的 HCO_3^- 中和 H^+ 产生大量的 CO_2，需要从呼吸系统排出，呼吸系统通气量增加，表现为呼吸频率增加，深大呼吸。代谢性酸中毒可影响各组织器官的功能，严重的酸血症（pH<7.20）可导致心输出量下降，血压下降和致命的心律失常。

【诊断思路和鉴别诊断】（图 3-5-1）

确定存在代谢性酸中毒后，首先应该计算血 AG，初步区分代谢性酸中毒（代酸）的类型：高 AG 代酸（AG 增加）及正常 AG 代酸（高氯代酸）。同时应判断高 AG 代酸是否合并存在其他代谢紊乱。如果高 AG 代谢性酸中毒不合并其他代谢性紊乱，那么 HCO_3^- 的下降值（$\triangle HCO_3^-$）应该等于 AG（$\triangle AG$）的升高值，$\triangle HCO_3^- > \triangle AG$，则合并正常 AG 代谢性酸中毒；$\triangle HCO_3^- < \triangle AG$，则合并代谢性碱中毒。

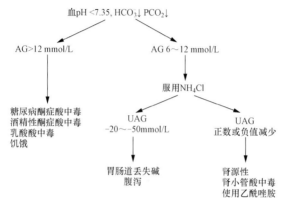

图 3-5-1 代谢性酸中毒的病因诊断

UAG：尿阴离子间隙

1. 阴离子间隙增高的代谢性酸中毒常见的类型

（1）乳酸酸中毒：是常见的高 AG 型酸中毒，引起 AG 升高的酸为乳酸。体内乳酸主要来源于糖的无氧酵解，由于乳酸半衰期很短，迅速被机体利用，正常情况下乳酸的生成和利用之间处于平衡状态，但是当乳酸大量产生而同时存在利用不良时，就会出现乳酸酸中毒。常见的乳酸酸中毒分为两类，A 类的乳酸酸中毒存在组织的低灌注和低氧，如心源性休克、败血症、失血性休克、急性低氧血症、CO 中毒、贫血等。B 类的乳酸酸中毒不伴有低血压和低氧血症，见于遗传性的葡萄糖 6 磷酸酶缺乏、某些药物中毒和肝衰竭。

（2）糖尿病酮症酸中毒：糖尿病的急症之一。为高 AG

型酸中毒，引起 AG 升高的酸为乙酰乙酸和 β 羟丁酸。由于胰岛素的严重缺乏，血糖升高，外周组织不能利用血糖，脂肪酸大量被分解为酮酸，产生了糖尿病酮症酸中毒。由于血糖明显升高，通过渗透利尿的作用，使尿量增加，患者通常处于血容量不足的状态。1 型糖尿病和 2 型糖尿病晚期胰岛素严重缺乏，易出现糖尿病酮症酸中毒，诱因通常为感染、手术等应激状态或中断胰岛素治疗。

（3）毒物摄入引起的酸中毒：常见的引起高 AG 型代谢性酸中毒的药物包括乙二醇、甲醇和水杨酸。

（4）肾衰竭：慢性肾衰竭的早期和中期，主要表现为高氯性的代谢性酸中毒。进入终末期，以高 AG 型的代谢性酸中毒为主。

2. 阴离子间隙正常的代谢性酸中毒常见类型　阴离子间隙正常的酸中毒通常可分为肾源性和非肾源性。通过尿 NH_4^+ 或尿阴离子间隙（$UAG = [尿\ Na^+ + 尿\ K^+] - [尿\ Cl^-]$），可进一步区分肾源性或胃肠道丢失 HCO_3^-。NH_4 增加或 UAG 为负数（$-20 \sim -50\ mmol/L$）提示肾排 NH_4 增多，为胃肠道失 HCO_3^-；若 NH_4 减少或 UAG 为正数，提示酸中毒为肾源性。

（1）肾小管酸中毒：为常见的 AG 正常的代谢性酸中毒。指由于各种原因导致肾小管排酸的能力和（或）重吸收 HCO_3^- 的能力下降，引起酸中毒（详见第 6 章第 9 节：肾小管酸中毒）。

（2）腹泻：由于肠液中含有大量的 HCO_3^-，严重的腹泻可引起 HCO_3^- 的丢失，导致 AG 正常的代谢性酸中毒。

【治疗】

代谢性酸中毒的治疗关键是处理引起酸中毒的潜在疾病，补充碳酸氢钠的治疗应慎重。

1. 补充碳酸氢钠　如果酸中毒是碳酸氢钠丢失或体内的无机酸增加引起的（如肾小管酸中毒），补充碳酸氢钠是安全合理的。如果酸中毒的原因是有机酸聚集（如乳酸酸中毒、糖尿病酮症酸中毒等高 AG 型酸中毒），是否补充碳酸氢盐仍有争议。高 AG 型的代谢性酸中毒，补充碳酸氢钠不能改善病死率，而且有引起代谢性碱中毒的风险。例如乳酸或酮症引起的酸中毒，随着潜在疾病的改善，乳酸和酮体代谢为碳酸氢盐，若外源性补充碳酸氢盐，可能加重碱负荷。更重要的是 HCO_3^- 不能通过细胞膜，细胞内的酸中毒没有纠正，而细胞外的碳酸氢根被转化成 CO_2，CO_2 易扩散入细胞内，生成 H^+ 和 HCO_3^-，加重细胞内酸中毒。尽管有争论，大部分学者仍推荐严重的酸中毒（pH＜7.10）时静脉使用碳酸氢钠，pH 到 7.10～7.20 时，停止静脉应用。补碱量可根据下文简单计算：①维持血 pH 值在 7.2 时，预计 $HCO_3^- = 0.38 \times P_{CO_2}$；②需补充 $NaHCO_3$（mEq）＝（预计［HCO_3^-］－实测［HCO_3^-］）×0.4×体重（kg）。通常首次给予上述剂量的一半，上述 $NaHCO_3$ 应在数小时内缓慢输入，输完后 1 h 重复监测血 pH 值和血 HCO_3^-。

2. **乳酸酸中毒的治疗**　最重要和有效的方法是治疗潜在疾病，即改善组织灌注，纠正组织缺氧。动物模型和临床观察显示补充 HCO_3^- 可能会导致心肌进一步受抑制，容量负荷加重，出现高钠血症和纠酸后的碱中毒。只有在 pH＜7.10 时，补充 HCO_3^-。D 型乳酸酸中毒是比较罕见的类型，人体产生的乳酸均为 L 型，人体结肠内的细菌在分解碳水化合物后，产生 D 型乳酸，因此 D 型乳酸酸中毒发生在小肠广泛切除的患者，大量的碳水化合物进入结肠，产生 D 型乳酸时治疗的办法是限制碳水化合物的摄入，必要时可使用抗生素，抑制肠道细菌。

3. **糖尿病酮症酸中毒**　静脉使用胰岛素，同时纠正低血容量。糖尿病酮症酸中毒的患者通常存在钾的丢失，但是由于严重的酸中毒和胰岛素缺乏，表现为高血钾或血钾正常。使用胰岛素后，随着酸中毒的纠正，患者会出现低血钾，因此需密切关注患者血钾的变化，及时补钾。

4. **肾小管酸中毒**　肾小管酸中毒的原因众多，继发于肾脏病的肾小管酸中毒，通过治疗肾脏病，可得到缓解。原发的肾小管酸中毒则需要补碱治疗（详见第6章第9节：肾小管酸中毒）。

二、代谢性碱中毒

代谢性碱中毒的特点是血 HCO_3^- 升高，pH>7.45，代偿性 $PaCO_2$ 升高。$PaCO_2$ 的代偿反应极限是 55 mmHg，如果超过该值，考虑合并原发的代谢性酸中毒。机体丢失或过度清除 H^+ 离子，服食大量碱性药物，会导致体内 HCO_3^- 升高，是代谢性碱中毒的始动因子。此时，肾将排出多余的 HCO_3^-。如果肾不能适时减少对 HCO_3^- 的回吸收，就会出现代谢性碱中毒，即代谢性碱中毒的维持因子。如果不能纠正该维持因子，即使始动因子消失，代谢性碱中毒仍会存在。举例来说，呕吐经常导致代谢性碱中毒，呕吐时大量的 HCl 丢失，表现为碱血症，同时伴有血容量的降低，由于血容量的下降，醛固酮分泌增加，刺激近端肾小管对 $NaHCO_3$ 的回吸收，当呕吐停止后，血容量如果还没恢复，肾小管不能减少对 HCO_3^- 的回吸收，碱血症仍然会存在。

【临床表现】

代谢性碱中毒没有特征性的临床表现，由于代谢性碱中毒经常合并低血容量和低钾血症，患者会出现直立（体位）性低血压和乏力等临床症状。

【诊断与鉴别诊断】

血 Cl^- 降低，血 HCO_3^- 增高伴 AG 增大和低钾血症支持代谢性碱中毒的诊断，血气检测进一步明确诊断。在鉴别代谢性碱中毒的原因时，应该首先考虑是否有外源性的碱摄入过多，是否伴有细胞外液容量的下降，测定尿 Cl^- 有助于进一步区分病因（见图 3-5-2）。

【治疗】

代谢性碱中毒治疗首要目标是减少 HCO_3^- 的回吸收，因此去除刺激 HCO_3^- 回吸收的诱因十分重要。在鉴别诊断中

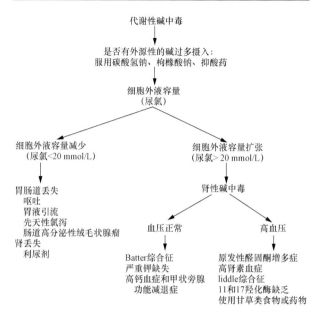

图 3-5-2　代谢性碱中毒的病因诊断

使用细胞外容量的分类方法有助于迅速开始治疗。细胞外液量减少引起的代谢性碱中毒通过停用利尿剂，补充生理盐水，回复血容量即可纠正。低血钾本身也可刺激 HCO_3^- 的回吸收，因此补钾有助于纠正代谢性碱中毒。血容量正常的代谢性碱中毒补充生理盐水无效，对这部分患者重点是治疗原发病。加用乙酰唑胺（250 mg 2 次/日）可增加 HCO_3^- 的排出，但是同时易发生低血钾和低血磷。严重的碱中毒（pH>7.6）或肾衰竭患者可通过血液透析或血液滤过纠正。

三、呼吸性酸中毒

呼吸性酸中毒的原发改变是血 $PaCO_2$ 升高，HCO_3^- 代偿性升高，pH<7.35。任何引起肺通气量下降的疾病，都可以导致 CO_2 潴留，引起血 $PaCO_2$ 升高。

【临床表现和诊断思路】

呼吸性酸中毒的临床症状与疾病的类型、严重程度、持续时间及是否合并低氧血症有关。主要表现为 CO_2 潴留和低氧血症引起的中枢神经系统异常，可有睡眠障碍、记忆力减退、性格改变、焦虑、谵妄、精神异常，甚至昏迷。由于 CO_2 潴留可引起血管扩张，颅内血管严重扩张时，可有颅内压升高的症状，如头痛、视乳头水肿、腱反射异常等症状。

当有引起通气功能障碍的潜在疾病或患者出现中枢神经系统症状，特别是昏迷时，血气分析通常作为常规检查，即可发现呼吸性酸中毒。急性呼吸性酸中毒：$PaCO_2$ 每增加 10 mmHg，pH 下降 0.08，HCO_3^- 将上升 1 mmol/L。慢性呼吸性酸中毒（往往超过 72 h）：$PaCO_2$ 每增加 10 mmHg，pH 下降 0.03，HCO_3^- 将上升 4 mmol/L。

所有可以导致肺通气功能下降的疾病均可引发呼吸性酸中毒，常见病因见表 3-5-2。

表 3-5-2   呼吸性酸中毒的病因

系统	病因
中枢性	药物（麻醉药，吗啡） 脑卒中 感染
呼吸系统	气道梗阻 哮喘 慢性阻塞性肺疾病
神经肌肉	脊髓灰质炎 脊柱侧弯 肌无力 骨骼肌萎缩 多发性硬化
其他	肥胖 低通气

【治疗】

呼吸性酸中毒的治疗关键是改善肺通气功能障碍，改善

CO_2 潴留。急性呼吸性酸中毒和严重的慢性呼吸性酸中毒通常需要机械通气，机械通气时应注意使 $PaCO_2$ 缓慢下降，如果下降过快，而肾小管仍处于代偿呼吸性酸中毒状态，增加 HCO_3^- 的重吸收状态，则反而会导致代谢性碱中毒。

四、呼吸性碱中毒

呼吸性碱中毒的基本改变是血 $PaCO_2$ 下降，HCO_3^- 代偿性下降，$pH > 7.45$。任何引起肺通气量增高的原因，都可以导致 CO_2 过度排出，引起血 $PaCO_2$ 下降。

【临床表现和诊断思路】

呼吸性碱中毒的临床症状变化不一，和潜在疾病的类型有关。$PaCO_2$ 迅速下降可引起头晕，意识混乱和抽搐；有冠状动脉疾病的人可出现心律失常。当患者存在过度通气并出现症状时，通过血气分析检查，可发现呼吸性碱中毒。

【鉴别诊断】

所有可以导致过度通气的原因均可引发呼吸性碱中毒，常见病因见表 3-5-3。

表 3-5-3　呼吸性碱中毒的病因

分类	病因
中枢神经系统兴奋	疼痛，发热 焦虑型精神病 脑血管意外，脑膜炎，脑炎 肿瘤，创伤
低氧血症或组织低氧	处于高原 肺炎，肺水肿 严重贫血
药物或内源性激素	妊娠，孕激素 尼克刹米
其他	血胸，心力衰竭，肺栓塞 败血症，肝衰竭 过度机械通气，热环境 代谢性酸中毒恢复期

【治疗】

呼吸性碱中毒的治疗关键是治疗潜在疾病，去除过度通气的诱因。可吸入含 $5\%CO_2$ 的氧气或空气，如果诱因持续存在，单纯纠正 CO_2 效果不佳。

五、混合性酸碱平衡紊乱

常见的双重酸碱平衡紊乱包括：代谢性酸中毒合并呼吸性酸中毒；代谢性碱中毒和呼吸性碱中毒；代谢性酸中毒合并呼吸性碱中毒；代谢性碱中毒合并呼吸性酸中毒。前两种混合性酸碱平衡紊乱易导致血 pH 值极度偏酸或极度偏碱，引起严重的临床症状。另外两种混合性的酸碱平衡紊乱，临床症状较轻，pH 接近正常。临床上还可出现三重的混合性酸碱平衡紊乱，如接受胃肠吸引的患者，可能存在代谢性碱中毒，同时合并败血症导致代谢性酸中毒，由于内毒素的作用，呼吸加快加深，又出现呼吸性的碱中毒。混合性酸碱平衡紊乱多见于重症患者，判断相对困难，治疗矛盾较多，治疗的原则仍然是首先稳定血流动力学，如果有容量的丢失应补充容量，纠正电解质紊乱，治疗原发病。由于机体的代偿能力，原发病纠正后，酸碱平衡紊乱会逐渐纠正，酸中毒时补碱的原则仍同前，使用过程中应密切监测酸碱平衡的变化。

（陈育青）

参考文献

［1］ Verbalis JG. AVP receptor antagonists as aquaretics: review and assessment of clinical data. Cleve Clin J med, 2006, suppl 3: S24-S33.

［2］ Decaux G. Long term treatment of patients with inappropriate secretion of antidiuretic hormone by the vasopressin receptor antagonist conivapatan urea or furosemide. Am J Med, 2001, 110: 582-584.

急性肾损伤

第 **4** 章

第 1 节 急性肾损伤的定义、分期、诊断思路和治疗原则

【急性肾损伤的定义和分期】

急性肾衰竭（acute renal failure，ARF）是由多种病因引起的临床综合征，表现为肾功能急剧坏转，体内代谢产物潴留，水、电解质及酸碱平衡紊乱。2005 年以来，肾脏病专业及急重症医学专业提出急性肾损伤（acute kidney injury，AKI）概念，代表肾滤过功能从急性轻度减退至完全丧失的全部范围及过程。2012 年《KDIGO 急性肾损伤临床实践指南》将 AKI 定义为：①48 h 内 Scr 上升≥0.3 mg/dl（26.5 μmol/L），或②7 天内 Scr 升至≥1.5 倍基线值，或③连续 6 h 尿量＜0.5 ml/(k·h)。其 AKI 的分期标准见表4-1-1。需要注意的是，单独用尿量改变作为诊断与分期标准时，必须考虑到影响尿量的因素如尿路梗阻、利尿剂使用等。急性肾脏病（acute kidney disease，AKD）是更广泛的急性肾脏损伤范围，包括：①AKI，或②3 个月内发生的 GFR＜60 ml/min，或③3 个月内发生的 GFR 下降≥35％或 Scr 升高＞50％。急性间质性肾炎、新月体性肾炎、血栓性微血管病等肾实质性急性损伤患者其临床肾功能减退的速度往往慢于 AKI 的诊断标准，但是病程进展更为持久，表现为进行性的急性/亚急性肾功能减退，属 AKD 的范畴。

表 4-1-1　AKI 的分期标准——2012 年 KDIGO 急性肾损伤
临床实践指南

分期	血清肌酐标准	尿量标准
1 期	升高达基础值的 1.5～1.9 倍；或 升高≥0.3 mg/dl（26.5 μmol/L）	<0.5 ml/（kg·h）， 持续 6～12 h
2 期	升高达基础值的 2.0～2.9 倍	<0.5 ml/（kg·h）， 持续≥12 h
3 期	升高达基础值的 3.0 倍；或 升高≥4.0 mg/dl（353.6 μmol/L）；或 开始肾替代治疗；或 年龄<18 岁的患者，eGFR 下降达 <35 ml/（min·1.73 m^2）	<0.3 ml/（kg·h）， 持续≥24 h；或无 尿≥12 h

【急性肾损伤的诊断与鉴别诊断】

作为临床综合征，AKI 是由不同病因导致和不同发病机制参与的疾病构成，这些疾病的临床表现各异、治疗方案不同，因此必须做出恰当的病因诊断。作为肾科急症，早期诊断可保证及时治疗，减少 AKI 的不良预后。

1. 首先应明确是 AKI 还是慢性肾衰竭（CRF）（图 4-1-1）。①对于有明确 CRF 病史者，可以很快确立 CRF 的诊断，但应注意 CRF 基础上发生 AKI 的可能性。如果有明确可以引起 AKI 的病因，且近期出现血清肌酐快速升高达到前述标准，或出现急性少尿或无尿，则可确立 AKI 的诊断。②对于既往病史不清楚的肾衰竭患者，首先应借助影像学检查判断肾大小和肾实质厚度。如果肾缩小则可确立 CRF 的诊断；如果肾肿大，则基本可确立 AKI 的诊断；但某些疾病导致的 CRF 肾也可肿大，例如糖尿病肾病、肾淀粉样变性病、轻链沉积病、肾弥漫性瘤细胞浸润、多囊肾等，需注意鉴别。③如果肾影像学检查不能给出肯定结论，可测定指甲肌酐。指甲肌酐正常者提示 3～4 个月前血清肌酐正常；如果当前血肌酐升高，同时指甲肌酐升高提示 3～4 个月前血清肌酐升高，则倾向于 CRF 的诊断。④如果从病史、影像学检查和指甲肌酐均不能获得肯定结论，可结合血红蛋白（Hb）、钙（Ca）、磷（P）代谢异常等协助判断。必须注意，虽然大多数 CRF 存在贫血和钙磷代谢异常，但 AKI 发生后也可很快出现贫血和钙磷代谢异常。反之，如果肾衰竭患者没有接受针对贫血和钙磷代谢紊乱的治疗，但无贫血、无钙磷代谢紊乱，则提示 AKI。

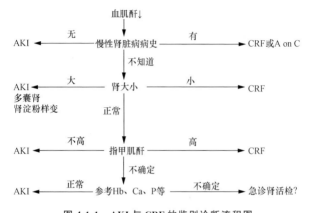

图 4-1-1　AKI 与 CRF 的鉴别诊断流程图

A on C：慢性肾脏病基础上的 AKI

2. 诊断 AKI 后，还要明确是肾前性、肾后性还是肾实质性 AKI（图 4-1-2）。肾前性和肾后性 AKI 是可逆的，须首先考虑或排除。①肾前性 AKI 患者如处理不及时可导致急性肾小管坏死（ATN）——最常见的肾实质性 AKI，ATN 和肾前性 AKI 的鉴别诊断见表 4-1-2。②肾后性 AKI 患者处理不及时可导致慢性梗阻性肾病，可进展到尿毒症。影像学检查可发现双侧肾盂扩张，但急性梗阻者肾盂扩张往往并不严重（甚至难以发现），这是因为梗阻发生突然，肾小管内压力的突然升高阻断了肾小球的继续滤过，临床需提高警惕。

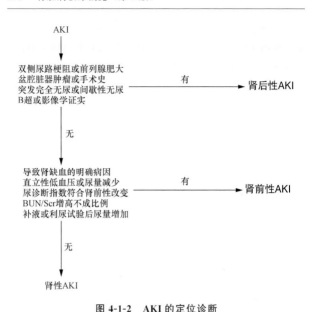

图 4-1-2　AKI 的定位诊断

BUN：尿素氮；Scr：肌酐

表 4-1-2　ATN 和肾前性 AKI 的鉴别诊断

	ATN	肾前性 AKI
尿常规	少量尿蛋白，尿沉渣可见肾小管上皮细胞、管型	正常
尿比重	<1.010	>1.020
尿渗透压 [mOsm/(kg・H_2O)]	<350	>500
尿肌酐 (mg/dl)/血肌酐 (mg/dl)	<20	>40
血尿素氮/血肌酐	<10～15	>20
尿钠 (mmol/L)	>40	<20
尿钠排泄分数 (FENa,%)	>2	<1
肾衰竭指数 (mmol/L)	>1	<2
尿低分子量蛋白	升高	不升高
尿酶	升高	不升高

注：钠排泄分数（%）=（尿钠×血肌酐）/（血钠×尿肌酐）；肾衰竭指数=尿钠/（尿肌酐/血肌酐）

3. 如是肾性 AKI，需进一步定位是肾小球性、肾小管性、肾间质性还是肾血管性：①肾小球性 AKI 临床表现为急性肾炎综合征。病理为严重的毛细血管内增生即急性肾炎，或者严重的毛细血管外增生即新月体性肾小球肾炎。②ATN（肾缺血或中毒）和急性间质性肾炎往往有明确的诱因，起病迅速，血肌酐上升，可有少尿、无尿，多无急性肾炎综合征表现。ATN 和急性间质性肾炎有很多共同特点，但急性间质性肾炎往往贫血更为严重，并容易出现低钾血症和肾性尿糖。非甾体抗炎药导致的急性间质性肾炎可出现大量蛋白尿甚至肾病综合征。当肾实质性 AKI 的病因诊断困难时，如无禁忌证应尽早行肾穿刺活检协助诊断。由于存在高分解和少尿的 ATN 患者往往病情危重、预后不良，对于此两种 ATN 患者要高度关注病情变化并及早开始肾替代治疗。下列指标表明患者存在高分解代谢：血清尿素氮每日上升＞10.1 mmol/L、肌酐每日上升＞176.8 μmol/L、血钾每日升高＞1 mmol/L、血 HCO_3^- 每日下降＞2 mmol/L。高分解代谢常见原因是广泛组织创伤或严重感染、热量供给不足或伴有出血并发症、应用肾上腺皮质激素等。

4. 慢性肾脏病基础上的 AKI（A on C）：好发人群包括原有慢性肾脏病，特别是合并糖尿病、高血压、动脉粥样硬化的患者。引起 A on C 的常见原因包括：①药物：造影剂、非甾体抗炎药、抗生素等；②介入治疗；③手术或其他原因引起长时间低血压、脱水导致的肾循环血量不足；④血压控制不良发生恶性高血压；⑤原有肾脏病变加重或病变重新活动（如 SLE 等）。临床工作中对于这些患者要注意预防 AKI 的发生。在诊断时对于有慢性肾脏病的患者，肾功能的急剧变化，要小心鉴别有无 AKI，不要过于草率地归类到 CRF，可根据病史、实验室检查及肾活检结果进行判断。通过及时干预，去除诱因，很多慢性肾脏病基础上发生的 AKI 可部分恢复。

【AKI 的防治原则】

AKI 的治疗需要强调防治一体、系统综合的分级治疗策略，既要挽救患者生命，又要注意肾脏保护，期望能够改善整体生存和肾脏预后。AKI 的一、二级预防非常重要，对于高危人群，包括老年人、原有肾脏疾病者、采取特殊检查或治疗措施者（应用造影剂、肿瘤化疗、造血干细胞移植、器官移植、特殊抗生素使用等）应给予肾保护措施并密切监测尿量、血肌酐的动态变化，以期早发现、早诊断、早治疗。

AKI 的治疗措施：

1. 尽快明确 AKI 病因，针对不同病因给予治疗。如纠正血容量不足、解除尿路梗阻、停用肾毒性/引致过敏的药物、控制感染、应用糖皮质激素和细胞毒类药物。

2. 支持、对症治疗。包括：①根据血容量状态和尿量、心功能状态，维持体液平衡；②纠正电解质紊乱（高钾血症、低钾血症、低钠血症等）和酸碱平衡紊乱（常见为代谢性酸中毒），详见第 3 章；③目前的研究显示，AKI 患者应用袢利尿剂无助于促进肾功能恢复以及降低肾脏和总体死亡率，并具有导致中毒性耳损伤（耳聋）的可能性，因此不推荐在 AKI 患者中大量使用利尿剂；④对于 AKI、特别是高分解型 ATN 患者，应加强热量及蛋白质营养支持。

3. 对于严重肾功能损害、高钾血症、酸中毒，伴心功能损害者，应给予肾替代治疗。开始替代治疗的时机不应只看血肌酐，而应根据患者的整体情况分析判定。早开始替代治疗的预后是否优于相对延迟开始者，尚无定论。AKI 替代治疗的方式包括间歇性肾替代治疗（IRRT）和持续性肾替代治疗（CRRT）。详细的适应证和治疗要点见第 21 章。

4. 紧急透析指征：①急性肺水肿或充血性心力衰竭；②严重高钾血症：血钾在 6.5 mmol/L 以上，或心电图出现明显异位心律，伴 QRS 波增宽。

5. 一般透析指征 ①少尿或无尿 2 日以上；②已出现尿毒症症状如呕吐、神志淡漠、烦躁或嗜睡；③高分解代谢状态；④出现体液潴留现象；⑤血 pH 在 7.25 以下，血 HCO_3^- 小于 15 mmol/L 或二氧化碳结合力在 13 mmol/L 以下；⑥血尿素氮 17.8 mmol/L（50 mg/dl）以上，除外单纯肾外因素引起，或血肌酐 442 μmol/L（5 mg/dl）以上；⑦对非少尿患者出现体液过多，眼结膜水肿，心脏奔马律或中心静脉压高于正常，血钾 5.5 mmol/L 以上，心电图疑有高钾血症图形等任何一种情况者，亦应透析治疗。

（左 力 杨 莉）

第 2 节　急性肾小管坏死

急性肾小管坏死（ATN）是临床上最常见的肾实质性 AKI，是由各种原因导致的肾小管损伤与坏死，表现为肾小球滤过率降低所致的进行性氮质血症以及肾小管重吸收和排泄功能低下所致的水、电解质和酸碱平衡失调。ATN 的病因分为两大类：肾组织缺血和（或）缺氧性损伤，以及肾毒素的中毒性损伤。ATN 患者据尿量减少与否分为少尿（无尿）型和非少尿型两种类型。预后与原发病、年龄、诊治早晚、是否合并多脏器衰竭等因素有关。部分病因引起 ATN 是可以预防的，如果及时去除致病因素和给予合理的肾保护与替代治疗，多数患者肾功能可在数周或数月内完全或部分恢复。对重型患者早期施行替代疗法可明显降低并发症的发生率，提高生存率。

【临床表现】

ATN 临床表现包括原发疾病、AKI 引起代谢紊乱和并发症等三方面。ATN 病因不一，起始表现也不同，一般起病多较急骤，全身症状明显。根据临床表现和病程的共同规律，一般分为少尿期、多尿期和恢复期三个阶段。

1. 少尿或无尿期

（1）尿量减少：尿量骤减或逐渐减少，每日尿量维持少于 400 ml 者称为少尿，少于 100 ml 者称为无尿。ATN 患者罕见完全无尿，持续无尿者预后差，应注意除外肾后梗阻和双侧肾皮质坏死。少尿期一般持续时间为 1～3 周，若少尿持续 8～12 周以上应怀疑 ATN 诊断有误。非少尿型 ATN，指患者在进行性氮质血症期内每日尿量维持在 400 ml 以上，常见于肾毒性损害引起的 ATN。

（2）进行性氮质血症：在无并发症且治疗正确的病例，每日血尿素氮上升速度较慢，约为 3.6～7.1 mmol/L（10～20 mg/dl），血肌酐上升仅为 44.2～88.4 μmol/L（0.5～1.0 mg/dl）。但在高分解状态时，如伴广泛组织创伤、败血症等，每日尿素氮可升高 10.1 mmol/L（30 mg/dl）或以上，血肌酐每日升高 176.8 μmol/L（2 mg/dl）或以上。

（3）水、电解质紊乱和酸碱平衡失常：①水过多；②高钾血症；③代谢性酸中毒；④低钙血症和高磷血症；⑤低钠血症和低氯血症，两者多同时存在；⑥高镁血症。

（4）心血管系统表现：①高血压；②急性肺水肿和心力衰竭，是少尿期常见死亡原因；③心律失常和心包炎，多表现为心包摩擦音和胸痛，罕见大量心包积液，采取早期透析后发生率已明显下降。

（5）消化系统表现：为 ATN 最早期表现。常见症状为食欲减退、恶心、呕吐、腹胀、呃逆或腹泻等。还可有消化道出血、胆道疾病等并发症发生。

（6）神经系统表现：轻型患者可无神经系统症状。部分患者早期表现疲倦，精神较差。若早期出现意识淡漠、嗜睡或烦躁不安甚至昏迷，提示病情严重，宜及时替代治疗。

（7）血液系统表现：贫血是部分患者较早出现的征象，其程度与原发病因、病程长短、有无出血并发症等密切有关。

2. 多尿期 进行性尿量增多是肾功能开始恢复的一个标志。进入多尿期后，每日尿量可成倍增加，达 2.5 L 称多尿，至第 3～5 日可达峰值。此时肾功能并不能立即恢复，有时每日尿量在 3 L 以上而肾小球滤过率仍在 10 ml/(min·1.73 m²) 或以下。

3. 恢复期 ATN 患者在恢复早期变异较大，可毫无症状，或感体质虚弱、乏力、消瘦；当血尿素氮和肌酐明显下降时，尿量逐渐恢复正常。除少数患者外，肾小球滤过功能多在 3～6 个月内恢复正常。但部分病例肾小管浓缩功能不全可持续 1 年以上。

【诊断和鉴别诊断】

详见本章第 1 节。肾穿刺组织活检对 AKI 病因的鉴别有重要意义，有时通过肾穿刺组织活检可发现一些鉴别诊断未考虑到的疾病。

【治疗】

1. 少尿期的治疗

少尿期常因急性肺水肿、高钾血症、上消化道出血和并发感染等导致死亡。故治疗重点为调节水、电解质和酸碱平衡，控制氮质潴留，供给适当营养，防治并发症和治疗原发病。

(1) 卧床休息。

(2) 饮食：能进食者尽量利用胃肠道补充营养，流质或半流质食物为主。酌情限制水分、钠盐和钾盐。

(3) 维持水平衡：少尿期患者应严格计算 24 h 出入水量。24 h 补液量为显性失液量及不显性失液量之和减去内生水量。显性失液量系指前一日 24 h 内的尿量、粪、呕吐物、汗液、引流液及创面渗液等丢失液量的总和；不显性失液量系指每日从呼气中失去水分（约 400～500 ml）和从皮肤蒸发失去水分（约 300～400 ml）。但必须注意有无血容量不足因素，以免过分限制补液量，加重缺血性肾损害，延长少尿期。下列几点可作为评价补液量适中的指标：

①皮下无脱水或水肿现象；②每日体重不增加，若体重增加超过 0.5 kg 或以上，提示体液过多；③血清钠浓度正常，若偏低，且无失盐基础，提示体液潴留；④中心静脉压在 0.59～0.98 kPa（6～10 cm H_2O），若高于 1.17 kPa（12 cm H_2O），提示体液过多；⑤胸部 X 线片血管影正常，若显示肺充血征象，提示体液潴留；⑥如心率快、血压升高、呼吸加速，且无感染征象，应怀疑体液过多。

（4）高钾血症的处理：最有效的方法为透析治疗。若有严重高钾血症或高分解代谢状态，以血液透析为宜。高钾血症是临床危急情况，在准备透析治疗前应予以急症处理：①伴代谢性酸中毒者可给 5％碳酸氢钠 250 ml 静脉滴注。②10％葡萄糖酸钙 10 ml 静脉注射，以拮抗钾离子对心肌的毒性作用。③25％葡萄糖液 200 ml 加胰岛素 10～20 U 静脉滴注，可促使葡萄糖和钾离子等转移至细胞内合成糖原，但 ATN 患者常因少尿限制液体摄入，此方法常受限制。④钠型离子交换树脂 15～20 g 加入 25％山梨醇溶液 100 ml 口服，每日 3～4 次，由于离子交换树脂作用较慢，故不能作为紧急降低血钾的治疗措施，对预防和治疗非高分解代谢型高钾血症有效。1 g 树脂可吸附 1 mmol 钾离子。此外，应注意限制高钾饮食、避免输库存血、清除体内坏死组织。

（5）代谢性酸中毒：对非高分解代谢的少尿期，补充足够热量，减少体内组织分解。当血浆实际碳酸氢根低于 15 mmol/L，应予 5％碳酸氢钠 100～250 ml 静脉滴注。

（6）感染：注意在 AKI 时抗菌药物的剂量调整。

（7）营养支持：原则是补充足够的热卡，使用高效价蛋白，减少自身高分解代谢。对迫切需要全静脉营养支持者须施行连续性动静脉血液滤过，才能保证每日 5 L 以上液体摄入。

（8）肾替代治疗：适时开始血液透析或腹膜透析可减少 AKI 患者发生感染、出血或昏迷等威胁生命的并发症。

选用血液透析抑或腹膜透析主要根据医疗单位临床经验而定，但在下列情况选用血液透析为宜：①存在高分解状态者；②近期腹部手术特别是有引流者；③呼吸困难，机械通气患者。腹膜透析适用于伴有活动性出血或创伤、血管通道建立有困难、老年人、心血管功能不稳定或儿童病例。连续性动（静）脉血液滤过具有操作简便，持续低流率替代肾小球滤过的特点，因此具有每日清除水量大、对心血管系统影响小的特点，适用于多脏器衰竭患者。

2. 多尿期的治疗

多尿期开始，威胁生命的并发症依然存在。治疗重点仍为维持水、电解质和酸碱平衡，控制氮质血症，治疗原发病和防止各种并发症。部分 ATN 患者多尿期持续较长，每日尿量多在 4 L 以上，补充液体量应逐渐减少（比出量少 $500\sim1000$ ml），并尽可能经胃肠道补充，以缩短多尿期。多尿期开始即使尿量超过 2500 ml/d，血尿素氮仍可继续上升。故已施行透析治疗者，此时仍应继续透析，使尿素氮不超过 17.9 mmol/L（50 mg/dl），血肌酐渐降至 354 μmol/L（4 mg/dl）以下并稳定在此水平。临床一般情况明显改善者可试暂停透析观察，病情稳定后停止透析。

3. 恢复期

近年来，AKI 后造成的慢性肾脏病（CKD）引起广泛关注。应定期随访肾功能，特别是老年人、糖尿病患者、高血压及 CKD 患者。避免使用对肾有损害的药物。

（左 力 杨 莉）

第 3 节 几种特殊类型的急性肾衰竭

一、多器官功能障碍综合征中的急性肾衰竭

【多器官功能障碍综合征】

多器官功能障碍综合征（multiple organ dysfunction

syndrome，MODS）是在严重感染、创伤、大手术、中毒、病理产科等应激状态下，短时间内同时或相继发生 2 个或 2 个以上器官功能衰竭的临床综合征。受累的器官常见有肺、心、肾、肝、脑、胃肠道、凝血系统、代谢和免疫防御系统等。MODS 患者病情危重、治疗费用昂贵、死亡率高。

由于对某些系统器官功能障碍的评定缺乏客观指标，而且一些系统器官的功能障碍是继发于其他系统器官功能障碍引起的代谢改变，故目前 MODS 的定义还没有统一标准。肺、肾、消化道、凝血、心血管和中枢神经系统等的功能衰竭定义如下：①肺衰竭：因低氧血症需要机械通气 5 天以上。②肾衰竭：肾功能急剧减退，达到 AKI 诊断标准。③肝衰竭：胆红素大于 34 μmol/L 伴血清转氨酶升高一倍以上。④消化道功能衰竭：因上消化道出血，一天内需要输血量大于 1000 ml，内镜检查发现应激性溃疡。⑤凝血功能衰竭：血小板减少、凝血时间延长、低纤维蛋白血症、出现纤维蛋白降解产物。⑥心血管系统衰竭：无心肌梗死而出现低血压，心脏指数小于 1.5 L/(min·m^2)。⑦中枢神经系统衰竭：仅对疼痛刺激有反应，或昏迷。⑧代谢异常：低钠血症、高钾血症、高血糖、代谢性酸中毒等。

【MODS 和急性肾衰竭的相互关系】

AKI 可以引起 MODS，同样其他系统器官功能衰竭亦可引起 AKI。有些病因可以直接引起包括肾在内的 MODS。

1. AKI 可以引起 MODS

AKI 导致的水潴留可加重心脏负荷、潴留的毒素可损害心肌、高钾血症可引起心律失常，加之贫血等影响，可引起心力衰竭；水潴留可引起肺水肿、毒素可侵及肺、AKI 引起机体抵抗力下降可导致肺部感染，以上诸因素可导致肺衰竭；AKI 可引起应激性溃疡，加之胃肠道水肿和毒素降低了黏膜的抵抗力，可以引起严重的消化道出血；

水潴留、低钠血症、毒素作用可引起脑病，表现为神志改变，严重可抽搐、昏迷。并发 MODS 后 AKI 患者的死亡风险成倍增加。

2. 其他系统器官衰竭可以引起 AKI

例如严重肝衰竭可以引起肝肾综合征，消化道大出血引起有效循环血量不足和肾灌注下降导致 AKI，心力衰竭引起有效循环血量不足和肾灌注下降导致 AKI，弥散性血管内凝血可引起 AKI 等。

3. 有些病因可直接引起包括 AKI 在内的 MODS

最重要的原因是脓毒症；其他原因包括创伤和大手术、低血容量休克、大量输血、急性药物或毒物中毒、未及时处理的胃肠道穿孔、吻合口瘘等。在以上病因作用下，先是某一系统器官发生功能不全或衰竭，如果该器官功能异常没有及时得到纠正，由其引发的代谢异常可以继而引起其他系统器官功能不全，随着衰竭器官数目的增多，患者的死亡率累积增加，1～4 个系统器官衰竭的死亡率分别是 25.6%、52.3%、82.4%、100%。AKI 在 MODS 中有重要地位，3 个器官功能衰竭的患者无肾衰竭者才有可能存活，4 个器官衰竭的患者几乎都有肾衰竭，存活机会几乎为零。

【MODS 合并急性肾衰竭的治疗】

目前对于 MODS 的治疗多停留在对器官功能的支持上，缺乏特别有效的治疗措施。因此，预防和早期治疗相当重要。MODS 的治疗原则包括：

1. 积极治疗原发病　对于有明确感染灶者，应外科清除，对于手术不能清除的感染灶，要积极使用抗菌药物治疗。对于低容量休克，要迅速纠正。对于创伤后的组织坏死要彻底清创。

2. 营养支持　MODS 存在高分解状态，氮质血症进展迅速，死亡率高，因此必须给予足够的能量供应，改善患者的预后。由于患者往往存在胰岛素抵抗，因此提供的能量 30％应为脂类，并实施胰岛素强化治疗，控制血糖在正常范围内。没有胃肠道功能衰竭的患者最好经胃肠道补充，对于有胃肠道功能衰竭的患者可以进行胃肠道外营养。

　　3. 对衰竭器官的支持治疗

　　（1）人工支持和机械辅助：针对 MODS 的病因治疗和营养支持治疗不会对衰竭脏器的功能恢复立即起作用，因此对衰竭脏器的支持治疗十分重要。对肺功能衰竭者可以进行机械通气；对应激性溃疡大量出血者可以输血并使用抗酸药；对弥散性血管内凝血者早期可以使用肝素治疗等。

　　（2）血液净化技术：对于合并 MODS 的 AKI 患者，早期充分透析能有效清除水分和毒素，并为进一步的营养支持、药物治疗和器官功能保护提供有利条件。但通常由于认识不足或透析指征过严，延误了治疗时机。采取何种血液净化技术，应当根据本单位的条件和患者情况来决定。对于脓毒症以及其他原因导致的 MODS 患者，存在高分解代谢和系统性炎症状态，首选 CRRT 治疗，有利于维持心血管系统的稳定性、有效清除毒素、准确控制容量，并具有清除炎性介质的作用。

　　近年来，组合式体外多器官功能支持治疗（multiple organ support therapy，MOST）在 AKI 合并 MODS 的救治中日益受到关注。组合式血液净化-呼吸功能支持系统——连续性肾替代治疗-体外膜肺氧合（CRRT-ECMO），可以改善氧合及能量代谢并维持内环境稳定，主要用于心、肺功能不全合并 AKI 的重症患者，有助于降低重症患者的死亡率和促进器官功能恢复。组合式 CRRT-人工肝支持系统，同时具有肾、肝功能支持作用，可以提高相关毒素的清除效率并维持内环境稳定。

二、肌红蛋白尿及血红蛋白尿引起的急性肾衰竭

(一) 肌红蛋白尿

【横纹肌溶解】

横纹肌溶解指横纹肌细胞的完整性受到损害，肌细胞内的成分释放进入细胞外液和血液循环。横纹肌内的一种重要成分是肌红蛋白，分子量 16.7 kD。正常情况下，仅极少量肌红蛋白进入血液，与 α2-球蛋白结合，在网状内皮系统代谢。当肌红蛋白大量释放时，超出 α2-球蛋白的结合能力，肌红蛋白从肾小球滤出进入肾小管，与横纹肌细胞核分解产生的尿酸共同引起肾小管堵塞和急性肾衰竭，是横纹肌溶解的严重合并症。

【横纹肌溶解病因】(表 4-3-1)

创伤、药物、感染、代谢异常、剧烈运动，以及遗传性疾病等多达 190 多种病因可以导致横纹肌溶解，表 4-3-1 列出了部分病因。大面积肌肉创伤，如地震后伤员肌肉遭受长期严重挤压发生炎症、坏死，肌红蛋白和大量分解产生的毒素进入血液循环，并堵塞肾小管，加上伤员大量出汗、失血，又不能及时补充水分，从而导致血容量下降。上述毒素、肾小管堵塞、脱水等综合因素导致 AKI。日本关西地震资料显示，伤员 1 个肢体遭受挤压后，AKI 的发生率为 50%，2 个肢体遭受挤压后，AKI 的发生率为 75%，而 3 个及以上肢体遭受挤压后 AKI 的发生率为 100%。此类 AKI 呈高分解型，特别是高钾血症可导致伤员心搏骤停，或因心搏无力伴血容量不足引起严重休克，为地震后挤压综合征患者早期死亡的主要原因。但是，如果处置得当，挤压综合征后的 AKI 及高钾血症是可预防、可治愈的。非创伤性横纹肌溶解多与肌肉的过度用力有关，特别易发生在合并肌病和某些代谢异常状态 (如低血钾等) 状态下。

很多药物 (包括常规使用的药物和药物滥用) 亦可导致横纹肌溶解，表 4-3-2 列出了常见导致横纹肌溶解的药物及其发生机制。

表 4-3-1　横纹肌溶解的部分病因

分类		常见病因
物理性	外源性	挤压伤（例如地震）、假挤压伤（暴力损伤如拷打）、创伤、烧伤、电击伤、高温（热休克）、低温
	内源性	长时间或过度用力：过度训练、剧烈运动、癫痫持续状态、哮喘持续状态、长时间肌阵挛、破伤风、精神过度兴奋或精神错乱、恶性高热、精神抑制药物恶性综合征、键盘操作
肌肉缺氧	外源性	CO 中毒、氰化物中毒
	内源性	肌间室综合征 肢体体位固定：手术体位（长时间结石位、侧卧位）、被动体位（昏迷、醉酒） 镰状细胞、肌肉动脉的闭塞（压迫、血栓、血管炎）
化学性	外源性	乙醇、甲醇、甲苯、四氯化碳、汽油、除草剂、去污剂等 药物：他汀类、贝特类、安非他明、吗啡、可卡因、秋水仙碱、复方新诺明、两性霉素、异烟肼、奎尼丁、排钾利尿剂、环孢素、违禁药（海洛因等）、甘草
	内源性	低钾血症、低磷血症、低钙血症、低钠/高钠血症
生物性	外源性	病毒/细菌/寄生虫感染：流感病毒 A 或 B、柯萨奇病毒、EB 病毒、人类免疫缺陷病毒、军团菌、化脓性链球菌、金黄色葡萄球菌、梭菌、局部肌肉感染 生物毒：蛇毒、蜘蛛毒、昆虫（蚂蚁、蜜蜂、马蜂）叮咬
	内源性	皮肌炎、多发性肌炎 内分泌病：肾上腺皮质功能不全、甲状腺功能减退、高醛固酮血症、非酮症高渗状态、酮症酸中毒
先天性代谢病		糖酵解缺陷、脂肪酸氧化缺陷、三羧酸循环缺陷、线粒体呼吸链缺陷、磷酸戊糖旁路缺陷
特发性		特发性肌红蛋白尿（原因不明）

表 4-3-2 药物引起横纹肌溶解及其机制

制剂	压迫	肌肉毒性	低血钾	其他
酒精	+	+	+	低血磷
安非他明				激动
多黏菌素 B			+	
抗疟药		+		
一氧化碳	+			低血氧、肌肉能量不足
中枢神经抑制剂	+			
可卡因				高热、兴奋
秋水仙碱		+		
糖皮质激素		+		
利尿剂			+	
贝特类降脂药		+		
HMG-CoA 还原酶抑制剂		+		
海洛因	+	+		
异烟肼		+		
通便药			+	
欧亚甘草			+	
麻醉剂	+			
苯环己哌啶（天使粉，PCP）	+			兴奋、抽搐

【横纹肌溶解的临床表现】

1. 有横纹肌溶解的危险因素和诱因。

2. 肌肉症状伴有肌酸激酶（CK）升高 轻者可为肌肉疼痛、乏力，重者表现为肌肉痉挛、肌肉肿胀。CK 有 3 种亚型：CK-MM、CK-BB 和 CK-MB。当横纹肌的完整性破坏，CK-MM 即释放进入血液循环，导致血清水平升高，可达 10 万 IU/ml 以上。由于 CK-MM 代谢较慢，而且不被透析清除，其血清维持高水平的时间要长于肌红蛋白，因此，测定血清 CK-MM 比测定肌红蛋白更易发现是否发生了横纹肌溶解，并有助于判断严重程度。一般在横纹肌溶解后 24 h CK-MM 达到高峰，以后大约每日下降 40%，如果下降延迟，临床应注意是否横纹肌溶解的病因没有去除，仍在继续发生。临床容易检测总 CK，虽然其不特异，在脑部病变和心肌梗死时也可升高，但是结合患者的肌肉症状不难做出鉴别诊断。

3. 肌红蛋白尿　患者出现酱油色尿或红色尿，尿液澄清，尿试纸条检查潜血阳性而尿沉渣镜检无红细胞，则提示肌红蛋白尿和横纹肌溶解的诊断。由于血清中的肌红蛋白很快被清除或代谢，肌红蛋白尿仅为一过性，仅仅出现于 50% 左右的患者。因此①尿试纸条检查阴性不能排除横纹肌溶解的诊断；②如果尿试纸条潜血阳性，应当进行尿沉渣检查，排除红细胞尿；③血红蛋白尿同样可表现尿潜血阳性而没有红细胞，应注意鉴别。

4. 横纹肌溶解严重者可出现 AKI　发生机制主要包括三方面：肾血管收缩、肾小管内管型形成，以及肌红蛋白的直接细胞毒作用。临床表现常为高分解型 ATN。由于疾病初期大量水分进入肌细胞，导致有效循环容量不足和低血压，增加 AKI 发生率，因此疾病初期需要大量补液。如果肌肉损伤的恢复快于 AKI，则肌肉内的大量水分进入循环后，可引起高容量状态和心力衰竭。

5. 电解质酸碱平衡紊乱　由于严重的肌肉破坏，电解质酸碱平衡紊乱有时与 AKI 的程度不一致。①高阴离子间隙的代谢性酸中毒：由肌细胞内大量有机酸（包括乳酸）的释放所致。②高钾血症：肌肉细胞内储存的大量钾离子快速释放进入血液，可在缺血再灌注 2 h 内夺去患者生命，酸中毒导致的钾离子重分布更加重了高血钾。③低钙血症：由于钙离子大量进入肌细胞可导致严重低钙血症，低钙血症和高钾血症可导致严重心律失常甚至死亡。④高尿酸血症和高磷血症：肌细胞核的核苷释放入血，在肝代谢成黄嘌呤、次黄嘌呤和尿酸，后者是引起 AKI 的原因之一。低钙血症、高钾血症和高尿酸血症程度可与肾衰竭程度不一致。

【治疗】

治疗的关键是阻断引起 AKI 的环节以及加强支持和替代治疗。具体如下：

1. 横纹肌溶解的病因治疗。早期病因治疗，去除致病因素，减少进一步肌损伤。

2. 防治 AKI

（1）液体复苏：横纹肌溶解症的治疗关键在于早期液体复苏，维持有效循环血容量，提高肾灌注，促进肌红蛋白经肾小管排出，避免发生 AKI。对于一切横纹肌溶解患者，应立即（包括在解救伤员现场）开放静脉，尽量争取在受伤 6 h 以内，开始输入等渗盐水，1 L/h［或 10～15 ml/(kg·h)］，保证尿量每小时 200～300 ml。每日补液量可达 6～12 L，由于部分水分进入肌细胞，因此补液量大大超过尿量。但注意避免因为输液速度过快引起肺水肿，对于老年人尤其应密切监测，防止容量超负荷。如果充分补液治疗后患者仍然未达到目标尿量，可以应用甘露醇，但是在低血容量或者少尿的患者禁止使用。

（2）碱化尿液：碱性药物不但可以阻止肌红蛋白和尿酸在肾小管沉积从而预防 AKI，而且可缓解高钾血症。应通过使用碱性药物将尿 pH 调整到 6.5～7.0。可在低渗盐水中加入碳酸氢钠（每 1 L 低渗盐水中加入碳酸氢钠 50 mmol），第一天总量可达 200～300 mmol，注意避免过度碱化，如发生代谢性碱中毒，可加重低钙血症，在中度高钾血症时即易发生心脏毒性。

（3）血液净化治疗：如果已经形成少尿、无尿和严重肾衰竭，则上述措施无效，应开始血液净化治疗，维持患者生命，等待肾功能恢复。可采用每日延长血液透析（IHD）或连续性肾替代治疗（CRRT），低血压和有低血压倾向的患者 CRRT 耐受性更好。

3. 纠治威胁生命的并发症　纠治严重的电解质紊乱和

酸碱失衡。需要严密监测血钾、心电图，积极治疗高钾血症。由于横纹肌溶解症早期的低钙血症是由于损伤的肌细胞内大量钙局部沉积所致，因此除为拮抗高钾血症外一般不主张补钙治疗。在疾病过程中始终要监测血钙浓度，横纹肌溶解症后期由于肌细胞内钙的动员和 AKI 往往出现高钙血症，需及时发现并治疗。如发生肌间隙综合征需考虑手术减压。

（二）血红蛋白尿

血红蛋白由 4 条肽链（$2\alpha2\beta$）和 4 个亚铁血红素组成，α 链和 β 链分别有 141 个和 146 个氨基酸，血红蛋白总分子量 6.8 万。正常情况下，血清血红蛋白浓度小于 100 mg/L，并以 1:1 比例与触珠蛋白结合，形成大分子复合物，分子量为 28 万，触珠蛋白将血红蛋白运送到肝，被肝单核巨噬细胞系统清除。因此正常人尿中没有血红蛋白。

当红细胞在血管内破坏，释放出血红蛋白，和触珠蛋白结合，迅速被肝降解，血清触珠蛋白水平迅速下降，常常测不到。如果血清中血红蛋白浓度超过触珠蛋白结合能力，则出现游离血红蛋白，其血清浓度超过 200 mg/L 时血清呈红色，游离血红蛋白自肾小球滤过被肾小管上皮细胞重吸收，降解为含铁血黄素，肾小管上皮细胞脱落，自尿中排出（发病后 1 周左右），形成含铁血黄素尿（普鲁士蓝染色）。当血清血红蛋白浓度超出 $1000\sim2000$ mg/L，相当于 100 ml 血液中的红细胞快速溶解，超出肾小管的重吸收能力，出现于尿中形成血红蛋白尿。

【红细胞溶解的临床表现】

除引起溶血的基础疾病的表现，常表现苍白和贫血、脾大、间接胆红素水平升高。

外周血涂片可发现异形或破碎的红细胞。疟疾患者红细胞内可检测到疟原虫。血清乳酸脱氢酶（LDH）非特异性升高；血清触珠蛋白水平下降，触珠蛋白水平小于 25 mg/dl，诊断溶血的敏感度和特异度分别为 83% 和 96%。联合使用

LDH 和触珠蛋白可提高诊断溶血符合率：LDH 升高伴有触珠蛋白下降，诊断溶血的特异度达 90%。正常网织红细胞含量为 0.5%～1.5%，溶血时常常超过 5%。其他检查结果包括高胆红素血症、红细胞血红蛋白浓度升高、直接 Coombs 试验阳性、血清或尿中出现血红蛋白、尿中检测到含铁血黄素肾小管上皮细胞等。

需注意的是，不能仅满足于溶血的诊断，还要查清是血管内溶血还是血管外溶血，并查明病因。

【血红蛋白尿肾损伤机制和临床表现】

血红蛋白尿患者出现 AKI 的机会较肌红蛋白尿小，是否发生 AKI 与红细胞溶解速度、肾基础疾病、容量状态等有关。血红蛋白肾损伤的机制包括：①血红蛋白在肾小管内形成管型堵塞肾小管。②血红蛋白消耗一氧化氮从而导致肾血管收缩。③血红蛋白直接肾毒性。临床表现高分解型 ATN，可出现一过性血红蛋白尿。

【预防和治疗】

1. 积极治疗引起溶血的原发疾病，去除引起溶血的诱因，例如停用可疑药物。

2. 一旦发生血管内溶血，早期给予干预治疗能减少 AKI 的发生，主要措施是水化和碱化。①水化可提高肾血流灌注，增加尿流量，防止肾小管内管型形成并冲刷已形成的管型。但是对于肾功能已经严重损害和少尿甚至无尿的患者，不宜大量输液；对于老年人或心功能下降的患者，应注意输液速度，防止输液速度过快引起肺水肿。②非少尿的患者可使用甘露醇利尿，防止管型形成，在保持液体充足的情况下，可适当使用甘露醇。③碳酸氢钠可纠正酸中毒，改善肾衰竭症状，保持尿液 pH 在 6.5 以上可防止管型形成。

3. 达到 AKI 肾替代治疗指征者应及时开始血液净化治疗。对于严重血管内溶血患者可采用血浆置换治疗。

由于能导致 AKI 的溶血往往为大量溶血，如果抢救不及时患者往往有生命危险。度过生命危险期后，其肾功能是否恢复与引起溶血的基础疾病有关。单纯由血红蛋白尿引起的 AKI 预后好，例如不合血型的输血、使用某些药物（例如利福平）的情况。如果引起溶血的疾病同时损伤了肾，例如 SLE、HUS 等，或者存在肾基础病变，例如糖尿病肾病、慢性肾炎等，则肾功能恢复机会减少。

【一种特殊溶血合并急性肾损伤——利福平引起的急性肾损伤】

利福平是常用的抗结核药，由于结核病的高患病率，另外有些治疗腹泻的药物中也含有利福平，利福平的使用（包括重复使用）十分广泛。有些使用利福平的患者，特别是重复使用患者，在用药后可发生急性血管内溶血和 AKI，可合并血小板下降；AKI 的主要表现是 ATN，也有表现为急性间质性肾炎等。血清学检查可发现利福平依赖性抗体。如患者在重复使用利福平后，出现急性溶血、血小板减少和 AKI，应考虑利福平相关的 AKI。可通过检测利福平依赖抗体协助诊断。确诊或疑似患者应停药，给予对症支持，必要时予血液净化治疗。糖皮质激素的应用尚无统一意见，停药后不能恢复的患者，可考虑使用糖皮质激素治疗。

三、造影剂肾病

目前临床开展的血管介入性操作越来越多，包括冠状动脉、肾动脉、外周动脉的球囊扩张或支架治疗。与介入治疗相关的 AKI 已成为院内 AKI 的常见病因，其中主要包括造影剂肾病（contrast-induced nephropathy，CIN）和肾小动脉胆固醇结晶栓塞。有关肾小动脉胆固醇结晶栓塞的内容详见第 17 章第 3 节，本节介绍造影剂肾病。

【定义和发病情况】

造影剂肾病为使用造影剂后出现的 AKI。近年来其发生率逐年增加，在没有基础肾脏病的人群中造影剂肾病的发生率低于 1%，本身即存在慢性肾功能不全的患者中发生率为 12％～27％，其中糖尿病肾病患者的发生率可高达 50％。

【造影剂】

常用的造影剂为 2,4,6-三碘丙酸衍生物，有钠盐和葡胺盐两种，血 pH7.4 时为阴离子。这些造影剂几乎不和血浆蛋白结合，或仅松散结合，不被机体代谢，以原型从肾小球滤出。当前可用的造影剂主要有：高渗性造影剂，渗透压 1400～2300 mOsm/(kg·H_2O)；低渗性造影剂，渗透压 634～800 mOsm/(kg·H_2O)（分为低渗非离子型、低渗离子型）；等渗性造影剂，渗透压 290 mOsm/(kg·H_2O)。

【造影剂肾病的危险因素】

造影剂肾病的危险因素包括 2 类：造影剂相关和患者相关。

1. 造影剂相关的危险因素　已知低渗造影剂比高渗造影剂的肾毒性小、等渗非离子型造影剂比低渗造影剂肾毒性小。造影剂的使用剂量越大，发生造影剂肾病的机会越大，尤其在基础肾功能异常者。

2. 患者相关危险因素　包括老年人（尤其是 70 岁以上的老年人）、应用造影剂前已经有肾脏病（尤其是糖尿病肾病）、脱水状态、充血性心力衰竭、同时使用某些药物（例如非甾体抗炎药和 RAAS 阻滞剂等）。

上述危险因素的个数越多，发生造影剂肾病的危险性也越大（图 4-3-1）。

【临床表现】

轻症仅表现为肾小管功能检查异常，例如尿浓缩功能下降、尿酶排泄增加等，并不出现临床症状。典型的造影剂肾病表现为非少尿型 AKI，如果不进行肾功能检测不易发现。通常在使用造影剂 1～3 天后血清肌酐增加，3～5 天达到高峰，7～10 天左右恢复到正常或原有水平。多数患者肾损害可逐渐自行恢复。部分患者需短暂维持透析，其中约 25％～30％患者可留有肾功能损害后遗症，约 10％的患者需长期透析治疗。

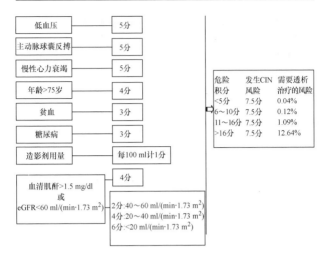

图 4-3-1　造影剂肾病发生的风险评分

【预防措施和治疗】

总体原则为结合患者发生造影剂肾病的危险程度分层，采用各级预防措施，见图 4-3-2。

（1）选择合适的适应证和时机：老年人、既往有慢性肾脏病特别是肾功能不全者是不可变的危险因素，对这些患者使用造影剂要权衡利弊。对于脱水、心力衰竭、应用 RAAS 阻滞剂、非甾体抗炎药（NSAID）及肾毒性药物者，可在纠正上述因素后再行造影检查或介入治疗。总之，应重视对受检者的术前评价。

（2）选择合适的造影剂种类和剂量：KDIGO 指南建议高危人群尽量选择非离子型等渗或低渗造影剂。由于没有绝对安全的造影剂剂量，因此应尽可能减少造影剂的使用量。推荐剂量为 1.0 g 碘含量的造影剂对应 1.0 ml/(min·1.73 m²) 的肾小球滤过率。Cigarroag 公式建议 1.0 mg/dl 的血肌酐水平对应造影剂的剂量为 5 ml 每千克体重，最大剂量不应超过 300 ml。Laskey 公式推荐造影剂的容量与肌酐清除率

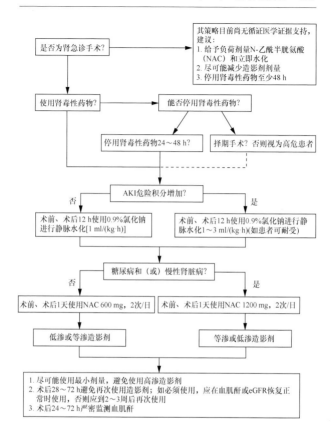

图 4-3-2 造影剂肾病预防流程图

NAC：N-乙酰半胱氨酸

的比值应＜3.7，而糖尿病患者该比值最好＜3.1。

（3）尽可能停用一切伴随的肾毒性药物。主要包括
①NSAIDs，通过抑制舒血管物质前列腺素的生成而加重肾
血管的收缩；②肾毒性药物，如氨基糖苷类抗生素、万古
霉素、两性霉素 B、阿昔洛韦（无环鸟苷）等，这些药物可
加重小管上皮细胞损伤或肾内梗阻；③利尿剂，容易引起

容量不足，尽可能提前1天停用；④双嘧达莫，可提高缩血管物质腺苷的水平、加重肾血管收缩；⑤二甲双胍，有引起2型糖尿病患者乳酸酸中毒和急性肾衰竭的可能。血管紧张素转化酶抑制剂（ACEI）/血管紧张素受体阻滞剂（ARB）类药物，理论上可能通过影响肾血流动力学变化增加造影剂肾病的风险，但是目前证据不充分，是否应在使用造影剂前停用还有争议。

（4）水化治疗：水化是目前唯一公认有效的造影剂肾病预防措施。通过口服或静脉输入大量等渗氯化钠或碳酸氢钠，约50~150 ml/h，使每分钟尿量达到2 ml以上，在老人和肾功能不良、充血性心力衰竭患者水化时要注意输液速度和总量以免加重心力衰竭。水化可在造影前1~12 h开始持续到造影后6~12 h。

（5）药物预防：①N-乙酰半胱氨酸（N-acetylcysteine，NAC），理论上可以促进NO合成、舒张肾脏血管、改善肾血流动力学状态，并减少氧化应激损伤，可能对造影剂肾病起到预防和保护作用。然而，现有的大量荟萃分析和临床随机对照研究并没有统一结论。由于NAC费用低，并且较为安全，因此目前指南仍然推荐常规应用。推荐的给药方式为应用造影剂前24 h开始口服600 mg，2次/日，至术后48 h。少数患者可能发生过敏反应或恶心、呕吐等不适。②非诺多泮（Fenoldopam），是高度选择性的多巴胺受体A1激动剂，理论上可以增加肾血流量，特别是肾髓质的血流量，但大量研究未发现其对造影剂肾病具有预防作用并且副作用较大，因此不推荐使用。

（6）血液透析和血液滤过：血液透析（IHD）和血液滤过（HF）可有效清除造影剂，但是现有的研究中，具有基础肾功能损害的患者采用HF/IHD的方法预防造影剂肾病的风险/获益比尚不确定，因此KDIGO指南未推荐预防性应用。

四、肾皮质坏死

【概述】

肾皮质坏死（renocortical necrosis，RCN）是急性肾衰竭的一种较少见原因，是由于肾血管痉挛、损伤或者血管内血栓形成，导致其下游组织严重缺血缺氧而发生凝固性坏死。可发生于任何种族、性别和年龄，新生儿和育龄妇女为相对高发人群。

肾皮质坏死的常见病因包括：①产科急性并发症：包括胎盘早剥、感染性流产、子痫、胎死宫内、羊水栓塞、产后出血、产后感染等；②新生儿：先天性心脏病、严重脱水、新生儿窒息、胎盘出血、严重溶血、败血症；③儿童：溶血尿毒症综合征（hemolytic uremic syndrome，HUS）、严重脱水；④其他：败血症、休克、外伤、蛇咬伤、肾移植超急排斥反应、急性胰腺炎、有机磷中毒、砷中毒、药物（如非甾体抗炎药）、造影剂。其中，产科急性并发症是导致肾皮质坏死的最常见病因，在发展中国家约占肾皮质坏死的 50%～70%。其次为感染中毒性休克，约占全部病例的 30%。

【病理表现】

肾皮质坏死通常发生在双侧。一般不累及肾髓质、皮髓交界处。根据病变范围分为 5 种病理类型，见表 4-3-3。

表 4-3-3 肾皮质坏死的病理分类

分类	表现
局灶病变	肾小球局灶坏死，病变直径不超过 0.5 mm，未见血栓和肾小管片状坏死
较小病变	坏死直径超过 0.5 mm，可见血管和肾小球内血栓形成
片状病变	坏死性病变累及 2/3 肾皮质，病变累及肾小球、肾小管和肾血管
块状病变	几乎全部肾皮质受累，肾小血管内广泛血栓形成
混合病变	广泛肾小球、肾小管坏死，而肾动脉未受累

【临床表现和诊断思路】

临床表现：患者均有原发病表现，例如新生儿窒息，儿童严重呕吐或腹泻导致脱水，妊娠妇女胎盘早剥、子痫、羊水栓塞，感染中毒性休克，毒蛇咬伤，严重烧伤等。患者常出现腰痛、血尿（常为肉眼血尿）、少尿型 AKI。体格检查有原发病的体征。产科患者可有下腹部压痛、阴道出血以及子宫收缩的体征。脱水患者可有皮肤干燥、弹性下降、眼窝下陷、直立性低血压、心动过速等体征。此外，还可能发现患者有循环衰竭的体征，如低血压、毛细血管充盈延迟、心动过速。肾局部查体可有腹部或肋脊角压痛和叩击痛，腹部可触及肿大肾，有触痛。

化验检查：对诊断肾皮质坏死没有特异性。尿常规可发现血尿、蛋白尿、红细胞管型、颗粒管型和肾小管上皮细胞管型。需要监测血清肌酐和电解质，评估 AKI 严重程度以及电解质和酸碱平衡紊乱，以便及时处理。

影像学检查：腹部 X 线平片以及 B 超无特异性改变。增强 CT、血管造影和磁共振成像（MRI）检查有助于肾皮质坏死的诊断。增强 CT 扫描发现梗死部分的肾皮质不被增强。由于增强 CT 扫描可以诊断肾皮质坏死的程度和范围，因此可协助判断肾脏预后。由于造影剂可引起肾功能进一步受损，有学者建议增强 CT 扫描检查后尽快行血液透析治疗。MRI 的主要发现是内皮质部和 Bertin 柱 T2 低信号，使用造影剂后仍然维持低信号，低信号的成因是坏死部位充血、出血、纤维化或钙化。MRI 的内皮质部低信号和增强 CT 扫描发现的内皮质部增强剂缺失一致，代表皮质坏死部位。

确诊依赖肾活检，但不能了解肾皮质坏死的程度和范围，对判断预后帮助有限。

肾皮质坏死的诊断关键在于能够想到并且认识本病。对于新生儿、儿童、妊娠后期三个月的孕妇，以及发生了感染中毒性休克、蛇咬伤、急性胰腺炎等可导致肾皮质坏死的患者，如果发生了 AKI，均应进行肾皮质坏死的鉴别诊断。

【鉴别诊断】

1. 与 ATN 鉴别　ATN 通常血尿不明显，如患者具有明确的缺血、中毒病因，出现明显血尿甚至红细胞管型，或者少尿持续超过 1 周，需要考虑是否发生了肾皮质坏死。增强 CT 或 MRI 可以协助诊断，必要时行肾活检明确。

2. 与肾动脉血栓栓塞性疾病、肾梗死以及肾静脉血栓形成鉴别　肾动脉血栓栓塞性疾病导致的肾梗死可以出现 AKI、剧烈腰痛和血尿，增强 CT 或 MRI 表现不同于 RCN，表现为肾皮质楔形病变。而肾静脉血栓形成可见肾肿大，皮质和髓质分界不清，病变主要在外髓部位。

【治疗】

治疗的关键是处理原发病、维持血流动力学稳定、尽早开始透析治疗。

1. 多数患者具有严重的原发病，因此往往需要转入重症监护治疗病房，对生命体征进行严密监测。

2. 根据患者血容量、心功能状态制订补液方案，可使用晶体液、胶体液或输血。根据患者对治疗的反应和中心静脉压调整补液量。应用血管活性药物维持血压和重要脏器的有效灌注压。

3. 患者往往为高分解型少尿型 AKI，病情危重，尽早开始透析治疗十分重要。可以帮助维持水、电解质和酸碱平衡，并为治疗用药创造条件。如果患者不宜搬动，可行腹膜透析或者 CRRT。

4. 保证患者足够的能量供应，以改善高分解代谢状态。

5. 原发疾病的控制对提高患者存活率十分关键。由于基础病多种多样，涉及很多非肾科领域，肾科医生应与其他科室医生通力合作，采取的治疗措施也随原发病不同而千差万别：胎盘早剥患者需要立即终止妊娠，脱水患者需要积极扩容，感染中毒性休克患者需要进行有效的抗感染治疗、HUS 患者需要进行血浆置换等。

【预后】

影响预后的主要因素是肾皮质坏死的程度和范围、少尿的时间，以及基础疾病的种类和严重程度。随着透析技术的发展，目前已经很少有患者死于肾皮质坏死，而死于引起肾皮质坏死的基础疾病者也明显减少。在所有肾皮质坏死患者中，约 30%～50% 遗留 ESRD，需要依赖透析或进行肾移植。

（左　力　杨　莉）

原发性肾小球疾病

第 5 章

第1节　肾病综合征及其治疗原则

肾病综合征最基本的特征是大量蛋白尿，定义为≥ 3.5 g/d 或 3.5 g/(1.73 m^2·24 h)，伴低白蛋白血症（≤ 30 g/L），常有水肿、高脂血症。血浆白蛋白水平与尿蛋白丢失量并不完全平行，因为测得的血白蛋白数值是白蛋白合成与分解代谢平衡的结果，与患者肝代偿性合成、肾外蛋白分解、毛细血管通透性增高的外渗、肾小管上皮细胞蛋白摄取和再利用及胃肠道丢失等多项因素有关。患者血 IgG 水平下降可能与尿排出有关，亦可能因免疫功能缺陷所致。同时，携带重要金属离子（铁、铜、锌）的蛋白、与重要内分泌激素（甲状腺素、皮质醇、前列腺素）相结合的蛋白及与有活性的 25-羟维生素 D_3 结合的蛋白亦因由尿排出而使血浓度下降。肾病综合征患者血浆脂质异常包括：胆固醇、甘油三酯水平明显增加，伴低密度脂蛋白及极低密度脂蛋白浓度增加，高密度脂蛋白正常或稍下降。

肾病综合征是肾小球疾病的常见表现之一。肾病综合征还可见于肾微血管病，如小血管炎、血栓性微血管病等；偶可见于非甾体抗炎药引起的急性间质性肾炎；一般不出现于肾小管、肾间质或肾大血管性疾病。肾病综合征作为一组临床症候群具有共同的临床表现，其病理生理过程和代谢变化，甚至治疗方面亦有共同的规律。但是，这是由多种疾病和不同病因、病理所引起的一组综合征，所以其临床表现、发病机制和防治措施各方面又各有其特殊点。肾病综合征和"发热""贫血"等名词一样，不是疾病的最后诊断。

【肾病综合征的诊断】

见图 5-1-1。

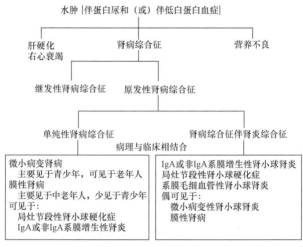

图 5-1-1 肾病综合征的诊断流程

首先，应与肝源性或心源性水肿（也可伴蛋白尿、低蛋白血症）相鉴别：应注意蛋白尿的程度与低蛋白血症和水肿的程度之间的关系；水肿起始的部位；以及是否具有肝和心等原发病的表现。

对于肾病综合征患者，首先应排除继发性肾病综合征。继发性肾病综合征的原因很多，一般于小儿应着重除外遗传性疾病、感染性疾病，如乙肝病毒感染以及过敏性紫癜等引起的继发性肾病综合征；中青年则应着重除外结缔组织病如狼疮性肾炎，感染如乙型肝炎病毒相关肾炎及药物引起的继发性肾病综合征；老年人则应着重除外代谢性疾病，如糖尿病、异常蛋白血症如肾淀粉样变、多发性骨髓瘤以及新生物有关的肾病综合征。对于继发性肾病综合征的排除诊断，主要依靠对全身系统受累的病史、体检及特殊的实验室检查。必要时肾活检病理检查对于一些早期或不典型疾病的诊断有重要的指导意义。

引起原发性肾病综合征的病理类型也有多种，据北京大学第一医院资料，以微小病变肾病、膜性肾病、IgA 肾病、局灶节段性肾小球硬化症及膜增生性肾炎五种病理类型最为常见。其中在儿童及青少年以微小病变肾病及 IgA 肾病较多见；在中老年人以膜性肾病多见。因治疗方案不同，所以除了对于青少年单纯性肾病综合征（指不伴血尿者，多为微小病变肾病）可先行糖皮质激素治疗外，对其他患者建议通过临床与肾穿刺活检病理相结合做出明确诊断（图 5-1-2）。肾病综合征时肾穿刺活检的适应证包括：①不能排除继发性肾病综合征；②伴血尿或高血压；③中老年患者；④青少年激素依赖或抵抗的单纯性肾病综合征；⑤急性肾损伤。

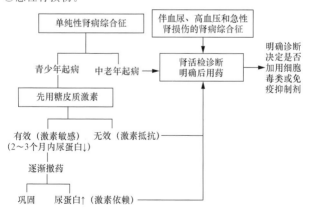

图 5-1-2 原发性肾病综合征的临床诊断、治疗思路

确诊为肾病综合征后还需诊断有无合并症：

1. 感染　在抗生素应用之前的年代，细菌感染是本征患者的主要死因。严重的水肿，特别是体腔及皮下积液均为感染提供了有利条件。主要为肺炎双球菌、溶血性链球菌等引起的腹膜炎、胸膜炎、皮下感染和呼吸道感染。感染起病多隐袭，临床表现不典型。本征也易引起泌尿系感染。但尿中出现有核细胞时不要轻易诊断泌尿系感染，应该用沉渣涂片染色区别尿中有核细胞是中性粒细胞还是肾小管上皮细胞（本征近曲小管上皮细胞常损伤脱落）。尿培养更有重要诊断意义。应用糖皮质激素常加重细菌感染，特别是对结核菌感染的易感性增加；应用细胞毒类药物则增加病毒如麻疹病毒、疱疹病毒的易感性。

2. 血栓、栓塞性合并症乃本征严重的、致死性合并症之一。肾病综合征时存在高凝状态。过度使用强利尿剂、长期应用大量糖皮质激素均可加重高凝状态。本征主要的血栓、栓塞性合并症为肾静脉血栓及其脱落后形成的肺栓塞。动脉血栓引起栓塞主要见于小儿患者，偶可见冠状动脉及脑动脉血栓。冠状动脉硬化和心肌梗死发生率增高。

3. 营养不良　除蛋白质营养不良引起肌肉萎缩、儿童生长发育障碍外，尚有甲状腺激素水平低下、维生素 D 缺乏、钙磷代谢障碍和继发性甲状旁腺功能亢进，小细胞性（缺铁性）贫血，锌缺乏、铜缺乏等多种原因所致乏力、伤口愈合缓慢等营养不良表现。

4. 肾损伤

（1）急性肾损伤：原因包括

- 肾前性或肾性（特发性）AKI 特别好发于微小病变肾病；
- 合并药物过敏性间质性肾炎；
- 合并急性肾小管坏死；
- 呈 AKI 表现的急性肾炎或急进性肾炎；
- 合并急性肾静脉主干血栓；

● 合并新月体性肾炎（Ⅰ型）（膜性肾病合并抗 GBM 病）。

1）当本征患者出现严重血容量下降时，呈少尿，尿钠减少伴血容量不足的临床表现，为肾前性急性肾损伤。以少尿及尿渗透压上升（大量尿蛋白时尿比重不能作为尿浓缩的指标）为特点。好发于强利尿治疗之后。

2）特发性急性肾损伤：肾病理呈弥漫性间质水肿，肾小管上皮细胞变性、坏死、脱落伴再生。肾小球病变多很轻微，85% 以上的基础病变为微小病变。

肾病综合征合并特发性急性肾损伤应注意与下列疾病相鉴别：①上述肾前性急性肾损伤。②呈肾病综合征表现的急进性肾炎。此病患者尿中有大量红细胞，甚至红细胞管型、尿钠下降。③非甾体抗炎药引起急性间质性肾炎可有肾病综合征及急性肾损伤。可伴有用药史并可呈全身及肾过敏表现。④肾病综合征患者因感染（如败血症）、用药引起急性肾小管坏死。⑤肾病综合征并发急性双肾静脉主干大血栓引起急性肾损伤。因此，必须认真除外可以引起急性少尿、肾衰竭的各种原因之后，必要时行肾穿刺活检病理检查，方可诊断为伴特发性急性肾损伤。

3）药物引起急性肾损伤：如应用血管紧张素转化酶抑制剂类药物后引起肾前性肾损伤；抗生素、利尿剂等引起肾小管坏死或急性间质性肾炎，导致在原肾病综合征基础上的急性肾损伤。

4）其他：如肾病综合征基础上急性肾静脉血栓形成（双侧或一侧急性血栓伴对侧血管重度痉挛）形成急性肾损伤；或膜性肾病转型为急进性肾炎Ⅰ型。

（2）肾小管功能损害：除了肾病综合征的原有基础病（如局灶节段性肾小球硬化症）可引起肾小管功能损害外，由于大量重吸收及分解原尿中的白蛋白亦可引起近曲小管功能损伤。

临床上常可见肾病综合征患者伴肾性糖尿和（或）氨

基酸尿，严重者呈部分的 Fanconi 综合征。这种损害多随蛋白尿消减而好转。

【肾病综合征的治疗】

长期肾病范围蛋白尿会导致肾纤维化并最终导致肾衰竭，血清白蛋白每下降 1 g/dl，患者终末期肾脏病发生率和死亡率分别增加 89% 和 137%，血栓栓塞风险亦增加，易并发严重感染，特别是蜂窝织炎和自发性细菌性腹膜炎；肾病综合征还使冠心病的危险因素增加，与年龄和性别匹配的人群相比，肾病综合征患者罹患冠心病的风险增加 4 倍。因此对本征的积极治疗十分必要。肾病综合征的常见病理生理异常，例如高脂血症、高血压、高凝状态等，增加了冠心病的风险；肾病综合征患者经常使用的药物，如糖皮质激素，也可促进动脉粥样硬化的发生。

本征的治疗包括特殊治疗——以阴转或减少尿蛋白，提高血浆白蛋白为目标的治疗，以及对症治疗及合并症的防治两部分。

1. 以阴转或减少尿蛋白、提高血浆白蛋白为目标的治疗　用于降低尿蛋白的药物包括：糖皮质激素、细胞毒类及免疫抑制剂、RAAS 阻滞剂及其他类药物共四类。肾病综合征时经常使用的糖皮质激素、细胞毒类和免疫抑制剂的作用机制及用药特点详见后续章节。治疗引起本征的各种不同临床病理类型的用药种类、剂量和疗程均有循证医学证据可依。这些证据来自随机对照研究或病例数量较多的前瞻性队列研究，证据强度强弱不等。在治疗过程中应遵循针对各种不同临床病理类型的方案，切忌随意，既不可不完成疗程随意停药，致使疗效不能显现和巩固；也不可盲目延长疗程、加大剂量造成严重的副作用。糖皮质激素与细胞毒类药物（免疫抑制剂）治疗肾脏病的临床用药特点为：① 较大剂量；② 较长疗程；③ 肯定的毒副作用。因此必须个体化衡量，详细了解患者有无禁忌证，选择并遵循合适的规范化方案，在尽可能降低尿蛋白水平与审慎权衡治疗相关的药物不良反应之间求得平衡以提高患者肾脏和整体的生存质量。值得注意的是，减少糖皮质激素剂量和疗程在国内外均已经成为趋势，尚有待来自大宗患者的循证证据。

　　RAAS 阻滞剂能通过多个环节减少尿蛋白（图 5-1-3）。其降尿蛋白效果与基础疾病有关：IgA 肾病有效率 47.1%；膜性肾病或其他肾小球疾病有效率仅有 14.3%。而且停药后尿蛋白又有反复。非甾体抗炎药（消炎痛等）通过抑制前列腺素 PGE2 产生，减少肾局部炎症和通透性，有减轻尿蛋白作用；但 PGE 减少也影响肾内血液分布，肾皮质血流量减少，引起肾小球滤过率明显下降。故不推荐应用此类药物降低尿蛋白。而且此类药物降低尿蛋白效果很不恒定，停药即反复。其他药物如雷公藤、左旋咪唑、卡介苗等均有降低尿蛋白的个别观察性报告。但缺乏大量病例及随机对照研究，对其安全性也缺乏系统观察。

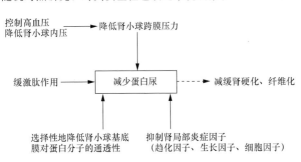

图 5-1-3　RAAS 阻滞剂类药物降尿蛋白的作用环节

　　2. 对症治疗及合并症的防治

　　（1）休息与活动的安排：适当卧床休息，可增加肾血流量，有利于利尿，并减少对外界接触以防交叉感染。但应保持适度床上及床旁活动，以防血栓形成。当肾病综合征缓解后可逐步增加活动量。如活动后尿蛋白增加（恢复期常出现活动后蛋白尿）则应酌情减少活动。

（2）饮食治疗：严重患者可出现胃肠道黏膜水肿及腹水，影响消化吸收。应进易消化、清淡、半流质饮食。

1）钠盐摄入：水肿时每日摄取食盐 2～3 g，禁用腌制食品、味精及食碱等。

2）蛋白质摄入：本综合征时呈负氮平衡，表明患者处于蛋白质营养不良状态。分子生物学研究表明本征时肝合成白蛋白的功能是增强的。因此，在肾病综合征的早期、极期，适当给予较高的高质量蛋白质摄入 [1～1.5 g/(kg·d)] 配合中药黄芪当归合剂可能有助于从整体上改善蛋白质代谢紊乱状态。对于慢性、非极期的肾病综合征应摄入少量、高质量蛋白 0.7～1 g/(kg·d) 以减缓慢性肾功能损害的发展，也有利于尿蛋白的控制。

本征也应低脂摄入。

（3）水肿的治疗：治疗的目标应是缓慢地减轻水肿（除患者出现肺水肿外，切忌急骤利尿）；策略应是针对不同的血容量状况选择相应的措施（图 5-1-4）。

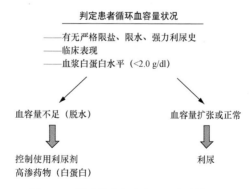

图 5-1-4　肾病综合征患者严重水肿的处理

对于血容量呈过度充盈的患者首先应限盐及卧床；重度水肿的患者每日盐摄入量 1.7～2.3 g；轻、中度水肿患者每日 2.3～3 g。在此基础上，轻、中度水肿患者可加用噻嗪类和（或）保钾利尿剂（特别在应用糖皮质激素后有低钾血症者）；重度水肿患者可选用袢利尿剂。

当患者处于低血容量状态时一味过度应用利尿剂治疗水肿是困难而且危险的。此时可考虑应用血浆或白蛋白加用呋塞米静脉点滴治疗。静脉点滴白蛋白可通过一过性扩容而增强袢利尿剂的利尿效果。但是，不应将血浆制品作为营养品而频繁使用。因为白蛋白在输入后 24～48 h 内即全部由尿液排出，增加肾小球滤过负担，并增加近曲小管蛋白重吸收负担，以致近曲小管上皮细胞空泡变性。

可以考虑应用单纯血液超滤治疗严重的利尿剂抵抗的水肿。水肿减轻之后，患者对利尿剂的反应状态亦可获得改善。

（4）降压、降脂治疗：参见有关章节。

（5）抗凝治疗：应对具体患者血栓、栓塞性疾病发生的危险性和应用抗凝治疗后出血性并发症发生的可能性进行评估，平衡二者之利弊，以决定是否给予抗凝治疗。肾病综合征时易发生血栓栓塞性合并症的状况：①肾病综合征的严重程度（血浆白蛋白＜20～25 g/L）；②基础的肾脏病（如狼疮性肾炎伴抗磷脂综合征、膜性肾病）；③既往出现过血栓栓塞事件（如深静脉血栓）；④家族中存在血栓栓塞性患者（血栓形成倾向），可能与遗传因素有关；⑤同时存在其他血栓形成的因素（如充血性心力衰竭，长期不能活动，病态肥胖，骨科、腹部或妇科术后）；另一方面，应评估用抗凝治疗后易出现出血性并发症的危险因素，如老年人、脑卒中、消化道出血等出血性疾病史。

预防性用药尚无循证医学的证据。一般主张血浆白蛋白＜20 g/L 时可以应用，＞25 g/L 即可停用。选择口服抗凝药——华法林，应监测凝血酶原时间，国际标准化比值（INR）需控制在 1.8～2.0。不主张长期大剂量抗凝治疗。

对于已有血栓合并症者的治疗目标是使血栓不再发展，

不形成新血栓、不产生栓子脱落。用药方案参照国际上治疗深静脉血栓的随机对照研究：采用普通肝素、小分子肝素或华法林维持治疗，维持 INR 2~3，持续半年直至 1~2年，缓慢撤药。

溶栓治疗仅适用于急性起病的血栓栓塞性合并症，如急性动脉梗死。

3. 保护残存肾功能　本征治疗过程中不应忽略对肾功能的监测。上述降尿蛋白、降压、降脂等治疗，特别是 RAAS 阻滞剂的使用均有助于保护肾功能。在本征治疗过程中应注意切勿使用肾毒性药物。临床观察性研究提示原有肾脏病患者更易于发生药物过敏性间质性肾炎，导致肾功能进一步损伤。

总之，肾病综合征是一个复杂慢性的病理生理过程。其治疗应以病理及药理学知识为基础，以已有的循证医学信息为基点，严密进行临床观察，严谨地个体化处置，针对免疫炎症介导肾小球滤过膜通透性增加所致大量尿蛋白丢失及低蛋白血症——水钠潴留为中心的代谢紊乱给予治疗。治疗过程中切忌盲目、随意，并密切监测药物不良反应。

（赵明辉）

第2节　原发性肾小球疾病

一、急性感染后肾小球肾炎

急性感染后肾小球肾炎简称急性肾炎，表现为急性肾炎综合征，病理以肾小球毛细血管内皮细胞和系膜细胞增生性变化为主。常出现于感染后，有多种病因，以急性链球菌感染后肾炎最为常见，主要发生于儿童，成年患者可见于各种细菌、病毒等病原微生物感染后。本病在一些经济欠发达地区仍有较高患病率。

【临床表现】

本病临床表现轻重不一：80％的患者表现为亚临床型，重者可呈少尿型急性肾损伤表现。患者多有咽部或皮肤链球菌前驱感染史，感染后 7～20 天开始出现急性肾炎表现。肾炎的严重程度与前驱感染的严重程度无关。

1. 急性肾炎综合征　表现为血尿、蛋白尿、水肿、高血压和一过性急性肾损伤。

（1）血尿：常为首发症状，几乎均有血尿，40％为肉眼血尿。

（2）蛋白尿：多为轻度并于数日至数周内转阴，不到 20％表现为肾病范围尿蛋白。

（3）水肿：为起病早期症状。轻者晨起眼睑水肿，严重时可延及全身。可呈非可凹性，多于 2 周左右自行消退。

（4）高血压：见于 80％左右病例，多为中度的血压增高。其原因主要与水钠潴留、血容量扩张有关。高血压与水肿的程度常平行一致，并且随着利尿而恢复正常。

（5）少尿：部分患者起病时尿量<400 ml/d，可引起氮质血症。2 周后尿量渐增，肾功能恢复。

（6）急性肾损伤：多为一过性血肌酐及尿素氮轻度升高，利尿数日后可恢复正常。本病呈自限性过程。多数患者数周可自愈。

2. 实验室检查　血液稀释可导致轻度贫血。尿常规除红细胞尿及蛋白尿外，可见红细胞管型及白细胞。尿白细胞以中性粒细胞为主，但无尿路感染证据。对补体水平的动态检测十分重要。多数患者有低补体血症，血清总补体活性（CH50）及补体 C3 明显下降，通常在 8 周内恢复正常。有 C3 肾炎因子的患者，血清补体 C3 水平往往更低，同时补体 C1q 和 C4 的水平正常或仅轻度下降。补体 C5 水平的轻度下降也很常见，而补体 C6、C7 多为正常。血浆中可溶性的膜攻击复合物（C5b～9）可有一过性升高。如果存在补体 C3 的持续降低，应考虑其他疾病的可能，如膜增殖性肾炎、心内膜炎、隐匿性脓毒血症、系统性红斑狼疮、胆固醇栓塞、冷球蛋白血症、补体调节机制缺陷等。部分患者血清抗链球菌溶血素O（ASO）升高，但不能据此确定目前是否存在链球菌感染。

3. 肾脏病理　光镜检查的基本病变是毛细血管内增生性肾小球肾炎，表现为弥漫性内皮及系膜细胞增生伴细胞（中性粒细胞、单核细胞、嗜酸性粒细胞等）浸润，上皮下可见到嗜复红蛋白沉积，少数患者增生性病变严重可阻塞毛细血管袢，更严重者形成新月体。免疫荧光检查可见以IgG及补体C3为主的免疫复合物沿肾小球毛细血管壁和系膜区呈粗大的弥漫性颗粒样沉积，补体C3沉积强度大于IgG。电镜的特征性病变为上皮下电子致密物形成驼峰状。

4. 合并症

（1）心力衰竭：以老年人多见，可能原有心脏病。主要原因是循环血容量急骤增加。有左、右心衰竭的典型表现，心脏扩大（主要是心腔扩张，而不是心肌肥厚），可有奔马律。

（2）脑病：儿童患者较多见。表现为剧烈头痛、呕吐、嗜睡、神志不清、黑矇，严重者有阵发性惊厥及昏迷。常因此而掩盖了急性肾炎本身的表现。眼底改变不明显。

【诊断思路】

短期内发生血尿、蛋白尿、水肿、高血压等典型表现，即可诊断为急性肾炎综合征；病前1～3周咽部感染或皮肤感染史、链球菌培养及血清学检查阳性、血清补体下降并恢复等，可帮助临床确诊本病。有明确前驱链球菌感染史（如猩红热）而临床表现不肯定者，须连续多次尿常规检查，结合血补体动态改变做出诊断。

以下两种情况需要肾活检病理诊断：①少尿1周以上或进行性尿量下降、肾小球滤过功能呈进行性下降者。虽少数急性肾炎以重症毛细血管内增生性肾炎病变而呈此种表现，但更多见于急进性肾炎，故及时肾活检明确诊断十分重要。②病程超过 2 个月而无好转趋势者。此时应考虑以急性肾炎综合征起病的其他原发性肾炎（如 IgA 及非 IgA 系膜增生性肾炎、膜增殖性肾炎）及全身系统性疾病肾脏受累（如红斑狼疮性肾炎、过敏性紫癜肾炎），需肾活检证实。

【鉴别诊断】

主要需要与以急性肾炎综合征起病的肾小球疾病进行鉴别。其鉴别诊断详见表 5-2-1。

表 5-2-1　急性链球菌感染后肾炎的鉴别诊断

疾病	前驱感染	潜伏期	临床过程	多系统受累	低补体血症	其他特殊化验检查
急性链球菌感染后肾炎	有	1～3 周	自限	无	有（8 周内恢复）	抗链 "O" 升高
急性病毒感染后肾炎	有	数日至数周	轻、可自限	有	无	
感染性心内膜炎后肾炎			反复发作	有	有	血细菌培养阳性
IgA/非 IgA 系膜增生性肾炎	有	数小时至数日	反复发作	无	无	IgA 肾病时可有血 IgA 升高
膜增生性肾炎	有	1～3 周	持续性进展	无	有（40% 左右持续）	可有冷球蛋白血症、HCV 感染证据
急进性肾炎 Ⅱ 型	可有	1～3 周	急骤恶化	无	可有	
狼疮性肾炎	可有	1～3 周	持续进展反复发作	有	有（狼疮活动时）	抗核、双链 DNA、SM 抗体阳性
过敏性紫癜肾炎	可有	1～3 周	反复发作可有自限	有	无	

（1）其他病原感染后急性肾炎：发达国家成年人感染后急性肾炎的致病菌常是葡萄球菌或革兰氏阴性细菌，可

见于皮肤感染、组织深部脓肿及心内膜炎。可有循环免疫复合物阳性、冷球蛋白血症及低补体血症。病理改变类似链球菌感染后肾炎，相当比例患者呈 IgA 为主的免疫球蛋白沉积。病毒感染亦可引起急性肾炎，临床过程较轻，常不伴血补体下降，有自限倾向。

（2）其他原发性肾小球肾炎：起病时或病程的某个阶段可呈急性肾炎综合征表现者，如 IgA 肾病及非 IgA 系膜增生性肾炎、原发性新月体肾炎Ⅱ型、膜增生性肾炎等。

（3）全身系统性疾病肾受累：狼疮性肾炎及过敏性紫癜肾炎，小血管炎，冷球蛋白血症，血栓性微血管病等。

（4）非肾小球疾病：急性过敏性间质性肾炎、恶性高血压、溶血尿毒症综合征等。

【治疗】

本病是一自限性疾病。以对症治疗为主，主要为治疗水钠潴留、控制循环血容量，从而减轻症状，促进肾恢复。

1. 休息　卧床休息，直至肉眼血尿消失，血压恢复正常。

2. 饮食　低盐饮食，蛋白质入量保持约 1 g/(kg·d)。出现肾功能不全者，应限制蛋白质入量，并给予高质量蛋白质（含必需氨基酸的蛋白质，如牛奶、鸡蛋等）。

3. 对症治疗

（1）利尿：经控制水、盐入量后水肿仍明显者，应应用利尿剂。常用噻嗪类利尿剂，必要时可用袢利尿剂，如呋塞米及布美他尼等。

（2）降血压：一般情况下利尿后即可达到控制血压的目的，降压效果约出现于起病后 7～10 天，必要时可用钙通道阻滞剂及 α 受体阻滞剂以增强扩张血管效果。

（3）控制心力衰竭：主要措施为利尿、降压，必要时可应用酚妥拉明或硝普钠静脉滴注，以减轻心脏前后负荷，仍不能控制时，可应用血液滤过脱水治疗。

4. 感染灶治疗　已无感染灶时，是否应用针对链球菌的抗生素至今尚无定论。在病灶细菌培养阳性时，应积极应用抗生素治疗。扁桃体切除术对病程发展无肯定效果。对于急性肾炎迁延两个月至半年以上，或病情常反复且扁桃体病灶明显者，可以考虑扁桃体摘除术。手术时机以肾炎病情稳定、无临床症状及体征且扁桃体无急性炎症时为宜。术前后应用青霉素 2 周。

5. **透析治疗** 适应证：①少尿性急性肾损伤，特别是高钾血症时，如肾穿刺活检确诊本病，则以透析治疗维持，等待疾病自愈。②严重水钠潴留引起急性左心衰竭者，可行透析超滤脱水。

（崔　昭）

二、新月体性肾炎

新月体性肾炎指肾活检中 50% 的肾小球有占肾小囊面积 50% 以上的大新月体形成。临床上多表现为急进性肾炎综合征。该病常需要强化免疫抑制治疗，预后差。

【临床表现与诊断思路】

1. 临床上表现为急进性肾炎（RPGN）综合征 即在急性肾炎综合征（血尿、蛋白尿、水肿及高血压）基础上，肾功能进展性恶化，可在短期内（数日至数月）达到尿毒症水平，可早期出现少尿和无尿。

2. RPGN 在肾脏病理上多表现为新月体性肾炎，但是临床上也可见于其他表现为急性肾损伤的疾病，例如重症急性肾炎、急性肾小管间质病、恶性高血压以及血栓性微血管病等。临床上疑诊 RPGN 时，应争取尽早进行肾活检病理检查。

3. 新月体性肾炎病因多样。根据肾脏免疫病理将其分为三型：Ⅰ 型为抗肾小球基底膜（GBM）抗体型，Ⅱ 型为免疫复合物型，Ⅲ 型为寡免疫沉积型。Ⅰ 型的免疫病理特点为 IgG 和补体 C3 沿肾小球毛细血管袢呈线条样沉积，为抗 GBM 病中肾脏受累较重的一种，患者血清中可检测到抗

GBM 抗体，Ⅱ型为免疫球蛋白（≥＋＋）和补体成分呈颗粒样或团块样沿肾小球毛细血管袢和系膜区沉积，可在多种肾小球疾病基础上发生，如 IgA 肾病、过敏性紫癜肾炎和狼疮性肾炎等；Ⅲ型则无明显免疫球蛋白成分沉积（≤＋），其中多数与 ANCA 相关小血管炎相关，约 2/3 血清中可检测到 ANCA。新月体性肾炎的临床及病理特点及区别见表 5-2-2。

表 5-2-2　三种不同免疫病理类型的新月体性肾炎的特点

类型	临床表现	病理表现	自身抗体	治疗方案	预后
Ⅰ	占新月体性肾炎 20%；双峰年龄：20～30 岁，60～70 岁；部分患者有肺出血	IgG 和补体 C3 沿 GBM 呈线条样沉积。新月体比例高且新月体类型较为一致，常伴 GBM 及包曼囊断裂	抗 GBM 抗体阳性，1/4 合并 ANCA 阳性	首选血浆置换；糖皮质激素联合细胞毒药物	差，多依赖透析
Ⅱ	占新月体性肾炎 30%～50%；中青年；可有多系统受累	免疫球蛋白和补体成分呈颗粒样或团块样沿肾小球毛细血管袢和系膜区沉积，肾小球细胞浸润明显。除新月体形成外，多有基础肾小球疾病的特点	可有抗核抗体和类风湿因子等	甲泼尼龙（MP）冲击疗法；糖皮质激素联合细胞毒药物	疗效尚可，及时治疗可脱离透析
Ⅲ	占新月体性肾炎 30%～50%；中老年；常见多系统受累表现	无明显免疫球蛋白或补体沉积。可有肾小球的袢坏死，新月体新旧不等	多数 ANCA 阳性	MP 冲击疗法；糖皮质激素联合细胞毒药物	疗效较好，及时治疗可脱离透析

4. 实验室检查　随着抗 GBM 抗体和 ANCA 的发现，证明多数新月体肾炎与上述两种自身抗体相关。因此曾有作者结合肾免疫病理和自身抗体的不同将新月体性肾炎分为五种类型。抗 GBM 抗体型中单纯抗 GBM 抗体阳性仍称为 Ⅰ 型，如 ANCA 同时阳性则称为 Ⅳ 型；免疫复合物型仍称为 Ⅱ 型；少免疫沉积型中如 ANCA 阳性仍称为 Ⅲ 型，而若 ANCA 阴性则称为 Ⅴ 型。两种分型的关系见表 5-2-3。目前发现五型分类法中的 Ⅰ 型和 Ⅳ 型临床表现和自然病程类似，主要取决于抗 GBM 抗体；而 Ⅴ 型与 Ⅲ 型类似。因此，多数学者认为没有必要分为五型，仍以三型分类法为准。

表 5-2-3　新月体性肾炎两种分型的关系和免疫病理特点

三型分类法	免疫病理特点	血清学自身抗体检测	五型分类法
Ⅰ（抗 GBM 抗体型）	IgG、补体 C3 沿肾小球毛细血管襻呈线条样沉积	抗 GBM 抗体阳性，ANCA 阴性	Ⅰ
		抗 GBM 抗体阳性，ANCA 阳性	Ⅳ
Ⅱ（免疫复合物型）	免疫球蛋白和补体呈颗粒样或团块样沿肾小球毛细血管襻和系膜区沉积		Ⅱ
Ⅲ（少免疫沉积型）	无明显免疫球蛋白或补体成分沉积	ANCA 阳性	Ⅲ
		ANCA 阴性	Ⅴ

5. 诊断流程　临床表现为 RPGN，疑诊新月体性肾炎时应尽早进行肾活检。同时应尽快检测血清 ANCA 和抗 GBM 抗体。临床病情危重者，也可先行检测上述自身抗体并用以指导治疗，待病情稳定后再行肾活检以判定肾脏病情活动程度，决定进一步治疗方案。

【鉴别诊断】

新月体性肾炎主要应与表现为血尿、蛋白尿和急性肾衰竭的其他肾脏病相鉴别（图 5-2-1）。

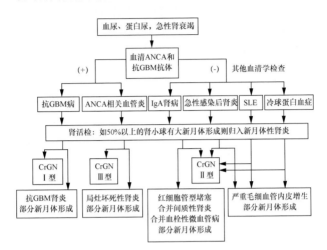

图 5-2-1　新月体性肾炎（CrGN）的鉴别诊断示意图

1. 其他原发性肾小球疾病

（1）IgA 肾病：少数 IgA 肾病患者表现为急性肾衰竭。其原因主要有 4 种：①一过性急性肾损伤可能由于红细胞管型堵塞肾小管所致；②部分患者可在 IgA 肾病基础上出现药物导致的急性肾小管间质病；③少数患者可合并恶性高血压肾损害；④部分患者可出现新月体形成，如达到新月体性肾炎的诊断标准则归入新月体性肾炎Ⅱ型。肾活检可资鉴别。

（2）急性感染后肾小球肾炎：重症急性感染后肾小球肾炎可表现为急性肾衰竭，既可为严重肾小球毛细血管内皮细胞增生，也可发展为新月体性肾炎，及时肾活检可资鉴别。

2. 系统性疾病肾损害

（1）系统性红斑狼疮（SLE）：重症狼疮性肾炎患者可表现为急性肾衰竭，多为弥漫增生性狼疮性肾炎，如严重肾小球毛细血管内皮细胞增生，也可发展为新月体性肾炎，及时肾穿刺活检可资鉴别。

（2）ANCA 相关小血管炎和抗 GBM 病：ANCA 相关小血管炎和抗 GBM 病肾受累多发生急性肾衰竭。肾脏病理上可为局灶纤维素样坏死性肾炎和新月体形成。只有新月体形成的数目符合新月体性肾炎病理诊断标准时，才分别归入Ⅲ型和Ⅰ型新月体性肾炎。

3. 其他

（1）冷球蛋白血症肾损害：发生急性肾衰竭的原因可为以严重毛细血管内皮细胞增生为特点的膜增生性肾炎，冷球蛋白形成假血栓堵塞毛细血管袢，也可合并新月体形成。新月体数目符合新月体性肾炎病理诊断标准时纳入Ⅱ型新月体性肾炎。血清冷球蛋白阳性和电镜检查见到特征性超微结构的表现有助于鉴别。

（2）恶性高血压引起的肾损害：发生急性肾衰竭的原因主要为肾中小动脉出现血栓性微血管病样表现（如洋葱皮样改变），从而造成肾小球缺血改变。舒张压≥130 mmHg 和眼底Ⅲ以上病变可资鉴别。

【治疗】

治疗方案取决于免疫病理分型。由于该病进展迅速，预后凶险，既往治疗方案多为经验性总结，缺乏高质量的循证医学证据。目前主要有两种治疗方案：①强化血浆置换；②甲泼尼龙冲击。总体预后以Ⅰ型最差，Ⅱ型和Ⅲ型相对较好。主要影响预后的因素包括新月体病变的新旧程度，发病时血肌酐水平以及临床上是否出现少尿和无尿等。

1. 血浆置换（PE）　主要适应证为血清抗 GBM 抗体阳性，肺出血，ANCA 相关小血管炎发病时表现为急性肾衰竭。

（1）抗 GBM 抗体阳性：可采用强化血浆置换，每天或隔天应用新鲜血浆或 5% 白蛋白将患者血浆置换出 2～4 L，直到患者血清中的抗 GBM 抗体转为阴性为止。一般多需要

10 次以上。

　　血浆置换疗法应尽早开始。如临床上出现血肌酐＞600 $\mu mol/L$、依赖透析及肾穿刺活检 100％肾小球有大新月体形成则可考虑停止血浆置换。有研究发现，如果强化血浆置换及免疫抑制治疗在血肌酐小于 600 $\mu mol/L$ 之前开始，1 年后约 90％的患者可以保存正常肾功能。但如果在血肌酐大于 600 $\mu mol/L$ 之后开始治疗，仅 10％患者可恢复肾功能。

　　（2）肺出血：抗 GBM 病和 ANCA 相关小血管炎患者发生肺出血时均可采用血浆置换治疗。

　　（3）重症 ANCA 相关小血管炎：除肺出血外，近年发现单纯血浆置换（3～4 L/d，连续 7 次）较单纯甲泼尼龙冲击疗法更有助于使发病时肾功能达到透析程度的患者脱离透析（69％ vs. 49％）（A 级证据）。

　　2. 甲泼尼龙（PM）冲击　甲泼尼龙每次 0.5～1.0 g，溶于 5％葡萄糖 250～500 ml 中静脉点滴，每日或隔日 1 次，3 次为一疗程，根据病情可应用 1～3 个疗程。该疗法治疗初期易发生水钠潴留、感染及消化道出血，也可引起类固醇性糖尿病，均应注意。强化免疫治疗后则应开始口服糖皮质激素联合细胞毒药物治疗。泼尼松（龙）的起始剂量为 1 mg/(kg·d)，4～6 周后逐渐减量。口服环磷酰胺的起始剂量为 2 mg/(kg·d)，连续 2～3 个月；静脉点滴为每月 0.6～1.0 g，连续应用 6 个月或直至病情缓解。ANCA 相关小血管炎和狼疮性肾炎引起的新月体性肾炎还应考虑维持缓解治疗，详见相关章节。

（崔　昭）

三、IgA 肾病

　　IgA 肾病（IgA nephropathy）是目前全球范围内最为常见的肾小球肾炎，是以免疫病理显示 IgA 为主的免疫复合物沉积在肾小球系膜区为特征，但其临床表现多种多样，主要表现为血尿，可伴有不同程度的蛋白尿、高血压和肾功能损害，可以肾炎综合征、肾病综合征、急进性肾炎综合征甚至慢性肾衰竭等肾小球肾炎的各种临床综合征为主要临床表现；即便在病理方面，病变类型也呈现为多种多样，包括肾小球轻微病变、系膜增生性病变、局灶节段性病变、毛细血管内增生性病变、系膜毛细血管性病变、新月体性病变及硬化性病变等几乎涉及增生性肾小球肾炎的所有病理表型，因此 IgA 肾病实际是一种具有特征性免疫病理表现，但由多种临床和病理表型组成的一组临床-病理综合征。

IgA 肾病可发生在任何年龄，16～35 岁的患者占总发病患者数的 80%，是导致终末期肾脏病的常见原发性肾小球疾病。

【临床表现与诊断思路】

1. 临床表现　IgA 肾病临床表现多种多样，可以呈各种肾小球疾病的临床综合征表现，最常见的临床表现为发作性肉眼血尿和无症状性血尿和（或）蛋白尿。

（1）发作性肉眼血尿：见于 40%～50% 的患者，表现为一过性或反复发作性，常发生在上呼吸道感染（少数为胃肠道或泌尿道感染等）后几小时或 1～2 日后，故曾有人称之为"感染同步性血尿"。

（2）无症状镜下血尿伴或不伴蛋白尿：大约 30%～40% 的患者表现为无症状性尿检异常，多为体检时发现。这部分患者的检出与尿检筛查和肾活检的指征密切相关。由于疾病呈隐匿过程，多数患者的发病时间难以确定。该部分患者其临床预后大多良好，但伴有蛋白尿者则不然，有条件的地区应及早进行肾穿刺活检、早期诊断。

（3）蛋白尿：IgA 肾病单纯蛋白尿不伴血尿的患者非常少见，多数患者表现为轻度蛋白尿，10%～24% 的患者出现大量蛋白尿，甚至肾病综合征，尤其在亚洲人中多见。值得注意的是在 IgA 肾病大量蛋白尿患者中，即使达到肾病范围蛋白尿（蛋白大于 3.5 g/24 h），约 66％的患者可以表现为无低白蛋白血症，此现象与其他原发肾小球疾病所致的肾病综合征有所不同。

（4）高血压：成年 IgA 肾病患者中高血压的发生率较高。起病时即有高血压者不常见，随着病程的进展高血压的发生率增高。IgA 肾病患者可发生恶性高血压，并为最主要的引起恶性高血压的肾实质疾病。

（5）急性肾损伤：IgA 肾病患者发生急性肾损伤常见于以下几种情况：

1）急进性肾炎综合征（RPGN），患者多有持续性血尿/肉眼血尿，大量蛋白尿，肾功能进行性恶化，可有水肿和高血压及少尿或无尿，肾活检病理示广泛新月体形成（属于Ⅱ型新月体性肾炎）。

2）急性肾炎综合征，表现为血尿、蛋白尿，可有水肿和高血压，出现一过性肾衰竭，但血肌酐很少超过 400 μmol/L，肾病理光镜下以毛细血管内皮细胞增生为主要病变。

3）大量肉眼血尿，因血红蛋白对肾小管的毒性和红细胞管型堵塞肾小管所致，多为一过性。

4）出现恶性高血压：病程中出现头痛、视物模糊，舒张压≥130 mmHg，眼底Ⅲ级以上病变即可诊断恶性高血压。

5）治疗过程中发生的药物相关的急性肾小管间质肾病。

出现急性肾损伤应及时肾活检明确诊断、指导治疗。

（6）慢性肾衰竭：大多数 IgA 肾病患者在确诊 10～20 年后逐渐进入慢性肾衰竭期。部分患者第一次就诊即表现为肾衰竭，同时伴有高血压，既往肾史不详或从未进行过尿常规检查，有些患者因双肾缩小而无法进行肾活检确诊。慢性肾衰竭起病的患者在成年人中远较儿童常见。

此外，约 10％的患者呈家族聚集性发病，家族性 IgA 肾病患者的临床表现及病理改变与散发性 IgA 肾病相似，在 IgA 肾病患者亲属中进行家族史调查和尿筛查是非常重要和必要的。

2. 实验室检查　迄今为止，IgA 肾病尚缺乏特异性的血清学或实验室诊断性检查。大约 30%～50% 患者会出现血清 IgA 升高；新近有研究显示血清 IgA1 缺糖（Gd-IgA1）水平和抗 Gd-IgA 自身抗体可能作为 IgA 肾病诊断的血清标志物，但有待于建立国际统一的测定方法。

3. 病理学检查　肾免疫病理检查是确诊 IgA 肾病的必备手段。特征的免疫病理表现是以 IgA 为主的免疫球蛋白在肾小球系膜区呈颗粒状或团块状弥漫沉积，常伴补体 C3 沉积。

光镜下病变类型多种多样，主要表现为弥漫性肾小球系膜细胞增生，系膜基质增加。此外，还可见到多种病变同时存在，包括肾小球轻微病变、系膜增生性病变、局灶节段性病变、毛细血管内增生性病变、系膜毛细血管性病变、新月体性病变及硬化性病变等。电镜检查可见肾小球系膜细胞增生、系膜基质增加并伴有大团块状电子致密物沉积。不同的病变程度对于判断预后有指导作用。

【鉴别诊断】

IgA 肾病临床表现多种多样。结合临床表现需与以下疾病鉴别：

1. 急性链球菌感染后肾炎　典型表现为上呼吸道感染（或急性扁桃体炎）后出现血尿，感染潜伏期为 1～2 周，可有蛋白尿、水肿、高血压，甚至一过性氮质血症等急性肾炎综合征表现，初期血清补体 C3 下降并随病情好转而恢复，部分患者 ASO 水平增高，病程为良性过程，多数患者经休息和一般支持治疗数周或数月多数可痊愈。

2. 非 IgA 系膜增生性肾小球肾炎　约 1/3 患者表现为肉眼血尿。临床与 IgA 肾病很难鉴别，须靠免疫病理检查区别。

3. 过敏性紫癜肾炎　该病与 IgA 肾病的病理学特征完

全相同。临床上除肾表现外，还可有典型的皮肤紫癜、黑便、腹痛、关节痛、全身血管炎改变等。紫癜肾炎与 IgA 肾病是一种疾病的两种不同表现或为两种截然不同的疾病，尚存在较大的争论。目前两者的鉴别主要依靠临床表现。

4. 遗传性肾小球疾病　以血尿为主要表现的遗传性肾小球疾病主要有薄基底膜肾病和 Alport 综合征。前者主要临床表现为持续性镜下血尿（变形红细胞尿），肾功能长期维持在正常范围；后者是以血尿、进行性肾功能减退直至终末期肾脏病、感音神经性耳聋及眼部病变为临床特点的遗传性疾病综合征。肾活检病理检查是明确和鉴别三种疾病的主要手段，电镜检查尤为重要。此外，肾组织及皮肤 IV 型胶原 α 链检测乃至家系的连锁分析对于鉴别家族性 IgA 肾病、薄基底膜肾病和 Alport 综合征具有重要意义。

5. 肾小球系膜区继发性 IgA 沉积的疾病　慢性酒精性肝病、血清学阴性脊椎关节病、强直型脊柱炎、Reiter 综合征（非淋病性尿道炎、结膜炎、关节炎）、银屑病关节炎等，肾免疫病理可显示肾小球系膜区有 IgA 沉积，但肾脏临床表现不常见，不难与 IgA 肾病鉴别。此外，狼疮性肾炎、乙肝病毒相关肾炎等虽然肾受累常见，但肾免疫病理除有 IgA 沉积外，伴有多种免疫复合物沉积，同时临床多系统受累和免疫血清学指标均不难与 IgA 肾病鉴别。

【治疗】

IgA 肾病患者临床、病理表现和预后存在高度异质性，目前病因和发病机制尚未明确，因而没有统一的治疗方案。因此充分评估 IgA 肾病进展危险因素对于治疗方案选择非常重要。目前 KDIGO 肾小球肾炎临床实践指南建议评估起病时和随访过程中蛋白尿、血压和 eGFR，以评估 IgA 肾病患者疾病进展的危险因素。

1. 治疗原则　治疗过程中平均血压和平均蛋白尿控制水平是影响 GFR 下降的独立危险因素，因此只要良好地控制血压和蛋白尿，大多数患者均能够达到肾功能稳定。

（1）严格控制血压，当患者蛋白尿＞1 g/d 时，推荐血压控制目标＜125/75 mmHg，当蛋白尿＞0.3 g/d 时推荐血压控制目标＜130/80 mmHg。

（2）控制蛋白尿，尽可能达到蛋白尿缓解（＜0.3～0.5 g/d）。临床研究证据显示蛋白尿控制到 1 g/d 以下患者的长期预后较好，控制在 0.5 g/d 更为理想。

（3）感染可刺激和诱发 IgA 肾病急性发作，因此应积极治疗和去除可能的皮肤黏膜感染，包括咽炎、扁桃体炎和龋齿等。

（4）饮食管理，尤其是严格限盐、非高蛋白饮食、控制体重、戒烟等生活方式管理。

2. IgA 肾病的循证医学治疗原则（图 5-2-3）　基于目前的循证医学研究，对于 IgA 肾病治疗中常用的有关 RAAS 阻滞剂（ACEI/ARB）、糖皮质激素、免疫抑制的治疗推荐如下：

（1）RAAS 阻滞剂（ACEI/ARB）在 IgA 肾病中的应用：对于蛋白尿超过 0.5 g/d 以上或存在高血压（＞130/80 mmHg）的 IgA 肾病患者均应当使用 ACEI/ARB 类药物治疗（A 级）。

合理应用 ACEI/ARB，包括：①限制盐摄入量（＜6 g/d），可配合利尿剂如氢氯噻嗪 12.5～25 mg/d；②足量使用，在血压耐受范围内逐渐加量，可至常规剂量 2 倍，例如雷米普利 10 mg/d、贝那普利 20 mg/d、氯沙坦 100 mg/d 和缬沙坦 160 mg/d；③ACEI 和 ARB 联合治疗是否更有效目前尚没有明确证据。

（2）糖皮质激素在 IgA 肾病中的应用：目前 KDIGO 指南建议对于经过 3～6 个月最适宜的支持治疗（包括使用 ACEI 或者 ARB 和控制血压治疗）后蛋白尿仍然持续性≥1 g/d，且 GFR＞50 ml/(min·1.73 m^2) 的患者，可接受 6 个月的糖皮质激素治疗，治疗的方案可选以下两种之一：①起始泼尼松剂量为 0.8～1.0 mg/(kg·d)，口服治疗 2 个月，然后在后续的 4 个月中每月减少 0.2 mg/(kg·d)，总疗程6~8个月；或者②第1、3、5个月的最初3天予以1g/d甲波尼龙静脉冲击治疗，后续予以隔日口服泼尼松0.5 mg/kg，共治疗6个月（A级）。

此外，还有两种情况通常被认为是糖皮质激素治疗的适应证：一种是临床表现为肾病综合征和肾活检显示为微小病变合并IgA肾病（这一类型目前认为是肾小球微小病变合并肾小球系膜区IgA沉积），治疗原则按照肾小球微小病变处理（详见相关章节）；另一种是新月体性IgA肾病，治疗原则参照ANCA相关血管炎治疗（见下述）。

（3）免疫抑制剂在IgA肾病治疗中的应用：免疫抑制剂治疗在IgA肾病中一直以来存在着很大的争议，是否需要糖皮质激素联合免疫抑制剂治疗目前尚无共识。有研究证明对于进展性IgA肾病（血肌酐每年升高超过15%，或血肌酐133~250 μmol/L）并且病理以活动性病变为主、肾小球硬化不超过50%的患者，可以加用激素联合环磷酰胺治疗：泼尼松40 mg/d并在两年内减至10 mg/d，环磷酰胺1.5 mg/(kg·d)治疗3个月后给予硫唑嘌呤1.5 mg/(kg·d)治疗2年，能够延缓肾衰竭的进展，但该研究对照组支持治疗不充分及RAAS阻滞剂尚无应用使研究结果备受争议。

其他免疫抑制剂的应用：①霉酚酸酯（MMF）：目前来自中国和西方的RCT研究，结果尚有争议，而且对于肾功能受损的患者（eGFR<60 ml/min·1.73 m²），激素联合MMF可能会引起迟发型重症肺炎包括卡氏肺囊虫肺炎，应当根据GFR调整剂量、小心监测。②在IgA肾病中应用硫唑嘌呤和环孢素A虽然能够降低蛋白尿，但硫唑嘌呤的副作用和环孢素A对肾功能的影响，致使临床并不推荐。

目前KDIGO指南关于免疫抑制剂（包括环磷酰胺、硫唑嘌呤、MMF和环孢素）在IgA肾病中的应用建议：除非新月体性IgA肾病伴有肾功能快速下降，不建议糖皮质激素联合环磷酰胺或者硫唑嘌呤用于IgA肾病（2D）；除非新月体性IgA肾病伴有肾功能快速下降，不建议对于GFR<

30 ml/min 患者使用免疫抑制剂（2C）；不建议 MMF 用于 IgA 肾病患者（2C）。从指南提供的建议级别和证据的质量级别不难看出 IgA 肾病的免疫抑制剂治疗尚缺乏足够的临床研究证据，需要设计良好的临床试验明确治疗的疗效，尤其需要评估这些治疗给患者带来的长期获益和风险。

（4）IgA 肾病的其他治疗策略

1）鱼油的治疗：来自美国的前瞻性随机对照研究表明采用鱼油 6～12 g/d 对于进展性 IgA 肾病具有肾功能保护作用；然而上述研究并未被其他研究所证实，荟萃分析表明对于 IgA 肾病应用鱼油并无益处。

2）抗凝和抗血小板治疗：涉及 IgA 肾病抗凝和抗血小板治疗的临床研究样本量小，观察时间短，而且研究中大多同时合并其他治疗，因此并不能得出抗血小板药物的单独疗效。目前 KDIGO 指南不建议使用抗血小板药物治疗 IgA 肾病。

3）扁桃体切除：绝大多数研究表明扁桃体切除可能有助于减轻血尿、蛋白尿的急性发作，而对肾功能保护作用尚有争议，缺乏前瞻性研究。

（5）特殊类型的 IgA 肾病的治疗

1）临床表现为肾病综合征且病理类型轻微的"IgA 肾病"：大多数学者认为该类患者为微小病变肾病合并 IgA 沉积，其治疗方式及对激素反应和微小病变肾病相同，治疗原则按照肾小球微小病变处理（详见相关章节）。

2）急进型新月体性 IgA 肾病：新月体形成是 IgA 肾病预后不良的危险因素，新月体性 IgA 肾病临床表现为急进性肾小球肾炎（RPGN），肾活检病理表现为超过 50% 以上的肾小球有新月体形成，往往短期内迅速进展至终末期肾脏病（ESKD），是 IgA 肾病中进展最快、预后最差的类型。2012 KDIGO 肾小球肾炎指南建议对于急进性新月体性 IgA 肾病的治疗方案参照 ANCA 相关血管炎相似的免疫抑制治疗，即大剂量口服或者静脉糖皮质激素联合口服或静脉应用环磷酰胺治疗（2D）。然而，最新的基于我国大样本的新月体性 IgA 肾病多中心队列研究显示，对于重型新月体性 IgA 肾病患者（起病时血肌酐大于 580 μmol/L），即使经过包括强化免疫抑制治疗（甲泼尼龙冲击联合口服糖皮质激素和环磷酰胺治疗），患者在 1 年之内也几乎不能脱离透析，因此对于肾功能差的重型患者需要积极寻求新的治疗方法。正在进行的血浆置换治疗新月体性 IgA 肾病多中心随机对照试验 RESCUE 研究（NCT02647255）的完成，可能为新月体性 IgA 肾病临床实践指南的制订提供依据。

3. IgA 肾病治疗的新探索　近年来随着对于 IgA 肾病发病机制认识的不断深入，探索 IgA 肾病新的治疗方法也逐步进入临床研究阶段。根据临床研究注册登记数据库（https://clinicaltrials.gov），一些新的探索性治疗正在开展，包括抑制黏膜免疫——NEFIGAN（NCT01738035）、清除 B 细胞——Rituximab in IgAN（NCT00498368）、抑制 B 细胞增生活化——BRIGHT-SC Study（NCT02062684）和抑制 B 细胞信号传导——SIGN（NCT02112838）以及抑制补体替代途径和凝集素途径活化的临床随机对照研究等，虽然这些新型生物制剂的疗效和安全性还有待临床试验证实，但无疑为探索 IgA 肾病新的治疗策略，特别是靶向治疗开辟了新的视野。

（张　宏）

四、系膜增生性肾炎

系膜增生性肾小球肾炎是以弥漫性肾小球系膜细胞增生及不同程度系膜基质增多为主要病理特征的一组疾病。据其免疫病理可分为 IgA 肾病及非 IgA 肾病两大类，本文主要介绍非 IgA 系膜增生性肾炎（非 IgA MsPGN）。

【临床表现与诊断思路】

系膜增生性肾小球肾炎属于病理形态学诊断，临床和病理具有如下特点。

1. 一般情况　多见于青少年男性，常隐袭起病，我国患者约 49% 有前驱上呼吸道感染。

2. 临床表现　多种多样。可表现为无症状蛋白尿或（和）血尿、慢性肾炎综合征及肾病综合征。约 70%～90% 病例有血尿，常为镜下血尿。25%～57% 病例呈现肾病综合征。20%～40% 病例出现高血压，10%～25% 病例出现肾功能减退。

3. 血清补体成分正常，血清 IgA 正常。

4. 肾脏病理　光镜弥漫性肾小球系膜细胞增生伴基质增多为本病特征性改变，早期以系膜细胞增生为主，后期系膜基质增多，肾小球受累程度一致。Masson 染色有时可见系膜区及副系膜区嗜复红蛋白沉积。系膜病变严重时可见节段性系膜插入现象。电镜检查可见系膜细胞增生及基质增多，重症病例尚可见节段性系膜插入。约 1/4～1/2 病例可在系膜区、乃至内皮下见到少量稀疏电子致密物。

5. 免疫病理分型　非 IgA MsPGN 可分为如下五类：

（1）以 IgG 及补体 C3 沉积为主，我国最常见。

（2）以 IgM 及补体 C3 沉积为主，西方国家常见。又名"IgM 肾病"。

（3）以补体 C1q 沉积为主，又名"C1q 肾病"。

（4）仅补体 C3 沉积。

（5）免疫病理检查阴性，有学者认为它就是系膜细胞增生较明显的微小病变肾病。

（4）（5）两种情况均少见。

6. 诊断思路　青少年隐袭起病或前驱感染后急性发作。临床可呈无症状血尿和（或）蛋白尿、肾炎综合征及肾病综合征等表现，血尿发生率高。血清 IgA 及补体 C3 正常。确诊需做病理检查，弥漫性肾小球系膜细胞增生伴不同程度系膜基质增多为本病特点，免疫荧光检查除外 IgA 肾病方可诊断。

【鉴别诊断】

需要与肾脏病理表现为系膜增生的各种肾小球疾病相鉴别。

1. 继发性肾小球疾病

（1）狼疮性肾炎：Ⅱ型为系膜增生型。狼疮性肾炎常伴多系统侵犯，化验抗核抗体等多种自身抗体阳性，活动期血清 IgG 增高，补体 C3 下降。肾组织光镜检查除系膜增生外，病变有多样性及不典型性特点，免疫病理检查呈"满堂亮"。

（2）紫癜性肾炎：临床上有过敏性紫癜表现，化验血清 IgA 有时增高，肾组织免疫病理检查能见 IgA 伴 C3 在系膜区沉积。

（3）糖尿病肾病：糖尿病弥漫性肾小球硬化症需与非 IgA MsPGN 鉴别。本病常有糖尿病病史，常伴糖尿病眼底病变等微血管病合并症。病理检查光镜下系膜基质增多，而系膜细胞增生不明显，免疫病理有时可见 IgG 及白蛋白沿肾小球毛细血管壁呈线样非特异性沉积。

2. 原发性肾小球疾病

（1）IgA 肾病：肾脏病理以 IgA 及补体 C3 为主沉积于系膜区和毛细血管壁。上呼吸道感染后 3 天内出现肉眼血尿和（或）血清 IgA 增高是临床上提示 IgA 肾病的重要线索。

（2）急性感染后肾小球肾炎消散期：其病理与免疫病理表现均与本病相似且可持续 2～3 年，故应与本病鉴别。有典型急性肾炎病史者，感染后 1～3 周急性发病，呈典型急性肾炎综合征表现，病初 6～8 周内血清补体 C3 下降后恢复。

（3）微小病变肾病：非 IgA MsPGN 可见 IgM 或 IgG 或补体 C3 在系膜区呈颗粒样沉积，而微小病变肾病阴性。微小病变肾病多起病急骤，表现为典型的肾病综合征。

（4）局灶节段性肾小球硬化（FSGS）：重度非 IgA

MsPGN 常继发局灶节段性硬化病变，但仍存在弥漫系膜细胞增生及系膜基质增多的背景，与原发性 FSGS 不同。

3. 其他肾小球疾病　系膜增生性肾炎还需要与其他少见的肾小球疾病相鉴别，下述疾病早期也可表现为系膜增生性肾炎，如 Alport 综合征、纤维样肾小球疾病、早期膜性肾病、早期糖尿病肾病和淀粉样变肾病。依据其各自的临床和病理学特点可资鉴别。

【治疗】

应根据不同临床病理表现类型来制订不同治疗方案。

1. 无症状血尿和（或）蛋白尿　无需特殊治疗。注意避免感冒、过度劳累及应用肾毒性药物，定期复查观察病情变化。虽建议轻度蛋白尿（少于 1 g/d）的患者可应用 ACEI 或 ARB 以减少蛋白尿和保护肾功能，但缺乏循证医学证据。此类患者预后一般较好，大多数病例尿化验虽然持续异常，但是肾功能并无损害。

2. 慢性肾炎综合征　应积极控制高血压、减少蛋白尿，延缓肾损害进展。一般认为不宜应用糖皮质激素及免疫抑制剂治疗。高血压应该降至目标值。根据美国 MDRD 循证医学研究，尿蛋白定量＞1 g/d 者应使血压降达 125/75 mmHg。慢性肾脏病患者的高血压宜首选 ACEI 或 ARB 配合小剂量利尿剂治疗，血压不能达标时再加钙通道阻滞剂，仍不能达标再加其他降压药。总之，需多种（常需 3～4 种）降压药物在常规剂量下联合治疗。减少蛋白治疗也常用 ACEI 或（和）ARB，即使没有高血压也可应用，但是服药剂量需比常规降压剂量大，只有足量才能充分显效。这类患者肾脏病变常缓慢进展，进展速度与原有肾脏病变轻重（尤其系膜基质增多程度）、高血压和蛋白尿的控制情况相关。

3. 肾病综合征　应根据肾脏病理轻重不同采用不同治疗方案。表现为轻度非 IgA MsPGN 者，治疗方案可与微小病变肾病相似，初次治疗可单用糖皮质激素如泼尼松 1 mg/（kg·d），以后逐渐减量。反复发作时应并用免疫抑制剂如环磷酰胺和吗替麦考酚酯。表现为中度或重度非 IgA MsPGN 者，初次治疗应联合应用糖皮质激素及免疫抑制剂。此外，还应积极对症处理，并给予 ACEI 和（或）ARB 减少尿蛋白。

（崔　昭）

五、微小病变肾病

微小病变肾病（minimal change disease，MCD），是指临床表现为肾病综合征、光镜下肾小球结构大致正常、免疫荧光全阴性、电镜下仅以足细胞足突广泛消失为主要特点的一类肾小球疾病。机制不明，可能与 T 淋巴细胞功能失调有关。

原发性 MCD 的发病高峰在儿童及青少年，约占 10 岁以内儿童肾病综合征（NS）的 70%～90% 及成人 NS 的 10%～30%，中年为低谷，老年略有上升形成第二发病高峰。

【临床、病理表现及诊断思路】

1. 常突然起病，常为 NS，水肿多明显。血尿不突出，约 20% 的患者仅有轻微的镜下血尿，血尿明显者应警惕肾静脉血栓或同时存在其他导致血尿的疾病。血压大多正常。患者的血 IgG 水平常很低，部分患者血 IgE 增高。

2. 合并症　感染、电解质紊乱（低钠血症、高钾血症、低钙血症）、血栓、栓塞、营养不良、内分泌功能紊乱（甲状腺功能减退）及急性肾损伤（AKI）。合并 AKI 者，部分是由于有效血容量不足导致肾灌注不良而引起的肾前性 AKI，不能找到原因者被称为 MCD 合并特发性 AKI。

3. 诊断思路　儿童及青少年单纯性 NS（血尿不明显，血压、肾功能正常）多为本病，可先予足量激素治疗，疗效不佳（8 周无效）或中老年患者应进行肾穿刺活检明确病理类型。

4. 病理表现　光镜：肾小球结构大致正常，肾小管上皮细胞可见颗粒及空泡变性；免疫荧光：全阴性或 IgM、补体 C3 非特异性弱阳性；电镜：足突广泛消失，没有电子致密物沉积。

【鉴别诊断】

1. 系膜增生性肾小球肾炎（非 IgA 型）　表现为 NS 的患者与 MCD 的临床特点非常相似，部分患者可有比较突出的血尿，光镜下可见弥漫性系膜细胞及基质增生，免疫荧光常见 IgG、IgM、补体 C3 等沉积，电镜下可见电子致密物在系膜区沉积，以此可与 MCD 鉴别。若仅有轻度系膜增生而免疫荧光阴性，应归入 MCD 诊断。若免疫荧光 IgM 阳性，电镜下未见电子致密物，也应归入 MCD 诊断；若同时电镜下也见到电子致密物，则应归入系膜增生性肾小球肾炎诊断，其预后及治疗反应可能比 MCD 差，曾被称为 IgM 肾病，但目前已不再公认为一个独立的疾病了。

2. 局灶节段性肾小球硬化（FSGS）　由于本病的局灶节段性特点，因而可能在肾穿刺活检或病理切片时未取到节段性硬化的肾小球而被误诊为 MCD，但仍有一些线索可以帮助鉴别（见该节）。MCD 长期不缓解是否能转为 FSGS，至今不明。

3. IgA 肾病　典型患者不易与 MCD 混淆，但其中有一小部分患者表现为 NS，光镜下无明显病变或仅有轻度系膜增生，免疫荧光以 IgA 沉积为主，电镜下可见广泛足突消失及电子致密物在系膜区沉积，激素的治疗反应类似于 MCD。目前的观点倾向于认为是 MCD 合并 IgA 肾病。

经肾脏病理诊断 MCD 后，需进行病因的鉴别诊断，常见的有：应用非甾体抗炎药、汞、锂等重金属中毒，及淋巴瘤、嗜酸细胞性淋巴肉芽肿（Kimura 病）等淋巴增殖性疾病。

【治疗】

90% 患者经糖皮质激素治疗可使 NS 缓解，但易于复发。在无糖皮质激素的年代，本病的自然缓解率虽可高达

40％，但由于有较高的死亡率（20％，死因多为感染），诊断明确后应尽快使用糖皮质激素治疗以使 NS 尽早缓解，缓解后的治疗重点在于如何维持缓解，防止复发。以下是与糖皮质激素治疗反应有关的概念：

缓解：尿蛋白转阴或微量保持 3 天以上。

复发：缓解后再出现 3 天以上的≤2＋的蛋白尿。

频繁复发：6 个月内≤2 次复发或 1 年内≤3 次复发。

激素敏感：糖皮质激素治疗后 8 周内尿蛋白转阴。

激素抵抗：糖皮质激素治疗 8 周后 NS 不能缓解（成人＞12 周）。

激素依赖：糖皮质激素减量或停用后 2 周内复发。

在儿科患者的治疗中，已有较大量的循证医学证据，在成人患者中尚缺乏设计严格的前瞻性随机对照研究，2012 年 KDIGO 肾小球肾炎临床实践指南基本上以小规模成人资料及借鉴儿科的资料为基础，代表了目前国际上的主流专家观点。笔者结合我国患者的特点进行点评如下：

NS 患者的初始治疗推荐使用足量糖皮质激素，泼尼松或泼尼松龙每日顿服 1 mg/kg，最大剂量 80 mg；或者隔日顿服 2 mg/kg，最大剂量 120 mg。（点评：我国患者一般 40～60 mg/d 即为足量，除非体重过大者。）

达到完全缓解的患者，起始的足量糖皮质激素维持至少 4 周；未达到完全缓解的患者，维持不超过 16 周。（点评：维持完全缓解 2 周后可开始减量。）达到缓解的患者，糖皮质激素在缓解后的 6 个月内缓慢减量。[点评：北京大学第一医院的经验表明（非循证医学证据），开始减量时，激素在 40 mg/d 以上时，可以每两周减 10 mg/d；40 mg/d 以下时，可以每两周减 5 mg/d；当激素减至 15 mg/d 左右时，易于复发，因此，可酌情在 10～15 mg/d 时维持 2～3 月后，再缓慢减量；总疗程约 9 个月至 1 年。]

使用糖皮质激素有相对禁忌证或不能耐受的患者（如未控制的糖尿病、精神疾病、严重的骨质疏松），建议口服环磷酰胺或钙调磷酸酶抑制剂。（点评：单用钙调磷酸酶抑制剂有可能达到约 60% 缓解率，而单用环磷酰胺效果不肯定。）

非频繁复发患者，建议使用糖皮质激素的起始剂量和维持时间同上。（点评：也要结合患者复发肾病的严重程度及年龄等因素，综合考虑是否联合使用其他免疫抑制剂。）

对于频繁复发/激素依赖（FR/SD）患者，建议口服环磷酰胺 2～2.5 mg/(kg·d)，共 8 周。（点评：我国患者一般为 100 mg/d，累积量 6～8 g。）使用环磷酰胺后仍复发或希望生育能力不受影响的患者，建议使用钙调磷酸酶抑制剂 [环孢素 3～5 mg/(kg·d) 或他克莫司 0.05～0.1 mg/(kg·d)，分两次口服] 治疗 1～2 年。[点评：我国患者推荐剂量，环孢素 2～3 mg/(kg·d)（12 h 药物谷浓度 100 μg/L 左右），或他克莫司 0.05 mg/(kg·d)（12 h 药物谷浓度 5 μg/L 左右），分两次口服；完全缓解后，逐步减量至维持缓解的最小剂量，维持 1～2 年。] 对于不能耐受糖皮质激素、环磷酰胺和钙调磷酸酶抑制剂的患者，建议使用吗替麦考酚酯每次 500～1000 mg，每日 2 次，共 1～2 年。（点评：研究表明，糖皮质激素副作用大时，吗替麦考酚酯有助于加快糖皮质激素的减量速度；来氟米特也有同样的效果，10～20 mg/d 口服，1～2 年。）

对糖皮质激素抵抗型患者进行再评估以寻找 NS 的其他病因。（点评：可能是 FSGS，预后比 MCD 差。治疗参考 FSGS 治疗策略。）

伴发 AKI 的 MCD 患者，如果有适应证，建议接受肾替代治疗，但需合用糖皮质激素。

初发患者，无需使用他汀类药物治疗高脂血症，正常血压患者无需使用 ACEI 或 ARB 来减少尿蛋白。（点评：因为大部分患者糖皮质激素敏感，临床缓解快，因此不需要这些治疗并承受不必要的副作用。但对于有高凝倾向患者，仍需要预防性抗凝治疗。）

除了上述以指南为核心的经典治疗之外，利妥昔单抗也可用于治疗激素依赖/频繁复发的 MCD 患者，用法为：每次静脉点滴 375 mg/m² 体表面积，每 6 个月一次，共 4 次；或每次静脉点滴 1 g，每 6 个月一次，共 2 次。能够帮助减停糖皮质激素，减少复发。该药的常见副作用为过敏及输液反应。

（刘　　刚）

六、膜性肾病

膜性肾病（MN）是以肾小球基底膜外侧、上皮细胞下免疫复合物沉积，伴基底膜弥漫增厚为特征的一组疾病。病因未明者称为特发性膜性肾病，是构成中老年患者原发性肾病综合征的常见疾病，发病高峰年龄为 40～50 岁，男女比例约为 2：1。在我国约占肾小球疾病的 23.4%，仅次于 IgA 肾病（28.1%）。近 5～10 年来我国 MN 患者有明显增加且年轻化趋势，可能与空气污染有关。发病机制虽未完全阐明，但目前认为是由于肾小球足细胞某些成分，如内肽酶、M 型磷脂酶 A2 受体（PLA2R），与相应的自身抗体结合，形成免疫复合物，沉积于上皮细胞下，激活补体，引起足细胞损害，使基底膜滤过屏障受损，导致蛋白尿。

【临床表现与诊断思路】

1. 多发于中老年人，隐袭起病，水肿逐渐加重。

2. 80% 表现为肾病综合征，余为无症状蛋白尿。20%～55% 的患者有镜下血尿；20%～40% 伴有高血压。大多数患者起病时肾功能正常，但有 4%～8% 的患者存在肾功能不全，部分患者可于多年后逐步进展为终末期肾脏病。

3. 肾病综合征的各种并发症均可在本病中见到，比较突出的是血栓、栓塞，常见肾静脉血栓、下肢静脉血栓及肺栓塞，发生率约为 10%～60%。

4. 实验室检查　应用免疫荧光法或酶联免疫吸附法，在 70% 左右的原发性 MN 患者血清中可以检出针对 PLA2R 的自身抗体，以 IgG4 亚型为主，特异性 95% ～ 99%，而在继发性 MN 患者中阳性率通常很低。抗体的水平与病程变化和尿蛋白的水平呈正相关，但抗体水平的变化往往早于临床尿蛋白的变化情况，因此对于临床的缓解或复发均有提示意义。抗体水平高的患者，自发缓解率和治疗缓解率均较低，肾功能恶化的风险较高。如治疗后抗体转阴，则提示预后较好。抗体持续阳性者，复发率较高。2% ～ 3% 的原发性 MN 患者中可以检出抗血小板反应蛋白 1 型域 7A（THSD7A）的抗体，但由于检出率低，临床意义有限。

5. 肾脏病理　光镜：早期肾小球毛细血管袢略显僵硬，可见肾小球基底膜空泡样改变。病变明显时基底膜弥漫增厚，钉突形成（嗜银染色），上皮细胞下、钉突之间颗粒状嗜复红蛋白沉积。晚期则表现为基底膜明显增厚，可呈链环状。免疫荧光：以 IgG 和 C3 为主沿毛细血管壁颗粒样沉积。IgG 亚型，原发者 IgG4 最强，继发者较弱或阴性。可见 PLA2R 抗原在足细胞表面呈高表达。电镜：可见基底膜增厚，上皮细胞足突融合，上皮下颗粒状电子致密物沉积。根据电镜表现可进行 Ehrenreich-Churg 分期。Ⅰ 期：GBM 无明显增厚，足突广泛融合，GBM 外侧上皮细胞下有小块的电子致密物沉积。Ⅱ 期：GBM 弥漫增厚，上皮细胞下有较大块的电子致密物沉积，它们之间有 GBM 反应性增生形成的钉突。Ⅲ 期：电子致密物被增生的 GBM 包绕，部分开始被吸收而呈现出大小、形状、密度不一致的电子致密物和透亮区。Ⅳ 期：GBM 明显增厚，大部分电子致密物被吸收而与 GBM 密度接近。分期与病程、治疗反应、肾脏预后均无明显对应关系。

6. 诊断思路　起病隐袭的中老年肾病综合征，易发生血栓栓塞合并症。应进行肾穿刺活检以明确诊断，并除外继发因素后方可诊断原发性 MN。无论肾组织中检出 PLA2R 抗原高表达或血清学检出抗 PLA2R 抗体阳性，均可诊断 PLA2R 相关 MN。

【鉴别诊断】

原发性 MN 需与继发性 MN 相鉴别：

1. 膜型狼疮性肾炎　常见于年轻女性，有系统性红斑狼疮的多系统损害的表现，病理表现为具有增殖性病变的膜性肾病的特点，免疫荧光多为各种免疫球蛋白、补体成分均阳性的"满堂亮"现象。个别患者以肾脏病为首发表现，病理接近典型的膜性肾病，在此后数年中才逐步符合系统性红斑狼疮的诊断标准，因此严密的随访具有重要意义。

2. 乙型肝炎病毒相关性 MN　继发于乙型肝炎病毒感染的膜性肾病患者，可有乙型肝炎的临床表现或乙型肝炎病毒复制的血清学异常，病理表现为具有增殖性病变的膜性肾病，在肾组织中能够检测出乙型肝炎病毒抗原成分。

3. 肿瘤相关性 MN　见于各种恶性实体瘤及淋巴瘤，在病理上与原发性 MN 类似，多数患者肿瘤与 MN 时间相隔 1 年之内，少数患者可以在确诊 MN 后 2～4 年才发现肿瘤，这一类患者多发生在老年人，占 60 岁以上 MN 患者的 20%，所以老年 MN 患者应查找肿瘤并严密随访。

4. 药物或毒物相关性 MN　有接触史，停药后多数患者可自发缓解，在病理上可与原发性 MN 无区别。

【治疗】

基本治疗包括限盐、休息、控制血压等。只要没有禁忌证，应使用血管紧张素转化酶抑制剂（ACEI）或血管紧张素 II 受体阻滞剂（ARB）减少尿蛋白。

原发性 MN 患者有自发缓解或肾功能缓慢恶化两个不同方向发展的趋势。前者应该免受免疫抑制剂治疗、避免不必要的毒副作用，而后者应尽早得到相应的治疗。

治疗应参考 2012 年 KDIGO 肾小球肾炎临床实践指南。

1. 原发性 MN 患者应用糖皮质激素和免疫抑制剂治疗的适应证

（1）推荐仅在患者出现肾病综合征并有下列至少一项情况时，才考虑应用糖皮质激素和免疫抑制剂：①在 6 个月的控制血压和降低尿蛋白的观察期内，患者尿蛋白持续超过 4 g/d 并且在基线 50% 以上，未见下降趋势。②出现严重的、致残的或有生命威胁的与肾病综合征有关的症状。③诊断后的 6～12 个月内 Scr 升高≥30%，同时 eGFR 不低于 25～30 ml/(min·1.73 m²)，且除外其他原因引起的肾功能恶化。

（2）对于 Scr 持续>3.5 mg/dl [>309 μmol/L 或 eGFR <30 ml/(min·1.73 m²)]、超声下肾体积明显缩小（长径<8 cm）或者合并严重、致命性感染的患者不应再予免疫抑制剂治疗。

2. 原发性 MN 的初始治疗

（1）推荐初始治疗为期 6 个月，隔月交替静脉/口服糖皮质激素和口服烷化剂。我国患者一般采用足量糖皮质激素联合口服环磷酰胺 50～100 mg/d（累积量 8～12 g）的疗法。

（2）建议选择环磷酰胺而非苯丁酸氮芥作为初始治疗。

（3）在完成上述治疗方案后，在认定治疗无效前，推荐至少 6 个月的保守治疗；除非肾功能恶化或出现严重的、致残的、威胁生命的肾病综合征有关的症状。

（4）仅在患者无严重蛋白尿（>15 g/d）而出现肾功能快速恶化（1～2 个月内 Scr 翻倍）时重复肾穿刺活检。

（5）根据患者的年龄和 eGFR 调整环磷酰胺用量。

3. 原发性 MN 初始治疗的替代方案：钙调磷酸酶抑制剂（CNI）

（1）推荐对符合初始治疗标准、但又不愿接受糖皮质激素/烷化剂治疗的或存在禁忌的患者使用环孢素或他克莫司至少 6 个月。国际上推荐剂量，环孢素 3.5～5 mg/(kg·d)，分两次口服，药物谷浓度 125～175 μg/L，可联合泼尼松 0.15 mg/(kg·d) 口服；他克莫司 0.05～0.075 mg/(kg·d)，分两次口服，药物谷浓度 5～10 μg/L。我国患者建议从小剂量开始使用，若临床获得缓解，则不需达到推荐剂量和浓度；若临床未能缓解，则增加药量至推荐剂量和浓度。在有糖皮质激素禁忌证时，可以尝试单用环孢素或他克莫司。

（2）建议经 6 个月治疗后仍未达到部分缓解，应停止使用 CNI。前提是药物已达到推荐剂量和浓度。

（3）如果达到完全或部分缓解，且没有严重的 CNI 相关肾毒性发生，则建议在 4～8 周内将 CNI 的剂量减至初始剂量的 50％，全疗程至少 12 个月。

（4）初始治疗期，规律监测 CNI 的血药浓度。若治疗中出现无法解释的 Scr 升高（＞20％）则应随时监测。

4. 不应作为原发性 MN 初始治疗的用药方案

（1）糖皮质激素不能单独作为初始治疗。

（2）吗替麦考酚酯不单独用于原发性 MN 的初始治疗。

5. 应用推荐方案治疗无效的原发性 MN 的治疗

（1）建议对以烷化剂为基础治疗无效的患者，给予 CNI 治疗。

（2）建议对以 CNI 为基础治疗无效的患者，给予烷化剂治疗。

6. 原发性 MN 肾病综合征复发的治疗

（1）建议采用原先达到缓解的方案治疗。

（2）若以前采用 6 个月的糖皮质激素/烷化剂方案作为初始治疗，建议仅重复此方案一次。

7. 儿童原发性 MN 的治疗

(1) 对于儿童原发性 MN，建议遵循成人治疗方案。

(2) 建议糖皮质激素/烷化剂交替方案最多使用 1 次。

8. 原发性 MN 的预防性抗凝治疗

建议原发性 MN 肾病综合征患者，如血清白蛋白水平显著降低（<25 g/L）并伴有其他血栓风险，应给予口服华法林预防性抗凝。因为个体差异性大，华法林应该从小剂量开始（1.5～3 mg/d），定期检测凝血指标国际标准化比值（INR），保持在 1.5～2.0。若肾病综合征缓解，血白蛋白大于 30 g/L，即可停止抗凝；若已有血栓形成，则应在肾病综合征缓解后继续抗凝半年，根据血栓的情况决定是否停止抗凝。

9. 新型治疗——抗 B 淋巴细胞表面抗原 CD20 的单克隆抗体（利妥昔单抗）。常见用法是：每周静脉注射一次 375 mg/m²，共 4 次；或每两周注射一次 1 g，共两次；以后监测 B 细胞计数，若回升超过 5/mm³，及时补加一次的剂量。对初发和复发的患者均有较好效果。

（崔 昭）

七、局灶节段性肾小球硬化

局灶节段性肾小球硬化（focal segmental glomerulosclerosis，FSGS）是一组比较常见的肾小球病变，其病因各不相同，病理特征为肾小球局灶节段性硬化。

原发性 FSGS 曾被认为是发病率较低的疾病，但近 20 多年来，西方国家的发病率有明显的上升，在白种人中从占成人肾病综合征（NS）的 4%～10% 增至 12%～25%，成为继膜性肾病之后构成成人原发性 NS 的第二个常见病理类型。在黑人中甚至可高达 36%～80%，是黑人原发性 NS 的最常见病理类型（尤以塌陷型为多见）。然而，在黄种人肾脏病中其比例仍相对较低。北京大学第一医院肾内科数据显示它占 NS 的 4.1％，十多年间并无上升趋势；同在亚洲的韩国和新加坡，其占原发性肾小球疾病的比率也仅为 4.6％～9.0％。

发病机制尚不清楚，但足细胞损伤是其核心环节。遗传性 FSGS 是因为基因异常导致足细胞内在结构病变而发病；原发性 FSGS 是循环（或局部）的致病因子损伤足细胞所致，但至今没有发现公认的致病因子；继发性 FSGS 是由于原有疾病对足细胞的损伤和耗竭。

【临床、病理表现及诊断思路】

1. 见于任何年龄，青少年稍多，无显著发病高峰，男性较常见。

2. 100％患者有不同程度的蛋白尿，60％以上为 NS，约 50％患者有不同程度血尿，1/3 患者起病时伴有高血压、肾功能不全，常有肾小管功能受损表现。

3. 单用激素治疗半数患者无效。

4. 诊断思路　青少年起病的 NS，若伴有血尿、高血压、激素疗效不佳，应予以肾活检病理诊断并分型。

5. 病理表现　光镜：特征为肾小球局灶（部分肾小球）节段性（部分毛细血管袢）硬化；硬化是指肾小球毛细血管袢闭塞和细胞外基质增多。FSGS 进程中可不同程度地伴有球囊粘连、足细胞增生、肥大、空泡变性、玻璃样变、节段性内皮细胞及系膜细胞增生，肾小管上皮细胞损伤、灶状肾小管萎缩、肾间质纤维化、泡沫细胞形成以及肾间质淋巴/单核细胞浸润。免疫荧光：节段性 IgM 和（或）补体 C3 呈颗粒状、团块状在毛细血管袢（硬化部位）和系膜区沉积；也可呈阴性。电镜：可见到比较广泛的足突消失（effacement）、内皮下血浆渗出、足突与肾小球基底膜分离（detachment）等现象。

6. 病理分型（表 5-2-4）

表 5-2-4　FSGS 病理分型（国际肾脏病理专家 FSGS
工作组建议，2000 年）

亚型	诊断标准	需先除外的亚型
非特异型 FSGS (NOS)	至少一个肾小球呈节段性细胞外基质增多、毛细血管闭塞，可伴有节段性毛细血管塌陷而无相应的足细胞增生	门部型、细胞型、塌陷型、尖端型
门部型 FSGS	至少一个肾小球呈现门部周围（肾小球血管极）玻璃样变，或者>50%的节段性硬化的肾小球具有门部周围的硬化和（或）玻璃样变	细胞型、塌陷型、尖端型
细胞型 FSGS	至少一个肾小球呈节段性毛细血管内增生堵塞管腔，伴或不伴泡沫细胞及核碎裂	塌陷型、尖端型
尖端型 FSGS	至少一个肾小球呈现位于尿极的节段性病变（靠近尿极的25%的外围毛细血管袢），可以是细胞性病变或硬化，但一定要有球囊粘连或者是足细胞与壁层上皮细胞、肾小管上皮细胞的汇合	塌陷型、门部型
塌陷型 FSGS	至少一个肾小球呈节段性或球性塌陷并且伴有足细胞增生和肥大	无

【鉴别诊断】

鉴别诊断流程见图 5-2-2。继发性者应注意下列疾病，病毒相关性：如人类免疫缺陷病毒（HIV）、短小病毒B19（Parvovirus B19）等；药物相关性：如海洛因、干扰素、锂、双膦酸盐等；肾组织减少：如孤立肾、反流性肾病等；肾缺血、缺氧：如高血压肾损害、缺血性肾病（肾动脉狭窄）等；肥胖相关性。其他肾小球疾病伴发 FSGS见于 IgA 肾病、Alport 综合征、糖尿病肾病、狼疮性肾炎等。

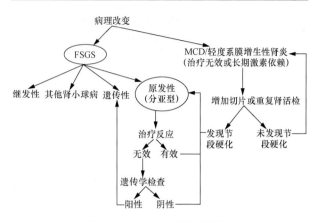

图 5-2-2　FSGS 鉴别诊断流程

【治疗】

非肾病水平蛋白尿患者，治疗的重点在于减少尿蛋白及防止硬化的进展，采用血管紧张素转化酶抑制剂和（或）血管紧张素 II 受体阻滞剂。同时，作为基本原则，所有患者都应注意尽可能控制相关的加重因素。

1. 对于肾病水平蛋白尿患者，治疗应参考 2012 年 KDIGO 肾小球肾炎临床实践指南，笔者结合我国患者的特点对其推荐进行点评如下。

对特发性 FSGS 的 NS 患者初始治疗，可使用足量糖皮质激素或联合免疫抑制剂。泼尼松每日顿服 1 mg/kg，最大剂量 80 mg；或隔日顿服 2 mg/kg，最大剂量 120 mg。（点评：我国患者一般 40～60 mg/d 即为足量，除非体重过大者。）初始足量糖皮质激素使用至少 4 周；如果能耐受，应用至完全缓解，但最长不超过 16 周。（点评：虽然个别文献报道，足量激素使用半年可增加缓解率，但由于副作用大，不应予以推荐。）达到完全缓解后糖皮质激素在 6 个月内缓慢减量。〔点评：北京大学第一医院的经验表明（非循证医学证据）：开始减量时，激素在 40 mg/d 以上时，可以每两周减 10 mg/d；40 mg/d 以下时，可以每两周减 5 mg/d；当激素减至 15 mg/d 左右时，易于复发，因此，可酌情在 10～15 mg/d 时维持 2～3 个月后，再缓慢减量；总疗程约 9 个月至 1 年。］使用糖皮质激素有相对禁忌证或不能耐受足量糖皮质激素的患者（如未控制的糖尿病、精神因素、严重的骨质疏松），建议首选钙调磷酸酶抑制剂。

复发的治疗同成人 MCD 复发的治疗。

对于激素抵抗型 FSGS 患者，建议使用环孢素 3～5 mg/(kg·d)，分两次服用，至少 4～6 个月。［点评：我国患者推荐剂量，环孢素 2～3 mg/(kg·d)（12 h 药物谷浓度 100 μg/L 左右），或他克莫司 0.05 mg/(kg·d)（12 h 药物谷浓度 5 μg/L 左右），分两次口服。］

如果获得部分或完全缓解，建议继续使用环孢素至少 12 个月，随后缓慢减量。（点评：逐步减量至维持缓解的最小剂量，维持 1～2 年。）

不能耐受环孢素的激素抵抗型 FSGS 患者，建议使用吗替麦考酚酯联合大剂量地塞米松。［点评：吗替麦考酚酯可能对此类患者效果不好，可试用；而来氟米特可能对部分患者有效，10～20 mg/d 口服，1～2 年；也可试用环磷酰胺。］

2. 除了 2012 年 KDIGO 肾小球肾炎临床实践指南涉及的治疗方案外，下面的治疗策略也可以考虑：

血浆置换或免疫吸附：可以试用于上述药物治疗都无效的 NS 患者，但即使获得一些疗效，停止后病情多会反复。对于肾移植后短期内复发者，推荐采用血浆置换（约 10 次左右）配合激素治疗，而且，尽早使用可能效果更好。

近年来还有利妥昔单抗治疗 FSGS 的报道，主要对激素依赖或肾移植后复发的 FSGS 有效，而对于激素抵抗的 FSGS 大多效果不佳。用法参考本章"六、膜性肾病"。

在影响患者预后的临床因素中，最主要的是尿蛋白程度。非 NS 患者若起病时无高血压或肾衰竭，则预后较好，自然病程中其 10 年肾存活率约为 90%，NS 患者仅为 50%；NS 经糖皮质激素治疗缓解者的 10 年肾存活率可高达 90%，与非 NS 患者相同，而无效者则低于 40%，说明积极治疗 NS——使其缓解是改善预后的最重要手段。另外，血压、起病时的肾功能情况，也是非常重要的影响因素，严格的血压控制以及保护尚存的肾功能也是治疗的重要组成部分。

在影响患者预后的病理因素中，肾间质纤维化程度是首要因素，但目前尚无有针对性的治疗措施。其次是 FSGS 的亚型对治疗反应及预后的影响。通常认为尖端型对糖皮质激素治疗反应好、预后最好（接近 MCD）；塌陷型临床表现重，治疗效果差，约 50% 患者于诊断 3 年后出现肾衰竭，预后最差；其他各型介于两者之间，治疗效果及预后从较差到较好依次为细胞型、门部型、非特异型。但也有一项回顾性研究发现，接受糖皮质激素治疗［泼尼松 1 mg/(kg·d)，最大剂量 80 mg/d，3～4 个月，有效者慢减量］的患者（共 51 例）中，部分及完全缓解的病例数为 32 例，而未予治疗组（36 例）仅有 4 例部分缓解；在各亚型中，治疗有效率分别是尖端型 78%、门部型和非特异型 53%、细胞型和塌陷型 64%；肾病综合征缓解的患者，10 年的肾存活率为 92%，对应于不同的亚型分别为尖端型 100%、门部型和非特异型 100%、细胞型和塌陷型 80%。提示对于原发性 FSGS 的 NS 患者，无论病理亚型如何，在无禁忌证的情况下，都应予以激素等相应治疗，以获得最大的临床缓解机会，改善预后。

（刘　　刚）

八、膜增生性肾小球肾炎

膜增生性肾小球肾炎（MPGN），又名系膜毛细血管性肾小球肾炎（MCGN），由系膜细胞增生及基质增多插入肾小球基底膜（GBM）与内皮细胞之间导致 GBM 增厚和"双轨征"形成而得名。

原发性 MPGN 相对少见，高发年龄为 8～16 岁，男女比例相近。

传统上，主要根据电镜下电子致密物的沉着部位将本病分为 3 型：

1. MPGN- I 型　光镜主要表现为内皮细胞及系膜细胞增生，系膜基质广泛插入基底膜及内皮细胞间而形成"双轨征"。可见单核细胞及中性粒细胞在肾小球浸润。当系膜增生明显时可将肾小球分隔为分叶状结构，曾被称为"分叶性肾炎"。部分患者会出现新月体。可继发相应肾单位的肾小管萎缩、肾间质炎症细胞浸润和纤维化。免疫荧光可见 IgG 及补体 C3 沿肾小球毛细血管壁及系膜区呈颗粒状、"花瓣样"沉积。电镜可见系膜区及内皮下有电子致密物沉积及系膜插入现象。

2. MPGN- II 型　光镜表现与 I 型相似，但细胞增生不如 I 型明显。典型的免疫荧光为 C3 呈线样或条带状在毛细血管壁沉积。电镜可见电子致密物在 GBM 中条带样沉积，故也被称为"致密物沉积病（DDD）"。

3. MPGN- III 型　光镜及免疫荧光表现与 I 型相似，电镜下电子致密物除在内皮下沉积外，还在上皮下沉积。

2012 年起有学者建议应结合发病机制及病理特点将 MPGN 分为免疫复合物介导型及补体介导型等两型。

1. 免疫复合物介导型　即传统的 MPGN I 型及 III 型　光镜下最常见的组织学表现为广泛的肾小球毛细血管壁增厚及内皮细胞增生，系膜细胞及基质可插入基底膜及内皮细胞间而形成"双轨征"。当系膜增生明显时可将肾小球分隔为分叶状结构，故又称为"分叶性肾炎"。少部分患者会出现新月体。可见单核细胞及中性粒细胞浸润。小管间质病变可见于疾病的早期，严重程度往往与肾小球的病变相吻合。间质纤维化和肾小球硬化均很明显时，临床上往往有进行性肾功能损害。免疫荧光下可见颗粒状及条带状 C3 及免疫球蛋白沿基底膜呈周边性的沉积，也可见于系膜区。免疫球蛋白通常为 IgG 及 IgM，很少出现 IgA。电镜下的突出表现为系膜区及内皮下有电子致密物沉积及系膜插入现象，上皮下也可见大量的电子致密物的沉积。

2. 补体介导型　包括传统的 MPGN Ⅱ 型（DDD）及表现为 MPGN 的 C3 肾小球肾炎。

【临床表现和诊断思路】

1. 青年起病。

2. 约半数患者在呼吸道感染之后起病。约半数患者表现为肾病综合征；1/4 患者表现为急性肾炎综合征，1/4 患者为无症状性血尿和蛋白尿伴高血压，部分患者起病时肾功能不全。

3. Ⅱ 型 MPGN 患者常伴眼脉络膜疣及局部脂肪萎缩。

4. 约 75% 的患者补体 C3 持续降低。

5. 诊断要点：青年患者，表现为肾炎综合征合并肾病综合征，伴低补体血症应考虑 MPGN 的可能。肾活检可明确诊断和分型。

【鉴别诊断】

1. 与继发性 MPGN 相鉴别诊断　原发性 MPGN 应除外继发因素，详见表 5-2-5。常见的继发性因素包括 HCV 相关性肾炎、HBV 相关性肾炎、SLE 和冷球蛋白血症等。通过检查外周血和肾组织 HBV 感染证据可协助诊断 HBV 相关性肾炎；外周血 HCV 抗体和 HCV-RNA 阳性、冷球蛋白血症以及肾活检组织典型的冷球蛋白结晶可协助诊断 HCV 相关性肾炎；血尿免疫固定电泳和骨髓穿刺或骨髓活检有助于除外多发性骨髓瘤引起的冷球蛋白血症性肾损害；自身抗体如 ANA 和抗 ds-DNA 抗体等有助于除外 SLE。

表 5-2-5 继发性膜增生性肾小球肾炎

分类	疾病	
1. 有免疫复合物沉积	a. 感染	乙型肝炎、丙型肝炎、EB 病毒及艾滋病病毒感染，支原体感染，疟疾，血吸虫病，感染性心内膜炎，脑室心房分流感染，内脏脓肿
	b. 自身免疫病	系统性红斑狼疮，类风湿关节炎，干燥综合征，硬皮病，冷球蛋白血症
	c. 异常蛋白血症	轻链或重链沉积病，华氏巨球蛋白血症，触须样或纤维样肾小球病
2. 无免疫复合物沉积	a. 慢性肝病	肝硬化，α1 抗胰蛋白酶缺乏
	b. 血栓性微血管病	溶血尿毒症综合征/血栓性血小板减少性紫癜，抗磷脂综合征，放射性肾炎，镰状红细胞贫血，移植性肾病
	c. 糖尿病肾病	

2. 与表现为低补体血症的肾小球疾病相鉴别　多种肾小球疾病可表现为低补体血症，鉴别诊断详见表 5-2-6。

表 5-2-6 引起血清补体水平降低的常见肾小球疾病

	急性链球菌感染后肾炎	MPGN	狼疮性肾炎	乙型肝炎病毒相关性肾炎	丙型肝炎病毒相关性肾炎
病史	起病 2～3 周前有链球菌感染史	可有前驱感染史		乙型肝炎病毒感染史	丙型肝炎病毒感染史
临床特点	急性肾炎综合征，多为自限性疾病	肾病综合征伴肾炎综合征，可有眼部病变和局部脂肪萎缩	系统性损害，包括皮肤、关节、肌肉、内脏、神经、血液系统等	慢性肾炎综合征，表现类似于相应类型的原发性肾小球肾炎	肾炎综合征、肾病综合征，可有急性肾损伤和高血压

表 5-2-6 引起血清补体水平降低的常见肾小球疾病（续表）

	急性链球菌感染后肾炎	MPGN	狼疮性肾炎	乙型肝炎病毒相关性肾炎	丙型肝炎病毒相关性肾炎
化验检查	ASO↑	可有 C3NeF 阳性	ANA、抗 dsDNA 抗体、抗 Sm 抗体等阳性	乙型肝炎病原学检查阳性	丙型肝炎病原学检查阳性，可有冷球蛋白血症、循环免疫复合物和类风湿因子阳性
补体	C3↓↓，CH50↓，6～8 周内恢复	持续性 C3↓↓和 CH50↓	C3、C4、CH50 等均下降，与病情活动性一致	C3↓，并可伴有 C1q 和 C4 降低	C4 下降，C3 可轻度下降
肾脏病理特点	毛细血管内增生，上皮下电子致密物呈"驼峰"状	"双轨征"，系膜细胞增生和系膜基质扩张	免疫荧光呈"满堂亮"	多为不典型膜性肾病，乙型肝炎抗原染色阳性	双轨征、毛细血管内皮增生、假血栓形成

【治疗】

非肾病综合征患者多数预后良好；肾病综合征患者 10～15 年约 50% 进入终末期肾脏病，40% 保持原状态，仅有约 10% 患者可自发缓解，Ⅱ型预后更差。

成人原发性 MPGN，尚无有效疗法，缺乏循证医学证据，多从儿科治疗经验中借鉴，成人的疗效比儿童差。

1. ACEI 和 ARB 可能对患者有益。

2. 糖皮质激素在儿童 MPGN 的非对照研究中，泼尼松 2 mg/kg 隔日使用 1 年，减至隔日 20 mg 维持 3～10 年，患者 10 年肾功能稳定率在激素组显著高于非治疗组（61% vs.12%，D 级建议）；激素冲击治疗也可能有效（D 级）；患者的治疗反应差异较大，若足量激素治疗临床无效果，则应停用，以避免长期应用带来的副作用。

3. 细胞毒药物及其他免疫抑制剂 有用吗替麦考酚酯（起始最大剂量为 2 g/d，维持剂量平均为 1.1 g/d，18 个月）联合激素治疗可以降低尿蛋白的报道（D 级建议）。环磷酰胺及环孢素 A 的疗效也不理想。

4. 抗血小板和抗凝治疗 有使用阿司匹林（500～975 mg/d）联合双嘧达莫（75～225 mg/d）治疗的报道，能够短期降低尿蛋白和保护肾功能（D 级）。华法林疗效不肯定，且出血的发生率较高（D 级）。目前，也无足够证据推荐使用肝素类物质。

5. 抗补体治疗（如抗 C5 单抗） 可能会对补体介导的MPGN 有效。

（于　峰）

九、纤维样肾小球病和免疫触须样肾小球病

纤维样肾小球病（fibrillary glomerulopathy，FGP）是 IgG 和补体 C3 沉积在肾小球形成纤维丝样超微结构的一类疾病，1977 年由 Rosenmann 等首次报道；免疫触须样肾小球病（immunotactoid glomerulopathy，ITG）是 IgG 和补体 C3 沉积在肾小球形成中空的微管样超微结构的一类疾病，1980 年由 Schwatz 等首次报道。有学者把两者视为同一疾病，作为同义词互为通用。但多数学者鉴于两者病理特征、某些临床特点及预后有所不同，认为是不同的疾病，但大多在同一章节进行介绍。FGP 约占肾活检病例的 1%，ITG 更为少见，约为 FGP 的 1/10。

FGP 多为原发性，少数可见于副蛋白血症患者；而 ITG 常见于副蛋白血症患者。由于未知的原因，免疫球蛋白在肾小球沉积、聚合。有人通过免疫电镜观察到 FGP 的纤维可能由 IgG、C3、淀粉样 P 成分构成。还有人通过微切割技术和质谱分析发现，ITG 的微管结构由单克隆 IgG、C3、载脂蛋白 E、淀粉样 P 成分等构成。确切的机制尚待进一步研究。

【临床、病理表现及诊断思路】

1. FGP 和 ITG 临床表现相似。患者年龄范围为 10～80 岁，发病高峰为 40～60 岁，ITG 患者年龄更大些，男性比例偏高。几乎所有患者均有蛋白尿，其中 60%～70% 患者达到肾病综合征（NS）。大多数患者（70%～80%）有镜下血尿，约半数以上患者有高血压。多数患者肾功能持续恶化，平均 4 年约半数患者发展为终末期肾脏病（ESRD）。

2. FGP 患者病变基本仅局限于肾，而 ITG 患者可伴有低补体血症，以及引起副蛋白血症疾病（淋巴增生性疾病、多发性骨髓瘤）的相应临床表现。

3. 肾脏病理　光镜：FGP 和 ITG 都可表现为系膜增生性肾炎、膜增生性肾小球肾炎、膜性肾病等，部分病例可伴有新月体形成，晚期病例可出现肾小球硬化及肾小管萎缩和肾间质纤维化。系膜区、毛细血管壁可见 PAS 阳性、嗜复红蛋白沉积，但银染不着色。刚果红染色、硫黄素 T（thioflavine T）均阴性，用于鉴别淀粉样变性病。免疫荧光：IgG、C3 等呈颗粒样分布于肾小球系膜区和（或）沿肾小球毛细血管壁分布。FGP 患者沉积的 IgG 主要为 IgG4，κ 及 λ 轻链常并存，说明其为多克隆。ITG 患者沉积的 IgG 主要为 IgG1、IgG2、IgG3，κ 或 λ 轻链，常呈单克隆。电镜是诊断 FGP 和 ITG 的主要手段。纤维或微管样物质呈弥漫性或多灶状分布于肾小球系膜区和（或）内皮细胞下、上皮细胞下，偶有沿肾小管基底膜和肾间质分布。FGP 的纤维丝排列紊乱、不分叉，直径为 12～25 nm，约为肾淀粉样纤维直径的 2 倍（淀粉样纤维直径为 8～12 nm）。ITG 的纤维呈中空的微管样结构，多呈平行规则排列，也可呈紊乱排列，直径为 30～50 nm。

4. 诊断思路　诊断需依靠肾脏病理，病因诊断需在临床上查找引起副蛋白血症的疾病。

【鉴别诊断】

需与电镜下发现特殊纤维样或微管结构的疾病鉴别，流程见图 5-2-3。

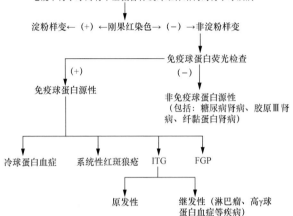

电镜下肾小球内有中空微管样或纤维样结构的肾小球疾病

淀粉样变←（+）←刚果红染色→（−）→非淀粉样变

免疫球蛋白荧光检查

（+）

免疫球蛋白源性

（−）

非免疫球蛋白源性
（包括：糖尿病肾病、胶原Ⅲ肾病、纤黏蛋白肾病）

冷球蛋白血症　系统性红斑狼疮　ITG　FGP

原发性　　继发性（淋巴瘤、高γ球蛋白血症等疾病）

图 5-2-3 FGP 和 ITG 与其他疾病的鉴别诊断流程图

1. FGP 与肾淀粉样变性的鉴别。FGP 刚果红染色阴性，免疫荧光为多克隆 IgG（IgG4 明显）及补体 C3 阳性，纤维直径 12～25 nm；肾淀粉样变性刚果红染色阳性，免疫荧光常为单克隆轻链或通过免疫组化证实的其他淀粉样物质，纤维直径为 8～12 nm（注意少数患者可能与 FGP 纤维直径有重叠）。此外，FGP 的纤维分布往往局限于肾小球内，而淀粉样变性除见于肾小球，常出现于血管壁及肾间质。后者还往往呈现多系统损伤，心、肝、脾、皮肤多脏器可同时受累。

2. FGP 与 ITG 的鉴别。两者是否是同一类疾病尚有争议，但多数学者认为是不同的疾病。如前所述，两者的光镜下病理表现相似，但免疫荧光和电镜有各自的特点，有助于鉴别，个别患者 ITG 的微管直径较细，与 FGP 相似，笔者认为如果能证实为单克隆免疫球蛋白（多为 IgG1、IgG2、IgG3）构成，还应诊断为 ITG。另外，ITG 患者可伴有引起副蛋白血症的疾病（淋巴增生性疾病、多发性骨髓瘤），也有助于鉴别。

3. FGP、ITG 与冷球蛋白血症肾损害的鉴别。冷球蛋白血症肾损伤在电镜下可有类似 ITG 的微管样或 FGP 的纤维样物质沉积，需要鉴别。但前者可以发现血清中的冷球蛋白，光镜下肾小球内透明血栓形成，免疫荧光一般 IgM 沉积为主，电镜下还可见同时有杆状、晶格样、环形和指纹样结构等。

【治疗】

多数患者对糖皮质激素、免疫抑制剂、血浆置换等治疗无效。有报道对于淋巴增生性疾病引起的 ITG 化疗可能有效。抗 CD20 的单克隆抗体——利妥昔单抗有成功治疗 FGP、ITG 的个例报道。接受了肾移植的患者，约半数复发。

（刘　刚）

肾小管疾病

第 6 章

第 1 节 肾 性 糖 尿

正常人血糖在生理范围内波动，肾小球滤过的糖可被肾小管 100% 重吸收，因此尿糖阴性。肾小管对葡萄糖的重吸收有一个最大率（TmG），TmG 正常范围 $250\sim375$ mg/$(min\cdot1.73\ m^2)$，根据 TmG 可推算出尿糖阳性时血糖浓度大约 $8.9\sim10.0$ mmol/L。肾性糖尿指血糖正常，因肾小管重吸收减少而导致尿糖排出增加。

【临床表现和诊断思路】

肾性糖尿无特殊临床表现，多由于其他原因查尿常规时发现。尿常规检查发现尿糖阳性，应首先测血糖并同时检测尿糖，如血糖在正常范围而尿糖多次阳性，可诊断肾性糖尿。

确定有肾性糖尿后，应对其病因进行鉴别。注意有无合并肾小管损伤的其他证据，如肾性氨基酸尿、肾小管酸中毒等；有无妊娠；同时应询问家族史，必要时家庭成员进行肾性糖尿的检查。

【鉴别诊断】

肾性糖尿可见于各种原因引起的近端肾小管损伤，家族性肾性糖尿和妊娠。

1. 妊娠 妊娠后肾小球对糖的滤过增加，肾小管重吸收糖的能力下降，可出现肾性糖尿，而血糖正常。妊娠引起的肾性糖尿通过病史较易鉴别，妊娠前无肾性糖尿，妊娠时出现，应注意除外妊娠期糖尿病。

2. 家族性肾性糖尿　家族中多个人患肾性糖尿，可合并多尿，无其他肾小管间质受损的证据，肾功能正常；少数报道可引起失盐、容量轻度下降、肾素醛固酮水平升高。家族性肾性糖尿具有常染色体显性遗传和隐性遗传两种模式，呈现隐性遗传的患者（16～27 g/d）比显性遗传患者尿糖程度重（4～6.5 g/d）。致病基因为近端肾小管的钠葡萄糖转运子（SGLT2）的编码基因（SLC5A2，16p11.2）。此类患者预后好，无需治疗。

3. 各种原因引起近端肾小管损伤　该类损伤引起的肾性糖尿通常合并其他肾小管间质损伤表现，可出现 Fanconi 综合征、严重贫血，甚至肾衰竭。通过临床表现和肾小管功能检查容易进行鉴别（参见第 7 章）。

【治疗】

对原发病予以治疗，如果确诊为家族性肾性糖尿或妊娠相关，定期观察即可。

（周绪杰　吕继成　陈育青）

第 2 节　肾性氨基酸尿

是一组以肾小管对氨基酸转运障碍为主的肾小管疾病。生理状态下，肾小球滤过的氨基酸可几乎全部被近端肾小管重吸收，如果肾小管对滤过氨基酸重吸收减少，即出现肾性氨基酸尿。

【临床表现和诊断思路】

氨基酸尿可以由于肾小管氨基酸转运蛋白功能缺陷造成重吸收能力下降引起（肾性氨基酸尿），也可因血中氨基酸增多超过肾小管重吸收能力（溢出性氨基酸尿）引起。其中肾性氨基酸尿见于各种原因引起的近端肾小管损伤和遗传性肾性氨基酸尿，其临床表现取决于尿中排出氨基酸的种类和原发病。由于肾小管重吸收氨基酸时，几个氨基酸共用同一种转运子，因此某个转运子的遗传缺陷引起氨基酸尿，尿中会出现一组特定的氨基酸。

1. 各种原因引起近端肾小管损伤　包括感染、药物性或免疫因素介导的间质性肾炎。该类损伤引起的肾性氨基酸尿无特异分类，表现为全氨基酸尿，同时合并其他肾小管间质损伤表现，如肾性糖尿，可出现 Fanconi 综合征、严重贫血，甚至肾衰竭。通过临床表现和肾小管功能的检查易鉴别。

2. 胱氨酸尿为常染色体隐性遗传疾病，已发现两个致病基因（SLC3A1，SLC7A9）。尿中胱氨酸及二碱基氨基酸（鸟氨酸、赖氨酸、精氨酸）排出过多。由于胱氨酸在尿中的溶解度较低，会形成胱氨酸结石（棕黄色，不透 X 线），显微镜检查可见六角形扁平结晶。确诊需查 24 h 尿中胱氨酸排泄量，如尿胱氨酸/肌酐＞250 mg/g 即可诊断。

3. Hartnup 病为常染色体隐性遗传疾病，位于肾小管和小肠的中性氨基酸转运子异常（SLC6A19）导致尿和肠道的中性氨基酸吸收障碍。多于儿童期发病，由于色氨酸肠道吸收减少，体内烟酰胺产生不足，可出现光敏感性糙皮样皮疹、小脑共济失调和精神症状，但很多携带该转运子缺陷的患者，虽然有氨基酸尿，却没有上述临床表现。确诊依靠尿液和粪便氨基酸成分检查，可发现中性氨基酸（包括苏氨酸、丝氨酸、色氨酸、组氨酸、丙氨酸、谷氨酰胺、天门冬酰胺）排出增多。

4. 其他氨基酸尿也有报道，确诊方法依赖尿氨基酸的定量及定性分析。

【治疗】

与肾小管损伤有关的全氨基酸尿的治疗重点是治疗肾间质小管病。对于遗传性氨基酸尿无特异的治疗方法。遗传性胱氨酸尿会引起尿路结石，导致肾衰竭，早期发现，降低尿中胱氨酸的浓度有助于防治结石。治疗措施包括以下方式：①限制钠和蛋白质摄入量以减少胱氨酸排泄，从而降低尿中胱氨酸的浓度。②多饮水多排尿以降低胱氨酸浓度，一般根据尿排泄胱氨酸量来计算需要的尿量以达到胱氨酸浓度＜243 mg/L 的目标。③碱化尿液以增加胱氨酸的溶解度，可以使用枸橼酸钾或碳酸氢钾 3～4 mmol/(kg·d)，分 3～4 次服用，为保持夜间尿 pH 呈碱性，每日碱剂的最后一剂应在睡前服用。特定情况下，也可使用乙酰唑胺。应避免使用枸橼酸钠或碳酸氢钠，因为其可提高钙、胱氨酸和尿酸排泄，只有在存在高钾血症、不得已的情况下选择。④如果保守措施无法充分降低尿胱氨酸浓度或结石反复复发，推荐加用含巯基药物，如青霉胺或硫普罗宁或卡托普利。胱氨酸排泄率极高的患者，含巯基药物也可作为初始治疗。⑤持续结石形成可导致大结石（包括鹿角形结石）和尿路梗阻，往往需要外科干预。Hartnup 病的主要治疗为对症，对于有症状的儿童补充烟酰胺 50～300 mg/d。

（周绪杰　吕继成　陈育青）

第 3 节　肾性尿崩症

尿崩症是指由于抗利尿激素（antidiuretic hormone，ADH）的分泌减少或抵抗，导致肾集合管不能浓缩尿液，大量的低比重尿排出（"水利尿"），同时伴有多饮多尿烦渴的临床综合征。尿崩症根据病因分为①中枢性尿崩症，主要由于抗利尿激素产生不足引起，包括遗传性、获得性两种原因；②肾性尿崩症，指 ADH 分泌正常，由于肾本身原因导致肾小管对抗利尿激素反应减弱或无反应而引起的多尿（表 6-3-1）；③原发性烦渴，是由于过度饮水和水负荷过多，生理性抑制了 ADH 的释放所致。

表 6-3-1　肾性尿崩症常见病因

分类	病因
遗传性	家族性 X-连锁隐性遗传（AVPR2 基因突变） 常染色体隐性或常染色体显性遗传（AQP2 基因突变） 其他遗传性疾病 　　Bartter 综合征 　　肾单位肾痨 　　胱氨酸病 　　家族性低镁血症伴高尿钙和肾钙质沉着症（FHHNC） 　　表观盐皮质激素过多综合征（apparent mineralocorticoid excess） 　　Bardet-Biedl 综合征
获得性	肾脏病（髓质囊肿病、多囊肾、镇痛药肾病、梗阻性肾病、慢性肾盂肾炎、骨髓瘤肾病等） 高钙血症 低钾血症 药物（含锂类药物、两性霉素等）

【临床表现】

轻型肾性尿崩症相对常见，几乎所有老年人或者有急性或慢性肾脏病的患者，其尿液最大浓缩能力均有所下降。例如，在这些情况下尿液最大渗透压可能从 800～1200 mosmol/kg 降至 600 mosmol/kg 以下。对于慢性肾脏病患者，此种缺陷在某种程度上是由于每一个功能性肾单位的溶质分泌增加，以及加压素 V2 受体表达下降所致。

中、重度肾性尿崩症的突出表现是多尿，患者尿量 3～20 L/d、夜尿增多、烦渴、嗜冷饮，通常发生在 10 岁以后。未经治疗的尿崩症患者，其血清钠水平往往处于正常高限，刺激口渴中枢，通过摄入水分代偿多尿引起的水分丢失。当口渴的感觉受损或不能正常获取水时（例如不能独立饮水的婴儿、年幼儿童），可出现中度至重度高钠血症，如不能补充水分，易出现脱水及严重高钠血症。

【诊断思路与鉴别诊断】

尿崩症的临床诊断思路，首先确定是否为尿崩症，进而确认尿崩症的类型和病因（表 6-3-1），是否为肾性尿崩症。通过临床多尿的症状及低比重尿，可诊断尿崩症。

1. 首先对多饮多尿的患者应当明确是"溶质性利尿"还是"水利尿"，如果有血糖、尿素升高，应当考虑溶质性利尿，反之考虑水利尿。除了病史和血生化检查外可进行尿渗透压、尿比重的测定。

如果尿渗透压<150 mOsm/(kg·H_2O) 一般考虑为"水利尿"的可能，如果尿渗透压 150～250 mOsm/(kg·H_2O) 则考虑有"溶质性利尿"的存在。此外原发性烦渴（口渴中枢损害）可以通过禁水试验与尿崩症鉴别。

2. 对于诊断尿崩症的患者进而明确是中枢性还是肾性尿崩症。血管加压素（AVP）试验是区分中枢性和肾性尿崩症的主要方法之一。有条件可通过测定 AVP 水平鉴别尿崩症类型，如果血清 AVP 水平>2 pg/ml 则考虑肾性尿崩症，而 AVP 为 1～2 pg/ml 则应考虑中枢性尿崩症。具体鉴别诊断见表 6-3-2。

50% 的中枢性尿崩症为特发性，其余的由中枢神经系统感染、肿瘤或创伤引起。临床上除尿崩症外，多合并中枢神经系统疾病，而无肾脏病的表现，抗利尿激素的分泌减少或缺失，对外源性抗利尿激素有反应。

3. 其他检查　如果影像学提示颅内病变涉及下丘脑-垂体，则应当考虑中枢性尿崩症可能，如果各种检查未发现中枢性病变则应当考虑肾性尿崩症的可能。

4. 对于诊断肾性尿崩症的患者应当按照表 6-3-1 来分析病因，判断引起肾性尿崩症的原发病。成人多考虑获得性原因，儿童多考虑先天遗传性因素。

通过详细的病史、症状和化验检查对于多尿的病因一般不难做出病因诊断，对于诊断和鉴别诊断存在困难的情况需要借助诊断试验，其中最常用的是禁水加压素试验（表 6-3-2）。健康人禁水后可以表现为脱水，ADH 最大程度释放，以达到尿液最大程度的浓缩。此时注射外源性 ADH 对已经高度浓缩的尿渗透压没有影响。其他如高渗盐水滴注试验可以区分部分性尿崩症与原发性烦渴；去氨精氨酸加压素（DDAVP）的治疗性试验可区分部分性中枢性尿崩症和部分性肾性尿崩症。

表 6-3-2 尿崩症的鉴别诊断

诊断	禁水后尿渗透压 mOsm/(kg·H₂O)	禁水后血 AVP	外源性 AVP 后尿渗透压的增加
正常	>800	>2 pg/ml	无
中枢性尿崩症			
完全性	<300	测不到	明显增加
部分性	300～800	<1.5 pg/ml	禁水后增加>10%
肾性尿崩症	<300～500	>5 pg/ml	无
原发性多饮	>500	<5 pg/ml	

【治疗】

治疗原则：肾性尿崩症的治疗包括水的补充，特别是老年行动不良、幼儿、重症监护等不能自行饮水的患者；其次为减少尿量，主要措施包括低盐低蛋白膳食，应用噻嗪类利尿剂及非甾体抗炎药。

成人多数为获得性尿崩症，应当针对病因治疗原发病；在婴幼儿早期识别该病具有重要意义，以防止反复发作的脱水和高钠血症引起身体和精神发育障碍。由于婴幼儿不能独立地对口渴感做出反应，故应以每 2 h 1 次的频率全天为其提供水分。严重患者可能需要胃饲。然而大量摄入水分可能会加重其生理性胃食管反流，因此应密切监测食欲和生长情况。遗传性尿崩症的高尿流量可诱发肾积水和膀胱扩张，罕见的情况下引起肾衰竭，因此临床也应当予以监测。对于所有显著多尿的患者，推荐频繁排尿和"二次排尿"以防止膀胱扩张和膀胱功能障碍。控制尿量可通过控制膳食来源的溶质，应用噻嗪类利尿剂、非甾体抗炎药及外源性 ADH 等实现。

（周绪杰　吕继成　陈育青）

第 4 节　肾小管磷酸盐转运障碍

在人体内，磷的平衡有赖于食物摄入、肠道吸收与排出、组织间分布以及肾的滤过和重吸收。在正常饮食的情况下，每日从肾小球滤过的磷 65%～85% 被近端肾小管重吸收。在近端肾小管上皮细胞刷状缘的管腔侧有钠离子驱动的磷转运蛋白，受 pH 值、甲状旁腺激素（PTH）水平等多种因素影响以及饮食中磷摄入量的影响。

尿磷酸盐排出增加主要有两方面的原因。其一，降磷素的产生增多或者活性增强。例如，多种遗传性因素或获得性因素可以使成纤维细胞生长因子-23（FGF23）产生增多或者活性增强，而 FGF-23 水平的增加可以降低近端肾小管表达钠/磷协同转运蛋白，从而导致尿磷排泄增加。其二，近端肾小管对磷重吸收异常，可见于多种遗传性因素或获得性因素（表 6-4-1）。

【临床表现和诊断思路】

由于肾大量失磷，血清磷下降，可引起一系列的临床症状。通常只有严重的低磷血症（低于 1.0 mg/dl），才会出现明显的临床表现。其主要原因是细胞内 ATP 水平的下降。在低磷血症时，由于红细胞脆性增加，因此容易发生溶血。此外，还可出现多种神经肌肉以及骨骼的异常，包括近端肌病、骨痛和横纹肌溶解等。由于肌肉受累，甚至可以出现心功能不全以及呼吸衰竭。神经系统可以表现为感觉异常、震颤以及脑病。长期慢性低磷可以改变骨骼代谢，导致骨吸收增加和严重的矿化不全，从而损伤骨骼的结构和强度，可能发生骨折或骨痛。遗传性的肾失磷，发病年龄早，突出的表现为骨发育的异常，表现为佝偻病。部分患者由于同时合并尿钙增加，因此可发生肾石症或肾脏钙化。后天获得性的肾小管损伤，高尿磷通常只是 Fanconi 综合征临床表现的一部分。

对于低磷血症的患者，详尽的临床病史以及体格检查可能提示其病因（例如呼吸性碱中毒等）。而患者是否存在肾性失磷，则需要通过 24 h 尿磷定量，计算尿磷排泄分数（FE_{Pi}），以及计算肾小管最大磷重吸收与肾小球滤过率比值（TmP/GFR）确定。当 24 h 尿磷定量大于 100 mg，或者尿磷排泄分数大于 5%，或 TmP/GFR 小于 2.5 mg/100 ml 则提示肾性失磷。低磷血症合并肾性失磷，往往提示由于获得性因素或基因异常所导致的近端肾小管重吸收磷的障碍。详细的病史，家族史以及基因检测的结果有助于明确最终的诊断。

【鉴别诊断】

常见肾性失磷的原因见表 6-4-1。

表 6-4-1 肾磷丢失增加的原因

近端肾小管重吸收障碍
  遗传性障碍
    遗传性低磷血症性佝偻病伴高尿钙（SLC34A3 突变）
  常染色体隐性肾性失磷（SLC34A1 突变）
    NHERF1 突变
    KLOTHO 突变
  获得性障碍
    药物：渗透性利尿剂、乙酰唑胺、降钙素、利尿剂、支气管扩张剂、肾上腺皮质激素、碳酸氢盐、对乙酰氨基酚、铁剂（静脉）、抗肿瘤药物、抗逆转录病毒药物、氨基糖苷类、抗惊厥药物
  原发性和继发性甲状旁腺功能亢进
  甲状腺功能亢进
  低钾肾病

表 6-4-1　肾磷丢失增加的原因（续表）

糖尿病控制不良
肾移植术后
急性肾小管坏死恢复期、尿路梗阻后遗症
其他：肝切除后、结直肠手术、容量扩张
Fanconi 综合征
FGF-23 分泌增加或活性升高
　遗传性障碍
　　　X-连锁低血磷（PHEX 突变）
　　　常染色体显性低磷血症性佝偻病（FGF-23 突变）
　　　常染色体隐性低磷血症性佝偻病（DMP1 和 ENPP1 突变）
　获得性障碍
　　　肿瘤所致骨软化症

【治疗】

主要的治疗为纠正低磷血症。首先需要确定是否需要补充磷的治疗，对于轻度低磷血症的患者往往无明显临床症状，也无证据支持需要补磷治疗。对于轻中度低磷血症患者，可以通过口服低脂牛奶（含磷 0.9 mg/ml）补充磷。磷酸钠和磷酸钾复合片剂（含磷 250 mg）可以作为药物补充磷。对于严重的低磷血症（小于 1 mg/dl），往往需要静脉补充治疗。目前尚无临床实验证实静脉合理补充磷的方案。在静脉补充磷时需要注意可能发生的副作用，包括肾衰竭、低钙抽搐、高磷血症等。目前的标准方案包括：对于严重的无症状低磷血症患者，可以给予 2.5 mg/kg 元素磷，输注时间 6 h 以上；对于严重的有症状的低磷血症患者，可以给予 5 mg/kg 元素磷，输注时间 6 h 以上，或 10 mg/kg 元素磷，输注时间 12 h 以上。部分特殊类型的患者可以合并使用活性维生素 D 或者西那卡塞等药物。

（周绪杰　刘立军　陈育青）

第 5 节 近端肾小管多种转运功能障碍 (肾 Fanconi 综合征)

近端肾小管多种转运功能障碍是指近端肾小管功能的广泛异常但是没有肾小球原发性受累证据，又称之为肾脏Fanconi 综合征。其临床表现包括肾性氨基酸尿、肾性糖尿、肾性磷酸盐尿、肾性碳酸盐尿和其他与近端肾小管相关的功能异常，尿中大量物质的丢失导致酸中毒、脱水、电解质失衡、骨病和生长发育迟缓。多种遗传性和获得性肾小管病都可导致 Fanconi 综合征。

【临床表现和诊断思路】

Fanconi 综合征主要分两类：一类是血和尿的生化异常；另一类是这些生化异常导致的临床症状（表 6-5-1）。肾性氨基酸尿是全氨基酸尿，不具有选择性，通常是中等量的丢失。生长发育迟缓发生在儿童 Fanconi 综合征，而且和发病时间的长短相关；成人起病的 Fanconi 综合征突出表现是严重的骨痛和自发性骨折。可合并小量蛋白尿，为小分子蛋白尿。尿尿酸升高极少引起结石，可能和多尿、尿液偏碱有关。

只要具备上述近端肾小管的功能异常，即可诊断 Fanconi 综合征。

表 6-5-1 Fanconi 综合征的临床表现

尿生化异常	血生化异常	其他临床特征
高氨基酸尿	低钾血症	佝偻病
肾性糖尿	低钠血症	生长发育迟缓
高磷酸盐尿	低尿酸血症	多尿
尿碳酸氢根增高	低碳酸血症	脱水
尿尿酸升高	酸中毒	蛋白尿
尿钠增加	低磷血症	
尿钾增加		

【鉴别诊断】

肾脏 Fanconi 综合征是近端肾小管上皮细胞本身功能性缺陷导致多种物质转运障碍，可以包括遗传性疾病例如代谢贮积病和细胞器功能障碍，或者影响肾小管的获得性疾病（表 6-5-2）。

表 6-5-2　Fanconi 综合征的病因

分类	病因
获得性原因	异常蛋白血症：多发性骨髓瘤，干燥综合征，淀粉样变慢性肾小管间质性肾炎 药物：顺铂，氨基糖苷类抗生素，马兜铃酸等 重金属：铅，镉等 其他化学物质：甲酚，马来酸，硝基苯，丙二酸等 其他肾病：肾病综合征，移植肾，间质性肾炎等
遗传性	特发性 胱氨酸蓄积症 遗传性果糖不耐受症 酪氨酸血症 Wilson 病 Lowe 综合征 糖原累积病 线粒体病

【治疗】

首先应针对病因采取治疗。对于遗传性肾小管疾病随着分子生物学的进展以及对其发病机制的认识，治疗措施的改进和疾病的早期诊断早期治疗，很大程度上改善了患者预后，如 Wilson 病患者的终身治疗包括去除沉积于组织中的铜以稳定病情，后续维持治疗防止铜的再蓄积，主要推荐药物是螯合剂，如青霉胺或曲恩汀；低蛋白饮食和尼替西农可以大大改善酪氨酸血症患者预后。对于获得性肾小管疾病应当针对病因进行治疗，由药物和毒物引起的，应尽快停用致病药物、停止毒物接触；有原发肾脏病应积极治疗。其次为对症治疗，纠正 Fanconi 综合征引起的代谢素乱，包括纠正酸中毒，补充碳酸氢盐，补钾，补水，补充磷酸盐。

（周绪杰　吕继成　陈育青）

第 6 节　肾小管对钠、钾转运障碍

一、Bartter 综合征

Frederic Bartter 在 1962 年报道了 2 例患者，具有低钾性代谢性碱中毒、高醛固酮血症，对血管紧张素Ⅱ的加压反应减弱，血压正常及肾小球旁器增生，被命名为 Bartter 综合征。根据临床特征，Bartter 综合征可分为新生儿 Bartter 综合征、经典型 Bartter 综合征和 Gitelman 综合征（肾小管性低镁血症-低钾血症合并低尿钙症）。随着膜片钳和分子生物学技术的发展，陆续发现这类疾病的致病基因，主要是位于肾小管髓袢升支和远曲肾小管的一组钠、钾或氯的转运通道基因异常所致；因此逐渐出现按照不同致病基因进行分类的又一分类方法，可分为Ⅰ～Ⅴ型和 Gitelman 综合征。上述两种分类方法有重叠（表 6-6-1）。

Bartter 综合征和 Gitelman 综合征是常染色体隐性遗传病，相关的醛固酮增多症是一种继发性醛固酮增多，由容量减缩诱导的肾素增加引起；这些患者并不存在高血压。

肾小管的氯化钠转运缺陷与长期摄取袢利尿剂（类似 Bartter 综合征）或噻嗪类利尿剂（类似 Gitelman 综合征）类似。氯化钠重吸收受损导致轻度容量不足和肾素-血管紧张素-醛固酮系统激活；继发性醛固酮增多症合并远端流量和钠传送的增加会增强在连接小管和集合管分泌位置钾和氢的分泌，从而导致低钾血症和代谢性碱中毒；相比于一般人群，Bartter 综合征和 Gitelman 综合征以及这两种疾病的杂合子个体的血压均较低；由于亨利袢升支粗段和远端肾小管功能改变，尿液稀释能力下降。

表 6-6-1　遗传性失盐性肾小管疾病

疾病	致病基因	相关离子通道	临床表现	功能改变
Bartter综合征Ⅰ型	SLC12A1	呋塞米敏感的 Na^+-K^+-$2Cl^-$ 协同转运子（NKCC2）	新生儿Bartter综合征（高前列腺素E综合征）	肾小管浓缩和稀释能力下降
Bartter综合征Ⅱ型	KCNJ1	肾外髓质钾通道（ROMK）	新生儿Bartter综合征	
Bartter综合征Ⅲ型	CLCKB	氯通道Kb（CLC-kb）	经典Bartter综合征	
Bartter综合征Ⅳ型	BSND	Barttin（氯通道Ka和氯通道Kb的β亚单位）	新生儿Bartter综合征（高前列腺素E综合征）和感音神经性耳聋	
Bartter综合征Ⅳb型	CLCNKA和CLCNKB	CLC-Ka和CLC-Kb	新生儿Bartter综合征（高前列腺素E综合征）和感音神经性耳聋	
Bartter综合征Ⅴ型	CaSR基因	钙敏感受体（CaSR）	Bartter综合征伴低钙血症	
Bartter综合征，新型	MAGED2	黑色素瘤相关抗原D2（MAGED2）	一过性新生儿Bartter综合征	
Gitelman综合征	SLC12A3	噻嗪敏感钠-氯协同转运子（NCCT）	Gitelman综合征	浓缩能力正常或接近正常，稀释能力下降

　　然而，这两种疾病也存在独有的特征，这些特征与发生氯化钠重吸收障碍的肾小管位置相对应（即，在Bartter综合征是亨利袢，而在Gitelman综合征是远端肾小管）（表6-6-1）。Bartter综合征患者通常对袢利尿剂反应迟钝，而Gitelman综合征患者通常对噻嗪类利尿剂反应迟钝。Bartter综合征中尿浓缩能力受损，而Gitelman综合征中则相对

保存了尿浓缩能力。Bartter 综合征尿钙排泄正常或较高，而 Gitelman 综合征尿钙排泄通常降低。

【临床表现和诊断思路】

Bartter 综合征的严重性和临床表现因类型不同而异。Ⅰ、Ⅱ、Ⅳ和Ⅳb 型 Bartter 综合征通常出现于生命早期，并且疾病更严重，而Ⅲ型和Ⅴ型的特点为症状更轻且发病年龄更晚。

1. 新生儿 Bartter 综合征 有人称为高前列腺素 E2 综合征。胎儿期即可出现症状，早期表现为孕 24～36 周羊水过多，羊水中钠、钾和前列腺素正常，但是氯增加，易在 27～35 周之间早产。出生后多尿、低比重尿、体重明显下降，患儿易昏睡、喂食差。生后第 1 周，可发现低钾性代谢性碱中毒，尿比重低，尿中钠、氯、钙升高而钾在正常范围。1～3 周后，尿钾逐步升高大于正常，而尿钠较前减少，血和尿 PGE2 均有升高，而且肾素、醛固酮均升高。患儿生后如不及时诊断治疗，出现脱水，喂养差，严重的可发生电解质紊乱，易死亡；患儿尿钙明显增高，可出现肾结石和肾钙化，导致肾衰竭。一些患儿出现发育迟缓，斜视，神经性耳聋或出现特殊外貌如消瘦、肌肉细小伴突出的前额、眼睛大、耳朵突出、嘴角下垂的三角形面容。

新生儿 Bartter 综合征为常染色体隐性遗传，致病基因包括：在髓袢升支粗段管腔侧的 Na^+-K^+-$2Cl^-$ 协同转运子（NKCC2，Bartter 综合征Ⅰ型），管腔侧 ATP 调节的钾通道（ROMK，Batter 综合征Ⅱ型），氯通道（CLC-Kb，Batter 综合征Ⅲ型）。

2. 经典型 Bartter 综合征 表现多种多样，较新生儿 Bartter 综合征症状轻，未经治疗的患儿可长至成年。多 6 岁前起病，有肌无力、多尿、多饮、呕吐、便秘、喜盐、易脱水；可有生长发育迟缓及轻重不一的智力发育障碍。虽然血钾低，但由此引起的心电图改变及心律失常不常见。

经典型 Bartter 综合征为常染色体隐性遗传，已发现致病基因为氯通道（CLC-Kb，Batter 综合征Ⅲ型），尚有一些致病基因未明。

3. Gitelman 综合征　发病通常在 20 岁以后，可表现为间歇性的疲乏、肌无力、痉挛等，无或仅有轻度生长发育迟缓；代谢性碱中毒，低钾血症，低镁血症和低钙尿症，尿液浓缩功能轻度受损，血浆肾素、醛固酮水平升高而血压正常或偏低。还可发生软骨钙质沉着症，多由低镁血症引起。母亲多无妊娠时羊水过多、早产及多尿史。

Gitelman 综合征为常染色体隐性遗传，致病基因为远曲小管上噻嗪类利尿剂敏感的 Na^+-Cl^- 协同转运子（NCCT）。

4. 其他类型的 Bartter 综合征　近年来由于新致病基因的不断发现，又出现新的 Bartter 综合征亚型，不能完全用上述临床分类进行概括。如 Bartter 综合征Ⅳ型，致病基因为氯通道（CLC-Kb）的 β 亚基（BSND），临床表现为 Bartter 综合征合并感音神经性耳聋。Bartter 综合征Ⅴ型，致病基因为钙敏感受体（CaSR），表现为常染色体显性遗传的家族性低钙血症合并 Bartter 综合征临床表现。

对于有典型临床表现的患者，通过实验室检查可确诊 Bartter 综合征，肾穿刺标本光镜部分可见到肾小球旁器的增生。

【鉴别诊断】

Bartter 综合征或 Gitelman 综合征的诊断很大程度上是一种排除性诊断。应注意除外"假性 Bartter 综合征"或"假性 Gitelman 综合征"，可有类似临床表现，但不是肾小管对离子的转运异常引起。可见于囊性纤维化，长期呕吐、厌食，婴儿长期少氯饮食、先天性氯泻等。值得注意的是，要注意仔细与患者沟通除外秘密自我诱导呕吐和滥用利尿剂的情况。在 Bartter 综合征和 Gitelman 综合征患者中尿氯排泄量等于膳食摄取量，并且通常高于 40 mmol/L，而尿氯排泄量在长期呕吐患者中通常低于 25 mmol/L。

EAST 综合征是一种出现于婴儿期的罕见遗传性疾病，其特征为癫痫、严重共济失调、中度感音神经性耳聋，以及肾小管病导致肾性盐消耗、低钾血症和代谢性碱中毒而血压正常。这种疾病由 KCNJ10 基因的纯合突变所致，该基因编码一种表达于肾和脑的钾通道。

氨基糖苷类抗生素相关的 Bartter 样综合征使用氨基糖苷类抗生素（例如，庆大霉素和阿米卡星）治疗的患者中，有表现低钾血症、代谢性碱中毒、低镁血症伴尿镁消耗，以及高钙尿症，这些表现在停药后 2～6 周消退。该类药物为聚合阳离子，可发挥拟钙剂作用，并且可以激活 CaSR。因此，这种疾病代表了一种获得性 V 型 Bartter 综合征，药物直接诱导的肾小管损害可能是其病因。

对于不明原因的低钾血症和代谢性碱中毒且血压正常或较低的患者，在排除其他常见的病因后做出诊断。诊断通常需要采集详细病史、进行体格检查及检测尿中氯浓度。关于 Bartter 综合征和 Gitelman 综合征的鉴别见表 6-6-2。在 Bartter 综合征患者中，尿钙排泄为正常高值或升高，而在 Gitelman 综合征患者中，尿钙排泄低于正常。可通过 24 h 尿样本收集以确定尿钙排泄量，或通过随机尿样本的钙肌酐比值来估计尿钙排泄量。但是，这些检测的正常值范围较宽，并且可随年龄、体重、尿渗透压不同而不同。正常成人的 24 h 尿钙排泄量的上限约为 275 mg（6.9 mmol 女性）和 300 mg（7.5 mmol 男性）。正常成人的尿钙肌酐比值的上限约为 200 mg/每克肌酐（565 mmol/mol）。尿钙排泄量低于 75～100 mg/d 被认为降低。

表 6-6-2　Bartter 综合征和 Gitelman 综合征鉴别

	Bartter 综合征	Gitelman 综合征
血浆 K^+	降低	降低
血浆 HCO_3^-	升高	升高
尿 Ca^{2+}	升高	降低
尿量增多	增多	正常
容量不足	显著	轻微

目前对许多可疑基因突变进行基因分析是可能的，但是由于所涉及的基因多、突变多、缺乏"热点"基因突变区、家族内异质性和成本较高，所以该方法的实用性受到限制。

【治疗】

Bartter 综合征或 Gitelman 综合征中的肾小管缺陷是不能被矫正的，因此，治疗必须持续终身。治疗旨在最大程度减少前列腺素、肾素和醛固酮继发性增加的影响，以及纠正容量不足和电解质异常。各类 Bartter 综合征的治疗原则一致，但是有各自的特点。

1. 新生儿 Bartter 综合征　出生后立即开始补充水和钠，根据患儿丢失及需要量静脉补充盐溶液，随后可以使用口服补液盐溶液。由于在出生后 2～3 周内尿钾丢失少，可在 2～3 周后再予补钾。可以使用醛固酮受体拮抗剂螺内酯减少尿钾的丢失，有助于改善全身状况，但会使尿钙升高及发生尿钙沉着症。螺内酯和阿米洛利所用剂量往往高于通常剂量，可分别达 300 mg/d 和 40 mg/d。

患者有显著升高的肾 PGE2 水平，环加氧酶抑制剂是这一类 Bartter 综合征常用治疗药物，吲哚美辛应用最为广泛，它能减少盐的丢失，减轻低钾性碱中毒的程度，也能部分改善尿的浓缩功能，但不能防止尿钙沉着症。吲哚美辛可引起坏死性小肠结肠炎及肾小球滤过率下降，因此在出生后 4～6 周才可使用，一般剂量 1.5～2.5 mg/(kg·d)，分 2～3 次服用。有发生坏死性小肠结肠炎的迹象，应立即停药并给予治疗。

2. 经典型 Bartter 综合征　治疗目的为纠正低钾血症和碱中毒，口服氯化钾是主要的治疗措施，补钾量视患者肾失钾量和每日需钾量而定。单纯大量补钾后肾排钾可明显增加，因此需要同时加用潴钾利尿剂如螺内酯才能有效改善低钾血症。环加氧酶抑制剂为治疗经典型 Bartter 综合征的有效药物，吲哚美辛 [2～5 mg/(kg·d)] 最为常用，可改善多尿、低钾血症以及前列腺素增高带来的全身症状。

3. Gitelman 综合征的治疗 补钾同时需要服用氯化镁，如果仍有低钾血症可使用螺内酯。由于 Gitelman 综合征患者无高前列腺素尿症，吲哚美辛在这一类型的 Bartter 综合征中无明显作用。

（周绪杰　吕继成　陈育青）

二、假性醛固酮增多症（Liddle 综合征）

Liddle 综合征（OMIM 177220）是肾集合管上皮细胞中的上皮钠通道（ENaC）β 或 γ 亚单位变异，使肾小管上皮钠通道（ENaC）活力增加，钠重吸收明显增加，肾性潴钠、失钾，为常染色体显性遗传罕见病，表现为家族性的容量依赖性高血压、血浆肾素活性减低，伴低钾血症、代谢性碱中毒。

【临床表现和诊断思路】

1. 高血压 由于钠潴留，血容量扩张导致血压升高。发病年龄轻，有家族史，常有头痛，视网膜病，心血管及脑血管并发症。

2. 肾性失钾、低血钾伴高尿钾，可有低血钾的临床症状 由于 Na^+ 重吸收增加，增强 Na^+-K^+ 交换，K^+ 从尿中大量丢失，导致低钾血症。

3. 代谢性碱中毒

4. 血肾素及血醛固酮水平降低 高血容量抑制肾小球旁器合成和释放肾素，使肾素、血管紧张素生成减少，低醛固酮血症。

根据家族史，发病年龄轻，低钾性代谢性碱中毒，低肾素性高血压，低醛固酮血症，诊断不难。基因检测是确诊 Liddle 综合征最可靠的方法，可对 SCNN1B 和 SCNN1G 外显子 13 进行测序。

【鉴别诊断】

Liddle 综合征作为低肾素性家族性高血压的典型病例，

应与其他一些低肾素性家族性高血压进行鉴别。

1. **糖皮质激素可抑制性醛固酮增多症（GRA）** 为常染色体显性遗传病。11-β 羟化酶基因和醛固酮合成酶基因发生不等交换后产生了嵌合基因，此嵌合基因受到 ACTH 的调节，所表达的产物具醛固酮合成酶活性。由于醛固酮合成酶在束状带异位表达，并受 ACTH 调节，醛固酮对 ACTH 的刺激反应强于对肾素-血管紧张素 II 的反应。醛固酮分泌增加，但是血浆肾素水平低。临床表现为家族性的低肾素、高醛固酮、容量依赖性的高血压；由于醛固酮增加，因此肾小管对钠的重吸收增加，钾排出增多。伴尿 18-羟皮质醇和 18-氧皮质醇明显增多，由此可与 Liddle 综合征鉴别。外源性给予糖皮质激素可以抑制 ACTH 的分泌，对该疾病有治疗作用，可降低血压，缓解低钾血症。

2. **明显的盐皮质类固醇增多症（AME）** 为常染色体隐性遗传病。人体内糖皮质激素和醛固酮对盐皮质激素受体具有同样的亲和性，生理情况下体内循环中皮质醇比醛固酮高 1000 倍，但由于肾内存在 11-β 羟类固醇脱氢酶-II（11βHSD）型，可将皮质醇转化成不能激活盐皮质激素的皮质酮，盐皮质激素受体不被糖皮质激素激活。但 11βHSD-II 基因突变导致 11βHSD-II 酶无活性或活性降低、半衰期缩短，大量皮质醇不能转化成皮质酮大量蓄积。大量皮质醇占据远端肾小管的盐皮质激素受体，激活转录因子和血清糖皮质类固醇激酶，使泛素联酶 Nedd4-2 磷酸化，磷酸化的 Nedd4-2 不能与 ENaC 结合进而灭活 ENaC，导致 ENaC 活性升高，钠重吸收增加，出现类似醛固酮增高的临床表现。多见于儿童，以高血压、低血钾和血浆低肾素、低醛固酮活性为特征，低盐饮食或螺内酯治疗有效，但氢化可的松或 ACTH 治疗可使病情加重。尿中皮质醇代谢物/皮质酮代谢物比值明显升高有助于诊断。

【治疗】

Liddle 综合征由基因异常引起，无法根治，由于钠的重吸收明显增多，容量增加，因此治疗的目标是减少钠水潴留、补钾。

减少钠水潴留的方法：首先限制钠的摄入，合并使用阿米洛利或氨苯蝶啶，二者能在 ENaC 水平上与 Na^+ 竞争，抑制 Na^+ 重吸收，从而减少 K^+ 排出。不同家系对阿米洛利或氨苯蝶啶的反应性不同。为了减少严重的钠潴留，部分患者可同时使用噻嗪类利尿剂或呋塞米。Liddle 综合征中钠通道活性的增加并非是由醛固酮介导的，因此，盐皮质激素受体拮抗剂螺内酯无效。

血压控制不佳时，可在使用阿米洛利或氨苯蝶啶基础上加用血管扩张剂或 β 受体阻滞剂。

（周绪杰　吕继成　陈育青）

三、假性醛固酮减少症

（一）假性醛固酮减少症 1 型

假性醛固酮减少症 1 型（PHA Type 1）是一种罕见的以失盐、低血压、高钾血症、代谢性碱中毒和婴儿发育困难为主要特征的遗传性疾病。该病有两种遗传类型。一种是常染色体隐性遗传，症状重，主要是钠通道的三个亚单位发生失活性基因突变（与 Liddle 综合征的功能增强性突变相反），其缺陷是永久性的，会影响所有醛固酮作用的器官（包括肾、结肠和汗腺），报道的大多数突变发生在 α 亚基，最常见为移码突变或提前终止密码子缺陷；另外一种是常染色体显性遗传，临床症状轻，随年龄增大而缓解，主要是由于盐皮质激素受体基因突变导致，但是患者如果是纯合突变有可能是致死性的，可能于出生几天后死亡。

【临床表现】

常染色体隐性遗传的患者临床症状重，发病于出生后或婴儿期，主要表现为肾性失盐，低血压，高钾血症，代谢性酸中毒，少数情况出现发育停滞。其他特征包括低钠、血尿醛固酮水平升高，肾素活性高。除此以外，肺部钠通道的活性也同样受到损害，往往导致频繁的下呼吸道感染和气道分泌物多，这些症状再加上汗液中的钠和氯离子浓度升高导致类似囊性纤维化的临床表现，包括反复发作胸闷、咳嗽和气喘症状。而常染色体显性遗传的患者相对症状轻，症状往往随发病年龄增大而减轻。

【治疗】

治疗主要包括补充盐分。高盐饮食可防止容量不足，以及通过提高运送到集合管中钾分泌部位的钠浓度，增加钾的排泄和降低血浆钾浓度，改善患儿的生长发育。若高盐摄入不能很好耐受，可加用大剂量氟氢可的松（1～2 mg/d）或甘珀酸治疗。对于常染色体隐性遗传的患者往往需要终身治疗，而显性遗传的患儿往往在进入成人期后能够停药。

（二）假性醛固酮减少症 2 型（Gordon 综合征）

假性醛固酮减少症 2 型（PHA Type 2）最早由 Gordon 在 1986 年报道，因此又称之为 Gordon 综合征，是常染色体显性遗传疾病，临床特点是高血压、高钾血症、代谢性酸中毒，而肾小球滤过率正常，血浆醛固酮和肾素水平正常或者偏低。与此相反，假性低醛固酮减少症 1 型会产生醛固酮抵抗。

根据突变的基因分为以下亚型：PHA2A、PHA2B、PHA2C、PHA2D 和 PHA2E，其致病基因分别定位于染色体 1q31q42、17q21（致病基因 WNK4）、12p13（致病基因 WNK1）、5q31（致病基因 KLHL3）和 2q36（致病基因 CUL3）。

【临床表现】

Gordon 综合征通常在成人诊断，也有少数于新生儿期发现，临床表现为家族性高血压，与钠水潴留有关，肾素水平低，醛固酮水平正常或轻度升高，高钾血症突出，平均血钾水平可达 6.2 mmol/L，伴有代谢性酸中毒，但是肾小球滤过率则正常。尿钙排出增加，骨密度往往偏低，均与 Gitelman 综合征相反（表 6-6-3），但血镁水平一般在正常范围。由于长期的酸中毒影响生长发育，患者往往身材矮小。

表 6-6-3 常见肾小管钠钾转运障碍相关疾病鉴别

疾病	临床表现				酸碱平衡	其他
	血压	肾素	醛固酮	血钾		
Bartter 综合征	↔	↑	↑	↓	代谢性碱中毒	
Liddle 综合征	↑	↓	↓	↓	代谢性碱中毒	
Gordon 综合征	↑	↓	↔	↑	代谢性酸中毒	
GRA	↑	↓	↑	↓	代谢性碱中毒	尿 18-羟皮质醇和 18-氧皮质醇增多
AME	↑	↓	↓	↓	代谢性碱中毒	尿中皮质醇/皮质酮代谢物明显升高
原发性醛固酮增多症	↑	↓	↑	↓	代谢性碱中毒	尿 18-羟皮质醇和 18-氧皮质醇正常
原发性高血压	↑	↔	↔	↔	↔	使用利尿剂可降低血钾

【治疗】

　　Na^+-Cl^- 协同转运子（NCCT）可被噻嗪类利尿剂抑制，Gordon 综合征该通道活性增强，治疗 Gordon 综合征主要使用噻嗪类利尿剂。可用氢氯噻嗪 12.5～25 mg/d 口服，或氯噻嗪 500 mg/d 口服，能够有效纠正高容量状态和电解质紊乱，并维持正常生长发育。

（周绪杰　吕继成　陈育青）

四、原发性肾素增多症

原发性肾素增多症主要是由于肾球旁细胞瘤即肾素瘤分泌过多的肾素引起继发性醛固酮增高、严重高血压和低钾血症，是一种非常罕见的良性肿瘤。

【临床表现和诊断思路】

本病为罕见病，诊断仍然非常困难，对于年轻人高血压，尤其是难治性高血压的患者，伴有肾素水平和醛固酮水平升高，低血钾，应当考虑到本病。进一步行肾动脉检查除外肾动脉狭窄、恶性高血压等因素引起的继发性肾素水平的升高。CT检查发现肾实质性肿块有助于诊断。手术后病理可以确诊。肿瘤位于皮质，一般边界清楚，组织学上肿瘤细胞相对形态均一，成多边形或梭形，并呈条索状或片状生长，胞质中央是圆形细胞核，PAS染色胞质内有大量粉红色颗粒，免疫组化肾素、肌动蛋白、波形蛋白和CD34染色常阳性。电子显微镜下可见大量粗面内质网、高尔基体和大量特征性的尖锐棱角的菱形肾素颗粒，具有诊断价值。

本病需要与原发性醛固酮增多症相鉴别，后者肾素水平降低有助于鉴别；肾动脉狭窄继发性肾素水平升高者，进行影像学肾动脉检查可以鉴别；其他伴有肾素水平升高的疾病如Wilms瘤、肾细胞癌等根据其发病年龄、症状、体征和影像学检查不难鉴别。

【治疗】

该病为良性病变，高血压经过手术治疗后90%可以获得治愈，大约10%的患者术后仍有高血压。术前降压很重要，可以选择包括肾素抑制剂在内的RAAS阻滞剂以及β受体阻滞剂控制血压。

（周绪杰　吕继成　陈育青）

第 7 节　肾小管对钙转运障碍

肾小管对钙的转运障碍可导致血钙和尿钙的异常。由于钙平衡的维持与骨的代谢密切相关，肾小管对钙转运障碍会引起骨的异常；同时钙在尿液中浓度过高，易发生结石。由于肾小管对钙的重吸收和钠水的重吸收密切相关，钙的转运异常多继发于其他的肾小管间质肾病，少部分为遗传性钙转运异常。

钙代谢紊乱（高钙血症或低钙血症）可与相关调节激素如 PTH 异常（PTH 增多或降低）、PTH 受体缺陷，或 PTH 受体下游缺陷引起的 PTH 不敏感有关。而高钙血症、PTH 正常的情况可见于钙敏感受体相关疾病（表 6-7-1），包括家族性低尿钙性高钙血症、新生儿严重原发性甲状旁腺功能亢进（NSHPT）、自身免疫性低尿钙性高钙血症（AHH）。甲状旁腺功能减退可见于多腺体自身免疫性疾病或先天缺陷（孤立性或特发性甲状旁腺功能减退）。

表 6-7-1　钙敏感受体相关疾病

CasR 异常和疾病	CasR 基因
功能缺失型突变	
家族性良性高钙血症（FHH1）	杂合突变
新生儿严重原发性甲状旁腺功能亢进（NSHPT）	纯合或杂合突变
功能获得型突变	
常染色体显性高尿钙性低钙血症 I 型（ADH）	杂合突变
Bartter 综合征，V 型	杂合突变
自身抗体	
自身免疫性低尿钙性高钙血症（AHH）	正常
获得性甲状旁腺功能减退（AH）	正常

一、家族性低尿钙性高钙血症

家族性低尿钙性高钙血症（FHH），亦称家族性良性高钙血症，是一种少见的常染色体显性遗传性疾病。大部分患者的致病基因定位于 3q21～24（家族性低尿钙性高钙血症 I 型，HHC1，OMIM 145980），与钙敏感性受体（CasR）基因突变有关。CasR 的功能缺失性突变降低细胞表面功能性受体的数量，表现"钙抵抗"不能激活钙受体；而 CasR 的功能获得性突变导致常染色体显性低钙血症（HYPOC1；OMIM 601198）。家族性低尿钙性高钙血症 II 型（HHC2；OMIM 145981）由 19p13 的 GNA11 突变引起。家族性低尿钙性高钙血症 III 型（HHC3，OMIM 600740）由 19q13 AP2S1 突变引起。

【临床表现和诊断思路】

轻至中度高钙血症（总钙 10.5～12 mg/dl），总钙和离子钙都升高，并持续终身，无高钙血症的临床表现；尿钙排泄正常或减低，80％患者钙清除率与肌酐清除率的比值小于 0.01；血磷正常或轻度减低，$1,25(OH)_2D_3$ 正常；血 PTH 多正常（15％～20％患者可升高）；骨密度正常，但骨转化的指标可轻度升高；血镁处于正常高限或轻度升高，不同于原发性甲状腺功能减退（PHPT），血镁与血钙正相关。甲状旁腺次全切除术后高钙血症仍存在。

与引起高钙血症的其他疾病相鉴别，PTH 水平十分重要，原发性甲状旁腺功能亢进时 PTH 升高，其他原因的高钙血症 PTH 下降。FHH 钙清除率与肌酐清除率的比值小于 0.01，而原发性甲状旁腺功能亢进常常大于 0.02。有些自身免疫性疾病产生抗 CasR 自身抗体，这些抗体主要是 IgG4 型，与 CasR 胞外段作用，滴度与血钙及 PTH 相关，存在类似上述临床症状，糖皮质激素有效。

【治疗】

FHH 患者不必行甲状旁腺切除术，对无症状患者亦不必药物治疗降低血钙浓度。新生儿重度甲状旁腺功能亢进需尽早行甲状旁腺全切除术，并辅以维生素 D 和钙剂替代治疗。

二、常染色体显性低钙血症

常染色体显性高尿钙性低钙血症 I 型（ADH，OMIM 601198）由于 CasR 突变引起钙受体敏感性增加或表达增加所致。与 FHH 一样，多数无症状。在发热时，儿童可表现症状性低钙血症、惊厥等。临床表现与 FHH 相反，常常有轻到中度低钙血症，和不匹配的低水平或正常的 PTH；尿钙可升高。ADH 患者在用钙剂和维生素 D 治疗的时候，易出现并发症；尤其是肾脏并发症，包括肾钙质沉着、肾结石和肾功能不全。因此，补钙的目标是无症状，并应检测肾钙排泄以减少并发症。

CasR 激动性突变亦可表现为 Bartter 综合征，临床有典型 ADH 表现，低钙、低镁、低 PTH、肾脏钙和镁排出增多，但同时可表现低钾血症、肾性失钾、高肾素血症、高醛固酮血症。

常染色体显性低钙血症 II 型（HYPOC2；OMIM 615361）由 19p13 GNA11（G-protein subunit α-11，Gα11）基因突变引起；临床表现与 ADH 类似，但由于 Gα11 表达广泛，介导 G 蛋白偶联受体生物学效应，是否存在其他非钙表型未能十分肯定，迄今为止仅有 5 个家系被报道。

三、假性甲状旁腺功能减退症

假性甲状旁腺功能减退症（PHP），由于肾小管上皮细胞和骨对 PTH 的作用抵抗，而非 PTH 缺陷，导致低血钙、高血磷。低钙刺激甲状旁腺增生，导致血清 PTH 升高，无肾衰竭和低镁血症。PHP 分为Ⅰ型（Ⅰa、Ⅰb、Ⅰc）和Ⅱ型。PHPⅠa 可合并其他内分泌缺陷（甲状腺刺激激素、促性腺激素抵抗）和特征性容貌，也称为 Albright 遗传性骨营养不良（AHO）。

【临床表现和诊断思路】

PHPⅠ型：为常染色体显性遗传病，PTH 受体后信号通路的激动性蛋白 G（Gs）发生异常，组织对 PTH 无反应，cAMP 生成障碍，PHPⅠ型还可分为 PHPⅠa 型、PHPⅠb 型和 PHPⅠc 型。

PHPⅠa 型（OMIM 612463），由于 G 蛋白 α 亚单位（Gsα）的 GNAS 基因杂合灭活性突变，Gsα 活性降低，cAMP 生成障碍，同时表现为对多种激素（如促甲状腺激素、促性腺激素等）抵抗，同时有 Albright 遗传性骨营养不良的表现。激素抵抗存在遗传印记，即只有遗传女性 PHPⅠa 患者的缺陷基因，才会发病；进展性骨发育异常出现在遗传男性患者的 Gsα 缺陷基因。

PHPⅠb 型，为 GNAS 甲基化缺陷导致肾无母系等位基因的表达，可能有 STX16 基因 3 kb 缺失，具体发病原因不清。表现为肾 PTH 抵抗，红细胞 Gsα 活性正常，无 Albright 遗传性骨营养不良。PHPⅠb 型和 PHPⅠa 型在分子遗传学和临床特点上游重叠，可能是轻症 PHPⅠa。

PHPⅠc 型具有 PHPⅠa 型的特征，对多种激素抵抗，亦出现 Albright's 遗传性骨营养不良，但却未发现 Gsα 的缺陷或 GNAS-1 基因的突变，可能是 PHPⅠa 的亚型。

PHPⅡ型：患者仅有肾 PTH 抵抗，无 Albright's 遗传性骨营养不良。在给予外源性 PTH 后，Gs 活性正常，cAMP 反应正常，尿 cAMP 升高但尿磷不增加。该类型的机制尚未完全明确，PHPⅡ型的家族性不明显。

对于此组患者临床上应注意与其他引起低钙血症和血 PTH 升高的疾病鉴别（表 6-7-2）。

表 6-7-2　低血钙、高 PTH 的病因鉴别

病因	疾病或具体情况
PTH 抵抗	假性甲状旁腺功能减退症 低血镁
维生素 D 缺失	营养性 　缺乏日照 　吸收不良 维生素 D 依赖的佝偻病 　Ⅰ型-1α 羟化酶缺乏 　Ⅱ型-维生素 D 受体抵抗 慢性肾脏病
药物	双磷酸盐，顺铂，酮康唑，硝酸镓，抗癫痫药
高磷血症	肾衰竭 溶瘤综合征 急性肌溶解
急性胰腺炎	

【治疗】

该病的主要治疗是纠正低血钙，血钙应维持于 7.0～7.5 mg/dl（离子钙＞0.7 mmol/L）。血钙维持在正常范围，可抑制甲状旁腺增生，降低血 PTH；同时应该纠正高血磷，低血镁。严重的低血钙需要静脉补充钙剂，长期治疗需要口服补钙，每天补充 1～3 g 元素钙，碳酸钙最常用。患者应同时使用活性维生素 D（骨化三醇 0.25 μg，2 次/日，直到 0.5 μg，4 次/日）。注意血钙的水平不宜过高，定期监测尿钙水平和肾脏情况，防治肾结石和肾钙化。

四、特发性高钙尿症

特发性高钙尿症是肾结石的重要原因之一，由遗传和环境因素共同作用导致；绝大多数致病基因尚不明确，SLC34A3 杂合突变类似特发性高钙尿症生化改变。

【临床表现和诊断思路】

主要表现为非肾小球源性血尿，无其他尿液异常。尿路结石的发生率高；还可有尿频、尿急、尿痛、排尿困难、

腰痛和（或）腹痛以及反复泌尿系统感染等症状。24 h 尿钙测定是关键，同时，除外其他导致高钙尿症的疾病，如原发性甲状旁腺功能亢进症、结节病、远端（Ⅰ型）肾小管性酸中毒、甲状腺功能亢进（甲亢）、恶性肿瘤、快速进展性骨病、Paget 病、库欣（Cushing）综合征以及利尿剂（呋塞米）的应用。

【治疗】

特发性高钙尿症且结石疾病持续活跃的患者，应接受钙含量正常、少动物蛋白的低盐膳食，并加用噻嗪类利尿剂，如氢氯噻嗪或氯噻酮（半衰期较长）。

（周绪杰　吕继成　陈育青）

第 8 节　肾　性　失　镁

肾性失镁是指在正常摄入的前提下，由于肾重吸收镁功能障碍而发生的低镁状态。肾功能正常时如果 24 h 尿镁超过 10～30 mg，或镁排泄分数超过 2% 均提示肾性失镁；如果在低镁血症（<0.75 mmol/L）的同时 24 h 尿镁超过 24 mg（1 mmol），即可诊断肾性失镁。

【临床表现和诊断思路】

肾性失镁的临床表现一方面是低镁血症的表现，如神经系统、心血管系统的症状；另一方面是不同疾病本身相对特异的表现。引起肾性失镁的因素大致可分为遗传性和获得性两大类（表 6-8-1）。

1. 家族性低血镁、高尿钙和肾钙化（FHHNC）　呈常染色体隐性遗传，肾大量丢失镁和钙，双肾钙化，最终发展成肾衰竭。幼年时常反复发作尿路感染，多尿，烦渴，等渗尿和肾结石。一些儿童表现为发育不良、呕吐、腹痛、周期性抽搐和癫痫大发作。实验室检查通常会有低血镁、高尿镁、高尿钙及肾小球滤过率下降。可有不完全肾小管酸中毒。肾外表现可有眼受累，如严重近视、眼球震颤和脉络膜炎等。FHHNC 的发生与 paracellin-1 蛋白突变有关。

表 6-8-1　肾性失镁的病因

作用部位		遗传性因素	获得性因素
肾小球			镁滤过增加：糖尿病、渗透性利尿 血容量增多：可降低镁的被动重吸收
近端肾小管重吸收		近端肾小管酸中毒伴或不伴 Fanconi 综合征	离子形式的镁增多：如慢性代谢性酸中毒或有机阴离子减少时，镁增多，从而滤过增多 获得性 Fanconi 综合征 药物毒性：如顺铂、氨基糖苷类、喷他脒
髓袢升支粗段	Claudin-16	CLDN16 突变：家族性低镁、高尿钙和肾钙化	高盐饮食：减少近端小管镁的被动重吸收，上调远端小管的 TRPM6，增加近端小管的镁主动重吸收，总体上增加镁排泄
	Claudin-19	CLDN19 突变：家族性低血镁、高尿钙和肾钙化合并眼部症状	
	NKCC2	新生儿 Bartter 综合征 1 型	袢利尿剂：抑制 NKCC2；低钾血症
	ROMK	新生儿 Bartter 综合征 2 型	低钾血症

表 6-8-1 肾性失镁的病因（续表）

作用部位		遗传性因素	获得性因素
	CIC-Kb	经典 Bartter 综合征 3 型，20% 伴低血镁	
	CaSR	Bartter 综合征 5 型	高钙血症、高镁血症，氨基糖苷类药物：可结合并激活 CaSR
		常染色体显性遗传低血钙：CaSR 突变使此受体激活	
远曲肾小管	TRPM6	低血镁症合并继发性低血钙症	环孢霉素、他克莫司：降低 TRPM6 表达；西罗莫司：降低 TRPM6 mRNA 稳定性
	电压门控钾通道	KCNA1 基因突变（编码电压门控钾通道 Kv1.1）：孤立的常染色体显性遗传低镁血症	低钾血症
	NCCT（Na-Cl 协同转运子）	SLC12A3 基因突变（编码噻嗪类敏感性氯化钠协同转运蛋白）：Gitelman 综合征	噻嗪类利尿剂：环孢素
	Na$^+$-K$^+$-ATP 酶	FXYD2 基因突变（编码 Na$^+$-K$^+$-ATP 酶的 γ 亚基）：常染色体显性遗传低血镁合并低血钙	低磷血症，钙调磷酸酶抑制剂、乙醇：抑制 Na$^+$-K$^+$-ATP 酶

表 6-8-1　肾性失镁的病因（续表）

作用部位	遗传性因素	获得性因素
	HNF1B 基因突变（编码 HNF-1β，是一个调节 Na^+-K^+ ATP 酶 γ 亚单位表达的转录因子）：肾囊肿伴糖尿病及肾性失镁和低尿钙	
EGF	孤立性隐性低血钙；与 EGF 前体蛋白突变有关	抗 EGF 受体抗体（西妥昔单抗，帕尼单抗）；顺铂：减少 EGF 和 TRPM6 mRNA；环孢霉素：减少 TRPM6、噻嗪敏感 Na 通道（NCC）和 EGF mRNA
CaSR	突变致受体激活	高钙血症、高镁血症、氨基糖苷类药物；可结合并激活 CaSR
细胞周期蛋白 M2（CNNM2）	CNNM2 基因突变（编码一种位于亨利襻升支粗段和近曲小管基侧膜的跨膜蛋白）；常染色体显性低血镁	
其他肾小管异常		梗阻性肾病或急性肾小管坏死后的恢复期，肾移植后；药物：两性霉素、喷他脒

2. 低镁血症合并继发性低钙血症（HSH）　为常染色体隐性遗传病，患者表现为严重的低血镁和低血钙。患儿出生后 3 个月内由于低血镁和低血钙，就可出现神经系统症状，如不及时治疗会导致永久的神经系统损伤。由于严重持续的低血镁，甲状旁腺素分泌减低，同时低血镁导致外周甲状旁腺素抵抗，因此患者会有继发的低血钙，而且对钙和维生素 D 的治疗抵抗。治疗主要的方法是大量补镁，可口服或静脉补充，也可采用夜间鼻胃管补充。目前发现该病与 TRPM6 离子通道基因突变有关。

【鉴别诊断】

肾性失镁可继发于慢性肾功能不全、肾小管间质疾病和药物损害等。遗传引起的肾性失镁不常见，多为家族聚集发病。

【治疗】

镁的补充可采用口服、静脉或肌内注射。口服常用硫酸镁（$MgSO_4 \cdot 7H_2O$），1 g 硫酸镁所含镁元素为 0.1 g。静脉补充适于症状严重的病例，通常常用 10% 的硫酸镁，需缓慢补充，且应监测血镁及膝反射，防止镁中毒的发生。

（周绪杰　吕继成　陈育青）

第 9 节　肾小管酸中毒

肾对酸碱平衡的调节由肾小管完成，简单地说，近曲肾小管主要负责重吸收滤过的碳酸氢根，而远段肾单位则主要通过生成铵离子和可滴定酸的形式泌氢，从而达到酸化尿液的效果。肾小管酸中毒是一组由于肾泌氢或重吸收碳酸氢盐的能力下降而引起的阴离子间隙正常的代谢性酸中毒，肾小球滤过率相对正常。突出的特点是血液呈酸性，而肾产生反常性碱性尿液，常伴钾的分泌障碍。

肾小管酸中毒有多种分类方法，习惯上根据肾小管功能缺陷部位分为四大类：远端肾小管酸中毒（1 型 RTA），主要是由于远端肾小管泌氢功能下降所致；近端肾小管酸中毒（2 型 RTA），主要是由于近端肾小管重吸收碳酸氢根障碍所致；3 型肾小管酸中毒，同时具有近端和远端肾小管酸中毒的特点，主要由于碳酸酐酶Ⅱ功能缺陷所致（属于罕见常染色体隐性遗传性疾病）；4 型肾小管酸中毒，是合并高血钾的肾小管酸中毒，主要由于醛固酮分泌减少或抵抗所致。

一、远端肾小管酸中毒（1 型 RTA）

此型是由于远端肾小管泌氢功能障碍所致，近端肾小管重吸收碳酸氢根的功能正常。

由于肾小管细胞氢泵衰竭和非分泌缺陷性酸化功能障碍，在全身酸血症的刺激下不能最大限度地降低尿 pH 到 5.5 以下。

【临床表现和诊断思路】

表现为阴离子间隙正常的高血氯性代谢性酸中毒；尿 pH 上升（＞6.0），为反常性碱性尿；患者尿中可滴定酸和铵离子减少。尿碳酸氢根总量小于滤过的碳酸氢根负荷的 5%。患者可有明显的发育迟缓、多尿现象，遗传性因素导致的远端肾小管酸中毒（dRTA）例如 H^+-ATP 酶可以伴有感音神经性耳聋，发病年龄从出生到年长儿童不等。由于肾小管酸化异常可伴发低钾血症和钙磷代谢障碍，患者呈现高尿钙、低血钙，进而继发甲状旁腺功能亢进，出现高尿磷、低血磷。严重的钙磷代谢障碍常引起骨病、肾结石和肾钙化。肾钙化的进展可导致慢性肾衰竭。

检查发现典型的正常阴离子间隙的高血氯性代谢性酸中毒、低钾血症、尿钾高、尿液中可滴定酸和（或）铵离子减少、尿 pH 始终＞6.0，则远端肾小管酸中毒诊断成立。低血钙、低血磷、骨病、尿路结石和肾钙化的发现则进一步支持该诊断。

不完全的远端肾小管酸中毒：肾小管的泌氢功能部分受损，尿 pH 值可小于 6.0，而且在酸负荷的情况下，尿液 pH 值不能降到 5.5 以下，可行经典的氯化铵负荷试验［停用碱性药物 2 天后予 NH_4Cl 0.1 g/(kg·d)×3 日，以后测尿 pH；或 NH_4Cl 0.3 g/kg，3～5 h 内服完，以后每小时测尿 pH 一次，共测 5 次。如不能降到 5.5 以下，则不完全性远端肾小管酸中毒诊断成立，有肝病的患者可用氯化钙代替，方法与氯化铵相同］。其他的辅助检查如呋塞米试验或测量尿 PCO_2/血 PCO_2 比值有助于对远端肾小管酸中毒的亚型进行分类。

【鉴别诊断】

远端肾小管酸中毒可由多种疾病引起（表 6-9-1），临床最常见的是后天获得性的肾小管间质损伤，先天遗传因素少见。成年人常见于自身免疫性疾病的肾损伤，儿童发病多与遗传相关。后天获得的肾小管间质损伤引起的远端肾小管酸中毒经常合并其他的肾小管功能异常，并且有原发病的表现。遗传性的远端肾小管酸中毒通常发病年龄早，呈家族聚集发病。

表 6-9-1 远端肾小管酸中毒常见病因

分类	具体病因
原发性	特发性（散发）
	家族性
	常染色体显性遗传（主要由于远端肾小管闰细胞阴离子转运蛋白 AE1 基因突变）
	常染色体隐性遗传（主要由于远端肾小管闰细胞 $V-H^+-ATP$ 酶基因突变导致）
继发性	自身免疫性疾病
	干燥综合征
	自身免疫性肝炎/原发性胆管性肝硬化
	系统性红斑狼疮（可以高血钾）
	类风湿关节炎

表 6-9-1　远端肾小管酸中毒常见病因（续表）

分类	具体病因
继发性	药物
	异环磷酰胺
	两性霉素 B
	碳酸锂
	布洛芬
	高钙
	甲状旁腺功能亢进
	维生素中毒
	结节病
	特发性高钙血症
	其他
	髓质海绵肾
	梗阻性肾病
	肾移植排异
	Wilson 病

二、近端肾小管酸中毒（2 型 RTA）

近端肾小管酸中毒（pRTA，2 型 RTA）是由于近端肾小管重吸收碳酸氢根障碍所致，远端肾小管酸化功能则完好无损。由于近端肾小管需要重吸收肾小球滤过 HCO_3^- 的 $85\%\sim90\%$，在 2 型 RTA 时有大量 HCO_3^- 排出，由于远端酸化功能正常，出现酸血症时，尿液 pH 值仍可降到 5.5 以下。

【临床表现及诊断思路】

表现为阴离子间隙正常的高血氯性代谢性酸中毒，尿 pH 上升，为反常性碱性尿；尿碳酸氢根排出明显增加，尿中可滴定酸和铵离子正常。常伴有明显的低血钾。由于远端肾小管酸化功能正常，酸中毒严重时，血浆 HCO_3^- 降到很低，尿中的 HCO_3^- 滤过减少，远端肾小管正常的泌氢功能使尿液 pH<5.5；相反如果血的 HCO_3^- 经碱化治疗后达

正常水平，大量 HCO_3^- 将从尿液排出。

钙磷代谢异常主要为骨软化症或骨质疏松，儿童可有佝偻病，尿路结石和肾脏钙化较少见。近端肾小管的其他重吸收功能受累，表现为 Fanconi 综合征。遗传性的肾小管酸中毒发生酸中毒的年龄早，因为此类 RTA 本身表现隐匿，患者常常因为婴幼儿期生长迟缓、眼部疾病（青光眼、白内障和带状角膜病，见于 SLC4A4 基因突变）、智力低下、头颅 CT 可能发现基底节钙化（如 CA 2 基因突变）等而就诊。此外获得性近端肾小管酸中毒同样可由多种疾病引起，因此患者通常合并原发病的表现。

临床检查如发现：阴离子间隙正常的高血氯性代谢性酸中毒；尿中碳酸氢根增多，HCO_3^- 排泄分数大于15%，酸中毒不严重时尿液呈碱性，酸中毒严重时尿液呈酸性；低钾血症，高尿钾；则近端肾小管酸中毒诊断成立。对于不典型患者碳酸氢盐重吸收试验有助于确诊：口服或静脉滴注碳酸氢钠，如 HCO_3^- 排泄分数大于15%即可确诊。

HCO_3^- 排泄分数＝尿 $[HCO_3^-]$×血 $[肌酐]$/血 $[HCO_3^-]$ ×尿 $[肌酐]$。

【鉴别诊断】

近端肾小管酸中毒可由多种病因导致（表 6-9-2），临床最常见的是后天获得性的肾小管间质损伤，先天遗传因素少见。后天获得性的肾小管间质损伤引起的近端肾小管酸中毒经常合并其他的肾小管异常，并且有原发病的表现。遗传性的近端肾小管酸中毒通常为孤立的近端肾小管酸中毒的表现，呈常染色体显性遗传，病因可能是编码 NHE3 的基因 SLC9A3 的突变导致钠氢交换障碍；合并眼部疾病的常染色体隐性 RTA（pRTA）与编码钠碳酸氢根（Na^+/HCO_3^-）共转运蛋白的基因 SLC4A4 突变造成该蛋白活性下降和丧失有关。

表 6-9-2 近端肾小管酸中毒常见病因

分类	具体病因
原发性	特发性（散发）
	家族性
	隐性遗传：近端肾小管上皮细胞 Na^+/HCO_3^- 共转 运体（NBCe1）缺陷；碳酸酐酶 2 缺失
	显性遗传：钠氢转运蛋白基因突变
	胱氨酸蓄积症
	遗传性果糖不耐受
	半乳糖血症
	糖原贮积病（Ⅰ型）
	Wilson 病
	Lowe 综合征
继发性	药物
	异环磷酰胺
	替诺福韦
	碳酸酐酶抑制剂：乙酰唑胺和托吡酯
	氨基糖苷类抗生素
	M 蛋白
	淀粉样变
	多发性骨髓瘤/轻链病
	重金属
	铅
	镉
	水银
	铜
	维生素 D 缺乏
	肾移植
	阵发性睡眠性血红蛋白尿
	干燥综合征（更容易引起远端 RTA）

三、混合型肾小管酸中毒（3 型 RTA）

患者同时具有远端及近端 RTA 的表现，尿中可滴定酸及铵离子均减少，伴有碳酸氢根的增多，在严重酸中毒的情况下也不能将尿液最大限度地酸化，被称为混合型 RTA（3 型 RTA）。

此型可由碳酸酐酶Ⅱ（CA2）编码基因突变导致，为常染色体隐性遗传，由于该基因（8q22）表达广泛，会出现多种临床表现，可表现为骨硬化病、混合型肾小管酸中毒、大脑钙化和智力低下。这些临床表现又被称为 Guibaud-Vainsel 综合征或大理石样脑病。CA2 广泛存在于近端肾小管和远端肾小管的细胞质内，其功能障碍抑制了细胞内 CO_2 和 H_2O 结合成碳酸再解离为氢离子和碳酸氢根的反应，在近端肾小管主要表现为碳酸氢根转运入血的障碍，在远端肾小管则表现为泌氢的减慢，因此出现混合型 RTA。骨硬化症可以合理地解释为破骨细胞的泌酸障碍，以致不能有效溶解骨质。

混合型肾小管酸中毒的治疗同远端及近端肾小管酸中毒的治疗。多数受累患者都具有阿拉伯血统，居住于北非和中东地区。

四、高血钾型肾小管酸中毒（4 型 RTA）

高血钾型肾小管酸中毒（4 型 RTA）与前三型肾小管酸中毒合并低血钾不同，通常合并高钾血症。通常认为这种肾小管酸中毒和醛固酮作用减弱有关系，钠的重吸收减少，钾的排出减少，影响氢的排泌和氨的生成，因而导致酸中毒和高钾血症。

【临床表现】

表现为阴离子间隙正常的高血氯性代谢性酸中毒，高血钾，肾小管泌铵率很低，净泌酸能力还是低于正常，但此类患者在酸负荷后酸化尿液的功能仍在正常范围，因此尿 pH 一般能达 5.5 以下。患者合并肾衰竭时，酸中毒和高钾血症的严重程度与肾功能不全程度不成比例。肾钙化和尿路结石少见，合并肾衰竭时可有肾性骨病。可有原发病的表现。常见病因见表 6-9-3。

表 6-9-3　高血钾型肾小管酸中毒的病因

分类	具体病因
醛固酮缺乏	单纯醛固酮缺乏
	遗传性：皮质酮甲酰氧化酶缺乏
	一过性（婴儿）
	糖尿病肾病
	小管间质肾病
	药物：肝素，NSAID，β 受体阻滞剂，ACEI，
	AT1 受体阻滞剂
	肾移植
	伴有糖皮质激素缺乏
	Addison 病
	双侧肾上腺切除
	酶缺乏：21-羟化酶缺乏，3-β-ol-脱氢酶缺乏
	AIDS
醛固酮耐受	假性低醛固酮血症：Ⅰ 型
	假性低醛固酮血症：Ⅱ 型
	药物：螺内酯、氨苯蝶定、环孢素 A、三甲氧
	苄氨嘧啶
	梗阻性肾病
	镰状细胞贫血
	肾移植

【鉴别诊断】

高血钾型肾小管酸中毒主要和醛固酮的作用减弱有关，因此能引起醛固酮分泌减少或拮抗其作用的疾病均可引起 4 型 RTA。此型 RTA 在成人多为获得性。醛固酮绝对不足可以是由于原发的肾上腺功能异常，也可继发于各种轻、中度肾功能不全所致的低肾素血症；醛固酮相对不足往往与梗阻性肾病、移植肾排异和药物损害所引起的慢性间质性肾病有关。遗传性的 4 型 RTA 常见于儿童，表现为原发性 Ⅰ 型假性低醛固酮血症和原发性 Ⅱ 型假性低醛固酮血症（表 6-9-4）。

五、肾小管酸中毒的治疗

肾小管酸中毒的治疗首先应该纠正病因；对症治疗包括纠正酸中毒，纠正电解质紊乱，治疗和预防并发症，各类型的肾小管酸中毒治疗的基本原则相同，但是发病机制的差别使得其治疗有不同之处。此外，针对肾小管酸中毒的治疗目标不仅仅是纠正酸中毒和生化指标，还要改善儿童的生长发育，治疗骨病，防治肾结石和钙化，防治肾功能下降。

1. 纠正酸中毒 补碱是纠正酸中毒的方法。近端肾小管酸中毒时每日从尿中流失大量碳酸氢根，因此补碱量大约 $10\sim20$ mmol/(kg·d)；枸橼酸钠、枸橼酸钾混合物首选，枸橼酸代谢可产生碳酸氢根，每日剂量分多次服用，保持日夜负荷均衡；需限钠饮食，可促进肾小管对 HCO_3^- 的重吸收。远端肾小管酸中毒补碱量较少，常用枸橼酸钠钾，也可用碳酸氢钠。婴儿患者每日枸橼酸钾或碳酸氢盐用量需 $5\sim8$ mmol/kg 体重，儿童需 $3\sim4$ mmol/kg 体重，成人 $1\sim2$ mmol/kg 体重。4 型 RTA 纠正酸中毒可用碳酸氢钠每 24 h $1.5\sim2.0$ mmol/kg。

2. 纠正血钾 $1\sim3$ 型 RTA 均合并低钾血症，可用枸橼酸钾补钾纠正。4 型 RTA 合并高血钾可避免储钾的药物和高钾饮食，可口服离子交换树脂和呋塞米等排钾利尿剂，发生严重高钾血症（>6.5 mmol/L）或心电图出现明显异常即应及时进行透析。

3. 防治并发症 防治肾结石、肾钙化和骨病。充分补充枸橼酸盐可纠正高钙血症，同时尿中枸橼酸排出增多，结合大量的钙，从而减小了草酸钙结石形成的危险性，但尿枸橼酸盐的增加伴随尿 pH 的升高，增加了尿磷酸钙的饱和度，因此需防止补碱过量。对已经发生骨病而未出现肾钙化的患者，可小心试用钙剂和骨化三醇 $[1,25(OH)_2D_3]$ 治疗。

表 6-9-4   各型肾小管酸中毒的鉴别诊断

	1 型 (远端)	2 型 (近端)	3 型	4 型	尿毒症酸 中毒
代谢性酸中毒时					
尿 pH	>5.5	<5.5	>5.5	<5.5	>5.5
UAG	正值	负值	正值	正值	正值
尿 NH_4^+	↓	↔	↓	↓	↓
尿 K^+	↑	↑	↑↓↓		
血 K^+	↓	↓	↓	↑↑	
酸碱平衡时					
尿 HCO_3^- 量 (占滤液中%)	<5%	>10～ 15%	>5～ 15%	>5%～ 10%	<3%～ 30%
肾结石	有/无	无	无	与原发病 有关	

尿阴离子间隙(UAG):尿中排出的阳离子是 Na^+、K^+、NH_4^+、Ca^{2+} 和 Mg^{2+},阴离子是 Cl^-、HCO_3^-、硫酸根、磷酸根和有机阴离子。通常尿中只检查 Na^+、K^+ 和 Cl^-,因此其他未检测的离子被称为尿阴离子(UA)和尿阳离子(UC)。根据 $Cl^- + UA = Na^+ + K^+ + UC$;$UAG = (UA - UC) = [Na^+] + [K^+] - [Cl^-]$。

UAG 为负值时,提示胃肠道丢失碳酸氢盐,UAG 为正值时提示肾小管酸中毒。

(周绪杰 吕继成 陈育青)

肾间质疾病

第 7 章

第 1 节 概 述

【定义与诊断】

肾间质疾病（interstitial nephropathy）又称间质性肾炎（interstitial nephritis）、肾小管间质肾炎（tubulointerstitial nephritis，TIN）或肾小管间质肾病（tubulointerstitial disease），是由多种病因引起的一组临床病理综合征，其临床主要表现为肾小管功能障碍，伴有不同程度的肾小球滤过率下降，累及皮肤、眼、泪腺、唾液腺、胰腺等肾外器官时，还会出现相应的临床表现；肾的病理损伤主要累及肾间质和肾小管，不伴或仅伴有轻微的肾小球或肾血管损伤，因此从病理生理的角度来看，"肾小管间质肾炎"的命名更能体现疾病的特征，因此本章以下内容统一简称为 TIN。除此之外，临床上还能遇到在先前的肾小球疾病基础上伴发 TIN 的情况，以及急性肾小管坏死、梗阻性肾病、尿路上行感染导致的肾盂肾炎等，也归属于本章所介绍的肾间质疾病广义范畴当中。本章除在病因类型方面提及这些疾病外，其他部分仅就狭义的 TIN 进行阐述。

根据疾病发病的急、慢和病理改变不同，常将肾间质 TIN 分为急性或慢性肾小管间质肾炎。急性肾小管间质性肾炎（acute tubulointerstitial nephritis，ATIN）临床表现为不同严重程度的急性肾损伤（acute kidney injury，AKI）伴有肾小管功能严重受损，病理以肾间质水肿、炎性细胞浸润，及肾小管变性为特征，可见肾小管壁炎性细胞浸润，即肾小管炎。慢性肾小管间质性肾炎（chronic tubulointerstitial nephritis，CTIN）临床表现为轻重程度不同的慢性肾损伤（chronic kidney disease，CKD）伴有肾小管功能异常，病理表现为肾小管萎缩、肾间质炎性细胞浸润伴纤维化病变为主要基本特征，晚期病变累及肾小球，可出现肾小球硬化及小血管壁增厚或管腔闭塞。按照导致 TIN 的病因不同，还可以进一步分为药物、自身免疫、感染、血液疾病、肿瘤等相关的类型，提示针对原发疾病的治疗应当同时兼顾。

TIN 诊断的金标准有赖于肾病理检查，但是临床往往可以通过病史、临床表现、生化及尿液检查初步诊断 TIN。多数情况下，ATIN 与 CTIN 的临床表型是明显不同的，前者起病急、进展快；后者起病隐袭，进展慢。但是约 36％的 ATIN 患者表现为数月内血肌酐逐渐升高，临床符合急性肾脏病（acute kidney disease，AKD，参见本书相关章节）的特点，另有 7％的 ATIN 患者肌酐上升速度更为缓慢，这些患者 ATIN 的确诊有赖于肾活检病理检查。另一方面，ATIN 患者如果没有去除病因、未经有效治疗，疾病可迁延至 CTIN；而 CTIN 患者由于致病因素不同，部分在慢性病程中可能会有急性炎症病变的反复加重，临床表现为快速进展的慢性肾脏病，或者慢性肾脏病基础上的急性肾损伤。患者如在此时就诊，需要进行肾病理检查方能确定此时病变的急慢性程度，临床医师通常需要进行临床病理资料的综合分析才能找出病因并做出正确诊断和确定治疗方案。

【病因与发病机制】

TIN 的病因多样化，其常见病因类型如表 7-1-1 所示。免疫反应异常是 TIN 发病中最重要的机制之一。现已证实多种病因均可通过细胞免疫为主的机制导致 ATIN，在部分情况下其发病也有体液免疫机制（抗 TBM 抗体或免疫复合物沉积）参与，炎症病变不可逆并继之出现肾纤维化病变，临床表现为 CTIN 及 CKD。临床上最常见引起 TIN 的病因是药物，其次为自身免疫、感染、肿瘤和代谢性疾病等。部分遗传性疾病（如髓质海绵肾、髓质囊性病、多囊肾等）以及某些地方性疾病（如巴尔干肾病、斯里兰卡肾病、中美洲肾病）也可导致 TIN。

表 7-1-1　肾小管间质疾病的常见病因

类型	具体病因
感染	肾实质感染
	全身性感染
药物	各类抗生素
	非甾体抗炎药/解热镇痛药
	抗肿瘤化疗药
	抗病毒药
	利尿药
	免疫抑制剂
	抗精神病药（抗惊厥药、含锂制剂等）
	中药（含马兜铃酸成分中药、雷公藤等）
	生物制剂
	其他：抑制尿酸制剂、抗凝药、H_2 受体阻滞剂等
理化因素或重金属	放射性辐射
	化学毒物（有机溶剂、工业等）
	生物毒素（蜂毒等）
	重金属（铅、镉、锂、金、汞等）
尿路梗阻	反流性肾病
	机械性上尿路梗阻
代谢异常	高尿酸血症/高尿酸尿症
	高钙血症/高钙尿症
	钾缺乏
	胱氨酸过多
	高草酸尿症

表 7-1-1 肾小管间质疾病的常见病因（续表）

类型	具体病因
免疫相关	TINU 综合征
	干燥综合征
	系统性红斑狼疮
	结节病
	Wegener 肉芽肿
	移植排异
	原发性冷球蛋白血症
血液系统肿瘤或相关疾病	多发性骨髓瘤
	异常球蛋白病
	轻链肾病
	淋巴细胞增生性疾病
	淋巴瘤
	急性白血病
	阵发性血红蛋白尿
	镰状细胞病
其他	地方性肾病（如巴尔干肾病）
	放射性肾炎
原因未明	

　　与其他疾病的分类有所不同的是：在 TIN 中，病因不明的 TIN 被称为特发性间质性肾炎；原发性 TIN 通常是指致病因素直接损害肾小管间质所致；而继发性 TIN 通常指各种原因导致的肾小球疾病伴发的肾小管间质损害，常见于新月体肾炎、IgA 肾病、糖尿病肾病、膜增生性肾小球肾炎、淀粉样变性肾病、狼疮性肾炎等。此外，某些累及血管的疾病也可继发肾小管间质损伤，如：动脉粥样硬化栓塞、高血压肾损害、血管炎等。有关肾小球及肾血管疾病引起的继发性肾小管间质病变可参见本书有关章节。

　　在不同地区的报道中，ATIN 的疾病谱有所差异。来自美国梅奥诊所的单中心数据显示，ATIN 最常见病因为药物（70%），其次为自身免疫性疾病（20%）以及感染（4%）。来自非洲的报道亦显示，药物与感染性疾病是 ATIN

的主要病因，各占约50%。北京大学第一医院2005—2014年10年间157例ATIN前瞻性队列研究的结果显示，患者在肾活检时的ATIN病因构成包括药物（64%）、自身免疫性疾病（22%）、感染（1%）、肿瘤（4%）、代谢（3%），以及病因不明（6%）。然而，在随访过程中，部分药物性ATIN患者出现眼色素膜炎等其他系统损害，至肾活检后2年，重新确定ATIN病因的构成比为：药物（50%）、自身免疫性疾病（40%），其余同前。由此可见，应该谨慎判断ATIN患者的病因，并对其开展长期随访，以利于发现潜在的自身免疫性疾病。

（苏　涛　杨　莉）

第2节　急性间质性肾炎

一、药物相关性急性间质性肾炎（drug associated ATIN，DATIN）

药物是导致ATIN的最常见病因之一，肾小管间质肾炎也是药物相关肾损害中最常见的病理类型，其确切发病率尚不清楚。临床表现不特异，轻型或亚临床型易漏诊，诊断常需肾活检证实。国内外的资料显示，肾活检确诊的ATIN患者中，50%～78%可能由药物引起。

【致病药物及作用机制】

导致ATIN的药物种类繁多，并且不断增加。可以是单一药物或多种药物混合应用致病，后者往往难以判断确切的致病药物。常见导致ATIN的药物包括抗生素、NSAID（包括解热镇痛药）、质子泵抑制剂、抗惊厥药、利尿剂等，见表7-2-1。在20世纪60～70年代，由抗生素引起的ATIN约占2/3，主要是以新青霉素Ⅱ为代表的一类药物，典型的ATIN临床表现主要来自于对此类病例的总结。随后的许多年来，更多类型的药物所致AIN病例被相继报道，其中

表 7-2-1 可引起 ATIN 的药物

抗微生物药	NSAID 包括水杨酸类	解热镇痛药	其他药物
青霉素 G* Penicillin G*	阿司匹林* Aspirin	氨基比林 Aminopyrine	别嘌呤醇* Allopurinol
苄青霉素* benzylpenicillin	乙酰水杨酸 acetyl salicylic acid	安替比林 Antipyrine	丙磺舒 Probenecid
氨苄西林* Ampicillin	美沙拉秦 Mesalamine	安乃近 Dipyrone	硝苯地平* Nefedipine
阿莫西林* Amoxicillin	美沙拉秦、5-ASA mesalazine、5-ASA	氯美辛* Clometacin	氨氯地平 Amlodipine
甲氧西林* Methicillin	柳氮磺胺吡啶 Sulfasalazine	安曲非宁 Antrafenine	卡托普利* Captopril
苯唑西林* Oxacillin	二氟尼柳* Diflunisal	夫洛非宁* Floctafenine	倍他尼定* Bethanidine
氯唑西林* Cloxacillin	非诺洛芬* Fenoprofen	格拉非宁* Glafenine	普萘洛尔 Propranolol
羧苄西林* Carbenicillin	布洛芬* Ibuprofen		地尔硫草 Diltiazem
美洛西林* Mezlocillin	萘普生 Naproxen		甲基多巴 Alpha methyldopa
哌拉西林* Piperacillin	苯噁洛芬* Benoxaprofen	抗惊厥药	丙硫氧嘧啶 Propylthiouracil
萘夫西林* Nafcillin	芬布芬 Fenbufen	卡马西平* Carbamazepine	氯磺丙脲* Chlorpropamide
氨曲南 Aztreonam	氟比洛芬 Flurbiprofen	地西泮 Diazepam	瑞舒伐他汀 Rosuvastatin
头孢克洛 Cefaclor	酮洛芬 Ketoprofen	苯巴比妥 Phenobarbital	氯贝丁酯 Clofibrate
头孢孟多 Cefamandole	吡洛芬 Pirprofen	苯巴比妥 phenobarbitone	非诺贝特* Fenofibrate
头孢唑林* Cefazolin	舒洛芬 Suprofen	苯妥英* Phenytoin	氰美马嗪* Cyamemazine

表 7-2-1　可引起 ATIN 的药物（续表）

抗微生物药	NSAID 包括水杨酸类	解热镇痛药	其他药物
头孢氨苄 Cephalexin	吲哚美辛* Indomethacin	丙戊酸 Valproic acid	氯氮平 Clozapine
头孢噻啶 Cephaloridine*	托美丁 Tolmetin	丙戊酸钠 Valproate sodium	拉莫三嗪 Lamotrigine
头孢噻吩 Cephalothin	佐美酸 Zomepirac	拉莫三嗪* Lamotrigine	吩噻嗪 Phenothiazine
头孢匹林 Cephapirin	舒林酸 Sulindac		芬特明 Phentermine
头孢拉定 Cephradine	阿氯芬酸 Alclofenac		苯甲曲秦 Phendimetrazine
头孢克肟 Cefixime	双氯芬酸 Diclofenac		环孢素 A Cyclosporine A
头孢吡肟 Cefepime	芬氯酸 Fenclofenac	利尿药	硫唑嘌呤 Azathioprine
头孢噻肟 Cefotaxime	甲芬那酸 Mefenamic acid	氯噻酮 Chlortalidone	阿糖胞苷 Arabinoside
头孢哌酮 Cefoperazone	尼氟酸 Niflumic acid	依他尼酸 Ethacrynic acid	苯丙醇胺 Phenylpropanolamine
头孢西丁 Cefoxitin*	吡罗昔康* Piroxicam	呋塞米* Furosemide	白细胞介素-2 Interleukin-2
头孢替坦 Cefotetan	美洛昔康 Meloxicam	氢氯噻嗪 Hydrochlorothiazide	铋盐 Bismuth salts
拉氧头孢 Latamoxef	阿扎丙宗 Azapropazone	吲达帕胺 Indapamide	青霉胺 D-penicillamine

表 7-2-1　可引起 ATIN 的药物（续表）

抗微生物药*	NSAID（包括水杨酸类）	解热镇痛药	其他药物
环丙沙星* Ciprofloxacin	保泰松 Phenylbutazone	替尼酸* Tienilic acid	金盐 Gold salts
左氧氟沙星* Levofloxacin	安替比林 Phenazone	氨苯蝶啶* Triamterene	
莫西沙星 Moxifloxacin	罗非昔布 Rofecoxib		
诺氟沙星 Norfloxacin	塞来昔布 Celecoxib		
吡咯米酸 Piromidic acid		**抗溃疡药**	
阿奇霉素 Azithromycin		奥美拉唑 Omeprazole	
红霉素* Erythromycin		兰索拉唑 Lansoprazole	
氟红霉素 Flurithromycin		埃索美拉唑 Esomeprazole	
林可霉素 Lincomycin		泮托拉唑 Pantoprazole	
四环素 Tetracycline		雷贝拉唑 Rabeprazole	
米诺环素 Minocycline		西咪替丁* Cimetidine	
螺旋霉素* Spiramycine		法莫替丁 Famotidine	
庆大霉素 Gentamicin		雷尼替丁 Ranitidine	
黏菌素 Colistin			
多黏菌素 B* Polymixin B			

表 7-2-1 可引起 AITN 的药物（续表）

抗微生物药		NSAID 包括水杨酸类	解热镇痛药	其他药物
万古霉素	Vancomycin			
替考拉宁	Teicoplamin			
利福平*	Rifampin			
乙胺丁醇	Ethambutol			
异烟肼	Isoniazid			
呋喃妥因*	Nitrofurantoin			
磺胺*	Sulfonamides			
阿昔洛韦	Acyclovir			
洛匹洛韦	Lopinavir			
利托那韦	Ritonavir			
膦甲酸	Foscarnet			
茚地那韦	Indinavir			
干扰素	Interferon			
奎宁	Quinine			
灰黄霉素	Griseofulvin			

注：NSAIDs：非甾体抗炎药（或称非甾体醇类消炎药）；*可能导致肉芽肿性间质性肾炎的药物

仍然以 β-内酰胺类抗生素最为常见，其他类型还包括喹诺酮类、磺胺药、利福平等（约占 30%～50%），其次为传统 NSAID 和新型的选择性环氧化酶-2（COX-2）抑制剂。近年来，质子泵抑制剂已经成为 ATIN 的主要致病药物之一，在美国梅奥诊所单中心报告中，奥美拉唑是老年患者 ATIN 的第二位致病药物（占 18%），仅次于青霉素类药物（占 21%）。国内缺乏统计资料，但随着疾病谱的变化及人口的老龄化，因混合用药所致的 ATIN 显著增加，尤其值得重视的是各类中药导致的肾损害不断被报告。新型药物的大量涌现，例如靶向抗肿瘤药物 CTLA-4 单抗、硼替佐米等引起 ATIN 已有报道。

【临床表现与诊断】

DATIN 的临床表现缺乏特异性。绝大部分患者的肾损伤出现在应用致病药物 2～3 周以后，可自数天至数月不等。

1. AKD 或 AKI 患者表现为严重程度不等的急性肾脏病（肾小球滤过率下降、血清肌酐及尿素氮升高），约半数患者表现为迅速发生的少尿型或非少尿型急性肾损伤（AKI），10%～20% 患者呈少尿型，老年患者更多见。约 1/4 左右的患者需要透析治疗。大约 1/3 的患者血肌酐表现为数周或数月内发生的持续亚急性升高，符合急性肾脏病的肾功能变化特点。少数病例（约 7%）血肌酐升高更为缓慢甚至持续保持于正常水平。因肾间质水肿、肾肿大牵扯肾被膜，患者可主诉腰痛，影像学检查见到双肾大小正常或轻度增大。通常血压升高不显著。

2. 尿检异常 多数患者可有镜下血尿，少见肉眼血尿，罕见红细胞管型。半数以上的患者可出现无菌性白细胞尿或白细胞管型，有时可发现嗜酸性粒细胞。蛋白尿多为轻、中度，定量很少超过 2 g/d。少数因 NSAID 或干扰素所致的 ATIN 患者可出现肾病综合征范围的蛋白尿。肾小管功能损害十分突出，常出现肾性糖尿及低比重、低渗透压尿，可见小分子蛋白尿、尿 β2-mG 和 NAG 排出增多等，并偶见 Fanconi 综合征（糖尿、氨基酸尿、磷酸盐尿、尿酸尿或近端肾小管酸中毒）或远端肾小管酸中毒。一般尿钠排泄分数均>2，少数患者可出现尿钠排泄分数降低，或可见其他类型的电解质紊乱。

3. 全身其他表现 DATIN 的全身表现常与药物过敏有关，多见于以新青霉素Ⅱ为代表的 β-内酰胺类抗生素引起的 DATIN，表现包括：①药物性发热（简称药物热）：特征为用药后 3～5 天出现，或感染性发热消退以后再出现第二个体温高峰；②药物性皮疹（简称药疹）：常呈多形性红色斑丘样痒疹或脱皮样皮疹；③外周血嗜酸性粒细胞增高。值得注意的是，并非所有的 DATIN 都会有上述全身表现，据统计在非 β-内酰胺类抗生素引起的 DATIN 中，药疹的发生率仅 30%～50%，药物热的发生率为 50%～75%，血嗜酸性粒细胞增高的发生率为 30%～80%，具有以上典型三联征者则少于 10%～30%。少数病例还可出现轻微关节痛和淋巴结肿大。某些药物在导致 ATIN 的同时还可使血液系统或肝等多脏器或系统受累，其临床表现较重，皮疹类型可呈多形性（如红色毛囊性丘疹、斑丘疹、脓疱、大疱及紫癜等），血清学检查可见血清 IgE 水平增高，临床又称为过敏反应综合征（drug reaction with eosinophilia and systemic symptoms，DRESS），死亡率高达 10%。

需要强调的是，DATIN 的临床表现特征与致病药物密切相关。国外学者曾比较了不同病例报告中新青霉素Ⅱ、NSAID 及其他药物引起的 ATIN 患者的临床表现，如表 7-2-2 所示。北京大学第一医院单中心报道中比较单纯由 β-内酰胺类抗生素、NSAID 或中药所致 ATIN 的患者临床表现特点，见表 7-2-3。可以看到，三类药物中，β-内酰胺类抗生素相关 ATIN 患者临床起病急、过敏表现多、血尿及蛋白尿较重、少尿及透析比例较高；中药相关 ATIN 患者起病更为隐袭，临床过敏反应少见，因此容易延误诊断，应引起临床广大医师注意。NSAID 所致 DATIN 患者的临床表现特点介于上述两类药物之间。

表 7-2-2 不同类型药物所致 ATIN 临床表现出现率的差异

临床表现（%）	新青霉素 II	NSAID	其他药物
少尿	20～25	—	30～40
肾衰竭	40～50	—	90～95
水肿	—	70～80	—
高血压	—	10～20	—
肾外表现	80～90	10	40
蛋白尿	70～80 （轻度）	不定 （轻度-大量）	50～60 （轻度）
镜下血尿	80～90	30～40	50～60
肉眼血尿	60～70	5～6	10～20
白细胞尿	90～95	40	40～50
外周血嗜酸性粒细胞增高	70～80	40	30～40

注：－表示该资料无统计数据

表 7-2-3 不同类型药物所致 ATIN 临床表现的特点比较

	β-内酰胺类	NSAID	中药
年龄（岁）	39±17	50±16	45±8
男性（%）	40	41	9
用药-肾损害时间（d）	6（1～30）	14（1～60）	25（3～210）
皮疹（%）	60	33	0
药物热（%）	80	61	25
血嗜酸性粒细胞增高（%）	30	11	8
蛋白尿（g/d）	2.0±1.3	1.1±0.6	1.2±0.6
镜下血尿（%）	50	22	25
肉眼血尿（%）	0	6	0
白细胞尿（%）	60	67	73
少尿/无尿（%）	20	11	0
Scr 峰值（μmol/L）	157～1137	176～1392	140～878
透析（%）	30	22	25

　　肾脏病理表现免疫荧光检查一般均为阴性，偶见 IgG 及 C3 沿肾小球基底膜呈线样或颗粒样沉积。光镜检查见到的典型病变为肾间质水肿，肾间质内弥漫性或多灶状淋巴细胞及单核/巨噬细胞浸润。CD4$^+$ T 淋巴细胞是最主要的浸润炎症细胞类型，其次为单核/巨噬细胞，可伴有数量不等的嗜酸性粒细胞和浆细胞浸润，此外还可见少量中性粒细胞以及 B 淋巴细胞，有时肾间质可见上皮细胞性肉芽肿。肾小管上皮细胞通常呈退行性变，可见炎症细胞穿过肾小管基底膜，进入肾小管细胞至管腔，即出现"肾小管炎"，偶可伴有肾小管上皮的小灶状坏死及再生。通常肾小球及肾血管正常。NSAID 所致 ATIN 患者电镜检查可见肾小球足细胞足突融合，与肾小球微小病变的病理所见相似。急性炎症开始后 7～10 天即可观察到肾间质纤维化病变，伴有不同程度的肾小管萎缩。

　　鉴于患者的用药情况比较复杂，药物相关急性间质性肾炎（DATIN）的临床诊断至今尚无统一标准。目前的共识为：①对确认急性肾损伤者可根据患者的肾小管功能显著异常、缺乏肾炎综合征或肾病综合征表现等特点初步确定为 ATIN，并根据近期用药史、全身药物过敏表现、嗜酸性粒细胞尿等特点先做出 DATIN 的临床疑似诊断。②对发现无菌性白细胞尿的患者进行尿沉渣细胞学检查，经 Wright 染色或 Hansel 染色后，若嗜酸性粒细胞计数大于尿白细胞总数的 1% 即有诊断意义。但需注意嗜酸性粒细胞尿除见于 DATIN，还可见于部分急性肾小管坏死、感染后或新月体性肾小球肾炎、尿路感染、前列腺炎、急性肾移植后排异、动脉栓塞性疾病和血吸虫病等其他疾病。有国外学者研究发现，此项检查的特异性为 87%，敏感性仅 62%，因此阴性结果并不能否认 DATIN。③确诊必须依靠肾活检病理检查。

【鉴别诊断】

　　急性间质性肾炎须与引起急性肾损伤的其他病因相

鉴别：

1. 与急性肾小管坏死的鉴别 同一类致病药物，既可导致 ATIN，也可以引起急性肾小管坏死，尤其当表现为不典型的非少尿型急性肾小管坏死时很难鉴别，常需借助肾活检确诊。临床上需特别注意寻找原发病因的特殊表现。若发现患者存在全身过敏表现、血中 IgE 升高、尿中嗜酸性粒细胞显著增高或抗 TBM 抗体阳性等，均有助于 ATIN 的临床诊断。

2. 与急性或急进性肾小球肾炎的鉴别 急性或急进性肾小球肾炎的患者常有程度较为严重的水肿及高血压，尿蛋白量常较多，血尿突出且常伴红细胞管型；少见嗜酸性粒细胞尿。这些患者虽可见尿渗透压降低，但通常不出现肾性糖尿及肾小管酸中毒。检出特异的疾病相关抗体（如 ANCA、抗 GBM 抗体等）有助于鉴别诊断。少数情况在肾小球肾炎基础上发生的 ATIN 或非甾体抗炎药所致 ATIN 伴有肾病综合征者病情比较复杂，常兼具两类疾病的各自特点，需要进行肾活检病理检查并结合临床特征及用药史综合分析才能鉴别。

【治疗】

治疗原则为去除病因、支持治疗以防治并发症以及促进肾功能恢复。

1. 一般治疗 首先停用可疑药物，并避免再次使用同类药物。临床实践显示，不少 ATIN 患者在停用致病药物数日后肾功能可以有所改善，甚至逐渐恢复正常水平，而不需要特殊治疗。支持治疗主要在于对急性肾损伤及其合并症的非透析治疗措施或透析治疗，主要目标是改善症状并减少并发症，其应用方法及指征同急性肾小管坏死。

2. 特殊治疗 由于 DATIN 的发病机制以细胞免疫介导为主，故理论上免疫抑制治疗应是有效的，动物实验及多数小规模回顾性研究数据显示，糖皮质激素治疗的 DATIN 患者更容易获得肾功能缓解。一项西班牙的回顾性研究显示，临床停用致病药物后 7 天以上才应用肾上腺皮质激素治疗，以及肾间质纤维化的程度是 DATIN 患者肾脏不完全恢复的独立危险因素，提示早期应用糖皮质激素治疗有利于肾脏完全恢复。然而，由于迄今为止仍缺乏前瞻性、随机对照性的临床研究证据。DATIN 患者应用肾上腺皮质激素或免疫抑制剂药物治疗的应用指征、剂量、疗程，以及究竟远期获益如何等问题始终没有大规模高质量研究证据的推荐。目前得到的基本共识是：此类药物的应用方案应尽可能在肾活检病理的基础上确定，并应根据患者的治疗反应、发生副作用或全身不良反应的可能性等进行综合评估后个体化调整。

　　一般认为，如果停用致病药物数日后患者的肾功能未能得到改善、肾损伤程度过重且病理提示肾间质弥漫性炎性细胞浸润，或肾脏病理显示肉芽肿性间质性肾炎者，有必要早期给予肾上腺糖皮质激素治疗以加速肾功能的恢复，常用泼尼松 30～40 mg/d［必要时可考虑用至 1 mg/（kg·d）］起始，若患者的肾功能在治疗后 1～2 周内获得改善，则用药 4～6 周（必要时可适当延长疗程至 8 周）即可逐步减少剂量直至完全停药，不宜用药时间过长。有个别报道用大剂量甲泼尼龙冲击治疗后可加速肾衰竭缓解，但目前并无证据表明其疗效优于上述方案。

　　国外学者的研究提出：若 DATIN 患者在应用肾上腺糖皮质激素 2 周后仍无缓解迹象或肾损伤进行性恶化，且肾活检显示并无或仅有轻度间质纤维化，则可考虑加用细胞毒类药物，如环磷酰胺［1～2 mg/（kg·d）］，如果肾功能有所改善可继续用药 1～2 个月，并逐渐减少糖皮质激素用量，随后环磷酰胺可酌情减量停用。在监测副作用的条件下激素可小剂量或间断用至一年。然而，如患者用药 6 周肾功能仍无改善，提示其病变可能已经慢性化，应停止免疫抑制治疗，改以针对慢性肾脏病的治疗为主。国外学者认为，吗替麦考酚酯（1.5～2 g/d）可能有助于减轻不同病因 ATIN 的肾间质病变、促进肾功能恢复，并可能减少 ATIN 的复发，其确切疗效有待进一步验证。

二、感染相关性急性间质性肾炎

广义的感染相关性急性间质性肾炎（infection associated acute tubulointerstitial nephritis）包括肾实质感染和全身感染所致的急性间质性肾炎两大类。前者是由微生物直接侵犯肾盂及肾实质引起的化脓性炎症，又称肾盂肾炎。后者是由各种病原体导致的全身感染（常为肾外感染）引起免疫反应导致的肾间质非化脓性炎症，即狭义的感染相关性 ATIN。本部分将重点介绍全身感染相关的 ATIN。近年来随着抗生素的广泛使用，与细菌感染相关的 ATIN 已显著减少，而其他病原体（尤其是病毒）有增多趋势，特别是在人类免疫缺陷病及肾移植术后患者中较为常见。

【病因及发病机制】

许多病原体均可导致全身感染相关的 ATIN，包括：

1. 细菌 如金黄色葡萄球菌、链球菌、肺炎球菌、大肠埃希杆菌、沙门菌、空肠弯曲菌、结核杆菌、白喉杆菌、布鲁杆菌、军团菌等。

2. 病毒 如腺病毒、EB 病毒、巨细胞病毒、单纯疱疹病毒、细小病毒 B19（PBV19）、麻疹病毒、风疹病毒、甲型或乙型肝炎病毒、多瘤病毒（BKV）、人类免疫缺陷病毒（HIV）、汉坦病毒、柯萨奇病毒、流感病毒、埃可病毒等。

3. 螺旋体 如钩端螺旋体、梅毒螺旋体等。

4. 寄生虫 如弓形虫、血吸虫、疟原虫、利什曼原虫等。

5. 其他 包括肺炎支原体、衣原体、立克次体、白色念珠菌等。

尽管已有一些研究发现在全身感染相关的 ATIN 患者肾组织中可检出病原体的抗原或 DNA，但至今尚缺乏病原体直接致病的证据。通过动物实验研究发现，这些病原体可能通过细胞免疫反应介导引起ATIN。除了肾小管间质损伤之外，上述同一类病原体的感染还可以导致感染相关的肾小球疾病。

【临床表现和诊断思路】

本病的临床表现特点取决于其致病的病原体。一般说来，患者发病时均有全身感染的临床表现，可有发热、寒战、头痛、恶心、呕吐等感染甚至败血症的症状，不同病原体感染还可伴有其特征性多脏器受累表现，分别可累及呼吸系统、消化系统、血液系统或神经系统，可能同时出现肺炎、肝损害、溶血或出血、心肌炎等表现。患者常在感染数日或数周后出现肾脏损害，可主诉腰痛、尿量异常，突出表现为少尿或非少尿性急性肾损伤。

化验检查常有末梢血白细胞（特别是中性粒细胞）增高，核左移。尿液检查可见轻至中度蛋白尿、肾性糖尿、血尿及白细胞尿，但嗜酸性粒细胞尿少见，部分患者尿中可见较多的脱落肾小管上皮细胞。通常肾小管功能损害十分显著，尿渗透压常降低，少数患者还可出现肾小管酸中毒或Fanconi综合征。

肾活检的病理表现与药物相关性ATIN者十分相似，光镜下以皮髓交界部病变及血管周围病变最为突出，主要特点为肾间质弥漫或多灶状单核和淋巴细胞浸润，肾间质弥漫性水肿，肾小管扩张，上皮细胞变性或灶状坏死。通常情况下肾小球及血管基本正常，免疫荧光常规检查为阴性。某些病原体可在引起ATIN的同时伴发肾小球病变，则可见肾小球局部的免疫复合物沉积，并有相应的肾小球病理改变。如：军团菌感染时可伴有肾小球系膜增生或局灶坏死性病变，有时还伴有坏死性小血管炎，免疫荧光可见IgG、IgM或C3在肾小球和小血管沉积；血吸虫或疟原虫感染可伴有肾小球系膜增生性病变，免疫荧光可见IgG、IgM或C3在肾小球系膜区团块样沉积；汉坦病毒感染也可见类似变化。

有近期感染史、目前存在全身感染征象及伴随临床表现（如败血症），并有伴肾小管功能损伤为特征的 AKI 时均应考虑感染相关 ATIN 的可能性。在感染控制基本满意、病情允许的条件下应行肾活检病理检查确诊，在肾组织中发现病原体成分有助于病因诊断，但检查阴性也不能作为除外诊断的依据。

【鉴别诊断】

主要应与药物相关性 ATIN 进行鉴别。感染相关性 ATIN 患者多无全身过敏表现、外周血及尿中的嗜酸性粒细胞一般不高、病理检查肾间质中较少见嗜酸性粒细胞浸润均有助于鉴别。值得注意的是，临床上许多患者在感染初期即已开始应用抗生素或解热镇痛药等药物治疗，因此常难以除外药物因素的影响。此时一方面应尽快进行可疑病原体的检查、创造条件进行肾活检，另一方面需在尽量避免应用可疑药物的情况下积极抗感染治疗，密切监测停药及抗感染治疗后病情的动态变化，综合各方面的信息做出病因诊断。

【治疗及预后】

针对可疑病原体给予积极的抗感染及支持治疗最为重要，对重症呈少尿或无尿型急性肾损伤表现或伴有多脏器衰竭者，应按急性肾损伤治疗原则给予替代治疗。

一般认为，对于此类患者只要积极控制感染无需应用肾上腺糖皮质激素治疗。也有学者认为，在系统性感染控制后若病情仍未见好转，可以考虑给予小剂量糖皮质激素短期治疗，可能有助于改善预后。但因尚缺乏随机、对照、较大样本的研究证据支持，目前仍有较大争议。

多数感染相关性 ATIN 患者经及时、积极的抗感染及支持治疗后肾功能可得到完全恢复或部分缓解，通常远期预后良好。部分患者因感染较重或治疗不及时可发展成慢性肾功能不全。少数重症或高龄患者可死于全身感染败血症或急性肾衰竭的并发症。

（苏　涛　杨　莉）

三、特发性/免疫相关的急性间质性肾炎

在 TIN 中，病因不明的 TIN 被称为特发性间质性肾炎。这类疾病虽然没有确切的发病原因，但目前研究认为其发病可能与免疫反应密切相关，体液免疫及细胞免疫机制均可能参与病理损伤过程，疾病的急性加重阶段激素治疗有效。其中，TINU 综合征（肾小管间质性肾炎-眼色素膜炎综合征，tubulointerstitial nephritis-uveitis syndrome）是最常见的导致特发性急性间质性肾炎（ATIN）的疾病。其他各类自身免疫性疾病，如：原发性干燥综合征、IgG4相关肾病、系统性红斑狼疮血管炎、肉芽肿性血管炎（GPA/EGPA）、结节病，以及肾移植排异反应、抗 TBM 病都可引起 TIN，这些以免疫机制为基础的疾病，可以表现为急性起病的急性肾损伤，也可以隐袭起病呈现慢性病程，或在慢性渐进性疾病发展过程中出现波动、加速，表现为急性肾损伤，因此将上述疾病归为免疫相关的间质性肾炎（TIN mediated by immunologic mechanisms）可能更为贴切。本章重点介绍 TINU 综合征。

TINU 综合征

肾小管间质性肾炎-眼色素膜炎综合征（tubulointerstitial nephritis-uveitis syndrome）或称肾小管间质性肾炎-眼葡萄膜炎综合征，简称为 TINU 综合征，是于 1975 年由 Dobrin 等首先描述并定义的一类伴有眼色素膜炎的 ATIN。在眼色素膜炎患者中约 2% 的成人或 8% 的儿童可能出现 TINU 综合征，而在 ATIN 患儿中约 14.3% 最终可能为本病。

TINU 综合征的病因至今尚未明确。目前研究认为其发病可能与免疫反应密切相关，体液免疫及细胞免疫机制均可能参与病理损伤过程。有病例报告显示 TINU 综合征可伴发自身免疫性甲状腺疾病、骶髂关节炎、类风湿关节炎、自身免疫性肝炎及间质性肺炎等，提示其发病有自身

免疫机制参与。近年来研究显示 TINU 综合征患者血中存在较高低度的抗单体 C 反应蛋白抗体（抗 mCRP 抗体），可能识别肾小管上皮细胞表达的 mCRP 抗原而引发免疫反应。不仅在单卵双生兄弟或同胞姐妹有共患 TINU 综合征的病例报告，还有研究发现 TINU 综合征的发病与 HLA 表型相关，提示可能存在遗传异质性。

【临床表现和诊断思路】

TINU 综合征各个年龄均可发病，儿童及青少年更为多见，成年患者平均年龄约 45 岁。男女比例约为 1：(2.5～5)。约 70% 的患者发病前有非特异性前驱症状，如乏力、不适、食欲减退、恶心、体重减轻等，部分患者可有低热、皮疹、肌痛，可伴有淋巴结肿大。化验检查常有轻度贫血及红细胞沉降率（血沉）增快，少见嗜酸性粒细胞增多，可有血沉快、C 反应蛋白、纤维蛋白升高及高 β 球蛋白血症等系统性炎症综合征表现，偶于血中查到抗肾小管基底膜抗体、循环免疫复合物或其他自身免疫疾病相关抗体。

眼色素膜炎可于肾损害之前、同时或于肾损害后（数周至 1 年余）急性发作。后者称为后发眼色素膜炎 TINU 综合征（late onset uveitis TINU syndrome），在一项前瞻性队列研究中，此类患者约占 TINU 综合征的 58%。常见的眼部症状有眼红、痛，畏光，视力下降。检查可发现睫状体充血、睫状体平坦部渗出、尘状角膜后沉积物、房水闪光或浮游物、前部玻璃体炎性细胞浸润、局灶或多灶状脉络膜炎等，严重者还可伴有虹膜后粘连、黄斑囊性水肿及视网膜色素瘢痕等。TINU 综合征患者的眼色素膜炎极易复发，复发率达 50% 以上，半数病例的眼部病变可转为慢性。

TINU 综合征患者的肾损伤常表现为急性肾脏病（AKD）或急性肾损伤（AKI）伴明显肾小管功能异常。部分体检偶然发现肾功能异常者，也可以慢性肾脏病（CKD）隐匿起病。尿检可出现轻至中度蛋白尿（通常 <2 g/d），偶见红细胞、白细胞及颗粒管型。近端肾小管受累者可表

现为肾性糖尿、氨基酸尿、完全性或不完全性 Fanconi 综合征，可有低钾血症、低磷血症、低尿酸血症。远端肾小管受累者可表现为尿浓缩功能下降或远端肾小管酸中毒。

肾活检病理表现为大多数患者的免疫荧光检查阴性，少数病例可见 IgG、C3 沿肾小管基底膜呈线样或颗粒样沉积。光镜下可见肾间质水肿，伴有大量单核细胞、淋巴细胞（主要是 CD4$^+$ 细胞）浸润，偶见嗜酸性粒细胞。肾间质偶可见非干酪样肉芽肿形成。肾小管有不同程度的退行性变，可见肾小管炎。肾小球多正常或有轻度系膜增生，小动脉正常。

【鉴别诊断】

凡青少年或成年患者尤其女性发生的急性肾脏病，以肾小管功能损伤为主要特点，伴有发热、血沉快及高 β 球蛋白血症等系统性炎症表现时，应考虑 TINU 综合征的可能性，需常规进行眼裂隙灯检查除外无症状性眼色素膜炎，并应进行自身抗体的筛查以及可能合并的甲状腺等肾外器官的自身免疫疾病方面的筛查。由于超过半数的 TINU 综合征患者具有后发眼色素膜炎的特点，因此应该对于初诊为特发性间质性肾炎的患者进行长期追踪随访，如患者在病程中出现眼色素膜炎时即应修改诊断为 TINU 综合征。晚近的研究显示，ATIN 患者如果血中存在高滴度的抗mCRP 自身抗体有助于预测其发生后发眼色素膜炎，因此有助于 TINU 综合征的诊断。

临床上除与各种原因导致的急性肾损伤及各类重症肾脏病（如重症肾小球肾炎、狼疮性肾炎等）伴有的急性肾间质病变相鉴别之外，尤其需要注意与其他病因（如药物、感染等）所致的 ATIN 相鉴别。当出现肾脏外的多系统炎症综合征时，TINU 综合征尤其应注意与结节病、干燥综合征、肉芽肿性血管炎等疾病相鉴别。上述疾病均有其本身疾病的特征性表现，肾脏及眼部的症状也与 TINU 综合征有所不同，通常不难鉴别。

【治疗与预后】

TINU 综合征的治疗主要是支持治疗和免疫抑制治疗。一般认为，尽管部分急性肾损伤较重者需要替代治疗支持，但多数患者的肾衰竭经支持治疗后可自发缓解，通常预后良好，尤其儿童患者预后更佳。

鉴于 TINU 综合征的发病机制及临床特点均提示有免疫反应参与，当出现严重的急性肾损伤时，应早期应用中等剂量的肾上腺皮质激素治疗，必要时可以考虑给予甲泼尼龙冲击治疗。由于部分 TINU 综合征患者（约 40%）在糖皮质激素减量或停药后容易发生色素膜炎（葡萄膜炎）及肾损害的复发，建议激素缓慢减量并倾向于加用其他免疫抑制剂如环磷酰胺、吗替麦考酚酯、硫唑嘌呤等联合治疗，但需注意监测药物的副作用。局部糖皮质激素治疗多可使眼色素膜炎得到缓解，同样需注意缓慢撤药，以防复发，复发者再次治疗仍可见效。多数 TINU 综合征患者经全身性糖皮质激素治疗后不仅可改善肾功能，而且可能预防肾间质纤维化进展。部分成人患者对糖皮质激素治疗反应不佳，或 TINU 综合征反复复发，可遗留不同程度的肾功能损害，但仅有极少数进展至终末期肾衰竭。

（苏　涛　杨　莉）

第 3 节　慢性间质性肾炎

一、药物相关慢性间质性肾炎

药物相关慢性间质性肾炎（drug associated CTIN，DCTIN）是药物相关肾损害中最常见的类型之一，其确切发病率尚不清楚。因其临床表现不特异，服药史与临床发病的关系常难以判定，极易误诊漏诊。根据近年来的文献报告，DCTIN 最常见的致病药物是解热镇痛药（包括 NSAID）、含马兜铃酸类中草药、环孢素 A 或他可莫司等免疫抑制剂以及锂制剂。此外，近年来越来越多的研究报道了长期服用质子泵抑制剂（如奥美拉唑等）导致 CTIN，此类药物的肾毒性值得关注。

1. 钙调素抑制剂相关肾病

环孢素（cyclosporine）和他克莫司（tacrolimus）均为钙调素抑制剂（calcineurin inhibitor，CNI），用于治疗器官移植排异、难治性肾病综合征以及自身免疫相关疾病。此类药物具有急性和慢性肾毒性，与药物剂量相关。由于器官（包括肾、心、肝或胰腺等）移植受者常需长期用药，由此可产生慢性间质性肾炎，统称为钙调素抑制剂相关肾病（calcineurin inhibitor-associated nephropathy），其中由环孢素导致者又被称为环孢素肾病（cyclosporine-induced nephropathy，CIN）。骨髓移植患者因用药量小且时间短，较少发生此类疾病。近年来，钙调素抑制剂在肾病综合征患者中的应用日益普遍，并且由于此类药物在停用后具有较高的肾病复发率，因此在延长环孢素维持用药时间的患者当中，环孢素肾病的发生率有增高趋势。

【发病机制与临床表现】

CNI 具有很强的缩血管和致纤维化效应。其发生机制包括：①引起血管活性物质失衡（包括缩血管物质如内皮素、血栓素和血管紧张素系统的上调，以及缩血管物质如前列腺素 E2、前列环素和一氧化氮的下调）从而导致入球小动脉收缩、肾血流量持续减少，造成急性及慢性缺血性肾损伤，乃至诱发血管增生硬化性病变；②通过激活氧化应激、内质网应激等途径诱导肾小管上皮细胞凋亡；③刺激肾小管上皮细胞产生促纤维化因子 TGF-β1 增多，进而导致肾间质纤维化。

钙调素抑制剂相关肾病的临床特征为伴高血压、高尿酸血症及高钾血症的 CTIN，低镁血症常见。部分患者还可表现为血栓性微血管病的表现。本病缺乏特征性的病理改变，肾活检可见灶状或片状分布的肾小管萎缩和肾间质纤维化,同时伴有条带状分布的肾小球缺血性硬化。血管病变包括小动脉壁的玻璃样变及增厚、管腔闭塞,可见内皮细胞肿胀和玻璃样蛋白沉积以及血管平滑肌层的细胞损伤或坏死等。

【防治及预后】

由于钙调素抑制剂相关肾病的发生与环孢素或他可莫司的药物剂量密切相关,因此预防的关键环节在于密切监测药物血浓度,以及尽量减少钙调素抑制剂的用量及疗程,应在监测血中目标浓度的情况下制订患者的个体化治疗方案。

此类疾病的一般治疗原则与其他 CTIN 相同。有研究认为应用钙通道阻滞剂可能通过扩张入球小动脉、改善肾脏血流量而减轻肾损伤,但其临床有效性尚待评价。应用抗氧化剂可能通过减少氧化应激反应减轻钙调素抑制剂的肾脏毒性。

2. 锂相关肾病

锂制剂是一类治疗精神抑郁躁狂疾病的常用药物,此类药物既可导致急性肾毒性损伤,又可导致肾性尿崩症及慢性肾毒性损伤,由于其慢性肾毒性作用导致的 CTIN 被称为锂相关肾病（lithium nephropathy）。

锂制剂引起肾浓缩功能减退较为常见。目前认为主要是锂通过肾小管腔面膜的钠通道进入肾集合管细胞内并蓄积,一方面抑制腺苷酸环化酶活性而使 cAMP 产生减少,另一方面减少集合管水通道蛋白-2（AQP-2）的表达,并使 AVP 的 V2 型受体密度减低,从而导致 AVP 的抗利尿作用减弱,引起重吸收功能减退,以致发生尿崩症。此外,锂制剂还可通过影响尿素转运受体干扰髓质高渗状态的形成,导致溶质性利尿。关于锂制剂如何导致 CTIN 的发生至今尚不完全清楚。在不同研究队列中,锂制剂引起的尿崩症发生率为 20%～87%。一项荟萃分析显示,在 1172 例长期使用锂制剂的患者中,尿渗透压下降者所占比例达 54%,但是只有 19% 的病例具有临床显性多尿表现,肾小球滤过功能减退者占 15%。在多个长达 1～10 年的对锂制剂用药前后的纵向肾功能比较研究中发现，用药时间短于 5 年的患者 Scr 或 GFR 水平并无明显变化；只有当用药时间超过 5 年以上（甚至长达 17 年）者，才有约 6%～20% 的患者出现肾功能不全。与未用药者或健康对照者比较的队列研究也显示，只有当用药时间超过 7 年以上时才有约 10%～42% 的患者出现轻、中度肾功能减退。

【临床表现和诊断】

锂制剂肾毒性的典型临床表现为 CTIN 伴肾性尿崩症，临床特征为多尿及烦渴，对抗利尿激素（AVP）试验缺乏反应。患者尿浓缩功能受损的严重程度与锂制剂的用药时间相关，用药时间越长，损伤越严重越不可逆。此外，此类患者常伴有不同程度的高钙血症，并有因此产生的伴发症状（如恶心、呕吐、头痛等）。锂还可导致远端肾小管酸中毒，这可能也是导致 CTIN 进展的原因之一。部分患者可出现 >1 g/d 的蛋白尿。

锂相关肾病的病理表现为局灶性肾小管萎缩或管腔扩张，伴灶状或片状分布的肾间质纤维化。肾间质炎性细胞浸润通常不明显。病理损伤程度与用药时间长短及累积剂量相关。锂相关肾病的慢性间质性病变与其他原因所致的 CTIN 在病理上常难以区分，在远端肾小管或集合管部位形成的囊样结构是提示锂相关肾病的特征性改变。

【防治及预后】

预防锂相关肾病的主要措施是对长期用药患者的监测。需定期检测药物血浓度保证其维持在治疗窗的安全限范围内（通常为 0.6～1.25 mmol/L）。导致锂相关肾损害的肾毒性剂量可能为 1.5～2.0 mmol/L（轻度）、2.0～2.5 mmol/L（中度）、>2.5 mmol/L（重度）。应至少每年对患者的肾功能进行评估，包括尿量、Scr 水平，并计算 eGFR。

对于肾性尿崩症患者应注意避免应用噻嗪类利尿剂，给予排钾利尿剂可抑制集合管钠通道对锂的摄取，进而使患者的多尿症状显著减轻，尿量可减少 50% 以上。一旦发现患者的 Scr 升高，应尽量减少锂制剂用药剂量，在可能的情况下换用其他抗精神病药物，以防止进一步肾损害的发生。当患者的 Scr 持续增高时，应考虑肾活检评价病变程度，并与精神科医师讨论确定患者的个体化治疗方案，对停药后精神病发作的风险及肾保护的益处需双重兼顾、综合分析。多数锂制剂导致的肾性尿崩症或轻度肾功能不全者在停药后病情可恢复、肾功能可完全或部分逆转。有研究显示，在长期用药超过 10 年的患者中，可发生不可逆的慢性肾损伤，最终可发展为终末期肾衰竭。

3. 镇痛药肾病

镇痛药引起的肾损害被称为镇痛药肾病（analgesic nephropathy，AN），即指因长期服用镇痛药所致的 CTIN，常伴有肾乳头坏死。

在瑞士、比利时、奥地利、德国、苏格兰、澳大利亚等国家的 ESRD 患者中，镇痛药肾病所占比例可高达 5%～20%，而在其他欧洲国家仅为 1%～3%。在我国还缺乏镇痛药肾病发病情况的报道。据全国人群 CKD 流行病学调查显示，我国普通居民中曾经长期或间断服用过解热镇痛药者约占 1%，服药者罹患 CKD 的风险增加约 2 倍。

【药物特征】

镇痛药的种类及致病剂量：广义的解热镇痛药包括酸类和非酸类两大类（见表 7-3-1），均具有解热、镇痛作用。酸类药物包括水杨酸类、邻氨基苯甲酸类、乙酸类和丙酸类等，常用（商品）药物包括阿司匹林、吲哚美辛（消炎痛）、"感冒通"、芬必得等。非酸类药物主要包括吡唑酮类、苯胺类、昔康类和昔布类等，常用（商品）药物包括保泰松、含有对乙酰氨基酚成分的药物（如扑热息痛、百服宁、泰诺等）、吡罗昔康（炎痛喜康）、尼美舒利等。由于此类药物中除苯胺类以外的药物同时具有较强的抗炎、抗风湿的作用，其化学结构和抗炎作用的机制又不同于甾体激素，故又被称为非甾体抗炎药（NSAIDs）。狭义的解热镇痛药常特指苯胺类药物，主要因其临床被作为解热镇痛治疗常用药。在西方国家和我国，上述各类药物大多数被列为非处方类药物。这些解热镇痛药通常含有阿司匹林或安替比林，部分还混合有非那西汀（已于 1983 年被美国 FDA 禁用）、对乙酰氨基酚或水杨酸、咖啡因或可待因等成分。

表 7-3-1　解热镇痛药的种类及常用药物

分类	特性	代表药物	商品药名
酸类	水杨酸	阿司匹林	巴米尔、APC 等
	邻氨基苯甲酸	甲芬那酸	甲灭酸、扑湿痛等
	乙酸	双氯芬酸	消炎痛、感冒通等
	丙酸	异丁苯丙酸	布洛芬、芬必得等
	吡喃羧酸	依托度酸	依芬
非酸类	吡唑酮类	安乃近、保泰松	安乃近、保泰松
	萘丁美酮类	萘普生	希普生
	乙酰氨苯胺类	对乙酰氨基酚	扑热息痛、百服宁等
	磺酰苯胺类	磺酰苯胺	尼美舒利
	昔康类	美洛昔康	炎痛喜康、莫比可等
	昔布类	罗非昔布[*]	万络[*]
		塞来昔布	西乐葆

[*]由于严重心血管副作用已经退市

镇痛药肾病的危险性与用药时间以及累积剂量相关，多为联合服用两种以上药物所致，其致病累积剂量通常达 1000～3000 g。回顾性研究资料显示，部分解热镇痛药单独应用也可能导致镇痛药肾病或可增加慢性肾衰竭的风险，并且在易感人群服用正常剂量的解热镇痛药也可能引起肾损害。2001 年瑞典的一项人群流行病学调查显示，慢性肾衰竭（CRF）患者中有 37% 定期（指每周至少 2 次连续 2 个月）服用阿司匹林、25% 定期服用对乙酰氨基酚，比非 CRF 人群高约 2 倍（分别为 19% 和 12%）。其中，定期服用任一种药物者发生 CRF 的危险性较非服药者增高 2.5 倍，相对危险性随终身累积剂量的增加而增高，对原有

CRF 者则疾病加重的危险性增高。我国人群 CKD 流行病学调查显示，如果解热镇痛药累积服用量达到 2000 g 以上，则 CKD 风险升高近 4 倍。目前对于应用较小或中等剂量的解热镇痛药与慢性肾损害之间的关系尚无定论。根据现有资料，治疗心脑血管疾病的小剂量阿司匹林、治疗关节炎的单一种类治疗剂量 NSAIDs 以及常用于对症治疗的对乙酰氨基酚制剂在大多数情况下可能是安全的，其肾损害可能只发生于少部分具有易感因素的人群。晚近发表的一项荟萃分析显示，如果以心血管系统副作用、肾损害，以及全因死亡作为综合终点事件，美洛昔康的应用并没有增加风险，与其相比较，其他镇痛药对终点事件风险的影响依次递增如下：布洛芬<萘普生<塞来昔布<双氯芬酸<吲哚美辛<罗非昔布，从而提示不同镇痛药的心脏/肾损害风险存在差异。

　　近年来，随着对镇痛药应用的限制，在西方国家，镇痛药肾病的发生率已显著下降。而我国许多地区的用药人群十分广泛且用药的随意性很大，因此长期服药者发生 CTIN 的潜在危险性也较大，应引起重视。

【临床表现和诊断】

　　镇痛药肾病的发病机制主要包括以下几个方面：①肾毒性损伤：药物肾毒性代谢产物在肾髓质浓聚所致，如非那西汀在体内转化为对乙酰氨基酚，后者可耗竭细胞的谷胱甘肽，进而产生氧化或烷化代谢产物直接造成组织损伤；②缺血性损伤：抑制花生四烯酸-前列腺素类物质（PGs）代谢途径中的不同类型环氧化酶，导致扩血管性前列腺素产生减少，致使肾髓质缺血。如：小剂量阿司匹林可特异性抑制 COX-1，昔布类 NSAID 可特异性抑制 COX-2，酸类 NSAID 均具有抑制 COX-2 的倾向性，而其他类型的 NSAID 也可能对环氧化酶具有非特异的抑制作用。由于正常情况下肾髓质即处于相对缺氧状态，故解热镇痛药的长期作用可导致慢性缺血性损伤。此外，病理情况下，当

PGs 异常时，由于血流动力学的变化，可进一步激活肾素-血管紧张素系统，加重缺血性肾损伤。

肾体积缩小，病理组织观察可见肾皮质明显萎缩，光镜下可见典型的慢性间质性肾炎病理特征，即弥漫性肾小管萎缩及间质纤维化，伴有弥漫或多灶状淋巴细胞和单核细胞浸润。常可见肾小球缺血性萎缩，肾小动脉内膜增厚，管腔狭窄。除上述表现外，镇痛药肾病的典型病理改变是肾髓质损伤，由于肾活检的深度有限，故在一般肾活检标本中不易见到。肾髓质损伤的病理特点是肾小管细胞内可见黄褐色脂褐素样色素，穿过萎缩皮质部的髓放线呈颗粒状肥大。髓质的间质细胞核异常、细胞减少、细胞外基质聚积。肾乳头坏死的早期表现为肾小管周微血管硬化及片状肾小管坏死，晚期易见灰黄色坏死灶，部分坏死部位萎缩并形成钙化灶。

本病起病隐匿，早期常无症状或可有非特异的肾外表现，如乏力、食欲减退、消化不良、消化性溃疡、体重下降等，部分患者可有神经精神系统异常，如抑郁、焦虑、血压波动等。肾脏表现早期症状与尿浓缩功能受损相关，即夜尿增多、尿比重及尿渗透压降低，实验室检查符合 CTIN 的肾小管功能受损特点：可有肾小管源性蛋白尿（常低于 1 g/d）、无菌性白细胞尿、尿酶及肾内微量蛋白增高以及肾小管酸中毒等，以及进行性肾小球功能减退。贫血出现早且较突出，肾乳头钙化常见。在美国，约 25% ～ 40% 的镇痛药肾病患者伴有肾乳头坏死，主要见于非那西丁，可表现为突发性肉眼血尿及肾绞痛，尿中可检出坏死的肾乳头组织，病理学检查可助于诊断。静脉肾盂造影观察到的早期表现为肾盂增宽、肾盏杯口变钝或呈杵状；晚期可因肾乳头坏死而出现肾盂、肾盏充盈缺损，造影剂包围肾乳头形成环形影。约 10% ～ 20% 患者可伴发泌尿道移行上皮癌或其他类型肿瘤，多见于滥用药物者。根据欧洲镇痛药肾病协作组（Analgesic Nephropathy Network of

Europe，ANNE）制定的诊断标准，CT 扫描若发现肾体积缩小加形状凸凹不平或肾乳头钙化影任意一项即可明确诊断，其特异性可达 100%，敏感性可达 92%。然而，美国镇痛药肾病研究组的研究发现，CT 扫描所见的上述 SICK（small，intended，calcific kidney）征象在终末期肾脏病患者中并不常见，提示其诊断镇痛药肾病的敏感性尚不足。

本病还应注意与其他药物或其他原因导致的 CTIN 鉴别，如含马兜铃酸中药或植物相关的肾小管间质肾病、不完全梗阻性肾病、高血压或动脉粥样硬化所致的肾损害、自身免疫性肾脏疾病等。详细询问病史、进行相关检查有助于鉴别，肾活检也可提供鉴别依据。

【防治及预后】

解热镇痛药引起的慢性肾损害至今尚无良好疗法，关键在于早期发现、早期诊断，立即停服所有可疑药物。同时应予纠正水、电解质及酸碱平衡紊乱、控制感染、高血压及贫血等对症治疗。对肾乳头坏死组织堵塞尿路者，应给予解痉、补液及利尿，无效时可通过腔镜手术取出坏死组织。按照 CKD 一体化疗法积极采取保护肾功能的措施。

停药后少数轻症患者肾功能可相对稳定或有一定程度好转，但多数患者肾功能可能持续进展，直至进入终末肾衰竭需进行透析或肾移植。原有肾功能损害或患病后肾功能损害程度过重、伴有高血压以及伴有尿路移行上皮肿瘤者远期预后不良。

4. 马兜铃酸肾病

马兜铃酸肾病（aristolochic acid nephropathy，AAN）是一类因服用含马兜铃酸类成分的植物或中草药导致的肾间质疾病，其临床表现多样化，主要类型为慢性肾间质疾病，多呈进展性慢性肾衰竭。

1964 年我国学者吴松寒首次报告 2 例患者因应用过量关木通而导致 ARF，提示此类中药可导致肾 ADR。1993年，比利时学者报告了 2 例患者因持续应用含有中药广防己的减肥药罹患快速进展性肾衰竭，称此类疾病为"中草药肾病"（Chinese herb nephropathy，CHN），继而多个国家地区包括我国在内均相继报告了类似或不同表型的病例。此后，大量研究发现导致此类疾病的病因为相关中药内含有的具肾毒性及致癌性的马兜铃酸类（aristolochic acids，AAs）化合物，因此自上世纪末起，此类由含马兜铃酸类成分中药所导致的肾小管间质疾病被更名为马兜铃酸肾病（AAN）。

含马兜铃酸类成分的药用或非药用植物分布比较广泛。由于此类药物种类繁多、用药人群很广、临床起病隐袭，因此人群患病率缺乏确切统计。2006年温州部分地区对原因不明的CTIN人群的病例对照研究显示，服用含马兜铃酸类成分的中药是发生CTIN的危险因素之一。2008年全国人群CKD流行病学调查显示我国普通居民中约1‰曾经长期或间断服用过含马兜铃酸类中药，如果马兜铃酸Ⅰ（主要毒性成分）的累积服用量达到 0.5 g 以上，罹患CKD的风险为未服药人群的 5 倍以上。国内通过文献报告或ADR监测部门报告的病例已超过 1000 例，从地域分布上来看，我国报告的AAN病例主要分布在长江以北地区，长江以南地区呈散发，而在西南和西北地区少见，可能与毒性药物的产销区、人群用药习俗等因素有关。自 2003—2004 年国家先后禁止药用关木通、广防己、青木香，并且警示马兜铃、天仙藤、寻骨风及朱砂莲入药后，近年来新发的AAN患者明显减少。

【药物特征】

含马兜铃酸成分的植物药及相关中成药：马兜铃酸类化合物主要来源于马兜铃科马兜铃属植物，在国外主要为德国的铁钱莲状马兜铃（*Aristolochia clematitis L.*，通用名 Birthwort）、美洲的蛇根马兜铃（*Aristolochia serpentaria L.*，通用名 Virginia snakeroot）和印度马兜铃（*Aristolochiaindica L.*，通用名 Indian birthwort）。在我国的传统中草药中，有数十种植物类药材含有 AAs 成分，其中被中国药典（2000 年版）收录的药材包括马兜铃、关木通、广防己、青木香、天仙藤、细辛，其他曾被批准药用的药材包括寻骨风、朱砂莲等。不同来源的细辛中仅北细辛和华细辛发现含有极少量马兜铃酸类成分。由这些药材配伍制成的中成药品种多样，表 7-3-2 列出了上述药物中采用不同方法检出的主要毒性成分马兜铃酸 I（AA-I）的含量以及含有这些药物的常用中成药，这些药物中已有部分被报告可导致 AAN。

表 7-3-2　含马兜铃酸类成分中草药及其经配伍制成的主要中成药

植物类中药名称	AA-I（mg/g）	含该药材的中成药
关木通[*] Caulis Alistolochiae Manshuriesis	0.18～8.82	龙胆泻肝丸[*]、分清五淋丸[*]、妇科分清丸[*]、耳聋丸[*]、排石颗粒[*]、导赤丸、安阳精制膏、连翘败毒丸、大黄清胃丸、跌打丸
青木香[*] Radix Aristolochiae	0.49～3.20	冠心苏合丸[*]、双香排石颗粒[*]、风痛丸、舒肝理气丸、十香返生丸、纯阳正气丸
马兜铃 Fructus Aristolochiae	0.20～6.10	止咳化痰丸、青果止咳丸、复方蛇胆川贝散、润肺化痰丸、二十五味松石丸
广防己[*] Radix Aristolochiae Fangchi	0.43～3.10	风湿灵仙液、骨仙片、复肾宁片
天仙藤 Herba Aristolochiae	0.082	香藤胶囊、和胃降逆胶囊
细辛 Herba Asari	0.026～0.35	追风透骨丸、小青龙合剂、鹭鸶咯丸、金关片、寒湿痹冲剂、复方黄杨片、通天口服液、通关散

注：[*] 已有文献报告可导致 AAN 的中成药

植物药中的马兜铃酸类成分：20 世纪初，马兜铃酸类制剂曾作为抗炎、抗肿瘤以及免疫抑制作用的药物在临床广泛使用。马兜铃酸为硝基菲类化合物，根据其甲氧基位置的不同可分为 AA-Ⅰ、AA-Ⅱ、AA-Ⅲ和 AA-Ⅳ，根据羟基的有无和位置不同又可分为 AA-Ⅰa、AA-Ⅱa、AA-Ⅲa、AA-Ⅳa，此外还包括 7-OH-马兜铃酸 A 和 7-OCH3-马兜铃酸 A 等化学成分。在有氧或无氧的条件下，AA-Ⅰ和 AA-Ⅱ在体内可以通过硝基还原反应转化为结构更为稳定的马兜铃内酰胺（aristolactams，ALs），包括 AL-Ⅰa、AL-Ⅱ等。马兜铃酸类成分及其代谢产物的形成，在不同种属之间存在一定差异。我国各种中草药中发现的 AA 类成分和 AL 类成分各约有 10 种，体内及体外研究已确认导致 AAN 和泌尿系统肿瘤的主要毒性成分是 AA-Ⅰ。近年来，体外研究发现外源性 AL-Ⅰ、7-OCH3-AL-Ⅳ、AL-Ⅳa 等也具有对人近端肾小管上皮细胞的毒性作用，且后二者的毒性与 AA-Ⅰ相似甚至可能更强，可使细胞膜、亚细胞器（如溶酶体和线粒体）及细胞核均受到损伤。这些结果提示，含 AAs 中药中除 AA-Ⅰ外还存在多种肾毒性成分，这些成分不仅可能协同参与含 AA 中药的致 AAN 过程，而且它们中的某些化学成分有可能也存在于其他科属药用植物中，值得注意监测。对药物分子结构与肾毒性关系的研究显示，AAs 分子结构中的硝基和甲氧基可能是其发挥活性作用的重要位点。

马兜铃酸类及其代谢产物肾损害的机制主要包括以下几个方面：①直接毒性：AAs 对肾小管具有剂量依赖的直接细胞毒性，可以引起细胞损伤、坏死或细胞凋亡。②抑制细胞修复：肾小管上皮在损伤后具有自身增殖修复能力。当肾毒性损伤发生后，损伤较轻或未损伤的肾小管上皮细胞可通过增殖使肾小管的完整性得以修复。AA-Ⅰ可以导致细胞 DNA 损伤，使细胞增殖周期发生阻滞（G2/M 期阻滞），从而抑制肾小管上皮细胞的损伤修复能力。在动物模型和人类急性 AAN 患者肾活检组织中均可发现肾小管细胞增殖减少的现象。③慢性缺氧、缺血性损伤：AAs 可能通过直接细胞毒性、促血管生成因子减少，以及血管活性物质失衡等机制，引起血管内皮细胞损伤，导致肾小管间质持续慢性缺血缺氧。④诱导肾小管上皮细胞促纤维化表型：较低剂量的 AAs 即可诱导肾小管上皮细胞分泌转化生长因子（TGF$_{\beta1}$）及纤连蛋白（FN）水平增高。晚近的研究发现，阻滞于 G2/M 期的肾小管上皮细胞呈现促纤维化表型，分泌大量 TGF-β$_1$ 和成纤维细胞生长因子（CTGF），以及细胞外基质成分，通过旁分泌效应促进成纤维细胞生长因子转化为肌成纤维细胞生长因子，启动和促进肾间质纤维化的进程。⑤在 AAN 动物模型肾组织中可检出肥大细胞、CD4$^+$、CD8$^+$ 和 CD68$^+$ 细胞，提示本病可能也有免疫机制参与。⑥药物蓄积：药物代谢研究显示，大鼠口服 AA-Ⅰ后，主要以代谢物 AL-Ⅰ 的形式在体内各组织内蓄积，特别是在肾组织内分布多并且清除最为缓慢。在 AAN 患者停服含 AAs 类中药后 18 个月，仍能在血浆中检测到 AAs 以及 ALs 成分。这一代谢特征可能与 AA 长期肾毒性有关。

除导致 AAN 外，AAs 还具有致癌作用，主要导致泌尿系统移行上皮癌，其机制认为与 AA-DNA 加合物形成有关。由于 AA-DNA 加合物使原癌基因 ras 发生 A-T 易位突变而活化、使抑癌基因 p53 A-C、G-A 突变而失去正常功能，造成细胞促增殖信号增强和分化异常。AAs 还可通过激活细胞周期调节蛋白 [包括 cyclin D/cdk4 和（或）cyclin E/cdk2] 而促进 Rb 的磷酸化，并导致 Rb/E2F 复合体表达下调，从而加速细胞周期进程，进而导致泌尿系统移行上皮肿瘤发生。

【临床表现和诊断】

根据目前国内报告的病例资料，AAN 大部分表现为 CTIN，大多为中年以后发病，女性患者较多见。常规尿液检查常无特殊发现，仅部分患者可出现少量尿蛋白或尿糖，少数患者可有轻度白细胞尿及镜下血尿；半数患者血压可能正常。患者常较早出现贫血、肾萎缩明显以及双肾不等大的特征。

主要表现为三种临床病理类型：①CTIN/慢性 AAN。此型最为多见（90％以上），患者常有长期或间断反复服用含 AAs 中成药的历史，其临床表现隐匿，发病时可能已终止用药数年，其特征符合慢性间质性肾炎的一般特点，多数表现为慢性进展性肾衰竭。②CTIN/肾小管功能障碍性 AAN。约占 3％，患者间断用药且剂量较低，表现为不同程度的肾小管功能障碍或 Fanconi 综合征。③此外约 5％患者以 ATIN/急性 AAN 起病，多因短期内连续或过量服用含 AAs 中药水煎剂所致，急性或亚急性起病，首发表现为AKI，但迁延不愈，最终均演变为 CTIN/CKD。约有 30％～40％的马兜铃酸肾病患者可伴发尿路移行上皮细胞癌，肿瘤发病可出现在肾病前、后甚或透析后，从用药至发病的时间可能长达 10 年以上，肿瘤部位可位于肾盂、输尿管或膀胱，且复发率较高。

AAN 的肾脏病理具有一定的特征性。肾组织活检的免疫病理检查通常为阴性。光学显微镜检查，在部分服用过量药物的患者可以见到类似急性肾小管坏死（ATN）的严重肾小管上皮细胞损伤表现，包括严重细胞变性、坏死或崩解脱落等，常伴有肾小管裸基底膜形成；病变常呈弥漫性或多灶状分布，其特点是缺乏肾小管上皮细胞再生现象。大部分长期间断用药的患者往往可见程度不等的肾小管变性、细胞脱落呈裸露基底膜的损伤现象，通常可见明显的肾小管萎缩，肾间质内较少见到炎性细胞浸润，肾间质纤维化表现突出。部分患者的肾脏病理检查还可见肾小球缺血性皱缩和肾小管旁微血管数目减少。

马兜铃酸肾病至今尚无国际、国内公认的诊断标准。目前对本病的临床诊断主要是依据其明确的用药史、CTIN的临床表现以及典型的病理特点，排除其他原因造成的肾小管间质疾病之后做出的诊断。若有条件于残留用药中检出马兜铃酸成分、在患者血清或尿液中检测到 AAs 及其代谢物成分，或在肾移植或肿瘤切除后病理组织检出马兜铃酸与 DNA 的加合物，均有助于明确诊断。

【防治及预后】

关键在于加强中草药规范管理、预防发病。由于国家药品监督管理局已经采取措施禁止了主要的含 AA 成分中药的市场流通，此类药物肾损害的发生率已经明显减少。然而，由于我国仍存在着不规范用药人群，以往用药者仍有发病可能，因此在相当长的时间内我国防治 AAN 的临床任务还十分艰巨。

对于 AAN 本身目前尚无有效的治疗方法。国外学者曾对少数病例进行短期观察，发现给予肾上腺皮质激素可能对改善 AAN 患者的肾功能有一定效果，但缺乏对长期预后影响的评价。因此，目前的治疗措施仍仅限于停药后按照慢性间质性肾炎的治疗原则处理。给予血管紧张素Ⅱ阻滞药能否延缓 AAN 的肾功能恶化目前尚缺乏临床研究证据。部分配伍减毒方剂或抗纤维化中药治疗的作用尚在研究中，有一些已经显示出可能有临床应用前景。对病变已进展至终末期肾衰竭的患者，应适时予以透析替代治疗或肾移植。值得注意的是，由于此类患者在接受透析或移植后数年仍会罹患复发率和恶性程度较高的尿路移行上皮癌，因此国外学者对此类 ESRD 患者建议在进行肾移植的同时行双肾及输尿管摘除。

（苏　涛　杨　莉　李晓玫）

二、免疫相关慢性间质性肾炎

1. 原发性干燥综合征

原发性干燥综合征（primary Sjögren's syndrome, pSS）是以侵犯唾液腺、泪腺等外分泌腺体为主要表现的慢性系统性自身免疫性疾病，多见于中老年女性，男女比例 1 : 9。

我国报告的患者年龄较轻，平均年龄为 40～50 岁。原发性干燥综合征可累及包括肾在内的多种内脏器官，TIN 是最常见的肾损害类型。干燥综合征的其他肾脏表现还有膜增生性肾小球肾炎、系统性血管炎等其他类型肾小球肾炎等，也可以因为继发性冷球蛋白血症导致肾损害。

原发性干燥综合征病因至今尚不清楚，可能与环境因素、遗传因素、病毒感染等相关。目前认为，各种因素引起上皮损伤，唾液腺释放自身抗原，在具有遗传易感性的患者促发 IFN-1 和 IFN-2 的释放，激活 T 淋巴细胞，进而使 B 淋巴细胞持续活化，产生自身抗体。原发性干燥综合征患者血中通常存在高滴度的自身抗体、循环免疫复合物，以及活化的 T 淋巴细胞、B 淋巴细胞和浆细胞。自身抗体通过识别远端集合管的离子转运通道（H^+-ATPase，NC-CT-氯化钠共转运子），导致离子转运功能异常，发生电解质紊乱和远端肾小管酸中毒。另一方面，活化的淋巴细胞和浆细胞在肾间质局部浸润，引起肾小管损伤甚至肾小管炎，进一步导致肾纤维化和肾小管萎缩。

【临床表现和诊断】

原发性干燥综合征主要临床特征包括肾外症状及肾脏受累的表现。肾外症状通常表现为各种外分泌腺体的分泌减少后的黏膜干燥症（如口干燥症、干燥性角膜炎等）及其继发的组织损伤或感染，部分患者还可出现系统性损害，如紫癜样皮疹，以及呼吸系统（肺间质纤维化）、消化系统（萎缩性胃炎、小肠吸收不良、肝胆管炎）或神经系统（周围神经或中枢神经病变）受累等症状。值得注意的是，相当多的患者具有淋巴结肿大，约 2%～9% 的 pSS 患者在患病多年后发展为非霍奇金 B 细胞淋巴瘤。化验检查可见贫血、血沉增快、高球蛋白血症，血清中可检出多种自身抗体或循环免疫复合物。

肾脏受损表现为隐匿起病的 CTIN，患者可出现不同程度的肾小管功能异常，尤其以远端肾小管酸中毒（Ⅰ型

RTA）伴低钾血症最常见。部分患者可出现肾性尿崩症，约3%～4%的患者表现为近端肾小管酸中毒，可伴有 Fanconi 综合征。少数患者表现为获得性 Gitelman 综合征（肾性失钾、低镁血症、低钙尿症和继发性高醛固酮血症）或 Bartter 综合征（肾性失钾、高钙尿症和继发性高醛固酮血症）。肾小球肾炎少见。

干燥综合征患者的 TIN 病理表现以淋巴细胞及浆细胞在肾间质的灶状或弥漫浸润为特点，偶可见肉芽肿形成，并伴有不同程度的肾小管损伤。浸润的炎症细胞以 T 淋巴细胞和 B 淋巴细胞为主，二者比例相近。约 10% 的病例以 B 淋巴细胞浸润最多，亦有报道显示部分干燥综合征患者肾间质浆细胞为主要的浸润细胞。随着病变逐渐进展，可出现不同程度的肾小管萎缩和肾间质纤维化。部分患者可见肾小球肾炎或小血管炎表现。免疫荧光检查常可见 IgG 和 C3 沿肾小管基底膜呈颗粒状沉积。

【治疗及预后】

包括局部对症治疗及针对脏器损害的治疗。对临床表现为单纯的肾小管酸中毒、低钾血症或肾性尿崩症者可给予口服碳酸盐、枸橼酸钾及对症治疗。若肾脏病理显示肾间质淋巴细胞浸润及肾小管损害，可考虑给予小剂量肾上腺皮质激素治疗，有利于保护肾功能。免疫抑制剂（如霉酚酸酯、硫唑嘌呤）和（或）B 细胞靶向治疗（如利妥昔单抗）是否可以减少激素的使用以及促进肾脏炎症消退，还有待进一步研究评估。原发性干燥综合征相关 TIN 患者的肾损伤通常呈缓慢进展，进展至终末期肾衰竭者较罕见。

2. 结节病

结节病（sarcoidosis）是一种原因不明、以非干酪样坏死性上皮细胞肉芽肿为病理特征的全身性肉芽肿病。男女均可发病，25～40 岁患者约占 70%，很少见于 15 岁以下或 70 岁以上患者。结节病最常累及肺和淋巴系统，30%～

50％有肺外器官受累，如皮肤、眼、肝脏等（见表 7-3-3）亦常受累，分别占 10％～25％。其临床表现多样化，患者可能无任何症状，也可能疾病进行性进展导致脏器功能衰竭。结节病在临床上发现肾脏受累的比例很低，文献报告约 0.7％。主要的肾脏受损表现为肉芽肿性间质性肾炎，亦可见假瘤样肾包块、肾结石和肾脏钙化。肾小球肾炎较少见，疾病类型依次为膜性肾病、IgA 肾病、FSGS 和微小病变肾病。由于有尸检资料表明结节病累及肾间质者可能约占 15％～30％，因此其亦为导致 TIN 的常见疾病类型。

结节病的病因至今尚未明确，可能与遗传易感性和环境因素有关，推测发病机制为体液免疫及细胞免疫针对未知抗原的过度反应。在持续的抗原刺激下，活化的 Th 细胞和其他炎症细胞作用使淋巴及单核细胞被募集到病变部位，后者活化为巨噬细胞吞噬抗原，上皮样细胞和多核巨细胞等在黏附因子的作用下形成肉芽肿。结节病导致慢性肾间质病变的发生机制主要涉及两类因素：①与钙调节紊乱相关：在此类患者中，其肾的 $1,25\text{-}(OH)_2\text{-}D_3$ 水平常过度增高，导致肠道和骨吸收钙增加，可能出现高钙血症及尿钙增加，致使钙质在肾的局部刺激及沉积，其导致肾间质病变的机制同高钙性肾病。②部分患者可发生肉芽肿性间质性肾炎，此类患者大多同时伴有结节病的其他脏器损害。

【临床表现和诊断】

患者常可有非特异的发热、乏力和体重下降，肾外受累可包括多个不同器官或部位，轻重程度不等（见表 7-3-3）。结节病伴有肉芽肿性间质性肾炎者临床表现多不典型，且常常缺乏皮肤、眼及典型肺受累的表现，需要病理学检查方能明确诊断。

表 7-3-3　结节病累及的主要器官及表现特点

受累部位	发生率（%）	表现特点
肺部	约 95	干咳，影像学检查异常（肺部结节、支气管狭窄或肺不张、胸腔积液或肺门淋巴结肿大等）
外周淋巴结	10～20	最常累及颈部和锁骨上；也可见腹股沟、腋下、肱骨内上髁、下颌下等部位，肿大程度不等，无痛，可活动
皮肤	约 15	多样化：结节性红斑、斑丘疹、冻疮样皮疹、皮下结节病等
心脏	20～30	心律失常、心功能不全等
眼部	10～30	虹膜睫状体炎；视网膜血管病变；结膜结节；泪腺肿大等
神经系统	约 5	面神经麻痹、视神经炎、软脑膜炎、垂体功能减退、癫痫、认知障碍、精神障碍、脊髓病、多发神经病变等
肾	0.5～2	少见有症状；肾小管功能异常；血肌酐升高；高钙血症、肾结石、肾脏钙化、假瘤样肾包块
肝	20～30	多无症状；可见肝功能异常；肝大；少见肝衰竭、胆汁淤积、门脉高压
脾	约 10	脾大；少见脾区疼痛、全血细胞减少；罕见脾破裂
腮腺	4	对称性腮腺肿大，Heerfordt 综合征*
鼻	0.5～6	鼻塞、鼻出血、结痂、嗅觉缺失
喉	0.5～1	声音嘶哑、呼吸困难、喘鸣、吞咽困难
骨骼	<5	多无症状；手、足受累，也可累及大型骨骼和中轴骨骼
骨骼肌	1	近端肌无力、肌萎缩、肌痛、肌结节
生殖系统	较少见	子宫或乳腺无症状肉芽肿

* Heerfordt 综合征：腮腺肿大、眼色素膜炎、发热和面神经麻痹

　　肾结节病的典型病理表现为肾间质内散在或弥漫分布的非干酪样坏死性上皮细胞肉芽肿，主要由单核吞噬细胞

（上皮细胞和巨细胞）和淋巴细胞组成，巨噬细胞内有时可见细胞质包涵体，偶可见肉芽肿部位出现灶状凝固性坏死。此外，常可见局灶性淋巴细胞浸润、肾小管结构异常及肾小球周的纤维化。免疫荧光及电镜检查通常无免疫复合物沉积。

结节病的诊断应参考风湿病学的诊断标准（参见相关专业书），其要点是应注意排除结核、淋巴瘤及其他肉芽肿性疾病。血清ACE活性增高、结核菌素皮肤试验为阴性或弱阳性。部分患者化验发现高钙血症、高钙尿症、碱性磷酸酶增高、免疫球蛋白增高。必要时可进行支气管灌洗液中的T细胞亚群检查，有助于评价病变的活动性。

【治疗及预后】

部分轻症结节病患者可自行缓解，应密切观察病情变化并给予对症及合并症的治疗。对于具有多个脏器受累或病情呈进展状态者应给予肾上腺皮质激素，通常应用中等剂量（20～40 mg/d）治疗6～12周，随后逐渐减量并应用小剂量维持，总疗程1～1.5年。对于心脏、中枢神经系统以及眼部病变严重的患者，可以采用足量激素治疗[1 mg/(kg·d)]。多数患者对激素的治疗反应良好，肾活检显示治疗后其肉芽肿可消失，淋巴细胞浸润可减轻，高钙血症以及肾功能不全多可获得改善。部分复发者再用激素仍可有效。对激素治疗反应不好者或对累及皮肤、神经系统为主者可考虑应用甲氨蝶呤、硫唑嘌呤、来氟米特、环磷酰胺、霉酚酸酯等免疫抑制药物，以及细胞因子调节剂如己酮可可碱、沙利度胺、TNF-α拮抗剂等。

（杨　莉　李晓玫）

三、地方性间质性肾炎

全球慢性肾脏病（CKD）的患病率约为10%～13%，在发达国家其主要病因为糖尿病肾病和高血压肾损害；而在发展中国家和地区，肾小球肾炎以及不明原因的慢性肾脏病（CKD of unknown causes，CKDu）则更为常见。这些地区高比例的 CKDu 很可能与地方性肾病（endemic nephropathy）有关，例如巴尔干肾病、中美洲肾病、斯里兰卡肾病等。这些地方性肾病具有明显的地域分布特征，患者临床表现为进展性慢性肾脏病，不具有糖尿病、高血压等经典的慢性肾脏病高危因素，肾脏病理多为慢性肾小管间质损害。

（一）巴尔干肾病

巴尔干肾病（Balkan nephropathy，BEN）是 20 世纪 50 年代报告并命名的一类地方性肾脏病，主要分布于多瑙河及其支流区域的部分村庄中。患者临床表现为慢性进展性肾脏病和高发的尿路上皮细胞癌，肾脏病理为慢性肾小管间质性肾炎。其流行病学特点包括：在相同的流域内有村庄聚集性，即有的村庄高发、有的不高发；具有家族聚集性，无论是血亲抑或是非血缘亲属均可患病；男女患者比例相当；儿童通常不发病。提示巴尔干肾病具有地域性病因，可能与生活习惯相关，不具有性别易感性，并且可能需要累积时间致病。

越来越多的证据显示，马兜铃酸类物质是巴尔干肾病主要的致病因素。在当地河流区域农作物中夹杂生长的马兜铃酸类植物，其种子被混合收割后混杂在面粉中被家庭制作成面包自用，因此具有家庭聚集性。在巴尔干肾病患者的肾组织和尿路上皮细胞癌组织中可以检测到脱氧腺苷-马兜铃内酰胺（deoxyadenosine-aristolactam）DNA 加合物，以及 P53 基因指纹 "A：T→T：A" 优势突变，是马兜铃酸类物质导致巴尔干肾病学说的有力证据。目前，多数学者认为巴尔干肾病即为马兜铃酸肾病，但是也有学者认为可能还存在其他地方性致病因素，例如赭曲霉毒素 A（Ochratoxin A，OTA）、褐煤（lignites）等。

【临床表现和诊断】

巴尔干肾病的临床病理特点与慢性马兜铃酸肾病相似（参见本章有关内容）。患者隐袭起病，突出表现为近端肾小管功能障碍，包括肾性糖尿、低分子蛋白尿、电解质紊乱、肾小管酸中毒等。研究表明，尿 β2-微球蛋白排泄增加可以作为巴尔干肾病患者近端肾小管功能损伤的早期诊断标志物。肾脏病理特点为寡细胞性肾间质纤维化和肾小管萎缩。大约 1/3 的患者伴有肾间质慢性炎症细胞浸润，主要分布于髓质放射线部和（或）外髓部，并且通常少于其他肾脏疾病。肾小球和肾血管病变包括：肾小球周纤维化、肾小球缺血/微囊样改变/肾小球硬化，偶见血栓性微血管病样改变或局灶节段性肾小球硬化症。血管病变常见小动脉玻璃样变、内膜纤维增生，偶见小动脉内膜黏液样水肿，电镜下可见肾小管周围微血管基底膜多灶状增厚和分裂。

巴尔干肾病的诊断要点包括：①以近端肾小管损伤为主要表现。②可除外其他原因的贫血。③除外其他肾脏疾病。如果怀疑合并其他慢性肾脏疾病，应该进行肾活检明确诊断。④除外暴露环境中具有除马兜铃酸类物质以外的肾毒素。

大约 40%～46% 的巴尔干肾病患者可发生尿路移行上皮细胞癌（UUC），因此，同马兜铃酸肾病患者一样，所有巴尔干肾病患者均应定期进行 UUC 排查。推荐的监测频度：①对于巴尔干肾病患者，每 6 个月进行尿细胞学、泌尿系超声等影像学检测；②巴尔干肾病患者家属，每年检测；③已有过 UUC 患者，每 3 个月检测；④肾移植后或者透析的巴尔干肾病患者，每 6 个月检测。

【治疗】

此病的治疗关键在于预防、早期诊断、去除致病因素的接触，以及慢性肾脏病一体化治疗（参见本书有关章节）。在地方政府推行农业改进措施（推广应用除草剂、改进收割方法）和生活习惯改变（减少每日面包食用量、减少或停止家庭自制面包）后，在塞尔维亚和保加利亚的流行病学调查中已经发现巴尔干肾病和尿路移行上皮细胞癌的患病率有明显下降。

（杨　莉）

（二）中美洲肾病

在过去的 20 年间，中美洲地区的不同国家先后报告了一类在乡村中发生的地区性肾病，表现为快速进展的原因不明的慢性肾脏病（CKDu），称为中美洲肾病（Mesoamerican nephropathy，MeN）。患病人群主要为劳动适龄男性（30～50 岁），多为种植甘蔗的农民，也可见于其他农作物（如棉花、玉米）种植者或其他繁重的体力劳动者（如矿工、渔民、建筑工、港口搬运工等）。中美洲肾病流行的村庄多位于炎热的"低地"，即邻近太平洋海岸的低纬度地区，气候酷热而潮湿，如危地马拉、伯利兹、洪都拉斯、巴拿马、墨西哥、尼加拉瓜、萨尔瓦多，以及哥斯达黎加等。在尼加拉瓜和萨尔瓦多的部分村落里，20～60 岁的男性居民中约有 20% 罹患 CKD；而 CKD 患者的男女比例为4.3：1，这些患者 eGFR 下降的危险因素包括：在干燥季节收割甘蔗的累计时间、吸入杀虫剂、嚼食甘蔗。

中美洲肾病对当地农民造成了严重的生活和经济负担。患病者多为家庭的主要劳动力，并且由于经济原因或地区医疗条件限制，这些患者进入 ESRD 后往往无法接受透析治疗，因而死亡率很高。据统计，在尼加拉瓜太平洋海岸的低地，中美洲肾病是年轻甘蔗种植者的首位死亡原因。在萨尔瓦多的 Bajo Lempa（沿海地区贫困的农村），每年 ESRD 的人群发生率为 1409.8/每百万人口，其中 2/3 的患者没有高血压和糖尿病病史。这些患者中只有 34.7% 接受了透析治疗，年死亡率高达 90%，死亡的患者男女比例为 9：1，多数患者（92.3%）在家中去世。

迄今为止，中美洲肾病的发病机制尚未明确。高温环境下繁重的体力劳动导致大量出汗，引起脱水和失钠被认为是最有可能导致中美洲肾病肾损害的危险因素。有研究表明，甘蔗种植工人每天工作时处于明显的脱水状态，一天时间内体重平均下降 2.6 kg，尿比重＞1.020。一项来自尼加拉瓜 29 名男性甘蔗切割工人的小规模队列研究显示，在连续 9 周的甘蔗切割工作后，这些工人的血肌酐平均升高了 20%、BUN 升高了 41%、eGFR 下降了 9%［约 10 ml/(min·1.73 m²)］、尿中性粒细胞明胶酶相关载脂蛋白（NGAL）水平升高 4 倍。另一项研究比较了 284 名甘蔗收割期不同工种对肾功能的影响，不同工种的工人在收割季开始前基础肾功能没有差别，然而在收割季节结束时（约 4～6 个月），与工厂内作业的工人相比，处于热应激状态的三个主要农田作业工种——甘蔗茎种胚切割工、灌溉工、甘蔗收割工，其 eGFR 分别降低了 8.6 ml/(min·1.73 m²)、7.4 ml/(min·1.73 m²) 和 5.0 ml/(min·1.73 m²)。动物实验表明，反复发生的脱水状态可以导致肾功能减退、肾小管上皮损伤，以及肾间质纤维化。这种反复脱水引起慢性肾脏损害的发生机制包括：①高尿酸血症介导的肾脏损伤；②果糖介导的肾脏损伤；③血管加压素介导的肾脏损伤：脱水导致血管加压素（vesopressin）水平升高。此外，在 MeN 患病人群中为镇痛和缓解疲劳而广泛使用的非处方 NSAIDs 药物也可能是肾损害的协同因素。其他环境和生活相关因素，例如杀虫剂、肾毒性中草药、非法制备的酒精饮料等导致 MeN 的证据均不充分。

【临床表现和诊断】

中美洲肾病患者通常不具有高血压、糖尿病、肥胖等经典的 CKD 高危因素。临床起病隐袭但是呈缓慢持续进展，患者可在发现疾病数年后进入 ESRD。蛋白尿不突出（多＜1 g/d），尿沉渣镜检多为阴性。低钾血症、高尿酸血症很常见。血压通常不升高或轻度升高。肾脏病理突出表现为慢性肾小管间质损害，包括肾小管萎缩和肾间质纤维化，并伴有不同程度的慢性炎症细胞浸润，可见到广泛的肾小球缺血和硬化。小动脉改变轻微。

中美洲肾病依据患者的工作性质、肾损害临床表现特点，并除外其他肾脏疾病后可以诊断。

在当前的条件下，大部分中美洲肾病的 ESRD 患者无法接受透析治疗，因此，尽快明确本病的致病因素并且大力开展早期防治是改善患者预后的关键。目前已知最有效的预防措施是充分水化，以及限制在高温环境下的工作时间。例如，将每日工作时间提前至黎明时开始，在上午气温明显升高时即结束工作。要求工人增加饮水量，提供休息的荫凉场所，以及强烈建议避免服用 NSAIDs 等。

（杨　莉）

(三) 斯里兰卡肾病

斯里兰卡肾病 (Sri Lankan nephropathy) 特指发生在斯里兰卡中北部，表现为进行性肾功能降低，以肾间质纤维化为主要病理特征的一类慢性肾脏病 (CKD)。目前病因尚未明了，又称为不明原因的慢性肾脏病 (CKDu)。此病主要流行于斯里兰卡干区的北部中心区域 (中北区) 及其周边地区，包括北中央省、乌瓦省和西北省的部分地区。在疾病流行区内，CKDu 占全部 CKD 患者的 70% 以上，男女比例为 2.6∶1，平均年龄为 (54±8) 岁。在该地区 15～70 岁的人群中，CKDu 患病率为 15.1%～22.9%。90% 以上的患者从事农业生产，部分患者还存在家族聚集现象。按照 2015 年修订的 CKDu 诊断标准，截至 2016 年 1 月，确诊 CKDu 患者 28 344 名，大多来自北中央省的阿努拉德普勒和波隆纳鲁瓦 (分别为 13 104 例和 6046 例)。自 20 世纪 90 年代发现首例患者以来，CKDu 患者人数仍不断增高；由于斯里兰卡的肾脏病登记系统尚不完善，此病的真实患病人数及患病率有待进一步确定。

【诊断标准】

2009 年斯里兰卡国家研究计划科学委员会制定了 CKDu 的诊断标准。表现为持续性微量白蛋白尿 [尿白蛋白/肌酐 (ACR) ≥30 mg/g]，且全部符合以下三条标准的患者可诊断为 CKDu：①无现症的糖尿病、长期和 (或) 严重的高血压、蛇咬伤、已知病因的泌尿系统疾病、肾小球肾炎或上述疾病史，②HbA1c 正常 (<6.5%)，③未经治疗

情况下血压＜160/100 mmHg 或至多两种降压药控制情况下血压＜140/90 mmHg。但由于 ACR 并不是诊断肾小管间质损伤的敏感指标，以及晚期 CKDu 亦可出现继发性高血压等原因，斯里兰卡卫生部在 2015 年重新修订了 CKDu 的排除标准如下。

1. 已知的糖尿病患者合并肾脏超声正常大小[a] 或 HbA1c＞6.5%。

2. 蛇咬伤、慢性肾小球肾炎、反复肾盂肾炎或肾结石史。

3. 未经治疗的高血压超过 5 年。

4. CKD 早期 ［eGFR＞45 ml/(min · 1.73 m²)］ 即出现高血压[b]。

5. 蛋白尿超过 1 g/24 h，除非肾活检证明其他原因。

6. 任何疑似 CKD 的先天性因素或 20 岁以下的年轻人[c]。

患者的居住地不影响 CKDu 的诊断，CKDu 家族史支持CKDu 的诊断。

[a] 虽合并糖尿病但肾已缩小，支持 CKDu 的诊断。

[b] 除非已达疾病晚期，大多数 CKDu 患者的血压正常。如果在 CKD 早期阶段血压正常的患者可考虑诊断为 CKDu。eGFR 应用 CKD-EPI 公式估算。

[c] 除外 CKD 先天性原因或肾组织学检查后可诊断 CKDu。

【临床表现】

CKDu 早期并无症状，病情进展较为缓慢。轻症患者常诉无特异性的背痛、排尿困难，尿毒症症状并不突出。疾病晚期可出现外周水肿，肾功能降低，大多有高血压，但心电图并无左心室肥厚的特征。50% 左右的患者会出现掌心和足底色素沉着。部分患者还可出现红眼、麻木、腹痛等症状。超声检查发现双侧肾缩小是本病的主要特征。早期患者可出现尿 α_1-微球蛋白 （α_1-MG）增高，晚期可有尿 N-乙酰-β-D-氨基葡萄糖苷酶 （NAG）增高。尿蛋白排泄率＜1 g/24 h，尿液检查有形成分少，少数有透明和（或）颗粒管型。CKDu 患者肾组织病理学的主要特征包括肾间质纤维化、肾小管萎缩、单核细胞浸润，免疫荧光显示 IgG、IgA、IgM 和补体 C_3 均阴性。仅有蛋白尿的早期患者虽无肾功能损伤，但病理却可表现为肾间质纤维化，且无显著的间质细胞浸润和肾小球硬化。

一些研究提示重金属与 CKDu 的发病有关。但在来自疾病流行地区、以肾小管间质损害为主要病理特征的 CKD 患者的尿液中发现，镉、砷、铅等 18 种金属的浓度并无显著增高，且尿液中砷主要以对人体无毒的砷甜菜碱形式存在，这些患者的饮用水中金属浓度也不超标。全基因组关联研究（GWAS）显示，钠依赖性二羧酸转运蛋白 3（SLC13A3）与 CKDu 显著相关，说明遗传易感性可能是 CKDu 的主要危险因素之一。

此外发现，每天田间劳作 6 h 以上、暴晒、饮用浅井水、每天饮水 < 3000 ml、疟疾病史可能与 CKDu 进展有关，而饮用处理过的水可显著延缓疾病进展。此外，有研究认为 CKDu 与农民喷撒草甘膦等农药、喷洒农药时不穿戴防护设备或仅穿单衣有关；也有研究发现流行区居民无论是否患有 CKDu，其尿液中新烟碱类杀虫剂的含量低，提示此类杀虫剂与 CKDu 无关。还有学者推测钩端螺旋体病感染与此病有关。但是上述研究仍不能明确单一因素在 CKDu 发病进展中的独特作用，目前趋向于多种因素，如重金属和农药残余物的协同作用可能是 CKDu 的致病因素，其发病机制有待明确。

【治疗】

目前 CKDu 病因尚未明确，缺乏有效的干预措施，防治高血压以及避免接触肾毒性物质有助于延缓疾病进展。

第 4 节　毒物及药物肾损伤

【概述和发病机制】

在人们以往的观念当中，"中毒"事件常常发生在特定的场合，和患者从事的特定行业是直接有关的，多为群体发病。如：长期直接接触某些具有潜在毒性化学品（包括原料、试剂、产品、副产品、中间物质、半成品、生产废料等）工厂、科研机构的员工，可能通过皮肤接触，经呼吸道吸入，经胃肠道摄入，经过辐照等而造成器官的慢性毒性损伤。短期大剂量接触时导致急性中毒损伤往往更加危重。此类疾病导致的肾脏病变归属在"职业性肾损伤 (occupational renal injury)"的范畴。人类日常生活当中不容易接触到此类职业性"毒物"，多因为误服、误用、意外叮咬、长期食用受污染的食物或水源、长期生活在空气受污染的地区等情况所致，少数也可能涉及刑事案件领域，如铊中毒的"朱令事件"等。此外，人类生活的自然环境中天然存在的化学物质（如动植物毒素、有害元素等），也有造成损伤的可能性。而在医疗过程中所使用的化学类药品产生的不良反应，造成肾损伤，则称为"药物相关性肾损害 (drug induced renal injury)"，此部分已在前文详述，本节重点讨论非医用途的肾毒性物质所致的肾损害（即"中毒性肾病"）。

肾脏是体内代谢废物、药物和外来化学物质的主要排泄器官。其本身具有的生理及解剖特点，如肾血流量丰富、耗氧量大，肾小管重吸收、再排泌的功能，尿液的浓缩过程，特殊的二级毛细血管网的解剖特点，使其更易受到各类化学性损伤，成为中毒性损伤的重要靶器官之一。

具有肾毒性的生产性化学物质有数百种，有的具有直接肾毒性，有的则通过引发溶血、横纹肌溶解，诱导免疫反应，在肾小管腔内形成结晶等间接途径，造成肾损伤。这些肾毒性物质主要有重金属、有机化合物、农药、合成染料、酚类、醇类、醚类、酮类、醛类、有机酸类、硫醇、酰胺、腈化物、氮杂环、生物性毒素、有毒气体、粉尘、毒品等（见表 7-4-1 至表 7-4-3）。

表 7-4-1 常见的具有直接肾毒性的毒物

分类	毒物
1. 重金属和类金属	铅、镉、汞、铬、铋、镍、金、银、砷、钡
2. 有机化合物卤代烃	氯仿、四氯化碳、二氯乙烷、三乙烷、三氯乙烯、溴甲烷、碘乙烷、三氟氯乙烯、四氟乙烯、氟丙烯
芳香烃	苯、甲苯、二甲苯、乙苯、萘、芘、联苯
脂肪烃	汽油、煤油、柴油
脂环烃	润滑油、环己烷、萘烷、松节油
3. 农药	有机磷、有机硫、有机砷、有机氯、有机汞
	百草枯、"杀草快"、磷化锌、甲醚菊酯、氟硅酸钠、氟酰胺
4. 合成染料	偶氮染料、芳基甲烷染料、硝基和亚硝基染料
5. 其他有机化合物	酚类、醇类、酮类、醛类、有机酸、环氧化物、酰胺类、氮杂环、亚硝胺、腈化物
6. 大气污染及有毒气体	
粉尘和细颗粒物	PM2.5、二氧化硅
有毒气体	沙林、芥子气、氡
7. 放射线	
8. 毒品	海洛因、可卡因
9. 高温	热射病
10. 生物毒素	
植物毒素	蕈毒素、黄夹竹桃、箆毒素
动物毒素	蜂毒、蛇毒、蜘蛛毒、鱼胆
	黄曲霉素、肉毒毒素、志贺毒素、大肠杆菌肠毒素

表 7-4-2　常见毒物所致肾脏病变及其他表现

病理类型	肾脏病变					肾外表现	致癌性
	ATN	ATIN	CTIN	TMA 或 AAV	GN		
发生机制	直接毒性、血红蛋白、肌红蛋白毒性作用	免疫炎症	直接毒性、免疫炎症	免疫炎症内皮损伤	免疫炎症		
发生率	最常见	可见	最常见	可见	可见	常见	可见
重金属	√	√	√	√	√	√	√
有机化合物	√		√	√		√	√
农药	√		√	√		√	
合成染料	√					√	√
其他有机化合物	√		√			√	√
生物毒素	√	√		√		√	
放射线	√		√			√	
有毒气体	√					√	
粉尘细颗粒物			√	√	√		√
毒品			√	√	√		
高温	√					√	

备注：ATN：急性肾小管坏死；ATIN：急性肾小管间质性肾炎；CTIN：慢性肾小管间质性肾炎；TMA：血栓性微血管病；AAV：血管炎；GN：肾小球病变

表 7-4-3　毒物导致肾损伤的其他可能机制

可能机制	常见毒物
导致溶血或横纹肌溶解	铅、砷、铜
	萘、丙二醇、乙醇、异丙醇、甲苯、芳香氨基、硝基化合物、脂肪硝基化合物等
	蛇毒、毒蕈素、蜂毒、蜘蛛毒
肾小管内结晶物	乙二醇、三聚氰胺

表 7-4-3 毒物导致肾损伤的其他可能机制（续表）

可能机制	常见毒物
免疫炎症	汞、金、铋、锂、镉、硅
	汽油、三氯乙烯、多环芳香烃
	二氧化硅
	蜂毒、蛇毒、毒常春藤、毒橡树
血管性损伤	放射线
	铀、铂

【发病机制】

1. 直接毒性损伤作用 毒性物质可直接导致细胞膜、亚细胞器等结构损伤，造成细胞内钙稳态失调，发生氧化应激反应，从而损伤细胞的正常功能。因此，损伤的严重程度与暴露强度（包括暴露剂量、暴露时间）有密切关系。低强度暴露可能只引起受累细胞功能障碍，而高强度暴露则可能造成受累细胞发生结构损害甚至坏死。具体原因可能与下列生化过程有关：①化学物质与生物膜结构结合，或与必需金属竞争配体（ligands），造成膜功能及结构损伤；②引起细胞必需元素平衡失调、与酶蛋白结合或与酶竞争受体，导致酶活性抑制；③造成细胞内钙超载（calcium overload），激活 Ca^{2+} 介导的某些生化过程，导致脂质过氧化（lipid peroxidation）损伤；④激活自由基（free radicals）生成或转化过程，诱发脂质过氧化反应，此过程可能是中毒性损伤最重要的致病环节，并可能是各种疾病的共同损伤途径。近年的研究更发现，线粒体（mitochondria）也是化学物毒性的主要靶部位，可引起其通透性改变、氧利用障碍、过量氧自由基生成等，从而导致细胞损伤，甚至凋亡、坏死。

有些化学物质本身或其代谢物可在肾小管内形成结晶堵塞肾小管，并直接引起肾小管上皮细胞坏死，诱发肾小管及其周围组织的炎症反应；有些化学物质可直接引起血管内溶血，导致血红蛋白尿，形成血红蛋白管型堵塞肾小管，血红蛋白对肾小管上皮细胞产生毒性作用；有些化学毒物可引起横纹肌溶解（rhabdomyolysis），导致肌红蛋白尿，生成肌红蛋白管型，堵塞肾小管，肌红蛋白对肾小管上皮细胞也有直接毒性损伤作用。肾小管腔内的酸性环境使血红蛋白、肌红蛋白更容易与 Tamm-Horsfall 蛋白聚合沉淀，加重肾小管堵塞。

2. 肾缺血性损伤　肾缺血机制在化学性肾损伤中具有重要地位，几乎所有致病因素皆能通过直接或间接途径造成肾血流动力学障碍。可能的解释有：①血中出现大量外源性化学毒物，或因为发生严重溶血、肌溶解等产生的大量游离血红蛋白、肌红蛋白，引起肾内血管收缩，也可以因为发生小动脉炎或损伤小动脉内膜、中膜导致血栓形成，致使肾内血流量骤减。②尿中管型、结晶、细胞崩解物等堵塞肾小管，造成肾小管损伤重吸收功能障碍，通过管-球反馈机制引起间质水肿、肾间质内血管受压、肾血管收缩导致血循环障碍。

3. 免疫炎症　某些重金属、多环芳烃类有机化合物可通过诱导机体的免疫反应而引起蛋白尿、肾小球肾炎、间质性肾炎、系统性血管炎等，造成肾损害。

4. 致癌作用　长期接触某些化学物质可通过诱导点突变、染色体易位、DNA 重排、DNA 缺失、DNA 甲基化能力缺失等机制引起原癌基因（protooncogene）激活及过量表达，或抑癌基因（tumor-suppressor gene or antioncogene）丢失或失去功能而诱发癌症，是肾、呼吸道肿瘤高发的重要发病诱因。

5. 遗传易感性　毒物对人类机体的作用是否发生损伤及严重程度，和基因多态性有关。基因的异质性，影响到毒物在体内的代谢动力学所有环节：吸收（absorption）、分布（distribution）、代谢（metabolism）、清除（elimination），即"ADME"。例如：NRAMP（natural resistance-

associated macrophage protein)、YSL（yellow stripe-like）、ZIP［zinc-regulated transporter/iron-regulated transporter（ZRT/IRT1）-related protein］、CAX（cation exchanger）、CCX（calcium cation exchangers）、CDF/MTP（cation diffusion facilitator/metal tolerance protein）、VIT（vacuolar iron transporter）这些受体家族与重金属锰的转运有关。

【临床表现及分类】

按照导致肾损伤的病变部位，可以大致分为以下几种临床综合征：

1. 急、慢性肾小球疾病

（1）以不同程度的蛋白尿为常见表现，严重者可出现肾病综合征。虽然曾有大量吸入挥发性毒气者，出现肉眼血尿的病例，但慢性病者血尿多较轻微。如：含汞、金制剂导致膜性肾病、肾小球微小病变等病理类型的肾小球疾病。

（2）长期吸入某些有机溶剂（如：含多环芳烃类的汽油），可导致肺泡、肾小球基底膜破坏，发生肺肾综合征，肾脏表现为急进性肾小球肾炎，形成大量新月体，表现为血尿、蛋白尿、急性肾损伤。

（3）血栓性微血管病样改变（TMA-like）：典型表现为微血管病性溶血性贫血、血小板减少症和急性肾损伤；血涂片可见形态多样的破碎 RBC；血浆 LDH 及其同工酶、丙酮酸脱氢酶活性升高。但在病理表现上和其他原因导致的 TMA 并无明显区别。生物性毒素（如蛇毒、蜂毒）、工业性化学品（如一氧化碳、砷、碘等）、放射线损伤时有引起 HUS 的报告。

2. 急、慢性肾小管间质病

（1）急性肾小管坏死：中毒性 ATN 多具明显的剂量-效应关系及较强的定位性，以近曲肾小管为主要靶部位；仅少量化学物质定位于肾远曲小管，如甲苯、锂、两性霉素 B 等。急性病例见于接触高暴露剂量时，为毒物的直接损伤作用造成坏死，或者因为导致血管内溶血红细胞破坏释放大量血红蛋白（如铅、砷中毒、蛇毒中毒），也可由于形成结晶物质沉积或者堵塞肾小管（如乙二醇中毒、甲氧氟烷形成草酸盐结晶）而导致肾小管上皮细胞的损伤，造成急性肾脏病（AKD）或者急性肾损伤（AKI）。病理观察可见到血红蛋白管型、肌红蛋白管型的存在。

（2）毒物致敏所致急性间质性肾炎也有报告，见于接触铅、汞、铋、蜂毒、蛇毒者。

（3）轻症者仅见肾小管功能障碍，表现为轻微蛋白尿、肾性糖尿、低渗尿，严重者可出现尿崩症（如锂制剂）。长期接触毒物（如铅、汞、镉、锂、铀等重金属）导致的慢性间质性肾炎较为常见，患者发生肾功能慢性进展性损害，病理观察可见显著的肾小管萎缩和肾间质纤维化。

3. 肾肿瘤　较为明确的化学性病因为亚硝基化合物，多为长期接触所致。临床表现与其他病因引起的肾癌无大差异，以血尿、腰痛、肾区肿块为三大典型症状，也有部分患者无任何症状而出现广泛癌转移。病理表现多为透明细胞型腺癌（adenocarcinoma）。长期接触尤其是吸入某些有机化合物的蒸气、含有有机化合物的粉尘，也是导致肺部肿瘤、淋巴系统肿瘤高发的原因之一。

【职业病防治法及职业病诊断】

为了预防、控制和消除职业病的危害，防治职业病，保护劳动者的健康和相关权益，促进经济社会发展，根据宪法，制定了《职业病防治法》。本法所称职业病，是指企业、事业单位和个体经济组织等用人单位的劳动者在职业活动中，因接触粉尘、放射性物质和其他有毒、有害因素而引起的疾病。职业病的分类和目录由国务院卫生行政部门会同国务院安全生产监督管理部门、劳动保障行政部门制定、调整并公布。2002 年 5 月 1 日，我国开始全面贯彻《职业病防治法》，正式将职业病诊断工作纳入法定程序，规定经卫生行政部门认证的医疗卫生单位做出的职业病诊断方具备法律效力，被确诊为职业病的患者将能依法获得赔偿及社会保障。2011 年 12 月 31 日第十一届全国人民代表大会常务委员会第 24 次会议通过了对《中华人民共和国职业病防治法》进行的修订，并自公布之日起执行。根据《中华人民共和国职业病防治法（2011 修订版）》第四十七条当中的内容，关于职业病的诊断，应当综合分析下列因素而得出：

（一）患者的职业史；

（二）职业病危害接触史和工作场所职业病危害因素情况；

（三）临床表现以及辅助检查结果等。

当没有证据否定职业病危害因素与患者临床表现之间的必然联系时，应当诊断为职业病。承担职业病诊断的医疗卫生机构在进行职业病诊断时，应当组织三名以上取得职业病诊断资格的执业医师集体诊断，并共同签署诊断证明书，经承担职业病诊断的医疗卫生机构审核后盖章。

与之同时，"职业性急性中毒性肾病国家的诊断"（GBZ79-2013）由中华人民共和国卫生部于 2013 年 2 月 7 日公布，并于当年 8 月 1 日开始实行，规定职业性急性中毒性肾病是在职业活动中，因短期内接触较大剂量的具有肾毒性化学物质而引起的以肾损害为主要表现的急性中毒；须根据短期内接触大量化学物质的职业史、典型的急性肾损伤临床表现、有关实验室检查结果及现场劳动卫生学调查，并排除其他病因所致类似疾病后，方可做出诊断。

值得重视的是，除了《职业病防治法》所涉及的职业管理的法规之外，当这些非医疗用途的"毒物"出现在人类生活中时，不可避免地涉及人类在生产生活中应当遵循的《食品安全法》《化妆品卫生监督条例》《中华人民共和国药品管理法》《中华人民共和国固体废物污染环境防治法》《中华人民共和国大气污染防治法》《危险化学品安全管理条例》《药品类易制毒化学品管理办法》《放射性同位素与射线装置安全和防护条例》《放射工作人员职业健康管理办法》等多项法律法规的要求，应严格执行。

【处理原则】

中毒性肾病的处理除考虑肾本身外，尚需考虑毒物，与一般肾脏疾病的治疗有所不同，现将治疗原则简要介绍如下。

1. 严格依法管理，合理防护及密切监测。对于具有特殊职业暴露者，防治的关键在于严格依照《职业病防治法》的相关规定进行严格管理，根据职业暴露的特殊性进行合理的防护。所有具有肾毒物过量接触史者，必须严密监测尿液（包括尿量、尿 pH、尿比重或渗透压、尿钠、尿沉渣镜检等）及肾功能至少 48 h；出现异常者需进一步检查和做出合理的处置。

2. 尽早脱离可疑毒物的接触，脱除污染衣物，洗净皮肤，静卧保暖，严密监测尿检验指标及全身表现；避免使用肾毒性较强的药物。采用洗胃、导泻等措施，减少毒物的胃肠道吸收。

3. 针对所确认的可疑毒物中毒进行特异性的解毒治疗，如重金属中毒可使用络合剂进行驱排治疗等，但出现肾功能障碍后，则不宜再用，除非有血液透析措施支持，使络合的金属得以及时排出。

4. 清洗胃肠道、服用活性炭吸附、导泻、清洁灌肠，适当水化、利尿，或进行血液净化治疗，以利于毒物快速排出体外或被清除。其中，血浆置换、血液灌流、血液透析/滤过等治疗方式是常用的血液净化方式，但实际的临床实践中患者病情多危急，且并无统一的适应证标准可以遵循。建议根据毒物的体内代谢动力学特征合理制订血液净化方案。当中毒原因不明，或者多种毒物均可疑中毒、短时间内难以分辨的时候，建议按照"最严重的可能情况"（prepare for the worst）尽早予以血液净化治疗。一般来说，分子量小、表观分布容积小、血浆蛋白结合率低的毒物比较容易经过血液净化清除。血浆蛋白结合率高者，更建议采用选择性血浆透析滤过（selective plasma filtration with dialysis），或者分子吸附再循环系统（molecular adsorbents recirculating system，MARS）、连续白蛋白净化系统（continuous albumin purification system，CAPS）、普罗米修斯系统（Prometheus system）等非生物型人工肝治疗的方法予以清除。

5. 密切监护，保证生命体征平稳，包括血流动力学监护，吸氧、呼吸支持，必要的抗感染治疗等，直到病情平稳。

6. 激素的使用。急性中毒时，大多数临床医生是按照自己的临床经验来选择激素的使用时机或者方案，缺乏统一的标准。大多数临床医生认同激素在中毒诱发的急性肺水肿时有助于减轻炎症反应。有报道在有机溶剂导致的复发性急性肝损伤患者，应用泼尼松治疗能够改善病情。此外，在慢性中毒介导的免疫紊乱机制致病时，如汞中毒相关的肾小球病、二氧化硅相关的免疫性肾小球肾炎等，除了特异的解毒剂之外，也有应用激素治疗的指征。

7. 肾肿瘤的治疗。与一般肿瘤的治疗原则并无区别，改善预后的关键是早期发现，早期脱离致病化合物接触，早期治疗。

（苏　涛）

泌尿系统感染及反流性肾病

第 8 章

第1节 尿 路 感 染

尿路感染（UTI）简称尿感，是指病原体侵犯尿路黏膜或组织引起的尿路炎症。多种病原体如细菌、真菌、支原体、衣原体、病毒、寄生虫等均可引起尿路感染。根据有无临床症状，尿感可分为有症状尿感和无症状细菌尿。根据感染发生的部位，尿感可分为上尿路感染和下尿路感染，前者为肾盂肾炎，后者主要为膀胱炎。根据有无基础疾病，尿感还可分为复杂性尿感和非复杂性尿感。

【临床表现】

本病好发于育龄女性，男女发病比约为 1∶8。临床表现包括以下三组：

1. 膀胱炎　即通常所指的下尿路感染。成年妇女膀胱炎的主要表现是膀胱刺激症状，即尿频、尿急、尿痛，白细胞尿，可有血尿，甚至肉眼血尿，小腹不适。一般无明显全身感染症状，但少数患者可有腰痛、低热（一般不超过 38.5℃），血白细胞计数常不增高。约 30% 以上的膀胱炎为自限性，可在 7～10 天内自愈。

2. 急性肾盂肾炎　表现包括以下两组症状群：①泌尿系统症状：包括尿频、尿急、尿痛等膀胱刺激征，腰痛和（或）下腹部痛、肋脊角及输尿管点压痛，肾区压痛和叩痛；②全身感染的症状：如寒战、发热、头痛、恶心、呕吐、食欲不振等，常伴有血白细胞计数升高和血沉增快。一般无高血压和氮质血症。

3. 不典型尿感的临床表现　①以全身急性感染症状为主要表现，而尿路局部症状不明显；②尿路症状不明显，而主要表现为急性腹痛和胃肠功能紊乱的症状；③以血尿、轻度发热和腰痛等为主要表现；④无明显的尿路症状，仅表现为背痛或腰痛；⑤少数人表现为肾绞痛、血尿；⑥完全无临床症状，但尿细菌定量培养，菌落 $\geqslant 10^5$/ml。

【诊断思路】

尿感的诊断包括以下三个方面：

1. 是否为尿感　不能单纯依靠临床症状和体征，尿常规可提供帮助。为了确诊尿路感染并指导治疗，尿培养、菌落计数可协助诊断。当患者满足下列条件之一者，可确诊为尿感：①典型尿路感染症状＋脓尿（离心后尿沉渣镜检白细胞＞5 个/HP）＋尿亚硝酸盐试验阳性。②清洁离心中段尿沉渣白细胞＞10 个/HP（或有尿路感染症状者）＋清晨清洁中段尿细菌定量培养菌落数 $\geqslant 10^5$/ml。③连续两次尿细菌计数 $\geqslant 10^5$/ml，且两次细菌及亚型相同。④膀胱穿刺尿培养细菌阳性（不论菌数多少）。⑤典型尿路感染症状＋治疗前清晨清洁中段尿离心尿沉渣革兰氏染色找细菌，细菌＞1 个/油镜视野。

2. 是上尿路感染还是下尿路感染　上、下尿路感染的鉴别要点见表 8-1-1。

3. 是复杂性尿感还是非复杂性尿感　结合患者病史、临床表现以及相关辅助检查可以鉴别。

表 8-1-1　上下尿路感染的鉴别要点

	下尿路感染	上尿路感染
尿路刺激征	有	不明显，合并下尿路感染时可有
全身症状	不明显	明显
腰痛	不明显	明显
肾区叩击痛	无	有

表 8-1-1　上下尿路感染的鉴别要点（续表）

	下尿路感染	上尿路感染
尿白细胞管型	无	可有
尿浓缩功能减退	无	有
尿抗体包裹细菌	阴性	阳性
血清抗细菌O抗原抗体	阴性	阳性

【鉴别诊断】

见表 8-1-2。

表 8-1-2　尿路感染的鉴别诊断

疾病	主要鉴别对象	确诊要点
全身感染性疾病	全身感染症状突出，而尿路局部症状不明显者	详细病史、尿化验与尿细菌学
腹部器官炎症	以消化道症状为突出表现者	详细病史、尿化验与尿细菌学
急性尿道综合征	有尿路刺激症状，而无脓尿及细菌尿的患者	需排除尿路结核菌、厌氧菌、真菌、衣原体及支原体等感染
肾结核	①抗生素治疗无效者；②脓尿、酸性尿，普通细菌学检查阴性；③肾外结核的证据；④尿路感染经有效的抗生素治疗，普通细菌培养转阴，但脓尿仍持续存在者	尿沉渣中找到抗酸杆菌，晨尿结核杆菌培养阳性，静脉肾盂造影发现肾结核X线特征，抗结核治疗有效
IgA 肾病	发热、排尿不适感、血尿	尿化验与尿细菌学，肾活检

【治疗】

1. 女性非复杂性急性尿路感染

（1）急性膀胱炎治疗方案：建议采用三日疗法治疗，即口服复方磺胺甲噁唑（每片含磺胺甲噁唑 400 mg，含 SMZ 甲氧苄啶 80 mg），每次 2 片，每日 2 次；或氧氟沙星，每次 0.2 g，每日 2 次；或环丙沙星，每次 0.25 g，每日 2 次；或左氧氟沙星，每次 0.25 g，每日 1 次，连续服用 3

天。若使用 β-内酰胺类药物治疗，建议疗程为 5～7 天。常用药物的用法：阿莫西林克拉维酸，一次 500 mg，一日 2 次；头孢地尼，一次 100 mg，一日 3 次；头孢羟氨苄，一次 500 mg，一日 2 次。对于致病菌对磺胺甲噁唑耐药率高达 10%～20% 的地区，可采用呋喃妥因治疗，每次 100 mg，每日 2 次，连续服用 5～7 天；也可以使用磷霉素氨丁三醇 3 g 口服，单剂治疗。

三日疗法的疗效评估与处理见图 8-1-1。

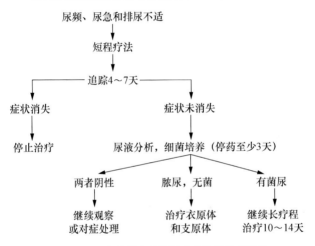

图 8-1-1 无复杂因素女性尿路感染的处理程序

（2）急性肾盂肾炎治疗方案：建议使用抗生素治疗 14 天，对于轻症急性肾盂肾炎患者使用高效抗生素疗程可缩短至 7 天。对于轻症病例，可采用口服喹诺酮类药物治疗（A 级），例如，口服环丙沙星，每次 500 mg，每日 2 次，或左氧氟沙星，每次 500 mg，每日 1 次；由于莫西沙星在尿液中药物浓度较低，不适用于肾盂肾炎的治疗。如果致病菌对复方磺胺甲噁唑敏感，也可口服此药物治疗，每次 2 片，每日 2 次。如果致病菌是革兰氏阳性菌，可以单用阿莫西林或阿莫西林/克拉维酸钾治疗，以阿莫西林含量计算，每次 250～500 mg，每 8 h 一次。对于重症病例或不能口服药物者，多选静脉使用喹诺酮类药物或广谱的头孢类抗生素治疗，例如，头孢曲松 1.0 g，每日 1 次，或者环丙沙星，每次 200～400 mg，每 12 h 一次，或者左氧氟沙星，每次 500 mg，每日 1 次；对于 β 内酰胺类抗生素和喹诺酮类抗生素耐药者，可选用氨曲南治疗，每次 1.0 g，每 8～12 h 一次；如果致病菌是革兰氏阳性球菌，可使用氨苄西林/舒巴坦钠，每次 3 g，每 6 h 一次。必要时可联合用药治疗。病情稳定后，可参考尿培养结果选用敏感的抗生素口服治疗。在用药期间的方案调整和随访很重要，应每 1～2 周作尿培养，以观察尿菌是否阴转。在疗程结束时及停药后第 2、6 周应分别进行尿细菌定量培养，以后最好能每月复查 1 次，共 1 年。

（3）复杂性急性肾盂肾炎：由于存在各种基础疾病，复杂性急性肾盂肾炎易出现肾皮髓质脓肿、肾周脓肿及肾乳头坏死等严重并发症。这类患者常需要住院治疗。首先应及时有效控制糖尿病、尿路梗阻等基础疾病，必要时需要与泌尿外科等相关专业医生共同治疗，否则，单纯使用抗生素治疗很难治愈本病。其次，根据经验静脉使用广谱抗生素治疗，例如，哌拉西林/他唑巴坦，每次 3.375 g，每 6 h 一次；替卡西林钠/克拉维酸钾，每次 3.1 g，每 6 h 一次；第四代头孢类抗生素头孢吡肟，每次 1 g，每 12 h 一次；美洛培南，每次 1 g，每 8 h 一次；亚胺培南，每次 0.5 g，每 6 h 一次。在用药期间，应及时根据病情变化和（或）细菌药物敏感试验结果调整治疗方案，部分患者尚需联合用药，疗程至少为 10～14 天。

2. 男性膀胱炎　所有男性膀胱炎患者均应除外前列腺炎。对于非复杂性急性膀胱炎可口服复方磺胺甲噁唑或喹诺酮类药物治疗，剂量同女性患者，但疗程需要 7 天；而对于复杂性急性膀胱炎患者可口服环丙沙星，每次 500 mg，每日两次，或左氧氟沙星，每次 250～500 mg，每日一次，连续治疗 7～14 天。

3. **妊娠期尿路感染**

(1) 无症状性细菌尿：妊娠期间无症状性细菌尿发生率高达 2%～7%，常发生于妊娠的第一个月，其中多达 40% 病例可在妊娠期出现急性肾盂肾炎。因此建议在妊娠早期应该常规对孕妇进行尿培养检查，以便及时发现无症状性细菌尿患者。目前建议对于这类患者应该采取抗感染治疗。可选用以下方案中的一种：①阿莫西林，每次口服 500 mg，8 h 一次，5～7 天；②阿莫西林/克拉维酸钾，每次口服 500 mg，12 h 一次，5～7 天；③头孢氨苄，每次口服 500 mg，8 h 一次，5～7 天；④磷霉素氨丁三醇 3 g 口服，单剂治疗。请患者于停药后 1 周来医院复查尿培养，以后每月复查一次，直到妊娠结束。对于反复出现无症状性细菌尿者，可以在妊娠期间采取抗生素预防措施，于每晚睡前服用呋喃妥因 50～100 mg 或头孢氨苄 250～500 mg。

(2) 急性膀胱炎：治疗方案同无症状性细菌尿，疗程为 7 天。根据尿细菌培养结果调整治疗方案。

(3) 急性肾盂肾炎：常需要住院静脉使用抗生素治疗，在体温正常后 48 h 或临床症状明显改善后，可改为口服抗生素治疗。可先采取经验性治疗，使用头孢曲松 1.0 g，每日 1 次或氨曲南治疗，每次 1.0 g，每 8～12 h 一次。然后，根据尿细菌培养结果调整治疗方案，总疗程为 10～14 天。

4. **无症状性细菌尿**　对于绝经前女性、非妊娠患者、糖尿病患者、老年人、脊髓损伤及留置导尿管的无症状性细菌尿患者不需要治疗。然而，对于经尿道行前列腺手术或其他可能导致尿路黏膜出血的泌尿外科手术或检查的无症状性细菌尿患者，应该根据细菌培养结果采取敏感抗生素治疗。应用方案：术前 1 天或手术后即刻应用均可，术后如果未留置导尿管可以不再使用，如果仍有导尿管留置，术后直至导尿管拔除方可停用抗菌药物。

5. 导尿管相关的尿路感染　尿路相关性无症状性细菌尿不需要使用抗生素治疗；拔除导尿管后 48 h 仍有无症状性细菌尿的女性患者，则应该根据尿培养结果使用敏感抗生素治疗 14 天。

6. 尿路感染再发的预防策略　尿路感染的再发可分为复发和重新感染。一般认为，在尿路感染痊愈后的 2 周之内再次出现同一种细菌的感染则为尿路感染复发；相反，在尿路感染痊愈后的 2 周之后再次出现的感染，则无论致病菌是否与前一次相同，则均诊断为重新感染，可采取如下预防措施：

（1）一般措施：①多饮水，每天液体入量最好在 2000 ml 以上，每 2～3 h 排尿一次。②性生活相关的患者，于性交后及时排尿，必要时需向妇产科医生咨询并选择适宜的避孕方式。③尽量避免尿路器械的使用。

（2）抗生素预防：抗生素预防可以明显减少女性尿路感染复发的机会。对于在半年内尿路感染复发 2 次或 2 次以上，或者 1 年内复发 3 次或 3 次以上的女性患者，推荐使用抗生素预防治疗。预防方案包括持续性给药法和性交后服药法，疗程 6～12 个月。这些方案必须在原有尿路感染痊愈后（停药 1～2 周后复查尿培养阴性）方可采用，并可根据以往的药敏试验结果以及患者的药物过敏史选择抗生素。和持续性给药方法相比，性交后服药法更方便、更易于被性生活相关的尿路感染患者接受，可于性生活后 2 h 内服用头孢氨苄 250 mg 或环丙沙星 250 mg 或呋喃妥因 50 mg。

（3）绝经女性患者的预防：阴道局部应用雌激素软膏可以恢复阴道局部环境，减少尿路感染的复发机会。

（4）对于频繁尿路感染再发的患者应详细检查其泌尿系统有无解剖畸形、基础病变（如结石、多囊肾、髓质海绵肾等）及机体免疫系统异常。

（周福德）

第 2 节　慢性肾盂肾炎

慢性肾盂肾炎常由于复杂性尿路感染迁延不愈所致，根据基础病因不同，分三个类型：①伴有反流的慢性肾盂肾炎（反流性肾病）；②伴有阻塞的慢性肾盂肾炎（梗阻性慢性肾盂肾炎）；③特发性慢性肾盂肾炎。其中前两种类型尤为常见。

【临床表现】

慢性肾盂肾炎的病程经过很隐蔽。临床表现分为以下三类：①尿路感染表现：仅少数患者可间歇发生症状性肾盂肾炎，但更为常见的表现为间歇性无症状细菌尿，和（或）间歇性尿急、尿频等下尿路感染症状，腰腹不适和（或）间歇性低热。②慢性间质性肾炎表现，如高血压、多尿、夜尿增加，易发生脱水。③慢性肾脏病的相关表现（见第 20 章）。

【诊断】

对于有上述临床表现的患者，X 线静脉肾盂造影（IVP）见到局灶、粗糙的皮质瘢痕，伴有附属的肾乳头收缩和肾盏的扩张和变钝等征象可确诊。

【治疗】

肾盂肾炎急性发作时，参考复杂性急性肾盂肾炎的治疗方案；其余治疗参考慢性肾脏病的治疗方案。

黄色肉芽肿性肾盂肾炎

黄色肉芽肿性肾盂肾炎（XPN）是慢性肾盂肾炎的一种罕见类型。多数病例发生于感染性结石造成的尿路梗阻患者。其特征是肾实质严重破坏，出现肉芽肿、脓肿和泡沫细胞（富含脂肪的巨噬细胞）。容易被误诊为肾癌。

【临床表现】

儿童和成人的 XPN 的临床表现有所不同。

1. 成人 XPN　好发于中年女性具有反复尿路感染史的患者。常见症状包括腰痛、发热、乏力、纳差和体重下降。体检常可发现单侧肾包块。尿化验检查可见尿路感染的相关异常指标。最常见致病菌是大肠埃希菌，其次为变形杆菌、铜绿假单胞菌、粪肠球菌和克雷伯杆菌。约 25% 的患者尿培养阴性。血化验可见贫血、血沉增快以及轻度胆汁淤积性肝功能异常等非特异性表现。

2. 儿童 XPN　临床表现分为两种类型，一种为病变累及整个肾，此型男女比约为 1∶1；另一种类型肾局部受累，外形类似肿瘤，此型以女性多见。常见临床症状包括腰痛、发热和生长发育迟缓。约 50% 患者可触及腹部包块，50%～70% 可出现脓尿和细菌尿。变形杆菌和大肠埃希菌是常见致病菌。

3. 继发性淀粉样变性　一些病程比较长的患者，可出现继发性淀粉样变性（AA 型），临床表现为肾病综合征。

4. 肾移植患者　罕见情况下，肾移植后前几周至长达 14 年可并发 XPN。免疫抑制剂、排斥反应和淋巴引流阻断可能是发病因素。XPN 与排斥反应的鉴别有时比较困难。

【X 线检查】

X 线检查是确诊本病的重要手段，但静脉肾盂造影（IVP）不具有诊断意义。CT 检查最具有诊断价值，典型的 CT 表现为肾肿大并可见数个圆形低密度肿块（相当于扩张肾盏内的坏死黄色瘤组织侵及肾实质），外围有一圈造影增强环，肿块内可合并结石。少数患者肿块可累及胃肠道，出现结肠或十二指肠瘘。

【诊断】

对于有慢性尿路感染病史以及典型 CT 表现者，高度疑诊黄色肉芽肿性肾盂肾炎的可能。确诊需要病理检查。

【鉴别诊断】

本病主要应同肾癌相鉴别。

【治疗】

控制感染之后行肾局部切除或全肾切除。

（周福德）

第 3 节　反流性肾病

膀胱输尿管反流（VUR）是指尿液从膀胱逆流至上尿路的病理过程，是儿童常见的泌尿系疾病之一，约占新生儿尿路感染的 1%，占儿童尿路感染的 30%～35%。反流性肾病（RN）是指膀胱输尿管反流导致肾形成瘢痕等肾实质损伤，临床可出现蛋白尿和高血压，最终可发展为 ESRD。

【膀胱输尿管反流的分类】

根据病因可将 VUR 分为原发性及继发性两大类：①原发性 VUR：最常见，为膀胱黏膜下输尿管段的先天性异常导致膀胱输尿管连接部（UVI）关闭不全所致。随着膀胱的发育，膀胱黏膜下的输尿管段长度变长，使得多数 VUR 可以缓解。②继发性 VUR：是由于膀胱压力异常升高导致膀胱收缩时 UVI 关闭不全所致。常见于尿路的解剖性和功能性梗阻，例如后尿道瓣膜、神经源性膀胱、排尿困难等。

【膀胱输尿管反流的临床表现】

本节仅介绍原发性 VUR 的临床表现。由于临床表现特点和预后不同，可根据临床表现出现时间将 VUR 分为出生前和出生后两种类型。

1. 出生前 VUR　主要表现为肾盂积水。10%～40% 胎儿肾积水者可于出生后确诊为 VUR。男性多见，男女比约为 3：1。重度（Ⅳ～Ⅴ级）VUR 30%～60% 伴有肾瘢痕形成（也称为先天性肾瘢痕）。随着生长发育，60%～90% Ⅰ～Ⅲ级 VUR 可自发缓解，Ⅳ～Ⅴ级 VUR 20%～30% 可缓解。

2. 出生后 VUR　常于尿路感染后确诊。女性多见，男女发病比为 1 : 2。自发缓解率与 VUR 严重程度有关。Ⅰ～Ⅱ级 VUR 的自发缓解情况与确诊时的年龄以及是否为单侧反流无关，随着生长发育，约 80% 可以缓解。Ⅲ级 VUR 的自发缓解情况与确诊时的年龄不同以及是否为单侧反流有关；确诊年龄在 5～10 岁的双侧 VUR 在 5 年后的自发缓解率不足 20%；相反，确诊年龄在 1～2 岁的单侧 VUR 的 5 年自发缓解率可高达 70%。单侧Ⅳ级 VUR 的 5 年自发缓解率约为 60%，而双侧Ⅳ级 VUR 的 5 年自发缓解率不足 10%。Ⅴ级 VUR 自发缓解者罕见。30%～60% 患者有肾瘢痕，此病变与反流严重程度密切相关。

3. **慢性肾脏病（反流性肾病）**　一般认为，感染性尿液反流到肾实质（肾内反流）可以导致肾瘢痕形成。VUR 合并肾瘢痕者可以出现高血压、蛋白尿、肾功能不全等慢性肾脏病表现，病理检查可见局灶节段性肾小球硬化。双侧 VUR 者可发展为 ESRD。但是，近年来已有不同观点认为，VUR 与肾瘢痕形成无关，肾瘢痕可能为先天性肾发育不全所致。

【膀胱输尿管反流的诊断思路】

对于具有以下表现之一者需考虑 VUR：①儿童时期出现肾盂肾炎者；②儿童不明原因的高血压；③不明原因输尿管扩张；④不明原因局灶节段性肾小球硬化。排尿期膀胱尿路造影（VCUG）和同位素膀胱造影（RNC）是诊断 VUR 的主要方法。

国际反流研究委员会根据 VCUG 结果将 VUR 的严重程度分为五级：Ⅰ级：尿液反流只达到输尿管，但无输尿管扩张；Ⅱ级：尿液反流到输尿管、肾盂及肾盏，但无输尿管扩张；Ⅲ级：输尿管和肾盂轻度扩张，伴有穹隆轻度变钝；Ⅳ级：输尿管、肾盂肾盏严重扩张，伴有输尿管扭曲，穹隆锐角完全消失，但大部分肾盂尚保持乳头压痕；Ⅴ级：输尿管和肾盂肾盏严重扩张，穹隆锐角完全消失，肾盏不能看见乳头压痕（如图 8-3-1）。

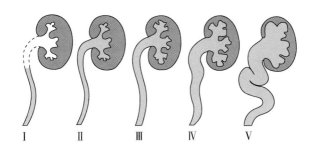

图 8-3-1　膀胱输尿管反流的分级

【治疗】

VUR 的治疗目的是制止尿液反流和控制感染，预防肾功能损害的发生或进展。治疗方案包括：VUR 治疗和慢性肾脏病的治疗，前者包括内科及外科疗法。

1. 内科治疗　①多饮水，定期排空膀胱。②保持大便通畅。③尿路感染的治疗与预防：尿路感染发作时，可按照复杂性尿路感染治疗；对于反复发作尿路感染者，以往建议使用长期口服抗生素预防方案。④定期随访尿化验、尿细菌培养、血压和肾功能与评价 VUR 程度。

2. 外科治疗

(1) 外科治疗指征：①Ⅳ级或Ⅴ级 VUR，年龄≥2 岁者。②不能耐受抗生素预防的Ⅲ～Ⅴ级 VUR。③抗生素预防无效的Ⅲ～Ⅴ级 VUR 合并尿路感染者。④抗生素预防发生严重不良反应的Ⅲ～Ⅴ级 VUR。⑤发生新的肾瘢痕者。

(2) 手术方法：①开放式外科手术：可采取经膀胱内的手术方式，也可采用经膀胱外的手术方式治疗 VUR，此方法有效率高达 95%～99%。②内镜下纠正 VUR：采用膀胱镜经尿道在膀胱输尿管连接部的黏膜下注射聚糖酐或透明质酸等聚合物，一次或多次手术的有效率可达 75%～87%。有效率与 VUR 的严重程度有关，轻者效果好，重者效果差。

（周福德）

第4节　肾　结　核

　　肾结核是由结核分枝杆菌引起的肾脏感染，是全身结核的一部分，主要经血行播散感染。泌尿系统结核病从肾开始，逐步蔓延到输尿管、膀胱和尿道。

【临床表现】

　　男性多见，男女发病比约为 2∶1，好发年龄为 20～40 岁。临床表现取决于病变范围以及输尿管、膀胱继发结核的严重程度。临床表现包括以下几种：

　　1. 膀胱刺激征　本征是肾结核最常见的首发症状，特别是尿频，早期因结核杆菌和脓尿刺激所致，晚期则是由膀胱挛缩引起。

　　2. 血尿　是肾结核第二个常见症状，约占 50%～85%，可出现肉眼血尿，多为终末血尿，有时可表现为全程血尿，在排尿终末时加重。

　　3. 脓尿　结核病变发展到肾髓质时可出现脓尿，尿呈米汤样混浊，可混有血丝或呈脓血尿。

　　4. 腰痛　当出现尿路梗阻表现时，患者可出现持续性腰痛。

　　5. 肾功能异常　约 90% 患者临床表现为单侧肾受累，肾功能正常；仅部分患者由于出现双侧肾结核、药物性肾脏损害或继发性肾淀粉样变性时，可出现肾功能异常的相关表现。

　　6. 全身症状及肾外结核表现　有些患者可出现发热、盗汗、消瘦等结核病表现。

【实验室检查和辅助检查】

　　1. 尿液检查

　　(1) 尿常规：新鲜尿呈酸性，是肾结核尿液的特点。尿蛋白±～＋，常有镜下脓尿和血尿。

　　(2) 尿沉渣找抗酸杆菌：由于肾结核的结核杆菌常间

断、少量地从尿中排泄，故应连续检查 3～6 次。约 50%～70% 的病例阳性。

（3）尿结核杆菌培养：阳性率达 90%，需 1～2 个月才能得到结果，培养出结核杆菌可确诊肾结核。

2. 静脉肾盂造影（IVP）　当肾实质有明显的破坏时，IVP 可在 63%～90% 的病例中发现异常。最先出现肾盏变钝，局限在肾乳头和肾小盏的病变为杯口模糊，边缘毛糙，不整齐，如虫蛀样变；随后是肾乳头小空洞形成，干酪性病灶内可有散在性钙化影。此外，尚可出现肾盂积水和输尿管狭窄。晚期可见整个肾钙化（肾自截），多个肾盏不显影或呈大空洞。若全肾破坏，形成脓肾，患肾不显影。IVP 是诊断肾结核的重要手段之一。

3. CT　对钙化、肾功能异常及肾盂扩张较为敏感，能显示肾实质瘢痕及干酪样坏死灶，尤其适用于一侧肾不显影或肾盏不显影，并有助于肾结核和肾肿瘤的鉴别。对肾结核的诊断有重要意义。

4. B 超　可表现为肾囊肿（单个或多个无回声区，边缘不规则，内有云雾状回声，周边可有斑点状强回声）、肾积水、肾积脓、肾钙化和上述混合性病变。

5. 膀胱镜检查　是了解膀胱黏膜病理改变的最直观方法，是诊断肾结核的重要手段，可以直接看到膀胱内的典型结核性膀胱炎表现而确立诊断。但是，下列情况不宜进行膀胱镜检查：①膀胱挛缩至膀胱容量过小（小于 100 ml）时难以看清膀胱内情况；②严重的膀胱刺激征。

【诊断】

1. 诊断线索　①慢性膀胱刺激征，经抗生素治疗无效；②尿路感染经有效的抗菌治疗，细菌阴转，而脓尿持续存在；③有不明原因的脓尿和（或）血尿而普通细菌培养多次阴性；④有肾外结核，尿检查有红细胞尿者；⑤男性附睾、精囊或前列腺发现硬结，阴囊有慢性窦道者。

2. 诊断标准　有下列 3 项之中任何一项即可确诊：①不

明原因的膀胱刺激征，尿结核杆菌培养阳性；②有泌尿系统结核病的影像学证据；③膀胱镜检查有典型的结核性膀胱炎表现和（或）病理活检发现结核结节和（或）肉芽肿形成。

【鉴别诊断】

应与膀胱炎、肾盂肾炎、泌尿系统结石鉴别，有时两者可共存，值得注意。肾结核有时可与肾肿瘤、肾囊肿混淆，CT检查有助于鉴别。

【治疗】

1. 一般治疗　包括适当的休息和体育活动以及充分的营养，除需手术治疗者外，一般可在门诊治疗和观察。

2. 抗结核化学药物治疗（简称化疗）

（1）抗结核药物治疗适应证：①临床前期肾结核（肾结构破坏不明显）；②局限在一组大肾盏以内的单侧或双侧肾结核；③合并肾外活动性结核，暂不宜手术者；④孤立肾肾结核；⑤双侧肾结核，属晚期不宜手术者；⑥合并有严重疾病不宜手术者；⑦肾切除术前和术后用药。

（2）抗结核药物治疗的原则：早期、联合用药、适量、规律和全程使用敏感药物，彻底治疗。最常见的治疗失败原因是治疗不充分。

（3）治疗方案：目前推荐使用短程治疗方案（可参考肺结核的治疗方案），总疗程6个月或9个月（适用于在初期治疗中无吡嗪酰胺者）。

1）初期治疗：口服异烟肼（INH）、利福平（RIF）、吡嗪酰胺（PZA）和乙胺丁醇（EMB）四联疗法，可采用每日给药法。治疗2个月。

2）维持治疗：口服INH和RIF治疗4个月或7个月（适用于在初期治疗中无吡嗪酰胺者），以后用异烟肼和利福平继续至疗程结束。

（4）随访：所有初发的病例原则上应该进行抗微生物敏感试验，是否治愈需以培养结果为依据。治疗中每月查尿常规和尿结核杆菌培养，以此调节剂量和选用药物。每3

个月进行 1 次 B 超或 IVP。化疗结束后,仍需每半年作尿常规、尿结核菌培养及 B 超或 IVP 检查一次,至少随访 3～5 年。如有复发,要按药敏结果给予抗结核治疗。

(5) 治愈和停药标准:若病变已经达到愈合,则可考虑停止用药。治愈标准为:尿常规正常 6 个月,IVP 提示病变稳定超过 1 年,多次尿结核杆菌培养阴性(连续半年结核菌转阴)。一般认为可以停药的标准如下:①尿路刺激征完全消失;②全身情况明显改善,红细胞沉降率(血沉)、体温正常;③反复多次尿常规检查正常;④尿沉渣抗酸杆菌检查长期多次阴性;⑤尿结核菌培养、尿豚鼠接种均为阴性;⑥无肾外活动性结核病灶;⑦IVP 检查提示病灶稳定或已愈合。

3. 外科治疗手术适应证 ①一侧肾病变严重,估计化疗不能消灭结核菌和恢复肾功能,而对侧肾功能无明显损害者;②合并尿路梗阻者;③肾血管受侵蚀,导致严重尿路出血者;④结核性闭合性脓腔,或有顽固性瘘道者;⑤自截钙化肾;⑥肾结核合并难以控制的高血压。肾切除术前抗结核药化疗 2～8 周;保留肾组织的手术和修复重建术术前抗结核药化疗需 3～6 个月。术后需继续使用抗结核药至少 6～12 个月,以巩固疗效。可根据病情采取全肾切除术或肾部分切除术。

(周福德)

第 5 节 特殊类型的尿路感染

一、真菌性尿路感染

真菌性膀胱炎是常见的院内感染之一,预后良好。念珠菌属是原发性累及泌尿生殖道最常见的真菌,其中白色念珠菌是最常见的医院内真菌尿路感染病原体。其他类型真菌所致的尿路感染罕见。

易感因素：真菌是一种条件致病菌，有利于念珠菌尿路感染产生的因素有：①应用抗生素治疗；②应用糖皮质激素、免疫抑制剂者；③保留尿管；④尿路畸形或尿路梗阻；⑤糖尿病患者；⑥肿瘤患者。

【临床表现】

可无症状，而仅有脓尿，亦可呈典型尿感表现，甚至发生 AKI。尿路念珠菌病有以下几个类型：

1. 急性肾盂肾炎　多是由于真菌经血行感染肾所致，常为双侧肾盂肾炎，出现高热、腰痛和（或）腹痛、腹部压痛和肾区叩击痛等症状和体征。并可出现肾乳头坏死和真菌球造成输尿管梗阻。

2. 慢性肾盂肾炎　常为真菌经尿路上行感染所致，因此多为单侧慢性肾盂肾炎，可出现真菌球和肾周脓肿。多出现于糖尿病或尿路梗阻的患者。

3. 膀胱炎　女性多见，常继发于细菌性膀胱炎治愈后。主要症状有尿频、尿急、夜尿增多、尿液混浊或血尿，偶有气尿，有时在膀胱内可见大的真菌球。

4. 输尿管梗阻　由真菌球引起，可发生肾绞痛、无尿等。

5. 肾乳头坏死　临床表现同一般肾乳头坏死。

【诊断思路】

凡存在真菌感染的易感因素者，出现尿感症状或尿中白细胞增多，而细菌培养阴性时，均应注意真菌性尿路感染的存在。当满足以下条件之一，可诊断：①中段尿培养念珠菌菌落数≥10 000～15 000/ml。②男性清洁中段尿标本或女性的导尿标本中，真菌培养阳性。③尿中可见真菌管型。

【治疗】

1. 消除易感因素。

2. 无症状性念珠菌尿一般不需抗真菌治疗，只需去除易感因素。但对于新生儿、白细胞减少等高危人群，可以按照侵袭性念珠菌感染治疗。对于需做尿路检查的患者可于检查前后给予氟康唑 200～400 mg/d [3～6 mg/(kg·d)] 或两性霉素 B 0.3～0.6 mg/(kg·d) 治疗数天。

3. 有症状的念珠菌性尿路感染可根据尿培养结果及临床表现选择药物种类及给药途径（见表 8-5-1）。

表 8-5-1　有症状的念珠菌性尿路感染的治疗

药物	膀胱炎	肾盂肾炎
氟康唑	首剂 400 mg，以后每日 200 mg [3 mg/(kg·d)]，口服或静脉使用，连续用 14 天	首剂 400 mg，以后每日 200～400 mg [3～6 mg/(kg·d)]，口服或静脉使用，连续用 14 天
两性霉素 B（适用于对氟康唑耐药者）	0.3～0.6 mg/(kg·d) 静脉注射，1～7 天；或 50 mg/L 冲洗膀胱，每日一次，持续 5 天	0.3～0.6 mg/(kg·d) 静脉注射，1～7 天。需与 5-氟胞嘧啶联合使用，连续使用 14 天
5-氟胞嘧啶	100 mg/(kg·d)，分 4 次口服，连用 7～10 天	100 mg/(kg·d)，分 4 次口服，连用 14 天

4. 尿路真菌球　建议手术去除真菌球，同时按照肾盂肾炎的抗真菌治疗方案。

5. 肾盂肾炎伴有念珠菌血症或其他器官念珠菌感染者

可用氟康唑首剂 800 mg（12 mg/kg），然后，每天 400 mg [6 mg/(kg·d)]；或者棘白菌素类药物（如卡泊芬净，首剂 70 mg，以后每日 50 mg）。也可以使用两性霉素 B [0.5～1 mg/(kg·d)] 或伏立康唑 [首剂 400 mg（6 mg/kg）每日 2 次，然后 200 mg（3 mg/kg）每日 2 次]。如有中央静脉导管，应该考虑拔除。治疗应该持续至临床症状消失和血培养阴性后 2 周。

6. 外科治疗　合并肾周脓肿者，需要外科引流、冲洗等治疗；对于真菌球并伴有梗阻征象或上尿路梗阻导致真菌血症者，应行经皮肾造瘘术放置导管，解除梗阻。

二、病毒性尿路感染

病毒性尿路感染常见于免疫功能低下的患者，特别是造血干细胞移植和实体器官移植患者，主要致病微生物为BK病毒、腺病毒和巨细胞病毒。

【临床表现】

常发生于造血干细胞移植和实体器官移植术后患者，一般于术后2周后发病。最常见的表现为出血性膀胱炎，少数患者可出现急性肾盂肾炎，部分患者可出现肾功能异常。

【诊断】

造血干细胞移植或实体器官移植术后等免疫功能低下的患者，出现典型尿路感染表现，尿细菌培养阴性，若实时PCR等分子生物学检查证实尿相应病毒DNA阳性和（或）血清相应病毒IgM抗体进行性升高，则可确诊。

【鉴别诊断】

本病应与化疗药物导致的出血性膀胱炎相鉴别。化疗药物导致的出血性膀胱炎者常出现于化疗后的3天之内，而病毒性出血性膀胱炎常出现于治疗2周之后，此外，尿病毒DNA检查阳性更有助于鉴别。此外，对于肾移植患者出现肉眼血尿，还应与移植肾急性排异反应相鉴别，移植肾肿大、AKI支持急性排异，必要时可做移植肾活检帮助鉴别。

【治疗】

腺病毒所致尿路感染系自限性疾病，一般不需要抗病毒治疗。而BK病毒和巨细胞病毒性尿路感染，常需抗病毒治疗。

1. 西多福韦　每次1～5 mg/kg，静脉注射，每周1次，连用3～5周。需根据肾功能调整药物剂量。由于此药物有肾毒性，因此需和丙磺舒同时使用，并予充分水化以减轻肾毒性。对于表现为出血性膀胱炎者，可用西多福韦

5 mg/kg+60 ml 生理盐水冲洗膀胱，药物在膀胱中保留 1 h，每周 1 次。

2. 更昔洛韦　5 mg/kg，静脉注射，每 12 h 一次，连用 14～21 天。需根据肾功能调整药物剂量。

三、支原体尿路感染

支原体尿路感染系指人型支原体导致的尿路感染，本病并不少见，约占急性肾盂肾炎的 5%。

【临床表现】

支原体尿路感染常见于有性生活经历的患者，临床以急性肾盂肾炎多见，而膀胱炎少见。

【诊断】

本病的临床诊断较难，提高诊断率需提高对本病的警惕性。凡临床怀疑尿路感染而反复尿培养阴性者，均应及时进行尿支原体检查。典型尿路感染表现＋中段尿人型支原体分离培养阳性和（或）血清支原体抗体滴度比初期升高 4 倍或以上，可明确诊断。

【治疗】

1. 药物治疗　对于确诊病例可采取以下方案：

(1) 多西环素 100 mg，口服，每日 2 次，连服 7～14 天。

(2) 盐酸四环素 500 mg，口服，每日 4 次，至少连服 7 天，一般为 2～3 周。也可在 7 天后改为 250 mg，每日 4 次，直至 21 天。

(3) 阿奇霉素 1 g，单剂量口服。

(4) 喹诺酮类抗生素：如左氧氟沙星（0.2 g，口服，每日 2 次，连续 7～14 天）等。

2. 对性伴侣应同时治疗，治疗期间禁性生活。

（周福德）

第6节　尿路寄生虫病

一、滴虫性尿路感染

　　滴虫性尿路感染主要的病原体是阴道滴虫，可引起阴道炎、尿道炎、前列腺炎、膀胱炎等，偶可侵犯肾，甚至引起肾周脓肿。

　　【临床表现】

　　1. 尿道膀胱炎表现。

　　2. 男性尿道前列腺炎　男性感染者一般无症状而呈带虫状态。有时出现夜尿增多、尿频、尿急、尿痛，尿道灼痛、刺痒，尿道溢乳白色或淡黄色稀薄分泌物，不同程度的排尿困难，会阴部和肛门胀痛等症状。

　　3. 肾盂肾炎表现。

　　【诊断】

　　有尿路感染表现，而尿菌阴性者应考虑有本病的可能，特别是其配偶（或本人）有阴道滴虫病史者。从阴道分泌物、尿液及前列腺分泌物查到毛滴虫为确诊依据。

　　【治疗】

　　1. 甲硝唑每次 0.2 g，每日 3 次，10 天为一疗程。间隔 1 个月可重复一疗程。

　　2. 曲古霉素每次 10 万单位，一日服 2 次，5～7 天为一疗程。

　　3. 夫妻应同时进行治疗，治疗期间禁忌性生活。

二、尿路阿米巴病

　　尿路阿米巴病以阿米巴性肾脓肿或肾周脓肿、肾盂肾炎、膀胱炎及尿道炎为主，溶组织阿米巴、棘阿米巴和微小内蜒阿米巴均可引起泌尿系阿米巴病。

【临床表现】

依感染部位及感染途径而不同。临床症状类似普通细菌性尿路感染。

【诊断】

阿米巴肠病或肝脓肿患者如出现"尿感"症状或腰部出现痛性肿块者，均应考虑到尿路阿米巴感染的可能，尿中查到阿米巴或于患病 1 周后查血清抗阿米巴抗体滴度进行性升高可确诊。患病 1 周后查血清抗阿米巴抗体阴性，几乎可以排除诊断。肾区超声波或 CT 检查有助于阿米巴肾脓肿或肾周脓肿的诊断。

【治疗】

1. 甲硝唑用法为 0.75 g，每日 3 次，5～10 天为一疗程。

2. 替硝唑（Tinidazole）每日 2 g，3～5 天为一疗程。

3. 肾阿米巴脓肿或肾周脓肿，必要时应切开引流。

三、肾包虫病

包虫病又称棘球蚴病，是细粒棘球绦虫和多房棘球绦虫感染人体所致的疾病。主要流行于畜牧区。包虫病累及肾称为肾包虫病。肾包虫病罕见，并且几乎所有病例都是由于细粒棘球绦虫所致。

【临床表现】

多数患者合并肝或肺包虫病，单纯性肾包虫病极为罕见。常见表现为血尿和腰痛。肾包虫囊肿较大者，上腹部或腰部可出现肿块，甚至可以压迫肾盂和输尿管造成肾盂积水和输尿管扩张；继发感染则出现脓尿。约 15％患者可出现血嗜酸性粒细胞增多。也可以合并免疫复合物性肾小球肾炎和肾淀粉样变性，临床表现蛋白尿或肾病综合征。

【诊断】

根据流行病史、肾区肿块、血嗜酸性粒细胞增多应考虑到本病的可能性。若并存肝包虫病时，此病可能性更大。

包虫皮内试验和补体结合试验阳性有助于包虫病的诊断。B 超显示肾囊肿样病变，典型病例于囊肿内可见包虫的头节和碎片形成的类似于沙粒样回声（包虫沙）以及包虫的囊壁与肾囊肿囊壁分离形成的双层壁征象，这两种征象对包虫病的诊断意义很大。CT 检查比 B 超更为准确。

【治疗】

1. 阿苯达唑　对于不能手术或多个器官均有包虫病者，可采取药物治疗。阿苯达唑每日 10～15 mg/kg（最大剂量 800 mg/d），分 2 次服用，28 天为一疗程，间隔 14 天，再重复治疗，共需治疗 3 个疗程。也可作为外科治疗的辅助治疗，于手术前 4 天至 1 个月内开始服用，并持续用药至术后至少 1 个月。

2. 外科治疗　可采用腹腔镜下或传统方式手术切除囊肿。有过敏反应时应积极控制。

（周福德）

第 7 节　性病尿路感染

一、淋病

淋病是淋球菌性尿道炎的简称，是由淋球菌感染引起的泌尿系统化脓性疾病，主要是通过性交传播。

【临床表现】

1. 男性淋病的表现　男性淋病可以侵及泌尿生殖道的任何部位。但最常见的表现为急性尿道炎，潜伏期 2～5 天，少数患者可达 8 天。常见症状是尿道口出现脓性分泌物和（或）尿道口疼痛。查体可见尿道口红肿充血、有时有小的浅表性脓肿、糜烂或小溃疡，严重时尿道黏膜外翻。尿化验可见脓细胞。并可出现附睾炎、慢性前列腺炎、精囊炎、尿道球腺炎和包皮腺炎。

2. 女性淋病的表现　同男性相比，女性患者症状相对轻。患者一般在性交后 2～5 天发病，最常见的感染部位是子宫颈，其中 50％淋病性子宫颈炎无症状。有症状者表现为阴道瘙痒和（或）白带增多。此外，尚可出现尿道炎、膀胱炎、外阴炎、前庭大腺炎、阴道炎、子宫内膜炎和输卵管炎等。

3. 其他部位的淋球菌感染　主要有口腔和直肠感染，常见于同性恋患者。

【诊断】

根据感染接触史、化脓性尿道炎、宫颈炎等典型症状和体征，若分泌物涂片镜检见白细胞内革兰氏阳性双球菌和（或）淋球菌培养阳性可确诊。应用实时 PCR 法检测淋球菌 DNA，可明显提高诊断的准确性。

【鉴别诊断】

主要与非淋菌性尿道炎、念珠菌、滴虫所致生殖器感染相鉴别。

【治疗】

治疗时应注意以下几点：①采取有效的治疗措施提高治愈率；②检查有无其他性传播感染发生；③夫妻双方及性伴侣，应同时接受检查和治疗；④停止危险性行为以防止性病的再次发生。

1. 急性感染的治疗方案　①头孢曲松：为治疗的首选治疗药物，125～250 mg，一次肌注。②头孢克肟 400 mg，一次口服。③其他的头孢类抗生素：头孢唑肟 500 mg，一次肌注；头孢噻肟 500 mg，一次肌注；头孢西丁 2 g，一次肌注。同时口服丙磺舒 1 g。④阿奇霉素 1～2 g，一次口服。

2. 慢性淋病治疗可采取　①抗菌药物：a. 加大药物剂量；b. 联合用药；c. 延长治疗时间；d. 交换抗菌药物等方法。②施行尿道洗涤法。③尿道狭窄排尿困难病例，可施行尿道扩张术。④对于较顽固而严重的尿道狭窄，扩张无效时，可经尿道镜作尿道内切开术。

二、衣原体尿路感染

由沙眼衣原体所致的尿路感染是非淋菌性尿道炎（NGU）的最常见原因。主要由性交传播。

【临床表现】

本病好发于青、中年。女性多于男性。本病亦常发生于不洁性交后，潜伏期较长，约 5～10 天。临床与淋菌性尿道炎相似，但程度较轻。尿道口分泌物稀薄，量少，为浆液性或黏液脓性。多数女性患者合并衣原体性宫颈炎。

【诊断】

诊断依据：①尿道或宫颈管分泌物镜检及细菌培养阴性。②有尿道炎和（或）宫颈炎症状及体征。③尿道分泌物涂片中有白细胞＞5 个/高倍视野，或是尿沉渣白细胞＞15 个/高倍视野。④尿道、宫颈管分泌物作沙眼衣原体等病原体检查阳性。应与淋菌性尿道炎相鉴别，并注意有无白色念珠菌和滴虫感染。

【治疗】

1. 治疗原则　早期诊断早期治疗；对性伴侣应同时治疗，健康携带者也需治疗，治疗期间禁忌性生活。

2. 药物治疗　①阿奇霉素：口服，1 次 1 g。②多西环素：口服，每次 100 mg，每日 2 次，共 7 天。

（周福德）

第 8 节　泌尿系统的软化斑

泌尿系统的软化斑是一种罕见的、可能是继发于尿路感染，在影像学上类似于恶性肿瘤样肉芽肿性病变，好发部位是膀胱，也侵犯泌尿系统的其他部位。常见于 HIV/AIDS、自身免疫性疾病和移植后等免疫功能低下的患者。

【临床表现】

大多数患者都有尿路感染病史，高发年龄为 50～60

岁，女性多见，男女比 1 : 4。表现为血尿和（或）膀胱刺激征。尿化验可见少量蛋白尿、白细胞尿，偶可见血尿。B超检查可见膀胱壁占位样病变。膀胱镜可见多发性、柔软、黄褐色、轻微隆起的斑块和（或）黏膜表面结节样肿块。

【诊断】

病理诊断是诊断本病的唯一方法。典型病理表现为尿路固有层肉芽肿样病变伴有 Michaelis-Gutmann 小体。

【治疗】

及时控制尿路感染，并预防尿路梗阻等合并症，必要时可手术切除病灶。

（周福德）

自身免疫性疾病及结缔组织疾病肾损害

第 *9* 章

第 1 节　狼疮性肾炎

系统性红斑狼疮（SLE）是最常见的自身免疫性疾病。其突出表现为血清中多种自身抗体形成及全身多脏器受累。狼疮性肾炎是 SLE 较常见且严重的并发症，是我国最常见的继发性肾小球肾炎。至少 50％以上的 SLE 患者临床上有肾脏受累的证据。狼疮性肾炎既可与 SLE 的其他临床表现同时出现，也可为首发表现。

【临床表现与诊断思路】

1. 临床表现　该病好发于育龄妇女，但在儿童及老年人中性别差异不大。

狼疮性肾炎的临床表现多样，多表现为急性肾炎综合征和（或）肾病综合征。活动期血尿、蛋白尿和白细胞尿常见，约 1/4 表现为大量蛋白尿，也可有不同程度的肾功能异常。狼疮性肾炎也可以出现明显的远端和近端肾小管异常。

肾外表现多样，常见皮肤黏膜、关节肌肉、血液系统、中枢神经系统和心血管系统等不同程度受累。其中血液系统受累可表现为自身免疫性溶血性贫血、白细胞和血小板减少。

2. 重要的辅助检查　最为突出的是自身免疫异常，表现为抗核抗体、抗双链 DNA 抗体和抗 Sm 抗体阳性；血清补体水平与临床病情的活动度密切相关。各系统受累相关的实验室检查可见表 9-1-1 分类诊断标准。

表 9-1-1　1997 年美国风湿病学学会修订的 SLE 分类诊断标准

标准	定义
1. 颊部红斑	遍及颊部的扁平或高出皮肤表面的固定性红斑，常不累及鼻唇沟附近皮肤
2. 盘状红斑	隆起的红斑上覆有角质性鳞屑和毛囊栓塞，旧病灶可有萎缩性瘢痕
3. 光过敏	患者自述或医生观察到日光照射引起皮肤过敏
4. 口腔溃疡	医生检查到口腔或鼻咽部溃疡，通常为无痛性
5. 关节炎	非侵蚀性关节炎，常累及 2 个或 2 个以上的周围关节，以关节肿痛和渗液为特点
6. 浆膜炎	1. 胸膜炎：胸痛、胸膜摩擦音或胸膜渗液 2. 心包炎：心电图异常，心包摩擦音或心包渗液
7. 肾脏病变	1. 持续性蛋白尿：大于 0.5 g/d 或 ＞＋＋＋ 2. 管型：可为红细胞、血红蛋白、颗粒管型或混合性管型
8. 神经系统异常	1. 抽搐：非药物或代谢紊乱（如尿毒症、酮症酸中毒或电解质紊乱）所致 2. 精神病：非药物或代谢紊乱（如尿毒症、酮症酸中毒或电解质紊乱）所致
9. 血液系统异常	1. 溶血性贫血伴网织红细胞增多 2. 白细胞减少：至少 2 次测定少于 4×10^9/L 3. 淋巴细胞减少：至少 2 次测定少于 1.5×10^9/L 4. 血小板减少：少于 100×10^9/L（除外药物影响）
10. 免疫学异常	1. 抗 Ds-DNA 抗体阳性 2. 抗 Sm 抗体阳性 3. 抗磷脂抗体阳性 　①抗心磷脂抗体 IgG 或 IgM 水平异常 　②标准方法测定狼疮抗凝物阳性 　③梅毒血清试验假阳性至少 6 个月，并经梅毒螺旋体固定试验或梅毒抗体吸收试验证实
11. 抗核抗体	免疫荧光抗核抗体滴度异常或相当于该法的其他试验滴度异常，排除了药物诱导的"狼疮综合征"

3. 狼疮性肾炎的诊断标准　狼疮性肾炎为临床诊断，符合 1997 年美国风湿病学学会（ACR）制定的 SLE 分类诊

断标准（见表 9-1-1）中的 4 条即可诊断 SLE，有肾受累表现即可诊断狼疮性肾炎。

　　SLE 病情活动情况可采用 1992 年制定的 SLEDAI 评分系统来判定（见表 9-1-2）。总分越高 SLE 活动性越强，0～4分为基本无活动；5～10 分为中度活动；≥11 分为重度活动。

表 9-1-2　SLEDAI 评分系统（评分前 10 天以内）

临床表现和化验指标	活动性分数
抽搐	8
精神异常	8
器质性脑病	8
视觉异常	8
脑神经病变	8
狼疮性头痛	8
脑血管事件	8
血管炎	8
关节炎	4
肌炎	4
管型尿	4
血尿	4
蛋白尿	4
白细胞尿	4
新发红斑	2
脱发	2
黏膜溃疡	2
胸膜炎	2
心包炎	2
低补体血症	2
dsDNA 阳性	2
发热	1
血小板减少	1
白细胞减少	1

4. 肾病理分型　国际肾脏病学会（ISN）和肾病理学会（RPS）2018 年修订的狼疮性肾炎的病理组织学分类如下：

Ⅰ型　轻微系膜性狼疮性肾炎

Ⅱ型　系膜增生性狼疮性肾炎

Ⅲ型　局灶性狼疮性肾炎

Ⅳ型　弥漫性狼疮性肾炎

Ⅴ型　膜性狼疮性肾炎

Ⅵ型　严重硬化型狼疮性肾炎

肾活检不仅可以为狼疮性肾炎进行病理分型，更为重要的是还可以提供活动度和慢性化程度的相关信息，所有分型的狼疮性肾炎均应评估病理学活动性评分和慢性化评分指标（详见表 9-1-3）。

表 9-1-3　狼疮性肾炎肾活检标本活动性和慢性化评分

活动性指标	慢性化指标
毛细血管内细胞增多	肾小球硬化
多形核白细胞浸润/核碎裂	纤维新月体
纤维素样坏死	肾小管萎缩
细胞新月体/细胞纤维新月体	肾间质纤维化
"白金耳"/透明血栓	
间质炎症	

每项的评分从 0 到 3。"多形核白细胞浸润/核碎裂"和"细胞新月体/细胞纤维新月体"每项乘 2。活动性评分的最高分是 24，慢性化评分的最高分是 12。

需要强调的是，狼疮性肾炎不同的病理类型可以互相重叠，也可以随着病情活动和治疗反应而发生转变。因此临床工作中要综合考虑，动态观察，以便及时处理。

5. 诊断思路　青年女性多系统受累，应考虑 SLE。符合 1997 年美国风湿病学学会制订的 SLE 分类诊断标准并有肾脏受累表现即可诊断狼疮性肾炎。临床上符合狼疮性肾炎诊断标准的患者应进行肾活检，其目的在于进一步明确病理类型并判断病变的活动性和慢性化指标以指导治疗方案的制订和对长期预后的评估。

【鉴别诊断】

狼疮性肾炎需要与其他累及肾的系统性疾病相鉴别。

1. IgA血管炎　除肾受累外，可伴皮肤紫癜、消化道出血、关节痛，但血ANA阴性，肾脏病理可见IgA沉积。

2. 原发性小血管炎相关肾损害　除肾受累外，亦有全身多系统改变，如上呼吸道、下呼吸道、眼、耳、关节和肌肉等改变。该病常见于中老年，无明显性别差异，血清ANCA常阳性，肾病理常为节段性坏死性改变，常伴新月体形成。

3. 肾淀粉样变性　除肾受累外，可累及消化系统、心脏、关节及皮肤等，但血中ANA阴性，受累组织刚果红染色阳性，电镜下肾有淀粉样纤维丝。

【治疗】

狼疮性肾炎的治疗原则应包括免疫抑制治疗和支持治疗。免疫抑制治疗的强度应根据临床表现、血清学检查结果及肾病变的组织学活动性确定，羟氯喹可作为基础治疗。支持治疗包括严格控制高血压和高脂血症，其他防治慢性肾脏病（CKD）的治疗手段如纠正贫血及改善钙磷代谢、适时使用ACEI和ARB等措施对狼疮性肾炎一样适用。

一、不同病理类型的免疫抑制治疗

1. 系膜增生型狼疮性肾炎　系膜增生型（Ⅱ型）伴尿蛋白<1 g/d的患者需根据狼疮的肾外临床表现程度决定糖皮质激素和免疫抑制剂的治疗（2D）；对Ⅱ型狼疮性肾炎伴尿蛋白>3 g/d的患者应使用糖皮质激素或者钙调素抑制剂治疗，具体用药方案同原发性微小病变肾病的治疗。

2. 活动性局灶增生型和弥漫性狼疮性肾炎　治疗可分

成两个阶段，诱导治疗和维持治疗。诱导治疗阶段持续约 3～6个月，KDIGO指南建议诱导治疗应使用糖皮质激素（1A）联合环磷酰胺（1B）或者霉酚酸酯（≤3 g）（1B）。泼尼松起始剂量为0.8～1 mg/（kg·d），4～6周若病情开始缓解需尽快减量，4～6个月后减量到7.5～10 mg/d。对于糖皮质激素的使用应强调"足量，快减"，充分发挥其在疾病活动期的快速起效的正作用，也要尽量减少其带来的副作用，而后者在临床上往往容易被忽视。环磷酰胺可静脉注射或口服。研究表明每月静脉使用环磷酰胺比每日口服环磷酰胺的副作用小，而长期的肾功能预后相似。故目前推荐在诱导缓解阶段静脉应用环磷酰胺每月0.6～1.0 g，维持6个月。经过以上治疗，若患者在半年内病情得到控制，治疗可进入维持阶段。KDIGO指南（证据级别为1B）建议应在使用小剂量糖皮质激素（≤10 mg/d）的基础上，联合使用硫唑嘌呤［1.5～2.5 mg/（kg·d）］或霉酚酸酯（1～2 g/d）。但维持阶段的持续时间目前国际上尚无定论。

3. 膜型狼疮性肾炎　KDIGO指南指出：伴增殖性病变的Ⅴ型狼疮性肾炎患者其治疗方案同Ⅲ型或Ⅳ型。对于单纯Ⅴ型狼疮性肾炎并且表现为正常肾功能和非肾病水平蛋白尿的患者，KDIGO指南建议应主要使用降蛋白尿及抗高血压药物治疗，需要根据系统性红斑狼疮肾外表现的程度来决定糖皮质激素和免疫抑制剂的治疗（2D）。对于单纯Ⅴ型狼疮性肾炎并表现为肾病水平蛋白尿的患者，KDIGO指南建议应联合使用糖皮质激素及免疫抑制剂的治疗。在免疫抑制剂的选择上，KDIGO指南建议的级别如下：环磷酰胺（2C）、钙调素抑制剂（2C）、霉酚酸酯（2D）或硫唑嘌呤（2D）。

二、新的治疗方法

近年来一些新的特异性较高的免疫抑制剂及新的治疗方法的出现为临床医生提供了更多的选择。

1. 多靶点　主要包括激素、吗替麦考酚酯（MMF）和他克莫司（FK506），可用于诱导治疗及缓解治疗。随机、前瞻对照研究显示此类药物在 LN 的诱导治疗和维持治疗阶段均有效，诱导期其疗效和安全性与环磷酰胺相仿，维持缓解期与硫唑嘌呤相仿。诱导期应用他克莫司（4 mg/d）、MMF（1.0 g/d）联合泼尼松［0.6 mg/(kg·d)］，维持缓解期应用他克莫司（2～3 mg/d）、MMF（0.50～0.75 g/d）及泼尼松（10 mg/d）。

2. 生物制剂和细胞学疗法

（1）B 细胞靶向治疗：Rituximab 是一种嵌合鼠与人的单克隆抗 CD20 抗体，可以通过抗体依赖的细胞毒机制耗竭 B 细胞，目前的临床试验并未发现其更优性。Ocrelizumab、Atacicept 的临床研究也因不良事件提前终止。

（2）T 细胞靶向治疗：抑制 T 细胞活化和 T-B 细胞相互作用的抗 CD40 单抗及 CTLA-4Ig 等，也未发现更优性。

（3）造血干细胞移植（HSCT）：也已经成功用于治疗部分 SLE 患者，但对比环磷酰胺的临床试验也并未发现其优越性。

狼疮性肾炎治疗的最终目标是防止其复发，保护肾功能，尽可能减少并发症，促进患者的恢复。为达到上述目标，诱导治疗阶段应力争达到完全缓解，维持治疗期应坚持长期治疗，并随时警惕治疗药物的副作用。狼疮性肾炎的轻度复发（又称复燃），大部可通过增加激素剂量来缓解，一旦出现明显复发，往往需要重新诱导缓解治疗。

（于　峰）

第 2 节　原发性小血管炎肾损害

原发性小血管炎是指以小血管壁的炎症和纤维素样坏死为病理特征的一组自身免疫性疾病。在原发性小血管炎中，部分疾病与抗中性粒细胞胞质抗体（ANCA）密切相关，后者是其特异性的血清学诊断工具，因而称之为 ANCA 相关小血管炎（AAV），是本节讲述的重点，它包括肉芽肿性多血管炎（GPA）、显微镜下型多血管炎（MPA）和嗜酸细胞性肉芽肿性多血管炎（EGPA）。

【临床病理表现及诊断思路】

本病可见于各年龄组，老年人多见。

1. 肾脏受累活动期　多为血尿、蛋白尿，肾功能下降，表现为急进性肾炎综合征（RPGN），少数患者可有少尿和高血压。早期的轻型患者也可仅表现为单纯血尿。肾脏病理多以少免疫沉积性坏死性新月体性肾炎为特征。免疫荧光和电镜一般无免疫复合物或电子致密物发现，或仅呈微量沉着。光镜多表现为局灶节段性肾小球毛细血管袢坏死和新月体形成，且肾小球病变新旧不等。少数可见肾小动脉呈纤维素样坏死。肾间质病变程度、范围与肾小球病变严重性和受累肾小球的比例相关。

2. 肾外表现　常有发热、疲乏、皮疹、关节疼痛、体重下降、肌肉痛等非特异性症状。本病几乎可以累及任何一个系统器官。较为常见的肾外受累器官为肺、皮肤、关节等。肺部病变常有咳嗽、痰中带血甚至咯血，严重者因肺泡广泛出血发生呼吸衰竭而危及生命。MPA 患者胸片显示双侧中下野小叶性炎症，由肺门向肺野呈蝶形分布。GPA 常累及上、下呼吸道，肺部可见非特异性炎症浸润、中心空洞或多发性空洞。

3. 实验室检查　ANCA 是原发性小血管炎诊断、监测病情活动和预测复发的重要指标，特异性和敏感性均较高。胞质型 ANCA（cANCA）的主要靶抗原是蛋白酶 3（PR3），环核型 ANCA（pANCA）的主要靶抗原是髓过氧化物酶（MPO）。AAV 患者在急性期常有血沉（ESR）快，多≥100 mm/h，C 反应蛋白（CRP）阳性。血常规常有白细胞和血小板增高，呈正细胞、正色素性贫血。补体 C3 多为正常或轻度下降。

4. 诊断思路　临床上多数患者呈全身多系统受累表现、化验指标呈现炎症反应（ESR 快、CRP 阳性）时应高度怀疑本病的可能。部分患者也可仅表现为急进性肾炎综合征；少数早期轻型患者则可表现为单纯血尿。组织活检如见到典型的少免疫沉积性小血管炎病变则可以确诊。典型肾病理改变是肾小球毛细血管袢纤维素样坏死和（或）新月体形成。ANCA 阳性支持诊断，cANCA 合并抗 PR3 抗体阳性或 pANCA 合并抗 MPO 抗体阳性用于诊断 AAV 的特异性可达 99%。

【判断病情活动的指标】

ANCA 主要用于疾病的诊断，其滴度与病情相关，但不能作为判断病情活动的主要指标。ESR 和 CRP 作为反映急性炎症性病变的指标与小血管炎的临床病情密切相关，但是两者并不特异，也不能准确地提供临床病情活动情况，尤其在合并感染性疾病的患者中更要进行鉴别。目前国际公认的用来判断血管炎全身病情活动的临床指标是 BVAS 评分系统（表 9-2-1）。BVAS 分值越高，临床疾病越活动。

表 9-2-1　系统性小血管炎 BVAS 评分系统

受累脏器和指标	权重分数
1. 全身表现	最多 3 分
无	0
乏力/不适	1
肌痛	1
关节痛/关节炎	1
发热（<38.5℃）	1
发热（>38.5℃）	2
1 个月内体重下降 1～2 kg	2
1 个月内体重下降>2 kg	3
2. 皮肤	最多 6 分
无	0
梗死	2

表 9-2-1　系统性小血管炎 BVAS 评分系统（续表）

受累脏器和指标	权重分数
紫癜	2
其他皮肤血管炎	2
溃疡	4
坏疽	6
多发性指（趾）坏疽	6
3. 皮肤黏膜	最多 6 分
无	0
口腔溃疡	1
会阴部溃疡	1
结膜炎	1
巩膜外层炎	2
眼色素膜炎 / 葡萄膜炎	6
视网膜渗出	6
视网膜出血	6
4. 耳鼻喉	最多 6 分
无	0
鼻分泌物 / 鼻堵塞	2
鼻窦炎	2
鼻出血	4
鼻痂	4
外耳道溢液	4
中耳炎	4
新发生的听力下降 / 耳聋	6
声嘶 / 喉炎	2
声门下受累	6
5. 呼吸系统	最多 6 分
无	0
呼吸困难 / 喘鸣	2
结节 / 纤维化	2
胸腔积液 / 胸膜炎	4

表 9-2-1 系统性小血管炎 BVAS 评分系统（续表）

受累脏器和指标	权重分数
肺浸润	4
咯血	4
大咯血	6
6. 心血管系统	最多 6 分
无	0
杂音	2
新近的脉搏消失	4
主动脉瓣关闭不全	4
心包炎	4
新发生的心肌梗死	6
心肌病	6
7. 消化系统	最多 9 分
无	0
腹痛	3
血性腹泻	6
胆囊穿孔	9
肠梗死	9
胰腺炎	9
8. 肾	最多 12 分
无	0
高血压（舒张压>90 mmHg）	4
蛋白尿（>+或>0.2 g/24 h）	4
血尿（>+或>10 个 RBC/HP）	8
血肌酐 125～249 μmol/L	8
血肌酐 250～499 μmol/L	10
血肌酐≥500 μmol/L	12
血肌酐升高>10%	12
9. 神经系统	最多 9 分
无	0
器质性精神错乱/痴呆	3

表 9-2-1　系统性小血管炎 BVAS 评分系统（续表）

受累脏器和指标	权重分数
癫痫发作（非高血压性）	9
卒中	9
脊髓病变	9
外周神经病变	6
多发性运动性单神经炎	9
理论上最大积分	63

【鉴别诊断】

1. AAV 呈肺肾综合征者应与 Goodpasture 病相鉴别。前者 ANCA 阳性，后者抗肾小球基底膜（GBM）抗体阳性；肾活检标本免疫荧光前者阴性或微量，后者 IgG 呈线条样沿 GBM 分布，可协助鉴别。值得注意的是，Goodpasture 病患者可有约 20%～30% 除抗 GBM 抗体阳性外，还可同时合并 ANCA 阳性。

2. 坏死性新月体性肾炎　坏死性新月体性肾炎并非 AAV 所特有的病理改变，狼疮性肾炎、过敏性紫癜肾损害、IgA 肾病、抗 GBM 病和细菌性心内膜炎引起的肾损害均可出现相似的病理变化，应结合临床、免疫学检查和其他病理特征加以鉴别。

【治疗】

AAV 的治疗分为诱导治疗、维持缓解的治疗以及复发的治疗。

1. 诱导治疗

（1）糖皮质激素联合环磷酰胺（CTX）（A 级）：泼尼松（龙）1 mg/(kg·d)，4～6 周，病情控制后，可逐步减量，6 个月后可减至 10 mg/d，进入维持缓解治疗。CTX 口服剂量为 1～3 mg/(kg·d)，一般用 2 mg/(kg·d)，分两次服用，持续 3～6 个月。或者 CTX 静脉冲击疗法：0.75 g/m^2（多为 0.6～1.0 g/m^2），每月一次，连续 6 个月，其后维持治疗。CTX 静脉冲击治疗与口服 CTX 相比，其存活率、缓解率、缓解时间、复发率和肾功能的维持等方面均无明显差异，然而白细胞降低、严重感染和性腺受损等副作用在 CTX 静脉冲击组显著偏低。

（2）糖皮质激素联合利妥昔单抗（A 级）：糖皮质激素联合利妥昔单抗（375 mg/m²，每周一次共 4 次）可以作为非重症 AAV 或应用环磷酰胺有禁忌的患者的另一可选择的方案，其疗效不逊于标准的糖皮质激素联合环磷酰胺的方案，且对于复发性血管炎和抗 PR3 阳性的血管炎的疗效甚至优于环磷酰胺，不良事件（包括感染等）的发生率与环磷酰胺均相仿。

（3）甲泼尼龙（MP）冲击疗法（A 级）：有重要脏器受损的重症患者（如存在小血管纤维素样坏死、细胞新月体和肺出血的患者），诱导治疗初期，可采用 MP 冲击治疗。MP 每次 0.5～1.0 g，每日 1 次，3 次为一个疗程，根据病情可应用 1～3 个疗程。继以口服泼尼松联合 CTX 治疗。

（4）血浆置换（A 级）：适应证为合并抗 GBM 抗体、严重肺出血或表现为急性肾衰竭起病时即依赖透析的患者。每次置换血浆 2～4 L，每日一次，连续 7 天，其后可隔日或数日一次，直至肺出血或其他明显活动指标得到控制，置换液可用白蛋白或新鲜血浆。在进行血浆置换疗法同时，必须同时给予 CTX 及泼尼松（龙）进行免疫抑制治疗。对于起病时依赖透析的患者，血浆置换较 MP 冲击疗法更有利于患者脱离透析。

2. 维持缓解的治疗

（1）小剂量糖皮质激素联合静脉 CTX 疗法（A 级）：泼尼松（龙）10 mg/d 或更小剂量，CTX 每 2～3 个月一次，每次 0.75 g/m²（多为 0.6～1.0 g/m²），可维持 1.5～2.0 年。

（2）硫唑嘌呤（AZA）（A 级）：AZA [2 mg/(kg·d)] 联合小剂量激素可维持 2 年，疗效肯定。但对于 PR3-AN-CA（＋）持续阳性的患者，在完成诱导缓解，将 CTX 改为 AZA 时，复发率显著增高，应加强监测。

（3）吗替麦考酚酯（MMF）：来自欧洲的 IMPROVE 研究随机入组接受吗替麦考酚酯（起始剂量 2 g/d）或硫唑嘌呤［起始剂量 2 mg/(kg·d)］治疗，结果显示吗替麦考酚酯对于防止复发的疗效不及硫唑嘌呤。因此目前吗替麦考酚酯多作为二线方案使用，尤其适用于不能应用硫唑嘌呤的患者。

（4）来氟米特（LEF）：有报道用来氟米特（20～30 mg/d）替代 AZA 用于维持缓解期的治疗获得成功，具有副作用较小的优点，但其疗效和长期安全性还缺乏大规模 RCT 研究。

（4）抗感染治疗：感染（包括细菌、病毒等）是 AAV 患者重要的合并症和致死原因，也往往是复发的诱因。GPA 患者鼻部携带金黄色葡萄球菌是复发的重要原因。应用复方新诺明清除金黄色葡萄球菌可显著减少 GPA 的复发。鼻部局部应用莫匹罗星也可以较好地清除金黄色葡萄球菌，还可以用于肾受损和无法应用复方新诺明的 GPA 患者。在应用激素与免疫抑制剂治疗的过程中，可以应用磺胺类药物预防卡氏肺囊虫的感染。推荐方案为磺胺甲唑 800 mg 和甲氧苄啶 160 mg，每周 3 次。

3. 复发的治疗　目前缺乏循证医学证据。建议在病情出现小的波动时，如全身非特异性炎症反应，可以适当增加糖皮质激素和免疫抑制剂的剂量；而病情出现大的反复时，例如肺出血，则需要重新开始诱导缓解治疗。

（陈　旻）

第 3 节　抗肾小球基底膜病

抗肾小球基底膜（GBM）病是指循环中的抗 GBM 抗体在脏器中沉积所引起的一组自身免疫性疾病。其特点是外周血中可以检测到抗 GBM 抗体和（或）肾活检 GBM 上见到 IgG 呈线样沉积。该病主要受累的脏器是肺和肾。病变局限在肾时称为抗 GBM 肾炎，肺肾同时受累时称为 Goodpasture 病，统称为抗 GBM 病。

【临床表现及诊断思路】

1. 该病有两个发病年龄高峰。第一个高峰在 20～30 岁，男性多见，多表现为肺出血肾炎综合征（Goodpasture 综合征）。第二个高峰在 60～70 岁，男女性比例相当，多为肾局限型，合并 ANCA 阳性的比率明显高于年轻患者。

2. 发热较为常见，病程中可有乏力、消瘦等全身表现，但程度较轻。贫血常见，即使在没有肺出血的患者中，贫血也很常见。对于临床表现为急性肾损伤合并中到重度贫血的患者，应考虑到抗 GBM 病的可能。贫血多数为小细胞低色素性，少数情况下也可见到微血管病性贫血。铁缺乏对于亚临床的肺出血有一定的提示意义。

3. **肾脏受累**　多表现为急进性肾炎综合征（RPGN）。血尿多为镜下血尿，可有红细胞管型，病情严重时可出现肉眼血尿和正常形态红细胞。蛋白尿通常为轻到中度（<3.5 g/24 h），但有些患者可以出现大量蛋白尿甚至肾病综合征。随着病情进展，患者出现少尿和（或）无尿，提示预后不良，但需排除合并急性肾小管坏死的情况。水肿和高血压出现时间较晚，多数是伴随肾衰竭和水钠潴留而出现。肾功能进行性下降，数周到数月内达到尿毒症水平。

肾活检病理，免疫荧光可见 IgG 沿 GBM 呈线样沉积，是该病的特征性表现，也是确诊的依据。60%～70% 的患者伴有 C3 沿毛细血管壁呈线样或颗粒样沉积。病变严重者，由于毛细血管袢严重断裂、皱缩，仅见 IgG 和 C3 呈间断线样或细颗粒样沉积。疾病的后期 IgG 被吸收，则只有 C3 沉积。部分患者也可见 IgG 沿肾小管基底膜的线样沉积。沿 GBM 的 IgG 线样沉积也见于糖尿病肾小球硬化症，以及老年人有高血压血管病变的患者，GBM 上是否有白蛋白沉积可资鉴别。光镜多为新月体肾炎，无明显嗜复红蛋白沉积，新月体大多处于同一发展阶段，新月体的形成部位常见到纤维素样坏死病变和断裂的基底膜结构，最严重的肾小球损伤表现为肾小球球性坏死、环状细胞性新月体和严重的包曼囊断裂。电镜无电子致密物沉积是一个重要的阴性结果,只有在合并免疫复合物性肾小球肾炎(如膜性肾病、IgA 肾病等)时候,才可以见到电子致密物的沉积。

有 15%～36% 的患者只有轻度的肾功能不全,或始终保持肾功能正常,肾活检仅为轻度系膜增生性肾小球肾炎,或伴有少量(<50%)细胞性新月体形成,预后相对较好。多数都有肺出血的表现,伴随不同程度的血尿和蛋白尿,但是肉眼血尿和肾病水平的蛋白尿非常少见。在这些患者中,中到重度的贫血是提示疾病的临床线索。

4. 肺受累主要表现为轻重不等的肺出血,表现为咳嗽、痰中带血或血丝,也可以表现为大咯血,严重者可以发生窒息而危及生命。胸片表现为双侧或单侧肺部阴影或浸润影,严重者可表现为双肺满布棉絮样渗出。病理表现为肺泡毛细血管炎和肺泡出血。其诱因包括感染、吸烟、吸毒、吸入碳氢化合物(如汽油及其衍生物),水钠潴留,或因呼吸困难给予高浓度的氧和正压通气等。

5. 近 1/3 抗 GBM 病患者同时合并血清 ANCA 阳性,又称为“双阳性”患者,ANCA 识别的靶抗原主要为 MPO。双阳性患者主要见于老年人,男女比例相当。患者可以出现 ANCA 相关小血管炎的多系统受累的临床表现,包括肌肉痛、关节痛、皮疹、眼、耳、鼻等上呼吸道受累、肺、消化系统和神经系统受累。肾受累的表现更接近于抗 GBM 病,与 ANCA 相关小血管炎相比,双阳性的患者在就诊时的血肌酐水平更高,出现少尿/无尿的比例更高,肾穿刺活检见到肾小球新月体的比例更高,多数患者还可见到 IgG 沿 GBM 的线条样沉积,偶见肾小球周的炎症性肉芽肿性病变。双阳性患者的肾预后比 ANCA 相关小血管炎的患者更差,类似于抗 GBM 病,1 年时多数患者(70%～90%)进入 ESRD。而双阳性患者的生存率比抗 GBM 病的患者差,1 年时约有 30% 患者死亡,类似于 ANCA 相关小血管炎。因此,双阳性的患者在新月体肾炎中属于最为严重的一型，需要早期强化血浆置换联合免疫抑制治疗，继以维持缓解的治疗，才能改善预后。

6. 实验室检查 应用酶联免疫吸附法（ELISA）或放射免疫法（RIA）检测循环中的抗GBM抗体是国内外通用和公认的方法。检测方法的敏感性和特异性取决于检测所使用的固相抗原。使用牛或羊的可溶性基底膜蛋白［其中富含 α3（IV）NC1］的商品化试剂盒，敏感性可达>90%，特异性可达>95%。在个别检测中心，如北京大学第一医院肾内科，同时使用重组的人类 α3（IV）NC1 抗原进行 ELISA 检测，可以使循环的抗GBM抗体检测的特异性达到99%。其他血清学检测指标，如血清免疫球蛋白、补体、类风湿因子、冷球蛋白和循环免疫复合物等，多为阴性或在正常范围内。

7. 诊断思路 肺出血和（或）RPGN 表现应怀疑抗 GBM 病，循环或肾组织中检出抗GBM抗体可以确诊此病。血清学检查有利于早期诊断，早期治疗；肾活检能够最终确诊，还可评估预后（图 9-3-1）。

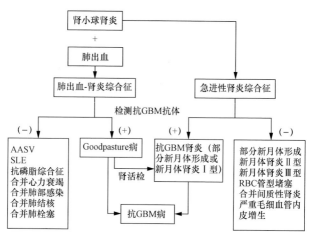

图 9-3-1 抗 GBM 病诊断流程

【鉴别诊断】

肺出血肾炎综合征（Goodpasture 综合征）可以发生在多种疾病中，包括系统性疾病所致肺肾同时受累，以及肾脏病合并心肺疾患两类情况，应注意鉴别（见表 9-3-1）。

表 9-3-1　Goodpasture 综合征的鉴别诊断

自身免疫性疾病	肾脏病合并心肺疾病
抗肾小球基底膜病	急性肾衰竭合并心力衰竭
ANCA 相关小血管炎	肾病综合征合并肺栓塞
系统性红斑狼疮	重度肾炎合并急性肾小管坏死
抗磷脂综合征	肾小球肾炎合并肺结核
过敏性紫癜	肾小球肾炎合并特发性肺含铁血黄素沉着症
白塞病	细菌性心内膜炎
冷球蛋白血症	百草枯中毒
类风湿关节炎相关血管炎	

【治疗和预后】

抗 GBM 病的标准治疗方案：强化血浆置换同时给予糖皮质激素和环磷酰胺（CTX）治疗。血浆置换是首选治疗，可及时有效地清除患者体内的抗 GBM 抗体，显著减轻肺出血，提高生存率，改善肾预后。

1. 血浆置换　用 5% 的白蛋白作置换液，每次置换 2～4 L，每日一次，直至抗体转阴或置换 14 次。对于有肺出血或近期准备接受肾穿刺活检的患者，可应用新鲜冷冻血浆作为置换液以改善凝血功能。使用蛋白 A 进行免疫吸附治疗也能够清除循环中的 IgG 抗体，但由于其操作复杂，耗时较长，尚未广泛开展。

2. 环磷酰胺　应早期应用，并尽快达到累积剂量，以阻止抗体的持续产生。多采用口服 1～3 mg/(kg·d)，一般用 2 mg/(kg·d)，分两次服用。也可静脉注射，起始量 0.5 g/m²。根据肾功能和白细胞计数调整用量，持续应用 3～6 个月，总量 6～8 g。如果患者不能耐受环磷酰胺，近年来有个例报道尝试使用硫唑嘌呤、环孢素、霉酚酸酯或立妥昔单抗替代环磷酰胺的治疗，但均起效较慢且疗效不佳。

3. 糖皮质激素　足量泼尼松 1 mg/(kg·d)（最多 80 mg/d），至少 4 周，之后逐渐减量，至 6 个月左右停药。在初始治疗时，根据病情可以给予甲泼尼龙 7～15 mg/(kg·d)（最大量不超过每日 1 g）静脉点滴的冲击治疗，连续 3 天，但需权衡治疗效果与大剂量激素所带来的感染等副作用。

临床上出现依赖透析、血肌酐 > 600 μmol/L 及肾活检中 100% 的肾小球有大新月体形成，是该病预后不良的指标。对于这部分患者不再建议应用血浆置换，除非出现肺大出血时用于挽救生命。如果仍然接受血浆置换联合激素和环磷酰胺的治疗，建议强化治疗的时间不超过 8 周，若肾功能没有恢复，应停止免疫抑制治疗。

对于肾功能受损较轻或肾功能正常的抗 GBM 病患者，如果接受与肾功能异常者同样的强化血浆置换联合激素和环磷酰胺治疗，通常预后较好。有少数肾功能正常的患者仅接受低强度治疗，病情也有缓解并可维持肾功能稳定。但是，鉴于抗 GBM 病的病情进展快且预后差的特点，并不推荐此种治疗方案。

合并 ANCA 阳性并不改善预后，仍应按抗 GBM 病治疗方案早期给予积极的血浆置换及强化免疫抑制治疗。

经过免疫抑制治疗后一旦抗 GBM 病达到缓解，几乎不会复发。准备肾移植的患者，建议在抗体转阴半年后进行移植，以确保移植肾免受残留抗体的攻击而失功。

（崔　昭）

第 4 节　过敏性紫癜性肾炎

过敏性紫癜（HSP）属于系统性小血管炎，但多为 ANCA 阴性。主要侵犯皮肤、胃肠道、关节和肾。其病理特点为含有 IgA 的免疫复合物沉积于受累脏器的小血管并引起炎症反应。按照 2012 年修订的国际 Chapel Hill 共识，过敏性紫癜命名为 IgA 血管炎。过敏性紫癜伴有肾损害者称为过敏性紫癜性肾炎（HSPGN）。

【临床表现和诊断思路】

1. 该病好发于儿童，但也可发生于成人，成人肾受累较为严重。该病多发于冬季。约 1/4 患者有过敏史，但病情加重不一定与特异性过敏原相关，部分患者再次接触过敏原或遇冷后可复发。约 1/3 患者有前驱感染史。本病患者血常规和血清补体水平基本正常，部分患者存在冷球蛋白。急性期近一半患者血清 IgA 升高，但与临床表现的严重程度和病程无关。

2. 过敏性紫癜的经典四联征包括皮肤、胃肠道、关节和肾脏受累，但临床上四联征并非同时出现，并且肾受累很少为首发症状。皮疹多发生于四肢，典型表现为略高于皮面的出血性斑点、双下肢胫骨前对称性分布，也可发生于臀部和躯干。皮肤活检为白细胞碎裂性血管炎，免疫荧光检查可见血管壁上有 IgA 及补体 C3 沉积。约 25% ～ 90% 的患者存在胃肠道受累，表现为腹痛、恶心、呕吐、黑便和便鲜血。内镜检查可见胃肠道黏膜紫癜样病变。肠道血管炎病变处也可见到 IgA 沉积。关节受累多发生于踝关节和膝关节，表现为关节痛、关节炎，一般不发生关节变形。

3. 肾脏受累率从 20% ～ 100% 不等，多发生于全身其他脏器受累后数天至数周，临床及病理表现具有多样性，治疗反应和预后也不一致，应区别对待。多为镜下血尿和蛋白尿，肉眼血尿少见。少部分表现为高血压、肾功能下降或肾病综合征。肾脏受累的程度与皮肤、胃肠道和关节受累的严重程度无关。肾活检表现与 IgA 肾病相似，免疫荧光可见 IgA 在系膜区和毛细血管袢沉积，光镜表现为系膜增生性肾小球肾炎，并可伴不同程度的新月体形成。电镜检查可见系膜细胞和基质增生，免疫复合物样电子致密物沉积。虽然紫癜性肾炎和 IgA 肾病肾活检病理相似，但目前在 IgA 肾病中较为普遍应用的牛津病理分型及近期的包含了新月体病变在内的 2017 年牛津分型更新版并不建议用于紫癜性肾炎。

4. 本病诊断依赖于典型的临床表现如皮肤、关节、胃肠道和肾受累以及以 IgA 沉积为主的系膜增生性肾小球肾炎。对于肾受累较轻的患者，反复细致的尿常规检查可明确肾受累。

【鉴别诊断】

1. IgA 肾病　单纯根据肾病理及免疫病理的改变很难与 IgA 肾病相区别，二者的鉴别取决于临床表现，如典型的皮疹等。

2. 其他临床上出现皮疹和急性肾炎综合征的疾病

（1）原发性 ANCA 相关小血管炎的肾损害：HSP 以皮肤小血管炎及肾小球 IgA 沉积为主；ANCA 相关小血管炎患者除血清 ANCA 阳性外，临床可有更多脏器受累如肺、眼、耳和鼻等，其肾脏病理多表现为寡免疫沉积性局灶纤维素样坏死或新月体性肾小球肾炎。

（2）狼疮性肾炎：狼疮性肾炎的诊断首先应满足临床诊断标准，其肾脏病理可见多种免疫球蛋白和补体成分沉积而表现为典型的"满堂亮"现象。

（3）冷球蛋白血症肾损害：冷球蛋白血症性血管炎除可在血清中发现冷球蛋白外，肾病理特别是电镜检查常可见典型的冷球蛋白结晶。

【治疗】

本病尚无一致的治疗方案。

对多数患者而言，本病属自限性疾病。因此对于多数临床表现轻微、一过性尿检异常者，无需特殊治疗而短期内可自行好转。

对于有明确肾损害的患者，2012 年 KDIGO 发表了同样适用于成人和儿童的紫癜性肾炎的治疗指南。建议对于持续蛋白尿 $>0.5\sim1$ g/(d·1.73 m²) 的患者，应使用 ACEI 或 ARB 进行治疗；蛋白尿持续 >1 g/(d·1.73 m²) 而肾功能 GFR>50 ml/(d·1.73 m²) 的患者，给予糖皮质激素治疗 6 个月；建议对于表现为肾病综合征和（或）肾功能持续恶化的新月体性紫癜性肾炎患者，应用糖皮质激素联合环磷酰胺、硫唑嘌呤等细胞毒药物或免疫抑制剂，必要时也可以进行血浆置换治疗。糖皮质激素对缓解腹部症状和关节受累有效。

肾脏病患者的短期和长期预后相对良好，尤其在儿童患者。一般认为成年人出现终末期肾衰竭的危险性较儿童为高。特别是年龄大、以急性肾炎综合征起病或表现为持续性肾病综合征者预后较差。肾病理改变的程度往往是决定预后的关键因素。终末期肾病患者可行透析或病变静止后行肾移植。

（师素芳）

第5节 原发性干燥综合征肾损害

干燥综合征是一种全身性慢性炎症性自身免疫病，侵犯外分泌腺体尤以唾液腺、泪腺等为主，也可同时累及其他器官，如肾。本病可单独存在，称为原发性干燥综合征，也可继发于其他自身免疫性疾病如类风湿关节炎及 SLE 等。

【临床表现与诊断思路】

1. 该病 90% 患者为女性，发病年龄高峰为 40~50 岁。

2. 根据受累脏器不同可分为外分泌腺病变和系统性受累两种，前者主要指口、眼、呼吸道、消化道、生殖道及皮肤黏膜等分泌减少的干燥表现；后者表现为皮肤血管炎，以及关节肌肉、消化系统、神经系统、呼吸系统、心脏、血液系统及肾脏系统等受累。

3. 原发性干燥综合征约半数患者有肾损害，临床症状轻重不一。最常见为肾小管间质性损害，临床可表现为肾小管酸中毒（远端肾小管酸中毒常见）、肾浓缩功能障碍（如多饮、多尿和夜尿增多）、肾性尿崩症、无肾小管酸中毒的低钾血症等，少数患者表现为 Fanconi 综合征。少数患者也可表现为肾小球肾炎，临床主要表现为高血压、蛋白尿和镜下血尿，部分患者可出现肾病综合征，很少出现肉眼血尿，主要的肾病理可以有系膜增生肾炎及膜性肾病等。以上病变若病程较长，部分患者可表现为慢性肾功能不全。

4. 本病的共同病理特征是淋巴细胞和浆细胞的浸润，可伴发淋巴瘤。

5. 诊断思路　女性多系统受累，尤以眼干及口干较为突出者应考虑此病。较多患者红细胞沉降率（血沉）及 CRP 增高，可伴有多克隆性的高丙球蛋白血症，患者体内可出现多种抗体，其中若出现抗 SS-A（Ro）抗体和抗 SS-B（La）抗体阳性，则应高度怀疑此病，诊断参考干燥综合征国际分类（诊断）标准（2002 年修订版）。

确诊原发性干燥综合征后若患者出现肾小管-间质损害为主的临床表现或血尿、蛋白尿、肾功能不全者，应考虑肾脏受累，必要时应行肾穿刺活检以明确病理类型。

【鉴别诊断】

由于该病累及肾主要为肾小管间质性损害，故应与其他类型的肾小管间质疾病进行鉴别。

1. 原发性肾小管酸中毒（参见相关章节）。

2. 药物性肾小管间质损害　表现为急性者多与抗生素（如氨基糖苷类及 β 内酰胺类）、NSAIDs 及利尿剂的使用有关；表现为慢性者多与 NSAIDs 及含马兜铃酸中药的使用有关。

3. 感染相关肾小管间质损害　多有慢性泌尿系感染史，特别是慢性肾盂肾炎。

4. 特发性间质性肾炎　多为自身免疫相关性，如患者伴有眼色素膜炎，又称小管间质性肾炎伴眼色素膜炎综合征（TINU 综合征）。肾脏病理为典型的急性过敏性间质性肾炎的表现。

【治疗】

对于原发性干燥综合征的治疗除了进行涎液和泪液的替代治疗以改善症状以及增强外分泌腺的残余功能，还应该包括对内脏受侵犯器官的治疗。

若患者肾受累临床表现为单纯的肾小管酸中毒和（或）肾性尿崩时，通常主张口服碳酸盐及对症治疗。如果同时肾病理显示肾间质淋巴细胞浸润及肾小管损害时，可考虑予小剂量肾上腺皮质激素治疗；若表现为肾小球损害为主的原发性干燥综合征患者，尚无统一治疗指南，可参考相应的原发性肾小球疾病的治疗原则；发病机制的理论上来讲，阻断 B 细胞的治疗对于原发性干燥综合征应是最为有效的，故在临床上已有应用利妥昔单抗治疗原发性干燥综合征表现为系膜增生性肾小球肾炎患者后达到完全缓解的成功报道，但其远期效果还需要进一步观察。

（于　峰）

第 6 节　系统性硬化症肾损害

系统性硬化症（systemic sclerosis），又称硬皮病（scleroderma），是一种以局限性或弥漫性皮肤增厚和纤维化为特征的，可影响多系统的自身免疫性疾病。根据临床表现不同，本病可分为局限性硬皮病、系统性硬化症、全身化硬皮病、肢端型硬皮病、CREST（calcinosis, Raynaud's phenomenon, esophagus hypomotility, sclerodactyly, telangiectasis）综合征及嗜酸性筋膜炎等类型。

【临床表现与诊断思路】

约有 $60\%\sim80\%$ 的系统性硬化症患者存在肾损害，约有 50% 的患者有临床表现。其临床上可分为急性和慢性两种表现：急性者往往早期突然起病，迅速进展至恶性高血压和进行性肾功能不全，称为"硬皮病性肾危象"（scleroderma renal crisis，SRC）；慢性表现者则可在系统性硬化症起病 2～3 年后逐渐出现血尿、蛋白尿、高血压及肾功能不全等。本病肾损害病理表现为血栓性微血管病。还有部分患者的肾损害与用药（如非甾体抗炎药、青霉胺等）及病程中其他脏器受累（如充血性心力衰竭、消化道受累引起的腹泻和脱水等）有关。

若患者在系统性硬化症的早期病程中，突然出现急性肾衰竭和高血压，要高度小心硬皮病肾危象的发生。硬皮病肾危象发作时的临床症状主要包括突然加重的明显疲劳感、胸闷、严重的头痛、视物模糊，个别患者甚至表现为癫痫发作。进一步的检查往往发现中到重度的血压增高，通常伴有恶性高血压的临床表现。血压升高与患者的长期预后不良密切相关。肾功能受损进展迅速，尿沉渣镜检多正常，可有少量细胞管型，蛋白尿多较轻。血液系统检查多提示有微血管性溶血性贫血和血小板减少。心脏损害可表现为充血性心力衰竭、心包积液或恶性心律失常。硬皮病肾危象发作时患者可以有血浆肾素水平的明显升高，往往可以是正常值的 30～40 倍，而这也是临床使用 RAS 抑制剂的重要理论依据。

系统性硬化症的诊断参考 1980 年 Masi 标准。确诊该病后若患者伴有血尿、蛋白尿或肾功能不全者，特别是怀疑到硬皮病肾危象的发生时，应行肾穿刺活检以明确病理类型。硬皮病肾危象的诊断标准包括：①新近发生的血压升高＞150/85 mmHg，间隔 24 h 至少测量 2 次。但血压正常硬皮病肾危象不能除外硬皮病肾危象，特别对于基线水平血压低的患者，需关注血压上升的情况，如有 20 mmHg 的增高应视为显著增高。②血肌酐进行性升高，可出现少尿与无尿。③可包括以下一项或一项以上：a. 微血管病性溶血性贫血及血小板减少，b. 恶性高血压的急性视网膜病变，包括视网膜出血及渗出、视乳头水肿，合并或不合并高血压脑病，c. 新发的蛋白尿或血尿（除外其他病因），d. 肺水肿，e. 特征性肾活检病理表现。

【鉴别诊断】

该病的肾损害主要应与其他类型的血栓性微血管病鉴别：

1. 血栓性血小板减少性紫癜-溶血尿毒症综合征（TTP-HUS） 该综合征临床也以微血管性溶血性贫血、血小板减少及急性肾衰竭为突出表现。典型的合并腹泻的 HUS 多发生在儿童，常与大肠埃希菌 O-157 感染有关；成人不典型 HUS 可能与补体系统的 H 因子、I 因子、B 因子和 C3 的基因突变或者针对上述因子的自身抗体有关；TTP 则可能和 vWF 剪切酶活性下降或者存在针对 vWF 剪切酶的自身抗体有关。

2. 恶性高血压肾损害 凡临床上舒张压大于 130 mmHg 及眼底 3～4 级改变者即可诊断为恶性高血压。其病因中除原发性高血压外，还应除外继发性高血压如肾性高血压（主要指各种肾小球疾病）、肾血管性高血压（主要指各种类型的肾动脉狭窄）及内分泌性高血压（如嗜铬细胞瘤、醛固酮瘤）等。

3. 抗磷脂综合征肾损害 该病肾损害也可为典型的血栓性微血管病，但临床上常伴多发血栓形成，实验室检查抗磷脂抗体阳性可资鉴别。

4. 特发性产后急性肾衰竭 该病多发生在产后 1 天至数周内，临床表现非常类似成人非典型 HUS，结合生产史是最关键的鉴别要点。

【治疗】

本病如不治疗，患者可在 1～2 个月内发展为终末期肾脏病，在 1 年内死亡。对于硬皮病肾危象的治疗主要是积极有效地控制血压，抑制激活的 RAS 系统，尤其强调在肾发生不可逆损害前。硬皮病肾危象的降压治疗推荐应用 ACEI，目前证据较多的是卡托普利。起病时推荐使用短效制剂，力争在 72 h 内使血压降至正常范围。如患者的急性期平稳度过，还应予以低剂量 AECI 维持治疗，可选择长效 ACEI。同时避免应用肾毒性药物，特别是影响肾灌注的药物如非甾体抗炎药及造影剂。

（于　峰）

第 7 节　多发性肌炎、皮肌炎肾损害

炎性肌病是一组具有横纹肌非化脓性病变的结缔组织病。与此相关的临床综合征被称为多发性肌炎。当此综合征与特征性的皮肤损害同时发生时被称为皮肌炎。

【临床表现与诊断思路】

1. 该病有两个发病高峰，即 10～14 岁和 45～60 岁，女性略多于男性。

2. 本病突出的临床表现为肌肉和皮肤损害。肌肉病变多为隐匿起病，典型表现为对称性横纹肌无力、肌痛及肌肉压痛，最初常见受累肌肉为肢带肌、四肢近端及颈部肌肉。皮肤病变典型皮疹为眶周水肿性紫红色斑，还可扩展到面颊部、颈和上胸 "V" 字区及后肩与颈部的 "披巾征"，其他还包括 Gottron 征、技工手等。除了皮肤和肌肉，本病还可有其他器官受累，如关节、胃肠道症状，间质性肺病变及心肌炎等。

3. 本病肾脏受累较少见，但肾脏病理表现多样，如免疫复合物相关的肾小球肾炎（包括 IgA 肾病、膜性肾病、新月体肾炎），血管病变（包括小叶间动脉内膜的增厚和水肿，甚或有弓状动脉内膜的增厚和水肿，伴有肾小球缺血性病变和肾间质纤维化），局灶节段性肾小球硬化症、肾小球微小病变和慢性肾小管间质性肾炎等。另外，由于本病在急性重症发作时，可以发生广泛横纹肌溶解，故也有引起急性肾小管坏死的报告。

4. 诊断思路　临床上遇有多系统受累，尤以肌肉及皮肤病变较为突出者应考虑此病。若结合辅助检查中出现血清肌酶的升高及血清抗 Jo-1 抗体阳性，结合肌电图及肌活

检异常则应高度怀疑此病，诊断参考 1982 年 Maddin 标准。确诊多发性肌炎/皮肌炎后若患者伴有血尿、蛋白尿或肾功能不全者，应行肾穿刺活检以明确病理类型。

【鉴别诊断】

本病若累及肾脏应与以下疾病鉴别：

1. 狼疮性肾炎　该病典型皮疹为面部"蝶形红斑"，肌酶谱一般正常，血清中有标志性的抗 Sm 抗体和抗 ds-DNA 抗体。

2. 硬皮病　该病以颜面部及四肢末端皮肤硬化明显，肌活检为肌细胞纤维化，炎症细胞浸润不明显，一般无肌纤维变性坏死，血清中有标志性的抗 Scl-70 抗体。肾脏病理多为血栓性微血管病。

【治疗】

针对本病多使用糖皮质激素治疗。如合并内脏损害特别是肾损害可以联合应用免疫抑制剂。

（于　峰）

第 8 节　白塞病肾损害

白塞病是一种以复发性口腔、生殖器溃疡为主要表现的自身免疫性疾病。

【临床表现与诊断思路】

1. 好发于年轻人，女性略多见。

2. 该病基本病理改变为血管炎，临床表现复杂多样，主要表现为反复口腔及生殖器溃疡、色素膜炎及视网膜血管炎。本病还可累及皮肤、关节及重要脏器如神经系统（神经白塞病）、消化系统（肠白塞病）并可能造成大动脉和大静脉的损害（血管白塞病）。

3. 本病较少累及肾，可见：①肾淀粉样变性，是白塞病肾损害最常见的类型，其肾预后不佳；②肾小球损害，病理类型包括微小病变、膜性肾病、系膜增生性肾小球肾炎和 IgA 肾病等，没有白塞病特异性的肾小球病变；③小血管炎的肾损害；部分病例合并 ANCA 阳性，病理表现多为坏死性小血管炎和新月体肾炎；④合并间质性肾炎。

4. 诊断思路　临床上遇有多系统受累，尤以反复口腔、生殖器溃疡及眼部病变较为突出者应考虑此病。若结合辅助检查中出现针刺反应阳性且 ANA 谱阴性者，则应高度怀疑此病，诊断参考 1990 年国际标准。确诊白塞病后若患者伴有血尿、蛋白尿或肾功能不全者，应行肾穿刺活检以明确病理类型。

【鉴别诊断】

白塞病若累及肾应与以下疾病鉴别：

1. 狼疮性肾炎　中青年女性为主，全身多系统受累；血清 ANA，抗 dsDNA 抗体和（或）抗 Sm 抗体阳性；肾活检免疫病理可见多种免疫球蛋白和补体成分沉积而表现为"满堂亮"。

2. ANCA 相关小血管炎肾损害　中老年人多发，临床上多系统受累，血清 ANCA 阳性，肾脏受累多表现为寡免疫沉积性局灶坏死性新月体肾炎。

【治疗】

应用秋水仙碱治疗白塞病引起的肾淀粉样变性有一定的效果。

合并肾血管炎者，激素和环磷酰胺治疗有效。

（于　峰）

第9节　混合性结缔组织病肾损害

混合性结缔组织病（MCTD）是一类具有 SLE、硬皮病、类风湿关节炎和多发性肌炎等多种结缔组织病临床表现的疾病，部分患者最终可以发展为 SLE、硬皮病或类风湿关节炎等。

【临床表现与诊断思路】

1. 可见于各个年龄段，多见于 30～40 岁的女性（约占

80%～90%）。

2. 混合性结缔组织病可以在起病时或者疾病的各个阶段出现类似系统性红斑狼疮、硬皮病、皮肌炎或类风湿关节炎的表现。大多为隐袭起病，起病时最常见的表现是雷诺现象、关节痛、手肿胀以及肌无力等，其他非特异性症状包括发热、乏力、肌痛等。混合性结缔组织病可以出现严重的肺动脉高压、消化道出血以及严重的中枢神经系统表现，出现这些表现的患者预后不良。抗 U1-RNP 抗体是混合性结缔组织病的标志性抗体，其中 IgG 型的抗 U1-RNP 抗体对于本病更具有特异性。

3. 混合性结缔组织病出现肾损害者大约占混合性结缔组织病患者的 25%，可以表现为肾小球肾炎、肾病综合征、硬皮病肾危象、淀粉样变性病和肾梗死。许多患者临床表现轻微或无症状，大约 1/3 的患者表现为大量蛋白尿和肾病综合征，一些患者甚至可以出现严重高血压和急性肾损伤。肾脏病理表现多种多样，其中膜性肾病和系膜增生性肾小球肾炎是最常见的病理表现。电镜检查可见电子致密物在肾小球的沉积，类似免疫复合物性肾小球肾炎。

4. 诊断思路 临床上发生多系统受累，尤以雷诺现象较为突出者应想到此病。若结合辅助检查中出现贫血、高 γ-球蛋白血症、高滴度斑点型 ANA 及抗 RNP 抗体阳性者，则应高度怀疑此病，诊断参考 Sharp 标准。确诊 MCTD 后若患者伴有血尿、蛋白尿或肾功能不全者，应行肾穿刺活检以明确病理类型。

【鉴别诊断】

MCTD 若累及肾应与以下疾病鉴别：

1. 狼疮性肾炎临床需符合 SLE 的诊断标准。

2. 硬皮病肾损害临床需符合硬皮病的诊断标准。

3. 类风湿关节炎肾损害临床需符合类风湿关节炎的诊断标准。

需要注意的是在随访过程中，部分患者最终可以发展并确诊为某一类型的结缔组织病。

【治疗】

MCTD 通常用糖皮质激素治疗。糖皮质激素对肾的治疗反应与病理类型有关。细胞毒药物的疗效尚无定论。

（于 峰）

第 10 节　复发性多软骨炎肾损害

复发性多软骨炎是一种广泛累及软骨及结缔组织的炎症性疾病。

【临床表现与诊断思路】

1. 多数发病年龄在 40～60 岁，男女比例基本相同。

2. 软骨反复发作炎症性病变，尤以耳廓软骨炎最为常见，鼻、喉、气管及关节软骨也常受累。眼、心脏、皮肤及神经系统也可出现炎症性病变。

3. 肾受累较为少见，病理主要包括局灶节段性坏死性新月体性肾小球肾炎、IgA 肾病、系膜增生性肾小球肾炎和间质性肾炎。

4. 多有红细胞沉降率（血沉）和白细胞增高，高 γ-球蛋白血症，血清 IgA 及 IgG 升高，补体多正常，类风湿因子及 ANA 可阳性，抗软骨抗体及抗天然 II 型胶原抗体阳性。

5. 诊断思路　临床上遇有多系统受累，尤以软骨受累较为突出者应高度怀疑此病，诊断参考 McAdom 及 Damiani 标准。确诊复发性多软骨炎后若患者伴有血尿、蛋白尿或肾功能不全者，应行肾穿刺活检以明确病理类型。

【鉴别诊断】

复发性多软骨炎若累及肾应与以下疾病鉴别：

1. IgA 肾病　包括原发 IgA 肾病、紫癜性肾炎及肝硬化肾病。

2. 小血管炎　特别是伴耳鼻喉受累的 ANCA 相关小血管炎。

3. 间质性肾炎　包括累及皮肤的过敏性间质性肾炎及累及眼部的 TINU 综合征。

【治疗】

非甾体抗炎药（NSAID）适用于关节痛及软骨炎较轻的患者，有系统受累特别是出现血管炎者应使用糖皮质激素及细胞毒药物。气管塌陷或狭窄严重者需放置支架或切开。

(于　峰)

第 11 节　其他风湿性疾病肾损害

本节简要介绍类风湿关节炎、强直性脊柱炎、银屑病等疾病伴发或相关的肾损害。

一、类风湿关节炎

类风湿关节炎是一种慢性炎症性、系统性的自身免疫疾病。

【临床表现与诊断思路】

该病发病高峰为 40～60 岁，女性发病为男性的 2～3 倍。

临床表现呈现多样性，以关节病变为主，也可有关节外的多脏器损害。

关节受累主要表现有晨僵、多发对称性关节炎，最常累及的关节为手、腕、足和踝关节。关节外表现可以有皮肤、肺、心脏、眼部、消化系统及血管炎等损伤。

类风湿关节炎患者可发生多种肾损害，既可以与类风湿关节炎本身相关，也可为治疗药物的副作用所致。

1. 与本病相关的肾小球肾炎　包括系膜增生性肾小球肾炎、小血管炎和继发性淀粉样变性（AA 型）。在系膜增生性肾小球肾炎中以 IgA 肾病最为常见，患者多表现为镜下血尿伴或不伴蛋白尿。肾功能不全较为少见。继发性淀粉样变性患者多表现为大量蛋白尿或肾病综合征，它严重影响了患者的预后。

2. 与治疗药物相关的肾损伤　包括①NSAIDs 的使用可以造成急、慢性肾小管间质损害。②慢作用药物如金制剂和青霉胺可以引起膜性肾病，其系膜区常有免疫复合物沉积，因此又被称为不典型膜性肾病。临床上常表现为肾病综合征，但也可为非肾病范围的蛋白尿和（或）血尿，肾功能不全少见。

类风湿关节炎的临床诊断目前仍多参考美国风湿病协会 1987 年的标准。确诊类风湿关节炎后若患者伴有血尿、蛋白尿或肾功能不全者，应行肾穿刺活检以明确病理类型。

【鉴别诊断】

虽然肾受累的确切诊断来自肾活检病理诊断，但患者的临床表现和实验室检查也往往有助于鉴别诊断。例如类风湿关节炎患者发生肾功能不全主要见于肾淀粉样变性和止痛药肾病，一般很少见于膜性肾病和系膜增生性肾小球肾炎。血尿主要见于系膜增生性肾小球肾炎。无应用金制剂、青霉胺和 NSAIDs 的病史，膜性肾病的可能性较小。而继发性淀粉样变性则主要见于长期慢性、活动性的类风湿性关节炎患者。

【治疗】

如果肾脏病变是与类风湿关节炎本病直接相关，治疗原发病往往比较重要。当然遇有肾活动病变如增生严重的肾小球肾炎、活动性血管炎以及新月体肾炎等，需要使用激素和（或）免疫抑制剂治疗。

如果肾脏病变为治疗药物的副作用所致，停用相关药物往往即可好转，必要时可加用免疫抑制剂。

二、强直性脊柱炎

强直性脊柱炎是一种中轴骨骼系统的慢性炎症性疾病。

【临床表现与诊断思路】

患者多为青年人，男女发病之比约为 5∶1。

该病骨骼损伤较为突出，尤以骶髂关节、脊柱和外周关节最易受累及。骨骼外脏器也可有受累，如眼、心脏、肺部及神经系统等。

约 3%～35% 的该病患者有肾受累，可出现肾淀粉样变性（AA 型）、IgA 肾病及膜增生性肾小球肾炎。

强直性脊柱炎的临床诊断目前仍多参考美国纽约标准。确诊该病后若患者伴有血尿、蛋白尿或肾功能不全者，应行肾穿刺活检以明确病理类型。

【鉴别诊断】

1.IgA 肾病　包括原发 IgA 肾病、紫癜性肾炎及肝硬化肾病。

2. 淀粉样变性　主要应与类风湿关节炎伴发的及原发性淀粉样变性鉴别。

【治疗】

多针对本病进行治疗，若肾病理显示活动或临床蛋白尿较为突出（主要指 IgA 肾病），可以考虑激素治疗。

三、银屑病

银屑病是免疫介导的皮肤慢性炎症性疾病。

【临床表现与诊断思路】

主要表现为全身多发的慢性皮肤红斑疹，表面可有鳞屑。

长期慢性病变可继发肾淀粉样变性。银屑病患者所应用药物如氨甲蝶呤和环孢素 A 等也可引起药物性肾损害。

银屑病患者也可伴发 IgA 肾病、膜性肾病、局灶节段性肾小球硬化症和膜增生性肾小球肾炎，甚至有伴发肾小球基底膜病和寡免疫沉积性新月体肾炎的报道。临床上可表现为血尿、蛋白尿和高血压等，部分患者还可有低补体血症。

银屑病患者还可以发生脂蛋白肾病，临床上可表现为蛋白尿甚至肾病综合征。

确诊该病后若患者伴有血尿、蛋白尿或肾功能不全者，应行肾穿刺活检以明确病理类型。

【治疗】

多针对本病进行治疗，若肾病理显示病情比较活动或临床蛋白尿较为突出，可以考虑激素治疗。

（于　峰）

代谢性疾病肾损害

第 1 节　糖尿病肾脏疾病

糖尿病肾脏疾病（DKD）是糖尿病最常见和最严重的合并症之一，其定义是在排除其他原因导致的慢性肾脏病的前提下，1 型或 2 型糖尿病（DM）患者出现微量蛋白尿[尿白蛋白肌酐比（UACR）30～300 mg/g]或者大量蛋白尿（UACR≥300 mg/g），或者 eGFR 下降（＜60 ml/min·1.73 m²）者。随着我国经济的快速发展和生活方式的转变，在过去的数十年间，糖尿病患者的人数随之剧增。随着 DM 群体的攀升，DKD 的发病率和患病率也在逐年上升。DKD 患者一旦发展为显性肾病，则会不断进展，最终成为终末期肾脏病（ESRD）。在世界范围内 DKD 成为终末期肾脏病最常见的病因；在我国，自 2011 年起，DKD 业已超过了慢性肾小球肾炎，成为我国 CKD 住院患者的首位病因。

【肾脏病理】

DKD 经典的病理表现即糖尿病肾小球病变，亦即传统的"糖尿病肾病"（DN），光镜早期可见肾小球肥大，GBM 轻度增厚，系膜轻度增生。随病情进展，GBM 弥漫增厚，系膜基质增生，少量系膜细胞增生，进而可以形成典型的 Kimmelstiel-Wilson 结节，在 PASM 染色下，呈同心圆状排列，常与微血管瘤相邻，称为糖尿病结节性肾小球硬化症。部分患者无明显结节，称为弥漫性肾小球硬化症。有时，在肾小囊基底膜与壁层上皮细胞间可出现均质玻璃样蛋白滴；在 GBM 和内皮细胞之间可有帽状渗出性病变，伴随肾小管上皮细胞空泡变性，肾小管萎缩，肾间质炎症细胞浸润和纤维化。小动脉硬化及玻璃样变常见。免疫荧光可见 IgG、白蛋白沿肾小球毛细血管壁线样沉积，可能是因为血管通透性增加所致的非特异性沉积。还可伴有 IgM 沉积。电镜下 GBM 均质性增厚和系膜基质增多；无电子致密物沉积；足细胞足突融合。DN 的分级定义见表 10-1-1。

表 10-1-1　糖尿病肾小球病变的分级定义

分级	表现
Ⅰ级	孤立性肾小球基底膜增厚。基底膜在超过 9 岁的男性 >430 nm 和女性 >395 nm。没有系膜扩张、系膜基质增加，或全肾小球硬化（>50% 肾小球）的证据
Ⅱ级	轻微（Ⅱa 类 <25%）或重度（Ⅱb 类 >25%）系膜扩张。如果扩张区域大于毛细管腔的平均面积，即 >25% 的肾小球膜，病变被认为较严重
Ⅲ级	在肾组织活检切片中观察到至少一个 Kimmelstiel-Wilson 病变（毛细血管间的肾小球硬化结节），和 <50% 的全肾小球硬化
Ⅳ级	晚期糖尿病硬化。归因于糖尿病肾病的 >50% 的全肾小球硬化
间质和血管病变积分：	如果间质没有区域性纤维化和肾小管萎缩（IFTA），得分为 0；IFTA 区域 <25%，25%～50%，或 >50% 得分分别为 1、2、3。 如果没有 T 淋巴细胞或巨噬细胞浸润，得分为 0。如果浸润仅限于萎缩小管周围，或浸润区域不限，得分分别为 1、2。 如果没有小动脉的透明变性，一个小动脉，或一个以上的小动脉透明变性，得分分别为 0、1、2。此外，受影响最严重的小动脉如果没有内膜的增厚，内膜的增厚 <血管中层，或内膜的增厚 >血管中层，得分分别为 0、1、2

随着对 DKD 疾病谱的认识，特别是 2 型糖尿病患者，除了上述经典的肾小球病变，还有相当一部分患者肾小球病变轻微，而表现为肾间质小管病变或肾血管病变，特别是临床表现为肾小球滤过率下降而不出现蛋白尿。这部分患者的病理和发病机制有待于深入研究。

【临床表现】

对于经典的 1 型糖尿病肾病的自然病程已有比较清晰的认识，公认的 Mogensen 分期将其分为 5 期，Ⅰ 期为肾小球高滤过期，肾小球入球小动脉扩张，肾小球内压增加，GFR 升高，伴或不伴肾体积增大；Ⅱ 期为正常白蛋白尿期，尿蛋白排泄正常或呈间歇性微量白蛋白尿，病理检查可发现肾小球基底膜轻度增厚；Ⅲ 期为早期糖尿病肾病期，以持续性微量白蛋白尿为标志，病理检查肾小球基底膜增厚及系膜进一步增宽；Ⅳ 期为显性糖尿病肾病期，尿蛋白超过微量且逐步增加，部分可进展为肾病综合征，病理检查肾小球病变更重，如肾小球硬化，灶性肾小管萎缩及间质纤维化；Ⅴ 期为 ESRD，需要肾替代治疗。

相比之下，2 型 DKD 则有一些明显的不同：①开始时，肾小球高滤过发生率较 1 型少见。②高血压出现早、发生率高。在微量白蛋白尿期即有约 60% 的患者合并高血压（1 型约为 20%），发展至肾病综合征后上升为 80%～90%（1 型约为 60%）。③不一定伴糖尿病视网膜病变。④病程经过呈现多样性，多数患者经由微量白蛋白尿进入肾病综合征直至终末期肾脏病，但有 10%～15% 的患者可在诊断糖尿病同时出现大量蛋白尿，甚至肾功能不全；表现为肾小球滤过率下降而无明显蛋白尿的比例较 1 型高。因此，临床上倾向于对 2 型 DKD 不采用 Mogensen 分期。

【诊断及鉴别诊断】

DKD 的早期筛查应通过 UACR，即使对于在尿常规检测中尿蛋白阴性的患者，如果 UACR 检测获得阳性结果，应该在 6 个月内重复测量，若阳性则确诊。若 UACR 正常，也需要每半年至一年复查一次。

虽然诊断 DKD 的金标准是肾活检，但是多数情况仍然依据临床表现。关于 DKD 的诊断，如上所述，在排除其他原因导致的慢性肾脏病的前提下，1 型或 2 型糖尿病（DM）患者出现微量蛋白尿（UACR 30～300 mg/g）或者大量蛋白尿（UACR≥300 mg/g），或者 eGFR 下降（＜60 ml/min·1.73 m²），可以临床诊断 DKD。支持 DKD 诊断的线索，除了蛋白尿和肾功能损害的证据外，还包括超声显示的肾增大和糖尿病视网膜病变、糖尿病神经病变的存在；然而，没有平行的靶器官损害的糖尿病患者并不能排除肾病。糖尿病视网膜病变与糖尿病肾病显著相关，但二者不平行的情况也并不少见。

DKD 的诊断主要基于临床表现。然而，非典型表现的糖尿病患者往往需要肾活检。部分糖尿病患者也可合并非糖尿病性肾脏病（NDRD），更少见的情况还有 DN 合并 NDRD。通过肾活检对这些患者进行鉴别诊断非常重要。我们认为若糖尿病（特别是 2 型糖尿病）患者出现以下情况，则需要肾病理予以明确是否存在或合并存在 NDRD：①DM 起病距肾脏病的间隔时间短于 5 年；②肾小球源性血尿突出；③大量蛋白尿时血压正常；④急性肾损伤或急性起病的肾病综合征；⑤出现显性蛋白尿时，血压正常、无糖尿病引起的其他糖尿病靶器官损害。

【治疗】

影响 DKD 患者预后的因素是多方面的，因此，最优的 DKD 管理模式应该是危险因素的全面控制，包括血糖、血压、血脂等危险因素的管理，生活方式的调整（包括戒烟、运动、肥胖人群的减重以及饮食结构调整等）。

1. 血糖控制　迄今为止，并没有专门针对 DKD 患者的最佳血糖控制目标的随机对照研究（RCT）。基于早期 DCCT、UKPDS 等大样本糖尿病人群的 RCT 结果表明，对 T1DM 和 T2DM 患者强化血糖治疗达到接近正常血糖水平

（HbA1c 7%左右）可以显著降低白蛋白尿发生、发展和GFR 下降风险。在非透析 DKD 人群研究结果发现，积极强化血糖控制的后果是严重低血糖发生率的增加，这样反而带来患者死亡风险的增加。在糖尿病人群中，伴随着GFR 下降，患者低血糖发生率呈上升趋势。造成这一现象的原因是多方面的，包括降糖药物作用时间的延长、慢性营养不良、糖异生前体细胞的缺乏等。因此，对于 DKD 患者的 HbA1c 靶目标值可相对宽松，HbA1c 7%～8% 对于DKD 患者可能是适宜的（2B），但需要考虑到个体间差异。包括年龄、CKD 分期、低血糖发生风险以及其他合并症等因素都会影响到血糖控制靶目标的调整。

2. 血压控制　基于 KDIGO 和 JNC8 指南，建议糖尿病患者血压控制在 140/90 mmHg 以下。这一推荐是基于前期一些小的随机研究的结果支持血压低于 140/90 mmHg 可延缓 GFR 进展，降低 CVD 死亡风险。对于 DKD 患者，国内外相关指南推荐的血压达标值并不统一，主要集中在 140/90 mmHg 和 130/80 mmHg 两个节点，目前尚无 RCT 研究探讨 DKD 人群血压与肾脏预后。一般认为对于非透析DKD 患者推荐血压＜130/80 mmHg 的目标值的证据并不一致，且可能带来更多安全性风险；因此在没有新的证据出现前，仍应将 DKD 血压达标值维持在＜140/90 mmHg 是合理的；对于合并蛋白尿的 DKD 患者，在权衡获益与风险后可考虑将血压降至 130/80 mmHg，但避免将 SBP 低于120 mmHg（2B）。

针对非透析 DKD 患者，RAAS 抑制剂是一线推荐的降压药物（1B），尤其是同时合并有高血压、UACR ≥300 mg/g 的糖尿病患者（1A）。临床试验和荟萃分析提示：对于伴有高血压的无微量白蛋白尿的 2 型糖尿病患者，ACEI/ARB 与安慰剂或钙通道阻滞剂比较，可以减少微量白蛋白尿的发生；在血压正常、无微量白蛋白尿的 1 型 DM患者中，ACEI/ARB 与安慰剂比较，并不能降低肾小球系膜基质病变以及微量白蛋白尿的发生（A 级）；对于血压正常、无微量白蛋白尿的 2 型 DKD 患者应用 ARB 可预防尿微量白蛋白的发生（A 级）。针对非透析 DKD 患者，不推荐 RAAS 多重阻断（包括联合使用 ACEI、ARB 或肾素抑制剂的任意两种药物）（2B），因为后者容易导致高钾血症和急性肾损伤。

3. 其他心血管危险因素的管理　糖尿病人群是心血管疾病的高危人群，而 DKD 群体心血管事件和心血管死亡风险更高。除了血糖和血压外，其他导致高 CVD 风险的机制包括脂代谢紊乱、肥胖、系统炎症、氧化应激和内皮功能损伤等。

针对非透析 DKD 人群的血脂研究有限，目前的证据推荐主要来源于非糖尿病 CKD 人群。基于 KDIGO 指南推荐，建议非透析 DKD 患者使用他汀类或他汀联合依折麦布治疗（2B）。需要指出的是，已有证据表明降脂药物在 CKD 的使用是为了减少 CVD 风险，而并没有明确的肾脏本身获益。另外，关于 DKD 人群的降脂靶目标，基于 KDOQI 指南的推荐，糖尿病合并 1～4 期 CKD 患者的 LDL 目标值为 < 100 mg/dl（2.6 mmol/L），也可考虑将其降至 < 70 mg/dl（1.8 mmol/L）。

4. DKD 患者饮食管理　对于非透析依赖的 DKD 患者，建议每日蛋白质摄入量为 0.8 g/理想体重（kg）（2B）。详细可参阅本书相关章节。

5. 肾脏替代治疗

（1）ESRD 的治疗：DKD 患者出现 ESRD 可以进行肾替代治疗，但其预后较非糖尿病患者差，美国资料显示其 5 年生存率约为 25%。去除年龄和合并症等因素，血液透析与腹膜透析的生存率总体相近。DKD 患者的糖尿病并发症多见，尿毒症症状出现较早，应适当将透析指征放宽，一般肌酐清除率降至约 15 ml/min 或伴有明显胃肠道症状、高血压和心力衰竭不易控制即可进入维持性透析阶段。

（2）肾或胰肾联合移植：对于 DKD 所致 ESRD 患者，目前在美国的 5 年生存率约为 75%，明显优于透析患者。但是，存在患者年轻、并发症少的偏倚。生活质量也是肾移植，特别是胰肾联合移植优于透析。

6. DKD 治疗的新药物

（1）钠-葡萄糖协同转运蛋白-2（SGLT2）抑制剂：以 SGLT2 抑制剂为代表的新型降糖药物在 T2DM 患者中具有潜在的肾保护作用。SGLT2 抑制剂通过减少肾小管葡萄糖重吸收达到降低血糖的作用。目前达格列净、坎格列净及恩格列净作为 T2DM 降糖药物已在欧美国家上市。SGLT-2 抑制剂可减少近端肾小管对葡萄糖和钠的重吸收，缓解肾小球高灌注、高压及高滤过，提示此类药物可能具有独立于血糖之外的肾保护作用。近期，一些临床试验结果显示 SGLT-2 抑制剂还有减轻体重和降压等改善代谢紊乱作用。相对于明确的减少心血管风险而言，关于此类药物肾获益的临床研究证据相对有限。已完成的 RCT 均将肾事件作为次要终点。其中，恩格列净的心血管结局研究结果显示：与安慰剂组相比，恩格列净组肾病事件新发或恶化［包括进展至 KDIGO A3 白蛋白尿（即 uACR≥300 mg/g 肌酐）、血肌酐倍增、开始肾替代治疗和肾原因死亡］的风险降低 39%，事后分析的肾事件复合终点（血肌酐倍增、肾替代治疗或肾原因死亡）的风险降低 46%。坎格列净的心血管评估研究结果显示：与安慰剂组相比，坎格列净组进展至 KDIGO A3 白蛋白尿风险下降 27%，肾事件复合终点（eGFR 下降 40%、需要肾替代治疗或肾原因死亡）风险下降 40%。目前，尚有正在进行的 CREDENCE 和 DAPA-CKD 研究以 DKD 人群的肾终点为主要结局，其结果值得期待。

（2）内皮素受体阻滞剂：早期研究表明，当 2 型糖尿病肾病患者运用标准治疗的同时应用内皮素受体阻滞剂可以进一步减少蛋白尿，但可诱导显著的水钠潴留和充血性心力衰竭。使用新的选择性内皮素受体阻滞剂（阿曲生坦）

可降低已经应用 ACEI 治疗患者的蛋白尿并且无明显的水钠潴留。然而，高剂量的内皮素受体阻滞剂的使用可引起水肿。目前正在进行评估内皮素受体阻滞剂对肾脏病预后的研究（SONAR 研究）。

此外，胰高血糖素样肽-1（GLP-1）受体激动剂、二肽基肽酶 4（DPP-4）抑制剂在临床试验中显示有延缓蛋白尿进展和 ESRD 的作用。目前国内上市的 GLP-1 受体激动剂为艾塞那肽和利拉鲁肽，DPP-4 抑制剂包括西格列汀、沙格列汀、维格列汀、利格列汀和阿格列汀，其在 DKD 人群的临床应用价值仍需更多循证证据。

（陈　昊）

第2节　高尿酸血症肾损害

尿酸是嘌呤代谢的产物，属于弱酸，pKa＝5.75。血 pH 值为 7.40 时，98% 的尿酸以尿酸盐的形式溶解在血中，尿酸盐的饱和度是 7 mg/dl（416.36 μmol/L）。血尿酸的正常范围男性是 3～7 mg/dl（180～420 μmol/L），女性是 2～6 mg/dl（120～360 μmol/L）。肾每天尿酸的排泄量占尿酸总排泄量的 70%，经过滤过、重吸收、分泌和分泌后再吸收的过程。在酸性条件下（如在远端肾小管的酸性环境下）非常容易析出形成结晶，尿酸的结晶对肾小管可造成一系列的损伤。尿酸引起的肾脏病主要有 3 类：急性尿酸肾病、慢性尿酸肾病和尿酸性肾结石。

【临床表现和诊断思路】

1. 急性尿酸肾病　尿酸短时间内大量生成，原尿中滤过的尿酸远远超过正常水平，导致大量尿酸结晶析出，阻塞肾小管，导致急性少尿型肾衰竭。急性尿酸肾病通常见于恶性肿瘤，特别是白血病和淋巴瘤开始放、化疗 1～2 天内，大量的细胞破坏导致尿酸的生成迅速增加。常见的临床症状有恶心、呕吐、嗜睡和抽搐。患者初起表现为少尿，随后可出现水肿和心力衰竭。典型患者可表现为溶瘤综合征：高钾血症，高尿酸血症，氮质血症，高磷血症，乳酸酸中毒和低钙血症。病理可见大量尿酸盐结晶沉积于集合管和输尿管，堵塞管腔，引起梗阻，无间质纤维化和痛风结节。有肿瘤治疗史，同时发生溶瘤综合征的急性肾衰竭均提示急性尿酸肾病，血尿酸水平可高达 15～50 mg/dl（900～3000 μmol/L）。尿液中可见单尿酸钠的结晶，尿中尿酸的含量可达 150～200 mg/dl。

2. **慢性尿酸肾病**　通常表现为慢性肾衰竭，合并痛风和尿酸结石。高血压常见。体检可发现皮下痛风石和痛风的关节损害。肾病理主要为肾小管间质损害。

3. **尿酸结石**　患者可有腰痛，血尿，可合并痛风性关节炎。血尿酸和尿尿酸均升高，易发生结石。尿酸结石呈橘红色，显微镜下成针状或六角形结晶。尿酸结石透 X 线，X 线检查无法发现。痛风患者出现腰痛和血尿时应怀疑尿酸结石。

【鉴别诊断】

1. 急性尿酸肾病引起急性肾衰竭，特别是发生在恶性肿瘤患者时，由于患者病情复杂，接受的检查治疗较多，需要除外：①肿瘤浸润肾盂、输尿管或膀胱引起的急性肾衰竭：超声检查和 CT 可帮助鉴别。②骨髓瘤相关的轻链肾病：尿中本周蛋白阳性，可发现单克隆轻链。③造影剂肾病：发生于使用造影剂后，常呈一过性急性肾损伤，根据病史容易鉴别。④肾毒性药物引起的肾小管坏死：如果是化疗药相关的肾损伤，通常血尿酸的升高在肾衰竭之后，也没有溶瘤综合征的多种表现，与尿酸肾病不同。

2. **慢性尿酸肾病的鉴别诊断**　由于高尿酸血症通常合并高血压、糖尿病和肥胖等代谢综合征表现，诊断慢性尿酸肾病之前，要首先除外其他原因引起的慢性肾衰竭。如果患者有反复的痛风发作，表现为间质小管受损的肾损伤，则源自慢性尿酸肾病的可能性大。如果仅有无症状的高尿酸血症，慢性尿酸肾病的诊断需要特别慎重。

【治疗】

1. 急性尿酸肾病

（1）降低肿瘤负荷：由于急性尿酸肾病多发生于肿瘤过大或肿瘤放化疗初期，降低肿瘤负荷可明显减少急性尿酸肾病的发生。如白血病时，外周血白细胞计数 $\geqslant 10$ 万 $/\mu l$ 时不宜直接化疗，应把白细胞降到 5 万 $/\mu l$ 以下再化疗，且第一次化疗方案不宜太强。

（2）使用降血尿酸的药物：别嘌呤醇和非布司他均是黄嘌呤氧化酶抑制剂，可抑制黄嘌呤和次黄嘌呤转化为尿酸。别嘌呤醇广泛应用于肿瘤化疗前预防高尿酸血症。别嘌呤醇的半衰期小于 2 h，迅速转化为 Oxypurinol。Oxypurinol 同样可以降低血尿酸，仅从肾清除，其清除率与肌酐清除率密切相关，半衰期是 24 h。因此需要根据肾功能调整别嘌呤醇剂量。肌酐清除率 50～90 ml/min 时，200 mg/d；肌酐清除率 10～50 ml/min 时，100 mg 每 2 天 1 次；肌酐清除率 <10 ml/min 时，100 mg 每 3 天 1 次；透析后补充 50% 的剂量。预防性应用别嘌呤醇应至少在化疗前 48～72 h 进行。

（3）充分水化：心肾功能正常的患者每 24 h 需要 4～5 L 等渗盐水。如果患者水化充分，但是尿量增加不多，应使用利尿剂，避免高容量负荷。如果尿量仍不能明显增加，需要调整入量，避免心力衰竭。

（4）碱化尿液：尽管研究认为碱化尿液防止尿酸结晶形成的作用远小于水化，但是临床上仍常规使用。预防溶瘤综合征时，碳酸氢钠应该用于血尿酸升高的患者，血尿酸正常之后不宜再使用。碳酸氢钠剂量根据尿 pH 值调整，尿 pH 值维持在 6.0～7.0。

（5）血液透析：急性尿酸肾病发生急性肾衰竭时，可考虑血液透析治疗，血液透析对血尿酸的清除效果很显著。每 4～6 h 透析后，血尿酸的水平可下降 50%。

2. 慢性尿酸肾病　如果患者有痛风的反复发作，应对高尿酸血症进行治疗，由于慢性尿酸肾病的存在，宜使用抑制尿酸合成的药物，如别嘌呤醇、非布司他。对于无症状的高尿酸血症，是否需要治疗，血尿酸应控制在什么范围，尚无统一的意见。

3. 尿酸结石

（1）治疗目标：促进已形成结石的排出，预防新结石的形成。治疗的主要手段是减少尿酸生成，同时提高尿液中尿酸的溶解度。

（2）减少尿酸生成：低嘌呤饮食。多饮水，保证每天的尿量 2～3 L。口服碱性药物碳酸氢钠或枸橼酸钠，使尿液 pH 值达到 6.0～6.5。

（3）经水化和碱化尿液后，如果结石仍反复发生，或尿酸的每日排出量高于 1000 mg，或患者同时发作痛风，可加用抑制尿酸合成的药物。

（陈育青）

副蛋白血症肾损害

第 11 章

第 1 节　肾淀粉样变性

淀粉样变性是一种蛋白质构象病，是由不同来源的可溶性小分子前体蛋白（通常为 5～25 kD）经构象改变后发生异常反平行 β 折叠，形成不溶性的纤维丝，沉积于细胞外基质，造成沉积部位组织和器官损伤的一组疾病，可累及肾脏、心脏、胃肠道等全身多器官系统，造成器官功能障碍，表现为系统性和局限性淀粉样变性。根据前体蛋白的类型，淀粉样变性分为 30 多种类型：①轻链型（AL 型），构成蛋白为单克隆免疫球蛋白轻链，是临床最常见的一种类型，约 60%～73% AL 型淀粉样变性有肾受累。②AA 型，构成蛋白为血清淀粉样蛋白 A，继发于慢性炎症，如结核、慢性化脓性疾病、类风湿关节炎和地中海热。③其他，如：来自纤维蛋白原、溶菌酶、载脂蛋白 A-Ⅰ、转甲状腺素蛋白等前体蛋白，多为遗传性，罕见。

【病理】

淀粉样变性具有共同的病理学特点，包括：①刚果红染色光镜下为砖红色，偏振光下呈苹果绿色双折光；②电镜下为直径 8～10 nm、不分支的排列紊乱的纤维丝。光镜可见肾小球系膜区呈无细胞性增宽，GBM 增厚并可见细长的"睫毛"或"羽毛"样改变，较为特异。小动脉壁也常见到无结构淀粉样蛋白沉积，严重时也可在肾间质、肾小管基底膜沉积。免疫荧光在 AL 型可表现为单纯 λ 或 κ 轻链阳性，前者阳性率约是后者的 3 倍，但由于致病轻链可能是残缺的轻链，所以，即使是 AL 型，也有可能轻链染色呈阴性。免疫组化应用抗 AA 蛋白、抗转甲状腺素蛋白和抗纤维蛋白原 Aα 等抗体，必要时质谱分析/基因测序可协助病理分型。病变较轻难以用刚果红染色证实时，电镜有可能成为唯一的病理诊断依据。因此，确诊肾淀粉样变性需要联合光镜、免疫荧光和电镜检查。

【临床表现和诊断思路】

本病好发于中老年人，以肾病综合征为主要临床表现，晚期可发生肾衰竭。诊断参见流程图（图 11-1-1）。

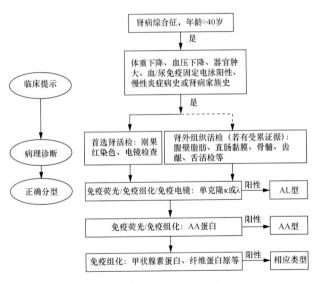

图 11-1-1　肾淀粉样变性诊断流程图

1. 40 岁以上肾病综合征患者，血尿不突出，若再有以下任一条表现即应高度怀疑本病：①体重下降或严重肾病综合征时体重不变；②低血压或收缩压/舒张压较发病前下降≥20 mmHg；③肝、脾大，舌体肥大，无高血压病史的心肌肥厚；④血、尿免疫固定电泳发现单克隆免疫球蛋白；⑤有慢性炎症病史或肾病家族史。

2. 确诊需依靠活检病理检查，肾活检阳性率接近100%，但有大出血危险。皮下脂肪、骨髓、直肠活检较为安全，但灵敏度较低。

3. 正确分型

（1）AL 型：免疫荧光检测轻链的灵敏度和特异度较高。由于部分致病轻链存在缺陷，抗原决定簇缺失，可能会出现阴性结果。因此，如果血、尿免疫固定电泳中可见单克隆轻链，即使轻链的免疫荧光阴性，也应该考虑 AL 型的诊断。进一步行免疫组化、免疫电镜和质谱分析可以在特殊病例帮助正确分型。需要注意的是，单克隆免疫球蛋白血（尿）症合并淀粉样变性不等于 AL 型淀粉样变性，部分病例通过质谱分析可能诊断为意义未明的单克隆免疫球蛋白血症（MGUS）合并其他类型的淀粉样变（如甲状腺结合球蛋白相关淀粉样变）。

（2）AA 型：免疫组化 AA 蛋白染色的敏感度和特异度均很高，已取代传统高锰酸钾氧化法成为标准检查方法。

（3）遗传性淀粉样变性：在临床工作中还难以常规用病理学技术明确诊断。对于非 AL 或 AA 型的患者，可使用免疫组化的方法对转甲状腺素蛋白、纤维蛋白原 Aα 等构成遗传性淀粉样变性的前体蛋白进行鉴定。应用遗传学技术可以帮助确定基因突变位点，使诊断明确。

【鉴别诊断】

中老年肾病综合征宜及时尽量肾活检、明确诊断后开始治疗。淀粉样变性需要与其他表现为肾病综合征的疾病相鉴别。

1. 糖尿病肾病和膜性肾病有特异的病理特点，易于鉴别；而早期或轻型肾淀粉样变性与微小病变肾病光镜下不易鉴别，应在电镜下仔细寻找聚集的淀粉样细纤维丝作为鉴别依据。

2. 轻链沉积病也见于多发性骨髓瘤等血/尿中具有单克隆轻链的患者，同样表现为血尿不突出的肾病综合征，但高血压较常见，肾组织刚果红染色阴性，电镜下可见颗粒样物质在肾小管、肾小球基底膜沉积，有助于明确区别。

3. 纤维样肾小球病也可见于多发性骨髓瘤患者，一般为 IgG 型，表现为肾病综合征，但血尿、高血压较常见，肾组织刚果红染色阴性，电镜下可见排列紊乱的直径约 20 nm 的纤维丝，可明确区别。

【治疗】

患者的预后差，中位生存时间约为 18 个月。而且，治疗困难，常不理想。

1. 对症及全身支持疗法，包括限盐、利尿消肿、营养、治疗合并症等。

2. AL 型　治疗浆细胞病，抑制单克隆轻链的产生。治疗前首先要对患者进行评估，包括受累器官、是否合并多发性骨髓瘤、是否适合进行自体造血干细胞移植。AL 淀粉样变性患者出现肾损害就应该立即开始治疗。

(1) 大剂量静脉马法兰联合自体外周造血干细胞移植（HDM/ASCT，D 级）：在 2000 年前后，大剂量静脉应用马法兰联合自体外周造血干细胞移植（HDM/SCT），逐步成为治疗 AL 型淀粉样变性的主要手段，可以明显延长患者生存时间并提高其生存质量。在一项对患者的年龄、性别、病程、左心室射血分数、血肌酐、室间隔厚度、神经受累情况、尿蛋白定量和血清碱性磷酸酶进行了匹配的队列研究中发现，63 例 ASCT 患者的 1、2 和 4 年生存率（OS）均优于非移植组，分别为 89% 和 71%，，81% 和 55%，77% 和 41%。而且，随着临床经验的增多和治疗水平的提高，自体外周造血干细胞移植（ASCT）的疗效和安全性也得到了明显的改观。ASCT 在 AL 型淀粉样变性中疗效确切，综合国内外研究结果，建议 ASCT 为本病的首选方案。适合 ASCT 的条件包括：年龄≤70 岁，TnT＜0.06 μg/L，NT-proBNP＜

5000 ng/L，纽约心功能分级I级或II级，eGFR≥30 ml/(min·1.73 m²)，严重受累重要器官（心、肝、肾或自主神经）≤2个。其主要步骤为：①使用粒单细胞集落刺激因子（GM-CSF）；②外周血细胞分离，采集造血干细胞；③患者进入无菌层流室，大剂量静脉马法兰化疗清除原骨髓，用量为200 mg/m²（≤60岁），140 mg/m²（61～70岁），100 mg/m²（≥70岁）；④干细胞回输；⑤患者造血功能恢复。由此可见，对干细胞移植的技术要求较高。

（2）硼替佐米为主的化疗方案：硼替佐米为主的化疗方案是治疗 AL 型淀粉样变性最常用的方案，此方案可作为新确诊患者和复发患者的一线治疗方案。硼替佐米联合地塞米松（BD）和硼替佐米＋环磷酰胺＋地塞米松（BCD）是临床常用方案。BD 方案：硼替佐米 1.3 mg/m² 联合地塞米松 40 mg 静脉注射，第 1、8、15、22 天给予，35 天为 1 个周期，可根据病情使用 4～9 个周期。BCD 方案：在 BD 方案基础之上，第 1、8、15、22 天环磷酰胺 500 mg。硼替佐米的主要副作用是周围神经病变，不适用于合并Ⅲ～Ⅳ级神经病变患者。在治疗过程中可以使用无环鸟苷（阿昔洛韦）、复方新诺明预防病毒感染及 PCP 肺炎。

（3）来那度胺联合地塞米松（Rd）方案：Rd 方案治疗 AL 型淀粉样变性有一定疗效，接近硼替佐米方案，但临床应用偏少。对于神经受累或者不能耐受硼替佐米副作用的患者，可以选用此方案。Rd 方案：来那度胺 5～25 mg/d，第 1～21 天口服；地塞米松每次 10～40 mg，第 1、8、15、22 天口服，28 天为 1 个疗程，可用 12 个疗程。来那度胺的主要副作用是血栓形成，因此，治疗期间需要常规应用阿司匹林 100 mg/d。同时来那度胺需根据肾功能调整剂量。

（4）MD 方案（A 级）：马法兰 0.22 mg/(kg·d)，地塞米松 40 mg/d，第 1～4 天口服，28 天为一周期，可使用 1～9 个周期（中位数 4 周期）。在肾衰竭患者使用时，可以减少马法兰剂量 25%～30%；对心功能差的患者，可减少地塞米松剂量至每天 20 mg。本方案副作用较少，一般不需要使用药物预防感染，是不能使用 ASCT 和硼替佐米患者的首选方案，但是，由于国内市场没有马法兰，限制了此方案的应用。

(5) 沙利度胺 (Thalidomide，反应停，D 级)：仅有小病例数的非对照临床观察，约 40% 的患者有效。但药物副作用大，包括：心动过缓、极度乏力、认知困难等，应从小量逐步加量至 200～300 mg/d，分两次口服，但仍然有超过 1/4 的患者因不能耐受而停用。

对于 AL 型淀粉样变性的治疗方案应综合考虑患者的具体病情和医疗单位的技术条件予以决定。

3. AA 型治疗

(1) 治疗原发病——慢性炎症。

(2) 葡聚多糖结合物——Eprodisate，可以竞争性地抑制葡聚多糖与淀粉样纤维的结合，从而抑制前体蛋白在组织中继续沉积，目前已有用于 AA 型肾淀粉样变性患者的 RCT 报道，患者口服 Eprodisate 800～2400 mg/d (肌酐清除率 ＜ 30 ml/min，800 mg/d；肌酐清除率 30～80 ml/min，1600 mg/d；肌酐清除率 ＞ 80 ml/min，2400 mg/d) 治疗 2 年，与安慰剂组比较，血肌酐倍增的危险比为 0.58，患者死亡率无改善 (危险比 0.95)，说明仅能延缓肾功能恶化 (A 级)。

4. 肝移植　主要试用于治疗遗传性淀粉样变性，如转甲状腺素蛋白淀粉样变性。

5. 尿毒症者 (AL 型)　透析后中数寿命约为 10 个月，但也有报道若采取上述化疗可延长至 26 个月，患者死亡的主要原因是原有疾病进展、感染及心血管合并症。腹膜透析可能更适于血管受累、低血压患者。若不能有效控制原发病，肾移植常无益。

(喻小娟)

第2节　多发性骨髓瘤肾损害

多发性骨髓瘤（MM）是浆细胞异常增生的恶性疾病。主要浸润骨髓和软组织，并能产生异常的单克隆免疫球蛋白，引起骨骼破坏、贫血、肾功能损害和免疫功能异常。发病高峰50～65岁，男女比约为2:1。

广义的MM肾损害包括：①管型肾病，又称骨髓瘤肾病；②AL型肾淀粉样变性；③轻链沉积病、重链沉积病、轻重链沉积病；④肾小管损伤：轻链对近曲小管细胞有直接毒性；⑤高钙血症肾损伤；⑥高尿酸肾病；⑦高黏滞血症（高球蛋白血症）、肾静脉血栓；⑧肾组织浆细胞浸润；⑨肾盂肾炎（免疫力下降）；⑩在肾灌注不良，使用造影剂、非类固醇类抗炎药、ACEI等药物时，易出现急性肾损伤。本节仅介绍狭义的骨髓瘤肾病——管型肾病。

【临床表现】

1. 骨髓瘤临床表现

（1）浆细胞浸润的表现：造血系统受累多表现为贫血和血小板减少；骨受累可表现为溶骨和骨痛，易发生病理性骨折，X线片可发现广泛骨质疏松、溶骨损害表现为圆形或椭圆形穿凿样透亮缺损；骨骼外器官浸润常累及肝、脾、淋巴结、肾和神经系统。

（2）异常M蛋白相关症状：易发生感染和出血。血、尿免疫固定电泳可以提高单克隆免疫球蛋白的检出率，常伴有血清多种免疫球蛋白下降。

（3）高黏滞综合征：多见于IgA、IgG3和IgM型MM。表现为头晕、乏力、恶心、视物模糊、心绞痛等，严重者呼吸困难、充血性心力衰竭、偏瘫、昏迷、雷诺现象等。

（4）轻链型淀粉样变性：可见巨舌、腮腺及肝脾大、心力衰竭等。

2. 肾受累表现

(1) 蛋白尿：常出现尿蛋白定性（较弱）与定量（较大）不平行的情况，是因为"尿常规"干化学法定性检测白蛋白为主，球蛋白测定的敏感性仅为白蛋白的 1/50。尿蛋白电泳显示为溢出性、肾小管型蛋白尿，本周蛋白可阳性。肾病综合征并不常见，但如果出现，提示轻链型淀粉样变或轻链沉积病。

(2) 慢性肾小管功能不全：表现为口渴、多饮、夜尿增多、尿液浓缩和尿液酸化功能障碍，尿钾、钠、氯排泄增多或 Fanconi 综合征以及肾小管性蛋白尿等。

(3) 慢性肾衰竭：特点为①贫血出现早，与肾功能受损程度不平行；②多无高血压；③双肾体积多无明显缩小。

(4) 急性肾损伤（AKI）：主要由大量轻链管型形成和轻链的肾小管毒性引起，常因脱水、感染、肾毒性药物等诱发，病死率高。

(5) 其他：高钙血症和高尿酸血症较常见；血乳酸脱氢酶和 β2 微球蛋白增高（与疾病严重度相关）；血 IL-6 和可溶性 IL-6 受体（sIL-6R）可反映 MM 病情的轻重。

【肾脏病理】

管型肾病：光镜可见肾小管中较多蛋白管型，PAS 染色阴性、色泽鲜亮、中有裂隙，伴周围巨噬细胞反应。肾小管可出现变性、坏死、萎缩；间质炎性细胞浸润、纤维化。较少见骨髓瘤细胞浸润。免疫荧光：管型为 κ 或 λ 单一阳性。电镜下管型可呈结晶样结构。

【诊断】

1. MM 诊断标准　MM 诊断标准多种，本节介绍国内标准和 Mayo Clinic 标准。

(1) 我国 2011 年修订的诊断标准：

1) 无症状 MM：①血清 M 蛋白≥30 g/L 和（或）单克隆浆细胞≥10%；②无骨髓瘤相关器官或组织损害。

2) 症状性 MM：①血清和（或）尿中出现 M 蛋白（无

M 蛋白量的限制）；②骨髓单克隆浆细胞或浆细胞瘤（单克隆浆细胞常≥10%，未设最低阈值，但诊断不分泌性 MM 常需浆细胞≥10%）；③存在骨髓瘤相关器官或组织损害（如高钙血症、肾功能不全、贫血、溶骨损害）。

（2）Mayo Clinic 标准

1）MM 诊断标准（三条都要具备）

①血或尿中出现单克隆蛋白。

②骨髓中出现单克隆浆细胞或存在浆细胞瘤。

③出现与浆细胞病相关的脏器损伤，例如：高钙血症、溶骨、贫血或肾衰竭。

2）无症状 MM 诊断标准（两条都要具备）

①血清单克隆蛋白≥3 g/dl 和（或）骨髓浆细胞≥10%。

②无浆细胞病相关的脏器损伤（见上文）。

3）意义未明的单克隆免疫球蛋白增生症（MGUS）（三条都要具备）

①血清单克隆蛋白＜3 g/dl。

②骨髓浆细胞＜10%。

③无浆细胞病或 B 细胞增生性疾病相关的脏器损伤（见上文）。

2. MM 分期

（1）Durie-Salmon 分期最常用（见表 11-2-1）。

表 11-2-1 Durie-Salmon 分期

分期	Ⅰ 期	Ⅲ 期
标准	1. Hb＞100 g/L	1. Hb＜85 g/L
	2. 血钙＜2.6 mmol/L	2. 血钙＞3.0 mmol/L
	3. X 线骨结构正常或仅有孤立性浆细胞瘤	3. 明显溶骨性改变
	4. 低 M 蛋白生成	4. 高 M 蛋白生成
	a. IgG＜50 g/L	a. IgG＞70 g/L
	b. IgA＜30 g/L	b. IgA＞50 g/L

表 11-2-1　Durie-Salmon 分期（续表）

分期	Ⅰ 期	Ⅲ 期
	c. 尿轻链 $<$ 4 g/24 h	c. 尿轻链 $>$ 12 g/24 h
骨髓瘤细胞总数	$<0.6\times10^{12}/m^2$	$>1.2\times10^{12}/m^2$

Ⅱ 期介于 Ⅰ 期与 Ⅲ 期之间，根据肾功能分为 A、B 亚型：A 型 Scr $<$ 176.8 μmol/L，B 型 Scr $>$ 176.8 μmol/L

（2）多发性骨髓瘤 ISS 分期体系（见表 11-2-2）。

表 11-2-2　ISS 分期

分期	β_2-MG（μmol/L）	白蛋白（g/L）
Ⅰ	<3.5	$\geqslant35$
Ⅱ	$\geqslant3.5\sim<5.5$	<35
Ⅲ	$\geqslant5.5$	

3. 诊断思路　中老年多系统受累、严重贫血、尿蛋白定性与定量不平行、异常球蛋白血症的患者应考虑此病。血尿免疫固定电泳及血游离轻链测定，骨髓穿刺或骨活检可协助诊断。老年患者呈急性肾损伤、慢性肾脏病或 Fanconi 综合征等肾小管损害时均应注意除外本病。肾活检可协助明确病理类型。

【治疗】

骨髓瘤治疗关键是降低单克隆浆细胞数量、血液异常球蛋白游离轻链浓度以及减轻主要器官损害（贫血、溶骨、肾衰竭）。骨髓瘤肾病治疗应兼顾骨髓瘤治疗及肾脏病治疗。

无症状 MM 和 MGUS 可以多年保持稳定，不需特殊治疗，需要密切随访。对于有症状的 MM（高钙血症、溶骨、贫血或肾衰竭）应根据具体情况选择自体干细胞移植或化疗。这里需要注意：①与传统化疗方案（以烷化剂为主，如 MP 方案）比较的 7 个 RCT 中，仅有 3 个显示自体干细胞移植在总体生存率方面占优势；②若准备今后行自体干细胞移植，则不要使用含烷化剂的化疗方案以免影响今后干细胞采集；③使用沙利度胺使 MM 治疗取得了很大进展，但目前没有对比自体干细胞移植与含沙利度胺的化疗方案的大规模 RCT 研究。

疗效判断：完全缓解（CR），是指血、尿免疫固定电泳单克隆带消失及骨髓浆细胞 $<5\%$；几乎完全缓解（nCR），是指单克隆带在常规血清蛋白电泳中不显示，仅在免疫固定电泳中显示。有报道这两者的 5 年生存率分别为 72%、35%。部分缓解或无反应者预后更差。

1. 大剂量化疗（HDT）联合干细胞移植

（1）HDT 联合自体外周血干细胞移植（参见本章第 1 节）：HDT 的治疗目标是获得完全缓解，包括大剂量马法兰合用或不合用其他细胞毒药物、或全身辐射，同时需要外周血干细胞支持。长时间化疗造成骨髓衰竭会影响造血干细胞的有效采集，故干细胞采集应在病程早期进行，可在化疗 3~4 个疗程后骨髓中瘤细胞负荷较低时动员采集，采集前先给予 VAD 方案或类似方案诱导化疗，最多用至 6 个疗程。

目前观点：①外周血采集干细胞，已不用骨髓采集；②适应证合适的患者，生活质量高，5 年生存率可高达 80%、完全缓解率 30%；③适应证包括：年龄 <65 岁，血肌酐 $<150\ \mu mol/L$，没有心、肝、神经、肺的严重病变。

（2）异基因干细胞移植：与自体干细胞移植比较，其主要优势在于移植物中无肿瘤细胞和移植后的移植物抗骨髓瘤效应。有报道可以获得 60% 的完全缓解率，但由于移植相关死亡率高，并未被普遍接受。

2. 蛋白酶体抑制剂（Bortezomib，Velcade）

是一种合成的高选择性 26S 硼酸盐蛋白酶体抑制剂，可作用于包括血液系统肿瘤的多种人类肿瘤细胞系，是治疗 MM 最有前途的新药，可以直接抑制 MM 细胞，也可抑制骨髓微环境中通过旁分泌促进 MM 细胞生长的机制。其联合治疗方案（与地塞米松、马法兰、沙利度胺、环磷酰胺等联合治疗）有效率可达 $50\% \sim 80\%$，其中 CR 及接近完全缓解（near

CR，nCR）的比率达 20%～40%，疗效远优于传统化疗。美国国家综合癌症网络（NCCN）已推荐硼替佐米单药或联合用药治疗初发或难治性 MM。硼替佐米可安全、有效地用于任何程度肾功能损伤的 MM 患者。

3. 免疫调节药物　通过改变骨髓中肿瘤细胞赖以生存的微环境，阻止或影响骨髓瘤细胞归巢并定位于骨髓的过程而达到治疗目的。

（1）沙利度胺（反应停，参见本章第 1 节）：以沙利度胺为基础的化疗方案在 MM 肾损害患者中应用，目前尚缺少随机对照研究数据。单用沙利度胺可能有效，但与地塞米松合用可能更好，与马法兰联合泼尼松（MP）方案联合应用被称为 MPT 方案。在一组 255 例初治 MM 患者观察 MPT 对比 MP 方案平均随访 15 年的 RCT 中，得到的结果是：有效率 76% vs. 48%，几乎完全缓解率 28% vs. 7%；三年存活率 80% vs. 67%；MPT 方案的副作用更大，1/3 患者退出。

通常用法：起始剂量为 200 mg/d，每 2 周增加 200 mg 直至最大剂量 800 mg/d。300～400 mg/d 对多数患者有效，大多数患者不能耐受大于 600 mg/d 的剂量。

副作用：血栓、栓塞，发生率通常小于 5%，预防性小剂量华法林可能降低其发生率。其他副作用有：末梢神经病变、便秘、嗜睡、胎儿先天畸形、甲状腺功能减退症、中性粒细胞减少（罕见）。有报道本药用于严重肾衰竭者：在 8 例慢性肾衰竭患者中，6 例为维持血液透析患者，疗程中 6 例发生高钾血症，3 例死亡。

（2）来那度胺（lenalidomide）：为沙利度胺的衍生物，主要经肾排泄，需要根据肾功能调整剂量：CCr 30～50 ml/min 时剂量应减为 10 mg/d；CCr＜30 ml/min 时应改为隔日 15 mg 服用；透析患者剂量为 5 mg/d，透析后服用。

4. 传统化疗方案

（1）MP 方案和 MD 方案（用法见本章第 1 节）：对于

MM 患者，MP 方案中位生存时间 24～30 个月，完全缓解率<3%。MD 方案可能略好于 MP 方案。应注意马法兰水解后通过肾排泄，肾功能损害患者易发生骨髓抑制；GFR<40～50 ml/(min·1.73 m^2) 可将药物剂量减少 50%；GFR<30 ml/(min·1.73 m^2) 不建议使用。

（2）强化化疗方案：ABCM 方案（阿霉素＋卡氮芥＋环磷酰胺＋马法兰）和 VBMCP 方案（长春新碱＋卡氮芥＋马法兰＋环磷酰胺＋泼尼松）可作为 MP 的替换方案。

（3）VAD 方案：长春新碱（0.4 mg）、阿霉素（9 mg/m^2）连续输用 4 天，口服地塞米松（40 mg/d）第 1～4 天、9～12 天、17～20 天，每月为一个疗程。VAD 方案主要用于拟行干细胞移植的初治患者和 MP 方案抵抗、复发的患者。主要副作用有：手足麻木、黏膜炎、白细胞减少和心脏毒性。

5. 二膦酸盐 有利于减缓骨痛，减轻骨骼相关病变如溶骨损害，从而减少止痛药使用，改善生活质量。新近研究还发现该类药物可介导破骨细胞和肿瘤细胞凋亡，有潜在抗MM 作用。无论骨病损伤是否明显，建议进行化疗的 MM 患者宜长期使用二膦酸盐，至少持续治疗 2 年。目前多用帕米膦酸钠（pamidronate）静脉使用（每月 30～90 mg），或第 3代二膦酸盐唑来膦酸（zoledronate），静脉使用（每月 4 mg）。肾是二磷酸盐的唯一排泄途径，重度肾衰竭患者需调整剂量。

6. 肾损害的治疗

（1）去除加重肾损害的因素：纠正脱水，控制高钙血症及高尿酸血症，避免使用造影剂、利尿剂、NSAID 和肾毒性药物，积极控制感染。

（2）充分水化：除心力衰竭和重度水潴留外，患者应充分水化，保证尿量大于 2～3 L/d，以减少管型形成。

（3）碱化尿液：减少尿酸和轻链在肾内沉积，可口服和静脉注射碳酸氢盐，维持尿 pH 在 6.5～7 之间。

（4）肾替代治疗

1）透析：适用于严重肾衰竭患者，并可治疗高钙危象。透析同时给予适当剂量的化疗，亦可取得较满意的疗效，进一步延长其生存期，部分患者有可能脱离透析。美国骨髓瘤透析患者 1 年存活率为 54%。血液透析时应避免过分超滤、加重高黏滞血症。腹膜透析对清除游离轻链可能较血液透析为好，但易并发感染。

2）血浆置换：该疗法理论上对于快速去除循环中的异常球蛋白及其轻链，减轻 MM 管型肾病，改善和恢复肾功能有益。但仅有的一个 RCT 研究并未证实其益处。目前主要用于治疗高黏滞综合征。

（5）肾移植：肾移植只适用于很少数严格选择的患者（MM 治疗有效，预后良好）。

（喻小娟）

第 3 节　轻链沉积病

单克隆免疫球蛋白沉积病（monoclonal immunoglobulin deposition disease，MIDD）是由于单克隆免疫球蛋白轻链和（或）重链异常产生并在许多脏器沉积导致的一种全身性疾病，常继发于淋巴浆细胞异常增生性疾病如多发性骨髓瘤（multiple myeloma，MM）、淋巴瘤（lymphoma）、巨球蛋白血症（Waldenstrom macroglobulinemia，WM）等，肾是其最常累及的脏器。根据沉积的免疫球蛋白组成成分不同，MIDD 分为三种亚型，轻链沉积病（light chain deposition disease，LCDD）、重链沉积病（heavy chain deposition disease，HCDD）和轻链-重链沉积病（light-heavy chain deposition disease，LHCDD），以 LCDD 最为常见，本节介绍 LCDD。

【临床表现】

发病年龄以中、老年为主，年龄范围 22～94 岁，多数大于 50 岁，男性多于女性，男女之比报道为（1.7～4）：1。多数患者以肾受累为首发症状，表现不同程度的蛋白尿及肾功能不全，肾病综合征见于约 23%～65.4% 的患者，可合并镜下血尿、高血压和肾功能不全；也有的患者以肾小管间质损害为主。其他常见的受累器官有心、肝、神经系统及皮肤等，也有肺、胃肠道、脾、内分泌腺（包括胰腺、甲状腺及肾上腺）、淋巴结、肌肉、眼、关节、乳腺、垂体等受累的报道。血、尿免疫固定电泳可见相应轻链。

【病理表现】

肾脏病理：光镜下表现和糖尿病肾病酷似，肾小球呈系膜结节样硬化，可有毛细血管扩张，刚果红染色阴性。LCDD 的结节和糖尿病肾病的结节在光学显微镜下也有一些差别，主要表现在：①LCDD 的 PAS 染色呈强阳性，而嗜银染色阳性程度较弱；②LCDD 的 GBM 增厚不如糖尿病肾病明显。其他表现可为肾小球系膜细胞和基质轻至中度增生，或为大致正常的肾小球，常伴不同程度的肾小球硬化，也有报道少数肾小球可见新月体形成。

轻链免疫荧光检测具有决定性诊断意义。轻链 κ 或 λ 沿肾小管基底膜（TBM）外缘呈线样沉积，肾小球毛细血管基底膜（GBM）及结节状增生的系膜区、包氏囊壁也可见沉积。LCDD 中 κ 轻链沉积多见于 λ 轻链，比例约（2～5）∶1。有报道电镜观察到肾小球内的颗粒状沉积物，而免疫荧光却为阴性，有可能为沉积于肾小球内的轻链被修饰致使其抗原决定簇被掩盖，或者早期 LCDD 病例颗粒状沉积物量少，免疫荧光难以检出，此时免疫电镜检测可能有助于确诊。

电镜检查可观察到 LCDD 特征性的超微结构改变，表现为细颗粒状电子致密物沿肾小管基底膜外侧、肾小球毛细血管基底膜内侧、系膜区、Bowman 囊壁及小血管壁沉积。

【诊断和鉴别诊断】

诊断根据临床表现、相应的实验室检查和病理检测，确诊依赖病理。肾 LCDD 需与其他病理呈现系膜结节性硬化疾病相鉴别，包括结节型糖尿病肾小球硬化症、膜增生性肾小球肾炎、纤维性和免疫触须样肾小球疾病等。

【治疗】

治疗措施主要针对减少免疫球蛋白轻链的产生。目前多采用化疗，方案包括 MP 方案、VAD/VAMP、糖皮质激素和环磷酰胺、单纯糖皮质激素、糖皮质激素和沙利度胺、糖皮质激素和硼替佐米，也有大剂量化疗和自体干细胞移植的报道。辅助治疗措施包括纠正高钙血症及碱化尿液，防止本-周蛋白尿形成管型。进入 ESRD 患者，选择透析治疗，肾移植易复发，因此如果不能有效控制轻链产生，不建议给 LCDD 患者行肾移植。影响 LCDD 预后的因素有老年、合并 MM、轻链在肾以外脏器沉积等情况。

（喻小娟）

第 4 节　重链病肾损害

一个天然的免疫球蛋白分子由两条相同的重链和轻链组成，轻链与重链之间由二硫键连接。重链可分为 5 类，即 α、γ、μ、δ、ε 重链，分别组成 5 种不同的免疫球蛋白 IgA、IgG、IgM、IgD 和 IgE。现在已经知道 γ 重链有 4 个亚型，分别为 γ1、γ2、γ3 和 γ4。α 重链有两个亚型，分别为 α1 和 α2；μ 重链也有两个亚型，分别为 μ1 和 μ2。轻链有两种：κ 链和 λ 链。上一节已介绍轻链沉积病。单独单克隆重链或轻重链一起沉积也可导致肾脏病，包括重链沉积病（HCDD）、轻链-重链沉积病（LHCDD）和增生性肾小球肾炎伴单克隆免疫球蛋白沉积（proliferative glomerulonephritis with monoclonal immunoglobulin deposits，PGNMID）。

一、重链沉积病（HCDD）

正常情况下，重链限制在内质网内，血液中没有游离重链；而重链病时，游离重链被分泌进入血液在人体各脏器中沉积则成为 HCDD。在所有的 HCDD 病例中，以 γHCDD 最为多见，4 种亚型都已见报道，目前，国际上还见到 2 例 αHCDD 和 1 例 μHCDD 的报告。

不同重链的肾沉积病具有相似的病理表现。肾小球系膜区重链沉积，没有轻链，导致系膜基质增多，典型者形成结节样损害，光镜下与 LCDD、糖尿病结节样肾小球硬化症、原发性系膜结节样硬化症、晚期膜增殖性肾炎或纤维性肾小球病等酷似。因此如果不做仔细的免疫荧光检查，往往会导致重链沉积病的漏诊，免疫荧光表现为单一亚型的重链沉积、轻链阴性。电镜表现同 LCDD。

HCDD 表现为大量蛋白尿、血尿、高血压和肾功能不全。IgG3 与 C1q 结合最为高效，从而激活经典补体途径，其次为 IgG1、IgG2，IgG4 则不能激活经典补体途径，因此大多数 γ1（IgG1）和 γ3（IgG3）HCDD 有低补体血症，而 γ2（IgG2）和 γ4（IgG4）HCDD 则没有。血、尿免疫固定电泳可见相应重链。

大部分 HCDD 接受基于 MM 的化疗。其中 MP 为最常用的治疗方案，其他包括 VAD、糖皮质激素加环磷酰胺、糖皮质激素加沙利度胺等，最近陆续有报道应用糖皮质激素加硼替佐米（D 级），并发现其可明显降低蛋白尿、延缓甚至改善肾功能不全。2 例患者进行了自体干细胞移植。

在肾移植后，移植肾可再发生 HCDD（D 级）。

二、轻链-重链沉积病（LHCDD）

LHCDD 较 LCDD/HCDD 更为罕见，临床和病理表现与 LCDD 酷似。综合目前文献报道的 LHCDD 资料，患者多为中老年起病，性别之间无明显差异，男性略多于女性，绝大多数患者出现肾病范围蛋白尿、肾病综合征，肾功能不全和高血压，亦可伴血尿。部分患者补体 C3 下降。目前报道 36 例 LHCDD 患者中，重链和轻链分型组合以 IgG-κ 型最多共 16 例（占 44.4%），其次依次为 IgG-λ 型 9 例，IgA-κ 型 3 例，IgA-λ 型 3 例，5 例无相关数据。治疗方法也与 LCDD 相同，采取化疗和（或）自体干细胞移植。肾移植后 LHCDD 亦可复发。

三、增生性肾小球肾炎伴单克隆免疫球蛋白沉积（PGNMID）

PGNMID 多见于中老年人，平均年龄 55 岁（20～81 岁），女性偏多，男：女＝1：2。临床表现为不同程度蛋白尿、血尿和肾功能不全，高血压常见，50％出现肾病综合征。肾活检病理光镜下多表现为膜增生性肾小球肾炎，也可为毛细血管内增生性肾小球肾炎或不典型膜性肾病；电镜下在系膜区、内皮下可见颗粒样电子致密物沉积（类似免疫复合物介导的肾小球肾炎）；确诊需要免疫荧光，表现为单一的免疫球蛋白沉积，多数为 IgG3κ（53.1％），其次为 IgG1κ（21.9％）、IgG3λ（12.5％），多数患者伴有肾组织的 C3 沉积（易被误诊为 C3 肾小球病）。70％的 PGNMID 患者血、尿和骨髓不能检测到单克隆免疫球蛋白（Ig），3％合并多发性骨髓瘤。治疗参见图 11-4-1（D 级）：

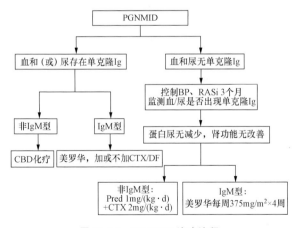

图 11-4-1　PGNMID 治疗流程

BP：血压；RASi：肾素系统抑制剂；Pred：泼尼松；CTX：环磷酰胺

（喻小娟）

第5节 原发性华氏巨球蛋白血症肾损害

血中出现异常增多的免疫球蛋白M（IgM）即称为巨球蛋白血症。该病病因可分为：①意义未明的单克隆免疫球蛋白血症（monoclonal gammapathy unsignificant syndrome，MGUS）及冷凝集素综合征；②淋巴浆细胞淋巴瘤/华氏巨球蛋白血症（IPL/Waldenstrom macroglobulinemia，LPL/WM）、IgM型多发性骨髓瘤以及髓外浆细胞瘤；③B细胞淋巴细胞增殖性疾病。华氏巨球蛋白血症（WM）是一种慢性淋巴增生性疾病，以骨髓浸润和单克隆IgM副蛋白血症为特征。WM是少见病，在美国每百万人年发病率为5.1（男1.7，女3.4），我国缺乏有关报告。WM肾损害更少见。

【临床表现】

1. 巨球蛋白血症所致表现

（1）高黏滞综合征：①血浆黏度增加，引起循环障碍，表现为乏力、食欲不振、体重减轻；②视物障碍：视网膜静脉扩张或呈蜡样分节外观，可有眼底渗出及出血，球结膜可有红细胞聚集表现；③神经系统：头痛、头晕、困倦、神志不清和昏迷等脑循环障碍，出现瘫痪、癫痫、继发性出血及周围神经病变；④心肺血管改变：肺间质病变、心功能不全及肺动脉高压或休克。

（2）贫血：贫血是该病最常见的临床表现，80%患者在诊断时已有贫血，疾病晚期时，部分患者血红蛋白浓度可降至50 g/L以下。造成贫血的因素较多，包括骨髓造血功能抑制、红细胞破坏加速、失血、血浆容量增加使血液稀释等原因。

（3）冷球蛋白有关症状：当巨球蛋白具有冷球蛋白性质时，则出现冷敏感，冷荨麻疹、雷诺现象，甚至动脉痉挛及闭塞，导致组织坏疽。

（4）出血倾向：由于巨球蛋白血症直接损伤血管壁与凝血因子结合，并干扰了血小板功能而引起出血，表现为口腔、鼻腔和消化道出血、皮肤紫癜等。

2. 肾功能损害及蛋白尿　本病的肾功能不全发生率显著低于多发性骨髓瘤，其致病特点为大分子量 IgM 沉淀于肾小球引起的小球损伤。此外，高黏滞综合征、淀粉样变性及浆细胞样淋巴细胞的间质浸润也是肾功能损害的主要机制之一。

3. 淋巴-浆细胞增生所致表现　常见淋巴结、肝、脾大。偶可见类风湿关节炎及皮肤多发性浸润性结节。

4. 淀粉样变性　见于部分患者，舌、心肌、胃肠道、肝、脾、神经系统、皮肤及其他组织器官均可被累及。

5. 其他　由于缺乏正常免疫球蛋白 IgM，易发生反复感染，多见合并肺炎。本病常有骨质疏松，溶骨性病变在本病少见。

【肾脏病理】

病理改变多样，最多见（50%～60%）的是浆细胞样细胞在肾实质浸润。其他还包括：轻链沉积病、肾淀粉样变性、Ⅰ型冷球蛋白血症肾损害、免疫复合物型新月体肾炎以及尿酸盐沉积等。合并微小病变肾病亦见报道。

【诊断】

诊断要点包括：①单克隆 IgM 血症；②浆细胞样的小淋巴细胞骨髓浸润≥10%；③典型的细胞免疫表型（表面 IgM＋，CD 5＋/－，CD10－，CD19＋，CD20＋，CD22＋，CD23－，CD25＋，CD27＋，FMC7＋，CD103－，CD138－）。

隐匿性 WM：指没有临床症状，每年约 4% 患者变为有症状的 WM。

IgM 型的意义未明的单克隆 γ 球蛋白血症（MGUS）：应符合以下条件：①血清 IgM＜3 g/dl；②没有症状和体征；③浆细胞样的小淋巴细胞骨髓浸润＜10%。

【鉴别诊断】

需要鉴别的疾病有：

1. 多发性骨髓瘤　IgM 型多发性骨髓瘤罕见，溶骨和 t（11；14）基因易位支持本病。

2. 慢性淋巴细胞白血病　慢性淋巴细胞白血病 CD5＋，CD23＋，FMC7－。

3. 套细胞淋巴瘤　套细胞淋巴瘤 70％患者 cyclin D1（bcl-1）＋，有 t（11；14）基因易位，而 WM 没有。

【治疗】

第二届国际 WM 会议就 WM 治疗达成的共识如下：

1. 没有症状的 WM 预后良好，仅需要定期随访。是否开始治疗不能仅取决于血清 IgM 水平。

2. 如果出现相应症状，应当开始治疗。措施包括（都是 D 级）：①血浆置换治疗严重的高黏滞综合征（昏迷等），白蛋白作置换液更有利于降低血液黏滞度；②抗 CD20 抗体——美罗华；③CHOP 方案化疗；④苯丁酸氮芥（瘤可宁）[0.1 mg/（kg·d）] 单用或联合泼尼松 [0.3 mg/（kg·d）]；⑤M-2 化疗（环磷酰胺、长春新碱、马法兰、泼尼松）；⑥硼替佐米，可联合地塞米松、美罗华；⑦沙利度胺（Thalidomide）；⑧骨髓干细胞移植。

（喻小娟）

第 6 节　冷球蛋白血症肾损害

冷球蛋白血症系一类异常循环免疫球蛋白引起的一组疾病，该异常球蛋白（或免疫球蛋白与补体的混合物）遇冷沉淀，升温后又可以溶解。常见冷球蛋白血症的原因为肿瘤、感染和结缔组织病。冷球蛋白既可由单克隆免疫球蛋白成分组成，也可为多种不同抗体成分构成，后者称为混合性冷球蛋白血症。

【临床表现和诊断思路】

产生冷球蛋白的原因多样，因此临床表现也不尽相同。

1. 冷球蛋白血症的分型　根据循环免疫球蛋白的特点，冷球蛋白又被分成三型。Ⅰ型冷球蛋白是一种单克隆抗体成分。Ⅱ型和Ⅲ型冷球蛋白中因至少包括两种免疫球蛋白，又称为混合性冷球蛋白血症。三种类型的分类及特点见表11-6-1。

表 11-6-1　冷球蛋白血症的分型

类型	冷球蛋白的性质	常见疾病
Ⅰ 型	单克隆免疫球蛋白或其成分，如轻链	华氏巨球蛋白血症，多发性骨髓瘤
Ⅱ 型	单克隆免疫球蛋白（IgMκ＞90%）和多克隆 IgG。该单克隆抗体多具有类风湿因子活性	多为慢性丙型肝炎病毒（HCV）感染所致；少数为乙型肝炎病毒（HBV）或 EB 病毒感染等
Ⅲ 型	多克隆抗体，多为 IgG 和 IgM。也可具有类风湿因子活性	慢性 HCV 感染；自身免疫性疾病；HBV 或 EB 病毒感染等

混合性冷球蛋白血症发病机制是由于各种原因（如病毒抗原刺激）引起 B 细胞过度活化、增生后产生异常免疫球蛋白，同时机体对异常球蛋白的清除能力下降。

2. 本病相对少见，多发生在成年女性。混合性冷球蛋白血症的全身表现包括乏力、不适、雷诺现象、关节痛和关节炎；2/3～3/4 的患者肝脾大伴转氨酶升高；其他还有外周神经病和紫癜样血管炎性皮疹。肺受累罕见，表现为小气道阻塞和换气功能障碍，罕见肺出血和肺血管炎；中枢神经系统、心脏、消化道和肾上腺受累罕见。总补体低，特别是常见 C4 水平降低。

3. 约 50% 的患者有肾受累，但以肾受累起病者不足 1/4。多数患者肾受累呈缓慢、隐袭起病。1/4～1/3 的患者出现肾炎综合征，表现为血尿、高血压、蛋白尿和急性肾损伤。表现为少尿型急进性肾炎者罕见。约20%的患者出现肾病综合征。

4. 化验　血清冷球蛋白阳性，进一步的免疫分型可确定免疫球蛋白成分。Ⅰ型者免疫固定电泳可见 M 带；Ⅱ型和Ⅲ型者类风湿因子阳性，其中Ⅱ型以 IgMκ 为主。

5. 肾脏病理　肾活检光镜检查多表现为膜增生性肾小球肾炎，其特点包括：①大量单核细胞和多形核白细胞浸润；②肾小球内皮细胞下无定形 PAS 阳性而刚果红阴性物质的沉积，有时充填于毛细血管腔；③膜增生的特点：基底膜双轨征形成，可见无定形沉积物、系膜细胞和单核细胞插入；④虽有严重毛细血管内增生，但毛细血管外增生相对少见。除肾小球病变外，还可见中、小动脉的血管炎。混合性冷球蛋白血症患者肾活检的直接免疫荧光检查可见 IgM、IgG、C3 和 C1q 沉积，主要分布于内皮下、系膜区以及毛细血管内的"血栓"。电镜检查主要为无定形电子致密物或形成结晶的物质沉积于内皮下和毛细血管腔，结晶物纵断面可表现为纤维样、指纹样、晶格样、微管样，微管横断面直径 $20\sim35$ nm，也可表现为其他无定形结构。

6. 诊断思路　诊断冷球蛋白血症肾损害，应检测到冷球蛋白和有典型的肾损害特点。低补体血症，特别是早期补体成分 C1q～C4 的下降是冷球蛋白血症的特点之一。血清免疫固定电泳、类风湿因子、HCV 感染证据和自身抗体有助于分型。

【鉴别诊断】

本病应与肾病理表现为膜增生性肾小球肾炎的疾病以及其他副蛋白血症肾损害相鉴别。

1. 表现为膜增生性肾小球肾炎的疾病

（1）狼疮性肾炎：Ⅳ型可为膜增生型。狼疮性肾炎常伴多系统侵犯，化验抗核抗体等多种自身抗体阳性，补体 C3 下降。免疫病理检查呈"满堂亮"。应注意的是，狼疮性肾炎患者也可有冷球蛋白血症阳性，肾损害是否为冷球蛋白所致取决于光镜和电镜下的冷沉淀蛋白沉积。

（2）其他感染、非冷球机制继发的膜增生性肾小球肾炎：血冷球阴性，血有相应病原体感染证据，肾组织相应病原体抗原染色阳性。

（3）C3 肾小球病：肾组织免疫荧光染色以 C3 为主，免疫球蛋白和 C1q、C4 阴性或很弱，多数患者血 C3 降低、C4 正常。电镜电子致密物多部位沉积（系膜区、内皮下、基底膜内、上皮下）。

2. 其他副蛋白血症肾损害　须与本病鉴别的副蛋白血症包括肾淀粉样变性、轻链沉积病、重链沉积病、巨球蛋白血症肾损害、纤维样肾小球病和免疫触须样肾小球病。肾淀粉样变性刚果红染色阳性，而余者均阴性是重要的鉴别依据。此外，超微病理纤维丝的直径、形状、分布部位、范围和各自的临床及实验室检查特点等均有助于鉴别。

【治疗】

Ⅰ型冷球蛋白血症应治疗相应的浆细胞病，如多发性骨髓瘤和华氏巨球蛋白血症。详见本章第 2 节和第 5 节。

混合性冷球蛋白血症患者病程中其临床表现可自发部分或完全缓解，但多数患者的肾脏病及全身表现反复发作或加重。在混合性冷球蛋白血症与 HCV 感染的关系明确之前，多数患者应用糖皮质激素联合细胞毒药物（如环磷酰胺、苯丁酸氮芥）取得了良好疗效。对于严重肾脏病、发生指（趾）坏疽和危及生命的脏器受累者，也曾加用血浆置换疗法以清除冷球蛋白。对 HCV 相关的冷球蛋白血症患者进行强化免疫抑制治疗有可能促进 HCV 复制，因此应根据病毒复制情况加以抗病毒治疗。既往的经验表明大多数冷球蛋白血症患者并非死于肾脏疾病，而是死于心脏病、其他多脏器受累或感染。终末期肾衰竭患者可采用透析和肾移植，但移植肾可再发冷球蛋白血症性肾脏病变。

（喻小娟）

感染性疾病导致的肾损害

第 12 章

第 1 节　乙型肝炎病毒相关性肾炎

全世界大约有 20 亿人感染过乙型肝炎病毒（HBV）。我国 HBV 慢性感染者的患病率为 9.75%，总患病人数约 1.2 亿。HBV 相关性肾炎是国内常见的继发性肾小球疾病。随着将乙型肝炎疫苗预防接种纳入计划免疫管理，HBV 相关性肾炎的患病率也呈现出明显的下降趋势。

【临床表现与诊断思路】

1. HBV 相关性肾炎最常见的病理类型是膜性肾病（HBV-MN），其次为膜增生性肾炎（HBV-MPGN）及系膜增生性肾炎（HBV-MsPGN）。少见的病理类型包括局灶节段性肾小球硬化（FSGS）、IgA 肾病和结节性多动脉炎肾损害。

2. HBV 相关性肾炎多见于儿童及青少年。男性居多。多表现为肾炎综合征合并肾病综合征，部分患者可有肉眼血尿。

3. 可有血清补体 C3、C4 及 C1q 降低，循环免疫复合物阳性。

4. 患者血清中存在目前或既往 HBV 感染证据，甚至存在 HBV-DNA 复制。

5. HBV-MN 的病理表现与特发性膜性肾病相似，即光镜下可见肾小球基底膜增厚，免疫荧光检查可见 IgG 和 C3 在肾小球毛细血管壁上沉积，但是，本病尚可出现以下不同特点：①免疫荧光检查除见 IgG 及 C3 呈颗粒样沉积外，也常有 IgM、IgA 及 C1q 沉积，沉积部位除毛细血管壁外，也常见于系膜区；②光镜下除可见弥漫性肾小球基底膜增厚及钉突外，增厚的基底膜还常呈链样状，并伴有明显的系膜增生；③电镜检查可见大块电子致密物呈多部位分布，见于上皮下、基底膜内、内皮下及系膜区。有时可发现病毒样颗粒，并可见管网状包涵物（tubuloreticular inclusions）。具备这些特点之一的又被称为非典型膜性肾病。

6. HBV-MPGN 是 HBV 相关性肾炎的第二个常见病理类型，临床表现与原发性 MPGN 相似，表现为肾病范围蛋白尿和（或）肾病综合征、肾炎综合征和低补体血症，45% 患者合并高血压，20% 表现为肾功能不全。病理常表现为 Ⅰ 型 MPGN 的特点，肾小球呈分叶状，系膜细胞和基质增生，肾小球基底膜增厚并可见双轨征，系膜区、肾小球基底膜内皮下可见电子致密物沉积；也可以有 Ⅲ 型 MPGN 的特点，即除了上述病理表现以外，在上皮下也可见到电子致密物沉积。少数患者可出现冷球蛋白血症肾损害。

7. 诊断思路　目前国际上对 HBV 相关性肾炎并无统一的诊断标准。临床上遇到以下几种情况时，需要考虑 HBV 相关性肾炎的可能性：①乙型肝炎患者或者有 HBV 感染史（例如抗 HBc 抗体阳性者）合并蛋白尿或肾病综合征；②肝功能异常合并蛋白尿者；③儿童及青少年膜性肾病患者；④肾病理表现为非典型膜性肾病者。参照 1989 年北京"乙型肝炎病毒相关性肾炎"专题座谈会的标准，患者满足如下三条标准可以诊断 HBV 相关性肾炎：①血清 HBV 抗原阳性；②患膜性肾病、膜增生性肾炎、IgA 肾病或 FSGS，并除外狼疮性肾炎等继发性肾小球疾病；③肾组织切片上找到 HBV 抗原。其中，第③点为最基本条件，缺此不能诊断。

【鉴别诊断】

应与表现为膜性肾病和膜增生性肾炎者相鉴别。

1. 原发性膜性肾病　多发于中老年人。表现为肾病综合征，可有少量镜下血尿，血清补体 C3 正常。肾脏病理为典型膜性肾病，IgG 和 C3 沿肾小球基底膜颗粒样沉积。肾组织无 HBV 抗原沉积。目前认为抗 PLA2R 受体抗体是特发性膜性肾病的标志性抗体，敏感度为 70%～80%，特异度约为 99%。但需要注意的是，HBV-GN 合并抗 PLA2R 抗体的阳性率可高达 7.7%，HBV-GN 肾组织中 PLA2R 抗原的阳性率可高达 64%。

2. 继发性膜性肾病

（1）狼疮性肾炎：V 型狼疮性肾炎即为膜性狼疮性肾炎。免疫病理检查呈"满堂亮"，光镜检查除 GBM 增厚外，也可有系膜增生病变。但狼疮性肾炎多发生于青年女性，常伴多系统侵犯，化验抗核抗体等多种自身抗体阳性可资鉴别。

（2）肿瘤相关膜性肾病：可为典型或非典型膜性肾病。多见于中老年患者，肾脏病前、后或者同时发现恶性肿瘤。常见肿瘤为实体瘤、白血病和淋巴瘤等。患者虽表现为肾病综合征严重水肿，但体重下降，可有全身淋巴结肿大，血清肿瘤标志物可阳性，肿瘤得到有效治疗后肾病可随之缓解。

3. 膜增生性肾炎　根据免疫复合物沉积情况可分为 3 种病理类型。存在免疫复合物沉积的 MPGN 需要注意查找自身免疫疾病、肿瘤、感染性疾病；补体沉积为主的主要考虑 C3 肾小球病，需要积极查找补体调节蛋白缺陷；无免疫复合物沉积者考虑是慢性血栓性微血管病。

4. 冷球蛋白血症肾损害　病理表现为 MPGN，血清冷球蛋白阳性，部分患者可有 HCV 感染证据，多有类风湿因子阳性。肾病理光镜肾小球严重内皮细胞增生、大量单核细胞和多形核白细胞浸润，内皮细胞下有无定形 PAS 阳性而刚果红阴性物质的沉积，电镜可见冷球蛋白结晶。

【治疗】

HBV 相关性肾炎的治疗方案包括以下三个方面：

（1）慢性肾脏病的相关治疗措施，如低盐饮食、使用 ACEI 或 ARB 类药物减少尿蛋白等，参见慢性肾脏病章节。

（2）抗病毒治疗，其适应证包括① HBeAg 阳性者，HBV-DNA$\geq 10^5$ 拷贝/ml（相当于 20 000 IU/ml）；HBeAg 阴性者，HBV-DNA$\geq 10^4$ 拷贝/ml（相当于 2000 IU/ml）。②使用激素或免疫抑制剂的患者，需在治疗前 1 周开始使用。常用的抗病毒药物有干扰素-α（IFN-α）和核苷类似物。常用核苷类似物有拉米夫定和恩替卡韦，由于阿德福韦酯有肾损伤的副作用，一般不建议使用此药物治疗 HBV-GN。

（3）糖皮质激素（以下简称激素）及免疫抑制剂治疗：由于病毒抗原抗体复合物、补体等免疫因素参与 HBV-GN 的发病过程，因此，激素及免疫抑制治疗可能是 HBV-GN 的重要补充。其临床应用的适应证包括：①重症肾病综合征（如 ALB<20 g/L）；②合并血栓栓塞或特发性急性肾损伤等并发症者；③抗病毒治疗无效的肾病综合征。可选择的治疗方案包括激素、钙调蛋白抑制剂（CNI）、激素联合吗替麦考酚酯等。

（许　戎）

第 2 节　丙型肝炎病毒相关性肾炎

丙型肝炎病毒（hepatitis C virus，HCV）属于单链 RNA 病毒。慢性 HCV 感染是混合性冷球蛋白血症的主要原因，可以导致很多肝外表现，HCV 相关性肾炎是其中最主要的并发症。有三种不同类型的肾小球肾炎与 HCV 感染相关：冷球蛋白血症性肾炎、膜增生性肾炎和膜性肾病。

【临床表现和诊断思路】

1. 多发于 50～70 岁。表现为急性肾炎综合征或者肾病综合征。也可以表现为非肾病综合征范围的蛋白尿。急性肾衰竭多与肾小球毛细血管管腔内大量血栓形成或血管炎有关。患者可有难治性高血压，其严重程度常可以反映肾脏病严重程度。

2. 除上述肾脏表现外，患者还可以存在混合性冷球蛋白血症所致的系统性血管炎，呈慢性反复发作的临床过程。皮肤受累表现为紫癜、荨麻疹和雷诺现象；可有关节痛、多发性单神经炎；可有口眼干燥；亦可有胃肠道受累表现；肺部受累可表现为肺间质纤维化。

3. 可有抗 HCV 抗体和（或）HCV-RNA 阳性，75% 患者转氨酶升高。

4. 血清冷球蛋白阳性、类风湿因子阳性，免疫固定电泳可有 IgMκ 为主的 M 带，血清补体 C3 和 C4 均下降。

5. 多数 HCV 相关性肾炎呈现膜增生性肾炎的病理表现，且多数与冷球蛋白血症相关。但冷球蛋白血症所致肾脏损害，除了 MPGN 的一般病理表现外还有一些其他特点：光镜肾小球严重内皮细胞增生、大量单核细胞和多形核白细胞浸润，约 1/3 患者存在肾小球毛细血管腔内"血栓"形成，事实上其并非真正的血栓，其主要成分为沉积的冷球蛋白，电镜可见冷球蛋白结晶。

6. 诊断思路　临床上出现皮肤紫癜、关节痛、类风湿因子阳性和低补体血症，同时出现急性肾炎综合征合并肾病综合征等多系统受累应考虑到 HCV 感染的可能性。肾活检表现为膜增生性肾炎和冷球蛋白血症性肾损害。血清中存在 HCV 感染的证据及血清冷球蛋白阳性有助于确诊。

【诊断和鉴别诊断】

所有 HCV 感染患者应至少每年检测一次是否存在蛋白尿、血尿、高血压及肾功能异常。所有混合性冷球蛋白血症患者，以及病理表现为膜增生性肾炎、膜性肾病以及结节性多动脉炎的患者均应评估是否存在 HCV 感染。有学者认为确诊 HCV 感染相关性肾应满足以下三个条件：①病毒血清学检测阳性；②肾组织中检测到病毒抗原；③抗病毒治疗使病毒转阴后肾脏病随之缓解。

鉴别诊断应除外原发性小血管炎——多数患者病情活

动期血清 ANCA 阳性有助于鉴别诊断。应引起注意的是由于 HCV 感染与 HIV 感染途径类似，且 HIV 也可引起肾损害，因此疑诊 HCV 相关性肾炎的患者应除外 HIV 感染。

【治疗】

HCV 相关性肾炎的治疗主要针对以下三个方面：

（1）抗病毒：既往抗病毒治疗主要是基于干扰素的使用，但停止治疗后病毒血症及肾损害复发率很高。目前认为干扰素联合利巴韦林可以使病毒血症持续转阴的时间显著长于单用干扰素治疗，从而显著改善蛋白尿、血尿以及肾功能。近年来开发出的直接抗病毒药（direct acting antivirals，DAA）具有良好的抗病毒效果，而且能够有效清除冷球蛋白血症，可以避免干扰素及利巴韦林带来的各种副作用，改善肾损害。

（2）使用利妥昔单抗耗竭 B 细胞，以阻止冷球蛋白的产生。

（3）针对肾炎的非特异性免疫抑制治疗：KDIGO 指南建议如果存在肾病综合征范围蛋白尿或肾功能进行性恶化，或冷球蛋白血症急性发作，抗病毒治疗同时可以给予激素、CTX、血浆置换治疗。

（许　戌）

第 3 节　肾综合征出血热

肾综合征出血热（HFRS）是由汉坦病毒感染引起的急性自然疫源性疾病。储存宿主和传染源为啮齿类动物，我国为黑线姬鼠和褐家鼠。高发季节是秋末春初，病毒可随鼠的尿、粪、唾液及血液排出体外，人可经呼吸道、消化道或皮肤接触污染物被感染，罕见人际传播。肾损害常见，多表现为急性肾小管坏死。

【临床表现和诊断思路】

1. 突出表现是发热、出血和肾损害。早期特征性表现

"三痛"（头痛、腰痛和眼眶痛）和"三红"（颜面红、颈部红和上胸部皮肤红，似醉酒貌）。潜伏期 1～2 周，全部病程一般 4～6 周。

2. 肾损害主要表现为急性肾功能下降。不同血清型的汉坦病毒引起的肾衰竭严重程度不同。典型的疾病过程分 5 期，分别是发热期，低血压休克期，少尿期，多尿期，缓解期。这几个期可以相互重叠，也可以缺失。退热之后病情加重（出现尿量减少或血肌酐升高）是本病的显著特点。多数患者发生一过性非选择性蛋白尿，可同时合并不同程度的血尿。

3. 部分患者可以出现呼吸衰竭。如果发生血小板减少及弥散性血管内凝血（DIC），可以出现弥漫性皮肤黏膜甚至内脏出血。不同地区患者的临床过程可以差异很大。

4. 肾脏病理　最明显的病理改变是急性小管间质性肾炎，主要是单核细胞及淋巴细胞的炎性浸润。其他常见的间质改变包括髓质血管扩张充血，髓质出血，间质水肿，小管上皮细胞坏死再生，以及微血管炎症。光镜下肾小球组织学变化很轻，电镜可见足突部分融合。

5. 汉坦病毒感染可通过血清学检查确诊。起病时血中即可检测到 IgM 型抗病毒抗体，病程达 7～11 天时滴度达顶峰。恢复期 IgM 降低，而 IgG 型抗体升高。IgM 抗体阳性或 IgG 抗体 1 周后滴度上升 4 倍或以上具有诊断价值。目前已经合成重组汉坦病毒核蛋白作为抗原，可以对汉坦病毒进行快速特异性检测。

6. 诊断思路　疫区患者表现为发热、出血和肾损害；临床表现有"三红"和"三痛"；临床经过表现为"五期"；特异性血清抗体阳性即可诊断。

【鉴别诊断】需要与合并急性肾损伤的系统性疾病相鉴别。

1. ANCA 相关小血管炎　多系统受累，可表现为"红眼病"，常表现为急性肾损伤。血清 ANCA 阳性，急性肾损伤者肾活检多为新月体性肾炎。

2. 狼疮性肾炎　多系统受累，可表现为眼受累，也可发生急性肾损伤。急性肾损伤者可为严重弥漫增生性狼疮性肾炎，既可为严重的毛细血管内增生，也可为合并新月体形成。血清抗核抗体等多种自身抗体阳性有助于鉴别。

3. 急性小管间质肾病　其中特发性者又称为肾小管间质性肾炎-眼色素膜炎（TINU）综合征，可表现为"红眼病"和急性肾损伤，眼裂隙灯检查多为眼色素膜炎；药物相关者多有用药史，可有过敏性；上述急性间质性肾炎患者可有低血钾和尿糖阳性等肾小管受累的证据，可有外周血嗜酸性粒细胞升高和非感染性白细胞尿。肾间质可见包括嗜酸性粒细胞在内的炎症细胞浸润。

【治疗原则和预防策略】

最主要的预防措施就是避免暴露于大量啮齿类动物居住的环境，注意在人类居住和工作的地区防鼠灭鼠。目前已开发出汉坦病毒疫苗应用于临床。

对于汉坦病毒目前无特异性的抗病毒治疗方法。早期应用利巴韦林可以显著降低汉坦病毒感染者死亡率。RNA聚合酶抑制剂法匹拉韦联合利巴韦林可能可以增强其抗病毒效果。

目前该类患者的救治仍以积极支持治疗为主。早期诊断并及时给予严密监护及支持治疗可以显著降低死亡率。保持水及电解质平衡是最重要而基础的治疗，达到透析指征者给予透析治疗。

（许　戎）

第 4 节　其他感染相关的肾损害

多种感染性疾病可引起肾损害，致病微生物包括病毒、细菌、螺旋体和寄生虫等。本节主要介绍人类免疫缺陷病毒、细菌性感染性心内膜炎、梅毒螺旋体和部分寄生虫感染相关的肾损害。

一、人类免疫缺陷病毒（HIV）相关的肾脏病

　　获得性免疫缺陷综合征（acquired immune deficiency syndrome，AIDS）即艾滋病，是由人体免疫缺陷病毒（human immunodeficiency virus，HIV）引起的传染病。HIV 阳性者可发生多种肾小球疾病，其中一种特殊的局灶节段硬化型肾小球病与该病毒感染相关，被称为 HIV 相关肾病（HIV associated nephropathy，HIVAN）。

　　【临床表现及诊断思路】

　　1. HIVAN 多发生在 CD4$^+$ 细胞计数低的患者，但不一定是临床显性艾滋病患者。

　　2. HIVAN 临床上主要表现为蛋白尿和肾功能不全，多为肾病水平的蛋白尿甚至更为严重，部分患者出现典型的肾病综合征。部分患者可有高血压。但也有部分患者仅表现为非肾病水平的蛋白尿、镜下血尿和无菌性白细胞尿。

　　3. 肾脏 B 超多提示回声较强，可能与肾小管和肾间质的病变相关，即使已达到严重肾衰竭，其肾体积不小。

　　4. 可有多种自身抗体形成，如抗 GBM 抗体、抗核抗体等，但肾活检一般无相应肾小球病表现。

　　5. 肾脏病理主要为塌陷型局灶节段性肾小球硬化（FSGS）。其突出的特点是明显肥大、肿胀的足细胞聚集在塌陷的肾小球毛细血管袢周围。肾小管常严重扩张成微囊样，内含蛋白管型。免疫荧光检查可见 IgM 和 C3 沉积，但电镜下未见电子致密物沉积。肾活检组织中可见大量包涵体，呈现管网状结构。

　　6. 诊断思路　HIV 感染者出现蛋白尿、肾功能不全和高血压，肾活检呈塌陷型局灶节段性肾小球硬化者可诊断 HIVAN。

　　【鉴别诊断】应与肾活检表现为 FSGS 者相鉴别。

　　1. 原发性 FSGS　多发生于青少年，表现为肾病综合征，肾活检仅少数表现为塌陷型。血清缺乏 HIV 感染证据。

2. 表现为 FSGS 样病变的肾小球疾病如 Alport 综合征、IgA 肾病、产后 FSGS、局灶硬化性狼疮性肾炎（Ⅲ型或Ⅳ-S 型）、糖尿病肾病以及其他副蛋白血症性肾沉积病均需与 HIVAN 鉴别。各自疾病的特点以及血清 HIV 感染证据缺如可资鉴别。

3. 肥胖相关肾小球疾病　超重（如 BMI＞28 kg/m^2）；多表现为蛋白尿、高血压、高脂血症和高尿酸血症等代谢综合征；病理广泛肾小球体积肥大。

【治疗】

HIVAN 确诊后如无任何治疗多在 1 年内进展至终末期肾衰竭。

尚无前瞻、随机对照研究来确定 HIVAN 的治疗方案。目前 HIVAN 的治疗包括抗病毒治疗、ACEI 或 ARB 降蛋白。针对肾脏病理上病变较轻、蛋白尿相对较少和肾功能轻度受损的 HIVAN 患者而言，抗病毒治疗是迄今为止最有效的方法。应用糖皮质激素或环孢素 A 等免疫抑制治疗应权衡利弊。

二、感染性心内膜炎肾损害

在广泛使用抗生素之前，感染性心内膜炎最常见的致病菌是草绿色链球菌，其肾小球肾炎的发生率达 50%～80%。随着抗生素的广泛应用和静脉吸毒者的增加，金黄色葡萄球菌已成为感染性心内膜炎的主要致病菌，其肾小球肾炎的发生率为 22%～78%，特别是在静脉吸毒者中发生率更高。

【临床表现及诊断思路】

1. 发热、寒战。全身多系统受累，肾外表现为紫癜或出血点、关节痛。

2. 心脏扩大、听诊杂音变化、心力衰竭。超声心动图可见心脏瓣膜病变及赘生物形成。

3. 血培养可明确致病菌。多有低补体血症，治愈后恢复正常。多数患者血白细胞计数升高，血沉快，C 反应蛋白阳性。90% 的患者血清存在循环免疫复合物。血清中可有冷球蛋白和类风湿因子。

4. **肾脏受累**　包括肾梗死、肾脓肿、肾小球肾炎、药物过敏性急性间质性肾炎和 ANCA 相关性血管炎。主要表现为急性肾炎综合征。可有肉眼血尿，白细胞尿，也可有急性肾损伤甚至急进性肾炎。

5. **肾脏病理**　肾活检光镜下典型表现为局灶节段毛细血管内增生性肾小球肾炎，有时有局灶新月体形成，可有毛细血管袢坏死。部分患者可有弥漫性毛细血管内增生性病变和渗出性肾小球肾炎伴或不伴新月体形成。免疫荧光检查可见 IgG、IgM 和 C3 颗粒样沉积于肾小球毛细血管袢和系膜区。电镜下可见电子致密物沉积于肾小球系膜区、内皮下和偶有上皮下，以及不同程度的系膜细胞和内皮细胞增生。合并 ANCA 阳性的心内膜炎患者，肾活检可以发现合并的坏死和增殖性病变，以及寡免疫复合物沉积。

6. **诊断思路**　发热、寒战，多系统受累；以血尿为突出表现的急性肾炎综合征；心脏瓣膜赘生物及血培养见草绿色链球菌、金黄色葡萄球菌等致病菌生长有助于诊断。

【鉴别诊断】需要与系统性疾病引起的肾损害相鉴别。

1. **ANCA 相关小血管炎**　多系统受累，肺肾受累常见，心脏受累少见。常表现为急性肾损伤。血清 ANCA 阳性，肾活检多表现为少免疫沉积性新月体性肾炎。

2. **狼疮性肾炎**　多系统受累，可发生急性肾损伤。多见于年轻女性。血清抗核抗体等多种自身抗体阳性有助于鉴别。

3. **急性感染后肾小球肾炎**　咽部或皮肤链球菌感染后 1～3 周出现急性肾炎综合征，属自限性疾病，初期 6～8 周血清补体下降。肾病理为毛细血管内增生性肾小球肾炎。

【治疗】

应用抗生素治疗后，肾受累的表现逐渐减轻至消失，但也有个别患者的镜下血尿和蛋白尿持续数年。

少数患者心脏瓣膜病变严重、合并栓塞或者抗生素治疗无效者，可能需要外科手术治疗。应注意手术前后 2 周应用抗生素治疗。

发展到新月体性肾炎者有可能需要血浆置换和强化免疫抑制治疗，以促进肾脏病变的恢复。但应注意免疫抑制疗法虽可抑制免疫反应，但同时也可使感染恶化。

三、螺旋体病相关的肾脏病

梅毒（syphilis）由梅毒螺旋体致病。先天和后天梅毒均可引起肾脏病，但发病率只有 0.3%。梅毒所致肾脏病主要表现为肾病综合征，可以在发病后 2～6 周自发缓解，也可表现为慢性持续蛋白尿。肾活检的典型病理表现为膜性肾病，可伴有轻重不等的系膜病变。肾小球上皮下可检测到螺旋体的抗原，说明梅毒所致肾脏病可能是免疫复合物介导的疾病。青霉素驱除梅毒螺旋体治疗后，临床症状可缓解，组织学病变也有恢复的报道。

钩端螺旋体病（leptospirosis）是一种急性传染病，早期螺旋体血症时肾易受累。多表现为轻度蛋白尿和白细胞尿，少数可有血尿和管型。严重者可发生少尿型急性肾损伤。部分患者可表现为低钾血症。肾活检主要表现为小管间质性肾炎，严重者可表现为局灶性肾小管坏死，病灶内可检测到钩端螺旋体。经抗生素治疗长期预后好，肾功能及肾组织病变多可恢复。

四、寄生虫疾病相关的肾脏病

部分寄生虫感染可引起肾脏病，如疟原虫、血吸虫和利士曼原虫等。

疟原虫中可引起肾脏受累的主要是三日疟原虫、四日疟原虫和恶性疟原虫。三日疟原虫感染引起的临床显性肾小球疾病并不常见。多表现为无症状性尿检异常，可有蛋白尿、血尿和白细胞尿，肾功能多正常。临床严重的疟疾患者可发生血红蛋白尿引起的急性肾小管坏死。四日疟多侵犯儿童，其肾损害主要表现为蛋白尿，从一过性蛋白尿、轻度蛋白尿到肾病范围蛋白尿均可发生。血尿少见，早期可有血清补体降低，多数在 3～5 年内进展到终末期肾衰竭，自发缓解罕见。抗疟治疗和糖皮质激素均不能改善肾脏病的预后。肾脏病理表现多为膜增生性肾炎样病变或膜性肾病。免疫荧光检查可见 IgG、IgM、C3 和疟原虫抗原沉积于肾小球。电镜检查可在无规则增厚的肾小球基底膜内见到电子致密物。该病可能为免疫复合物介导。

血吸虫病也可引起肾损害。包括常引起肝硬化的曼森尼血吸虫和日本血吸虫，以及常引起膀胱炎的埃及血吸虫。我国主要流行日本血吸虫感染。血吸虫引起的肾小球疾病主要包括系膜增生、局灶硬化、膜增生性病变、新月体形成、膜性肾病和淀粉样变性，可进展至终末期肾衰竭。患者肾活检组织中可检测到血吸虫的抗原。除埃及血吸虫偶引起的肾病综合征可在抗寄生虫治疗后缓解，一般抗血吸虫治疗对肾脏病无效。

黑热病是由利什曼原虫所致，其所引起的肾损害多较轻，经抗寄生虫治疗后可逆转。肾脏病理常表现为系膜增生或局灶增生性病变，增生部位可见 IgG、IgM 和 C3 沉积，少数患者还可合并淀粉样变性。

旋毛虫病由旋毛虫所致，肾受累可有血尿和蛋白尿，但治疗后可消失。肾脏病理主要表现为有 C3 沉积的系膜增生性肾炎。

（许　戎）

血栓性微血管病肾损害

第 13 章

第 1 节　血栓性微血管病

血栓性微血管病（TMA）指一组涉及不同病因导致的急性临床病理综合征，所以又称之为 TMA 综合征，表现为微血管病性溶血、血小板减少以及微血栓造成的器官受累。如表 13-1-1 所示，TMA 所涉及的病因和发病机制各不相同，最终导致微血管内皮损伤诱发血栓性微血管病发生，经典的 TMA 主要指溶血尿毒症综合征（HUS）和血栓性血小板减少性紫癜（TTP）。本节主要介绍 HUS 和 TTP。

【临床表现与诊断思路】

HUS 和 TTP 病因多样，其病因和临床表现也不尽相同。

1. 血栓性微血管病的临床类型（表 13-1-1）

（1）Vero 毒素相关的典型 HUS：常见于儿童，可为流行性群发。为大肠杆菌 O157：H7 血清型感染所致。进食未煮熟的牛肉是最常见的感染源，未消毒的牛奶和水均有报道。常先有前驱腹泻，后发生急性肾损伤，又称为 D＋HUS。一般预后良好，约 90％ 完全恢复。

确诊需在患者大便中发现大肠杆菌 O157：H7。血清学检测大肠杆菌 O157：H7 多糖的抗体和大便中快速检测大肠杆菌 O157：H7 及其志贺样毒素的方法有助于确诊。

（2）非典型 HUS：多为旁路途径补体调节因子或补体基因遗传缺陷［其中包括 H 因子、MCP（CD46）、I 因子、C3 和 B 因子的基因突变］或者获得性（H 因子抗体）导致

表 13-1-1　TMA 综合征分类

分类	病因	临床表现	起始治疗
遗传性			
补体相关 TMA（非典型 HUS）	CFH、CFI、CFB、C3、CD46 以及其他旁路途径补体基因变异导致补体过度激活	多为儿童首发，少数成人发病，肾损伤常见	血浆置换或血浆输注；抗补体治疗
ADAMTS13 缺陷相关 TMA（TTP）	ADAMTS13 基因变异导致该酶活性下降	常儿童首发，亦可成人发病，肾损伤少见	血浆输注
代谢相关 TMA	MMACHC 基因（编码甲基丙二酸尿症和同型胱氨酸尿症 C 型蛋白）变异	通常 1 岁内发病，个例报道成人发病伴有肾损伤	补充维生素 B_{12}，甜菜碱，叶酸
凝血相关 TMA	DGKE、PLG、THBD 基因变异，进而影响补体调节	DGKE（甘油二酯蛋白激酶 E）相关 TMA 常常 1 岁以内发病伴肾损伤，其他基因相关描述少	血浆输注
获得性			
补体相关 TMA（非典型 HUS）	CFH 因子抗体，促进补体过度激活	儿童或成人发病，以急性肾损伤为主要表现	血浆置换、免疫抑制、抗补体治疗
ADAMTS13 缺陷相关 TMA（TTP）	ADAMTS13 抗体，导致该酶活性下降	儿童少见，以脏器缺血为主要表现，肾损伤少见	血浆置换、免疫抑制治疗
志贺毒素相关 TMA（ST-HUS）	产志贺毒素的大肠杆菌或痢疾志贺菌肠道感染	青少年多见，典型表现急性肾损伤，多数是散发，也可以暴发流行	支持治疗

表 13-1-1 TMA 综合征分类（续表）

分类	病因	临床表现	起始治疗
药物相关 TMA	免疫因素介导：奎宁或其他药物依赖的抗体 药物直接毒性：如 VEGF 抗体	发病急骤，表现为无尿性急性肾衰竭，逐渐（数周至数月）发病的肾衰竭	清除药物，支持治疗

其他疾病合并 TMA
恶性高血压
自身免疫病（如系统性硬化、系统性红斑狼疮、抗磷脂综合征）
妊娠相关：严重子痫前期、子痫、HELLP、产后溶血尿毒症综合征
骨髓移植或其他器官移植
肿瘤
系统感染

TMA：血栓性微血管病；TTP：血栓性血小板减少性紫癜；CFH：H 因子；CFI：I 因子；CFB：B 因子；ADAMTS13：vWF 剪切酶

补体过度激活，损伤微血管内皮导致 HUS 发生。遗传因素导致的多于儿童期发病，可表现为家族性，而获得性可为儿童或成人期发病，虽无腹泻症状（D-HUS），但患者也常伴有其他严重胃肠道前驱表现、急性无尿和恶性高血压，整体预后差，其中约 50% 患者可进展至终末期肾脏病（ESRD），死亡率较高。

部分儿童的非典型 HUS 可为产神经氨酸酶的肺炎链球菌相关的 HUS，该病少见。见于严重的肺炎链球菌感染包括肺炎和脑脊膜炎，可发生呼吸窘迫和败血症。随后可发生严重贫血和肾衰竭。

（3）TTP：主要由于 vWF 剪切酶活性严重下降导致 vWF 异常升高导致微血栓形成。该酶活性下降主要由于编码 vWF 剪切酶 ADAMTS13 的基因突变，可呈现家族聚集发病，或血清中存在 ADAMTS13 的自身抗体而导致。约 90% 患者可发生急性神经系统症状、紫癜和发热。其中神经系统症状较为明显，可持续发作也可反复发作，可能与脑内血管中新的血栓不断形成和消散有关，但一般多在 48 h 以内缓解。而肾损伤一般轻微。早期诊断、及时应用血浆疗法，生存率可达 90%。

2. 血栓性微血管病的临床表现

（1）HUS 主要表现为微血管病性溶血、血小板减少和急性肾损伤；可表现为严重高血压，甚至恶性高血压；肾受累严重，常不可恢复。

（2）TTP 常在 HUS 基础上发生神经系统受累和发热。部分患者主要以神经系统受累为主，表现为头痛、恶心，甚至抽搐和癫痫发作，而肾受累可较轻。

（3）血小板减少和溶血是血栓性微血管病的标志。TTP 发作时血小板可降至 2×10^9/ml，而 HUS 多为（3~10）$\times 10^9$/ml。溶血时外周血涂片见到 >2% 的破碎红细胞，还可有网织红细胞升高、LDH 上升、间接胆红素升高、游离血红蛋白升高和结合珠蛋白降低或检测不到。

（4）可表现为急性肾炎综合征和急性肾损伤。

3. 肾脏病理表现　儿童患者主要累及肾小球，典型病变为毛细血管内皮细胞增生肿胀，内皮下间隙增大含有蓬松的"绒毛样"物质。毛细血管腔内可见纤维素性血栓。成人患者常见肾脏微小动脉和小动脉病变，表现为内皮下间隙增宽、管腔严重狭窄。管腔内常见纤维素和血小板血栓、肌内膜增生，有时还可见微小动脉壁的坏死。动脉内膜增生可形成"洋葱皮"样改变。

电镜检查主要见血管壁内皮细胞肿胀，内皮下大量绒毛样物质填充伴有管腔狭窄。

4. 诊断思路　急性肾炎综合征患者应注意检查有无溶

血和血小板减少。发生溶血和血小板减少者应考虑血栓性微血管病。寻找机械性溶血的证据如外周血破碎红细胞；抗人球蛋白试验（Coombs 试验）阴性（神经氨酸酶相关的 HUS 除外）；病理学血管内皮细胞下增宽、洋葱皮样改变及微血栓形成等均有助于血栓性微血管病的诊断。确诊血栓性微血管病后还应明确病因分类（如 HUS/TTP）。

值得指出的是，许多原因不清的散发性 HUS 或 TTP，包括妊娠相关的 HUS 患者存在补体相关基因或 ADAMTS13 基因突变，并且这些突变和患者的临床表现和预后相关，提示相关的基因检测具有一定临床价值。

【治疗】

不同类型的血栓性微血管病的治疗方案并不一致，有关治疗原则可以参见表 13-1-1。目前公认的是 TTP、成人或非典型 HUS 的患者应使用血浆疗法以减少死亡和长期后遗症的危险，并且强调及早启动血浆置换的重要价值（图 13-1-1）。血小板计数和血清 LDH 可用来监测治疗反应，血浆治疗应持续应用到病情完全缓解。有关治疗特殊类型的血栓性微血管病还应注意以下环节。

1. Vero 毒素相关的 D＋HUS　儿童典型的 D＋HUS 常可以自发缓解，不推荐血浆治疗。由于人与人之间的接触也是重要的传播途径，特别是在医院，因此，感染者应被隔离直到连续两次便培养大肠杆菌 O157：H7 阴性。最为重要的预防措施是经常洗手。近年来典型的儿童 D＋HUS 的死亡率显著下降，主要可能归功于支持治疗的进展。止泻药物可增加中毒性巨结肠发生的危险，抗生素治疗大肠埃希菌感染有可能加重 Vero 毒素大量释放，故应慎用。

2. 非典型 HUS　非典型 HUS 患者推荐使用血浆疗法，但预后仍然较差。对于与补体缺陷有关的 HUS 目前研究显示抑制补体 C5 的单克隆抗体——伊库珠单抗可以明显抑制 TMA 活动，并显著改善肾脏预后，但是价格昂贵限制了其临床推广。对已知先天 H 因子缺乏的患者输注含 H 因子的血浆或重组 H 因子可能会有一定前景。肺炎链球菌相关的 HUS 患者应避免使用全血和全血浆。该类患者应予以抗生素和洗涤红细胞。由于存在自身免疫性溶血，也有人使用糖皮质激素。

应注意的是，对于 TMA 活动期静脉输注血小板往往适得其反，会降低患者生存率并延迟患者的恢复。只有存在危及生命的出血时才考虑应用血小板。

3. TTP　对于反复应用冰冻血浆治疗无效的患者，少数患者应用去除冷沉淀物的血浆可能有效。对于活检证实的严重微血管病变、存在与血小板减少相关的难治性高血压或高血压脑病患者，双侧肾切除往往可以使病情迅速（2周内）完全缓解。但只有在其他措施失败时才可考虑。

对于 ADAMTS13 抗体介导的 TTP，可以在血浆置换基础上联合糖皮质激素或免疫抑制治疗；对于难治或反复复发的患者，已有利妥昔单抗（抗 CD20 单抗）治疗成功的个例报道。推测利妥昔单抗可以清除产生抗 ADAMTS13 抑制性抗体的 B 细胞。而新近的随机对照试验确认了对于获得性 TTP 患者，采用 vWF 因子单克隆抗体 Caplacizumab 可以抑制疾病活动并减少复发。

（吕继成　赵明辉）

第 2 节　抗磷脂综合征

抗磷脂抗体由一组异质性抗体组成，包括狼疮抗凝物和抗心磷脂抗体。抗磷脂抗体及其相关的血栓形成称为抗磷脂综合征（APS）。其他临床表现则多种多样。可分为原发性和继发性。

【临床表现与诊断思路】

1. 抗磷脂综合征的分类　2013 年制订的抗磷脂综合征分类诊断标准详见表 13-2-1。动静脉血栓形成和产科合并症为其重要的临床特点。血小板减少与抗磷脂综合征的相关性并不肯定，不再作为诊断标准之一。表 13-2-1 抗磷脂综合征分类诊断标准确诊需要至少满足 1 项临床标准和 1 项实验室检查标准。

表 13-2-1　抗磷脂综合征分类诊断标准

标准	内容
临床标准	1. 血管内血栓形成发生一次或多次动脉、静脉或小血管的血栓形成，血栓形成需要客观证据证实，如影像学、多普勒超声或组织病理学检查（后者应无血管壁炎症的表现） 2. 妊娠并发症 　a. 一次或多次无诱因胎死宫内，一般发生在妊娠 10 周以后，B 超或直接检查胎儿形态正常；或 　b. 一次或多次早产，一般发生在妊娠 34 周以后，多有严重先兆子痫或严重胎盘功能不全；或 　c. 连续三次或三次以上无诱因自发流产，除外母体、解剖、激素水平异常以及父母染色体异常
实验室检查标准	1. 中等或高滴度血 IgG 或 IgM 型抗心磷脂抗体阳性至少两次，间隔至少 6 周。采用标准 ELISA 法检测 β_2-GPI 依赖性抗体阳性 2. 血浆狼疮抗凝物至少两次阳性，间隔至少 6 周。检测方法应符合 SCC（Scientific Standardization Committee，SCC）下属的委员会制订的狼疮抗凝物/磷脂依赖性抗体检测的标准化指南

确诊抗磷脂综合征需要至少满足 1 项临床标准和 1 项实验室检查标准

2. 灾难性抗磷脂综合征　主要表现为高滴度抗磷脂抗体的患者在数天或数周内出现多发内脏血管栓塞。感染是最常见的加重因素，其他包括外科手术、药物和停用抗凝药物。灾难性抗磷脂综合征与血栓性微血管病类似，患者常有血小板减少和溶血性贫血。其分类诊断标准如下。

（1）3 个或 3 个以上的器官、系统/组织受累[a]；

（2）同时或不超过一周时间内出现上述临床表现；

（3）至少有一器官或组织经病理学证实存在小血管血栓阻塞[b]；

（4）实验室确证存在抗磷脂抗体（狼疮抗凝物/抗心磷脂抗体）[c]。

确定灾难性抗磷脂综合征，须符合所有标准。

可能的灾难性抗磷脂综合征：

- 只有两个器官、系统/组织受累，其他标准均符合；
- 4条标准均符合，但由于患者死亡，未能间隔6周重复检测抗磷脂抗体；
- （1）（2）和（4）；
- （1）（3）和（4），尽管经过抗凝，患者的第三个器官受累出现在1周至1个月内。

[a]临床表现血管阻塞经过影像学证实，肾脏受累的定义为肌酐升高50%以上、严重的高血压（>180/100 mmHg）和（或）蛋白尿（>500 mg/24 h）；[b]组织学证实指存在重要的血栓形成证据，不管是否偶尔同时存在血管炎；[c]如果患者此前未被诊断APS，根据APS诊断分类标准，实验室确证要求间隔6周以上至少两次抗磷脂抗体检测阳性。

3. 肾脏受累表现　抗磷脂综合征患者肾脏受累类似于血栓性微血管病。可表现为严重的高血压；蛋白尿常见，可轻度也可达肾病范围；患者多有不同程度的肾功能损害。肾小球毛细血管血栓形成主要见于SLE伴有抗磷脂抗体的患者，肾动脉主干及其主要分支血栓形成既可以临床隐匿，也可表现为肾血管性高血压和肾梗死。肾静脉血栓形成可出现蛋白尿和肾功能不全。

4. 抗磷脂综合征与系统性红斑狼疮　系统性红斑狼疮（SLE）患者中约25%～45%存在抗磷脂抗体，但多数患者并不一定有抗磷脂综合征的临床表现。部分患者其IgG型抗体与血小板减少和血栓形成相关。约10%～30%的狼疮性肾炎患者肾活检可见到肾小球内有微血栓或者血管闭塞性病变，且与高血压和血肌酐升高相关。

5. 诊断思路　多系统受累患者，出现血小板减少和血栓栓塞性病变应考虑到抗磷脂综合征。血清抗磷脂抗体阳性并符合分类诊断标准可确诊。严重者应考虑灾难性抗磷脂综合征。

【鉴别诊断】

抗磷脂综合征应与累及肾的其他自身免疫性疾病和血栓性微血管病相鉴别，也应鉴别原发性和继发性抗磷脂综合征。

1. 其他自身免疫性疾病　ANCA 相关小血管炎和抗 GBM 病均可为多系统受累，一般无血小板减少，也无血栓栓塞的表现。血清 ANCA 和抗 GBM 抗体阳性，肾活检多为新月体性肾炎，鲜有血栓性微血管病样病变。

2. 其他血栓性微血管病　如 HUS 和 TTP，存在微血管病性溶血证据，血清中缺乏抗磷脂抗体等继发性疾病的证据。

3. 原发性和继发性抗磷脂综合征的鉴别　继发性常见于 SLE，原发性抗磷脂综合征和 SLE 继发的抗磷脂综合征具有相似的临床特点，血栓栓塞和产科合并症的发生率类似。自身免疫性溶血、白细胞减少、心脏瓣膜疾病以及低补体血症更常见于继发性抗磷脂综合征。从原发性抗磷脂综合征发展到 SLE 并不常见。狼疮性肾炎患者的自身抗体和肾活检多种免疫球蛋白和补体成分的沉积有助于鉴别。

【治疗】

血栓形成是抗磷脂综合征最常见的临床表现。目前口服抗凝药物是唯一证实可以有效预防进一步发生血栓性合并症的治疗方法。

无症状者不需要治疗，而有高度危险者则需要终身应用口服抗凝药。口服华法林将凝血酶原国际标准化比值（INR）维持在 3 以上比口服华法林将 INR 维持在 3 以下（低剂量华法林）或单独应用阿司匹林更为有效。但是对大多数患者而言，其发生血栓合并症的危险居中（如发生过 1 次），其治疗药物的种类、应用的时间和抗凝的强度尚无定论。

应用抗凝治疗时还应注意以下几个方面：首先狼疮抗凝物存在的条件下，某些合成的凝血活酶极为敏感，此时 INR 既可反映华法林的效应，又可反映体外抗磷脂抗体的抗凝效应，因此口服抗凝的效应有可能被夸大，当 INR 维持在治疗范围时仍有血栓复发的危险；其次血小板减少较为常见，而应用抗凝治疗时常担心出血。因此选择抗凝治疗的时间和强度应权衡利弊。目前认为中等程度的血小板减少不影响抗凝治疗，而严重血小板减少则不应进行抗凝治疗。

虽然抗磷脂综合征类似于血栓性微血管病。只有并发于 HUS 或 TTP 的少数患者才需要血浆疗法。对于继发性抗磷脂综合征，应积极治疗原发病。

对于灾难性抗磷脂综合征患者，治疗目标有三：①去除加重因素，例如控制感染；②预防和治疗血栓；③抑制细胞因子的"瀑布反应"。在有效的抗凝情况下可应用糖皮质激素、环磷酰胺、血浆置换和免疫球蛋白，但死亡率达 50%。其治疗流程见图 13-2-1。

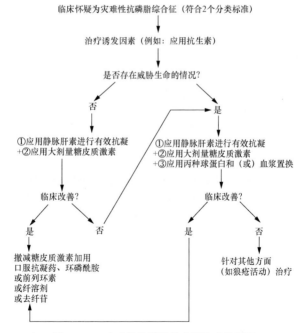

图 13-2-1　灾难性抗磷脂综合征治疗流程图

（吕继成　赵明辉）

终末期心脏、肝脏疾病肾损害

第 14 章

第 1 节　肝肾综合征

肝肾综合征（hepatorenal syndrome，HRS）是急性或慢性肝脏疾病患者出现急性肾损伤的多种可能原因之一，是晚期慢性肝脏病如失代偿期肝硬化及肝癌，或重症病毒性肝炎、酒精性肝炎、药物性肝炎及缺血性肝炎导致的暴发性肝衰竭引起的功能性急性肾损伤（AKI），且不能用其他因素，如过度利尿，应用肾毒性药物，脱水，感染，及合并其他肾脏结构性病变，如肾小球肾炎或肾小管坏死来解释。HRS 是一种排除性诊断，扩充血容量常不能改善其肾功能，治疗疗效差，预后不良。

【诊断与鉴别诊断】

HRS 需用排除法进行诊断，即临床实验室表现符合 HRS 后，还需排除没有引起急性肾损伤的其他任何明显原因，包括休克、当前或近期应用肾毒性药物治疗，且没有梗阻性肾病或肾实质疾病的超声证据，才能诊断 HRS。

国际腹水俱乐部（ICA）2015 年肝肾综合征诊断标准

- 诊断肝硬化及腹水；
- 依照 ICA-AKI 标准诊断急性肾损伤；
- 经过连续两天的利尿剂治疗和白蛋白 [1 g/（kg·d）] 扩容治疗无效；
- 无休克；
- 现在或近期未用过肾毒性药物，如非甾体抗炎药、氨基糖苷类抗生素及碘造影剂等；

- 无器质性肾损害迹象，例如：
  - 无蛋白尿（<500 mg/dl）；
  - 无血尿（尿红细胞<50/高倍视野）；
  - 肾脏超声检查正常。

注：ICA-AKI 标准为 48 h 内 Scr 上升 ≥ 26.5 μmol/L（0.3 mg/dl），或在已知或假定的 7 日内 Scr 上升 $\geq$ 基线的 1.5 倍，主要是针对 1 型 HRS 的诊断。若病变进展不太迅速，则归为 2 型。

【临床表现】

对于已确诊或临床上明显的急性或慢性肝病患者，HRS 的特征如下：①血清肌酐水平进行性升高；②尿沉渣检查通常正常；③无蛋白尿或极轻微蛋白尿（低于 500 mg/d）；④极低的钠排泄率（即尿钠浓度低于 10 mmol/L）；⑤可出现少尿。

虽然 HRS 可在无诱因情况下发病，但是一些因素更易促其发生，包括：感染，特别是自发性细菌性腹膜炎；大量放腹水而未补充白蛋白扩容；消化道大出血如食管胃底静脉曲张破裂出血，使用能导致肾小动脉（包括入球小动脉）收缩的药物如非甾体抗炎药，以及胆道梗阻胆汁淤积等。

根据疾病严重程度及进展速度，HRS 被分成两型（表 14-1-1）：

表 14-1-1　肝肾综合征 1 型及 2 型的鉴别要点

快速进展型 HRS（1 型）	缓慢进展型 HRS（2 型）
肾功能迅速进行性减退，血清肌酐常在 2 周内达到 221 μmol/L（2.5 mg/dl）以上。临床上主要问题是急性肾衰竭。若不及时治疗中位存活期仅 2 周	发病常无明显诱因。肾功能缓慢进展或相对稳定，血清肌酐常在 133～177 μmol/L（1.5～2.0 mg/dl）范围。临床上主要问题是对利尿剂抵抗的难治性腹水。平均中位存活期约为 6 个月

一、快速进展型肝肾综合征 （1 型 HRS）

此型 HRS 发病前常有明显诱因，以感染最多见，特别是自发性细菌性腹膜炎。肾功能损害进展迅速且严重为本型特点。随着肾功能坏转，患者常出现严重水、电解质及酸碱平衡紊乱，例如尿量减少，部分患者出现少尿或无尿；呈现高容量性低钠血症 （<130 mmol/L） 及高钾血症。尿钠及钠排泄分数降低，尿渗透压及尿渗透压/血浆渗透压比率增高。

二、缓慢进展型肝肾综合征 （2 型 HRS）

此型发病前常无明显诱因。患者肾功能缓慢进展或相对稳定。患者突出问题是对利尿剂抵抗的难治性腹水。

【鉴别诊断】

1 型 HRS 最需要与肾前性 AKI 及 ATN 进行鉴别 （表14-1-2）。对于肝硬化患者，胃肠道液体丢失、出血或者应用利尿剂或非甾体抗炎药进行治疗 （因为肝硬化时，肾血管扩张因子前列腺素一定程度上维持了肾灌注），可诱发肾前性疾病。经过一个疗程的氨基糖苷类药物治疗、给予放射造影剂、脓毒症发作或伴血压降低的出血之后，肝硬化患者则可能发生 ATN。应用下述这些实验室指标进行鉴别诊断时，血及尿标本必须在应用利尿剂之前留取。

表 14-1-2　肝肾综合征与其他急性肾损害的鉴别诊断要点

鉴别要点	容量效应性肾前性 AKI	肝肾综合征1 型	急性肾小管坏死
尿钠 （mmoL/L）	<10	<10	>30
钠排泄分数	<1	<1	>1
尿/血浆渗透压	>1	>1	<1
扩容治疗效应	有效	无效	无效

注：钠排泄分数＝尿钠×血肌酐×100%/血钠×尿肌酐

假性肝肾综合征：某些疾病可引起肝肾两个脏器同时受损，如系统性红斑狼疮、淀粉样变性、脓毒血症、休克、心力衰竭和中毒等，应注意与肝肾综合征的鉴别。此外，肝脏病变患者可因应用肾毒性药物，如非甾体抗炎药、氨基糖苷类抗生素、造影剂等出现肾功能损害。

【治疗与预防】

肝肾综合征的理想治疗是通过以下方法来获得肝功能改善：使酒精性肝炎恢复、用有效的抗病毒疗法治疗失代偿期乙型肝炎、使急性肝衰竭恢复或进行肝移植。若短期不可能改善肝功能，开始内科治疗以尝试逆转肝肾综合征相关的急性肾损伤。

（一）药物治疗

血管收缩药物与白蛋白扩容相结合的治疗，是1型HRS的常规一线治疗，单独输注白蛋白不如与缩血管药物联合治疗效果好。治疗目标是将平均动脉压升高10~15 mmHg，达到>82 mmHg。目前主要有以下几种血管收缩药物：

1. 血管加压素及其类似物　这类药物能与血管平滑肌细胞上的V1a受体结合致血管收缩，并能与肾集合管上的V2受体结合促自由水回吸收，从而发挥对HRS的治疗效应。血管加压素（vasopressin）在临床上应用最早，但因副作用多，目前已少用。目前循证证据最多的药物是血管加压素类似物——特利加压素（terlipressin）。静脉给予特利加压素（1~2 mg，每4~6 h 1次），并静脉输注白蛋白2日［1 g/（kg·d），最大剂量为100 g］，然后给予25~50 g/d白蛋白直到停用特利加压素。

2. α-肾上腺素能激动剂　去甲肾上腺素（norepinephrine）联合血浆白蛋白输注治疗1型HRS，疗效肯定。持续静脉输注去甲肾上腺素（0.5~3 mg/h），目标是将平均动脉压升高10 mmHg，并静脉输注白蛋白至少2日［1 g/（kg·d），最大剂量为100 g］。与特利加压素联合血浆白蛋白治疗相比，在缓解HRS及减少病死率上疗效相似，而副作用较少，费用便宜。

另一个常用的 α-肾上腺素能激动剂是口服药物米多君 (midodrine)。单用此药治疗 HRS 疗效不佳，需与奥曲肽 (octreotide) 及血浆白蛋白联合治疗才能获得良好效果。米多君起始剂量为 7.5 mg，每 8 h 增加 1 次剂量，最大至 15 mg，一日 3 次。奥曲肽可持续静脉输注（50 $\mu g/h$）或皮下给药（一次 100～200 μg，一日 3 次），白蛋白连用 2 日，静脉输注 [1 g/(kg·d)，最大剂量为 100 g]，之后给予 25～50 g/d 白蛋白直到停用米多君和奥曲肽。

3. 生长抑素类似物 奥曲肽是一个生长抑素类似物，能抑制胰高血糖素，从而拮抗胰高血糖素导致的内脏动脉舒张，并能增加血管收缩，可与米多君及血浆白蛋白联合应用治疗 1 型 HRS。

（二）肾替代治疗（RRT）

没有证据显示透析本身能改善患者的长期存活，目前认为，只有等待肝移植的患者及估计肝功能可能恢复的患者才宜进行 RRT。HRS 患者应用 RRT 治疗的适应证与一般 ARF 患者相同。

除常规血液净化治疗方式外，HRS 患者还可以采用分子吸附再循环系统（molecular adsorbent recirculating system，MARS）。MARS 是将血液透析机与白蛋白透析液循环回路结合起来的改进血液净化治疗。此治疗既能清除水溶性毒素（如肌酐、氨、TNF-α 及 IL-6 等），又能清除与白蛋白结合的非水溶性毒素（如胆红素、胆汁酸及 NO 等）。分级血浆分离及吸附系统（fractionated plasma separation and absorption system，FPSA）则是由初级回路（血浆滤器及透析器）及二级回路（吸附滤器）两部分组成。同 MARS 一样，既能清除水溶性毒素又能清除与白蛋白结合的非水溶性毒素。与 MARS 不同之处是，需要进行血浆分离（用允许白蛋白通过的聚砜膜滤器分离血浆）富含毒素的血浆，然后通过离子交换树脂吸附掉与白蛋白结合的毒素，再进入血液，并通过透析器清除掉水溶性毒素。严重肝功能受损患者常有出血及血流动力学不稳定（低血压、心律失常等）倾向，血液净化风险增加。

腹膜透析除了清除尿毒素及纠正水、电解质及酸碱平衡外，还能移除难治性腹水，对2型HRS更适用，但需警惕腹腔感染的发生。

(三) 颈静脉肝内门体分流术

颈静脉肝内门体分流术（transjugular intrahepatic portosystemic shunts，TIPS）是一个介入操作，利用血管造影技术在肝静脉和门静脉肝内部分（通常是右支）之间建立一个低阻通道，在通道内置入一个可膨胀金属支架以保持通畅，从而使血液回流至全身循环。适用于治疗门脉高压导致的严重食管胃底静脉曲张（尤其是破裂出血难以控制时）及顽固性腹水，对2型HRS患者更多采用。此手术有如下禁忌证：充血性心力衰竭，肺动脉高压，严重肝功能损害致血清胆红素>85.5 mmol/L（5 mg/dl）或凝血酶原时间国际标准化比值（INR）>2.0，以及未被控制的系统性感染等。并可能出现如下并发症：肝性脑病（发生率高达 20%～25%），腹腔内出血，肝动、静脉损伤及门静脉穿孔等，而且还可能出现分流处血栓形成及狭窄致治疗失败。因此，TIPS治疗应严格掌握适应证。

(四) 肝移植

如果具备条件而且无禁忌证时，肝移植是HRS（包括1型及2型）的首选治疗。

(五) 预防

1. 积极防治自发性细菌性腹膜炎。一旦发生自发性细菌性腹膜炎，要及时静脉给予抗生素。同时，静脉输注白蛋白 1 g/(kg·d)，输注 2～3 天，或首次 1.5 g/kg，48 h后再予 1.0 g/kg 输注。对易于出现自发性细菌性腹膜炎的高危患者，可用抗菌药物进行预防。通常选用喹诺酮类抗生素。

2. 合理进行放腹水治疗。一次放腹水的量应控制在 4～6 L，而每放 1 L 腹水宜静脉输注白蛋白 6～8 g。

3. 积极控制上消化道出血。同时口服抗菌药物预防肠道致病菌扩散及 HRS 发生。

4. 避免使用可导致肾小动脉（包括入球小动脉）收缩和（或）直接肾毒性药物，如非甾体抗炎药、碘造影剂、氨基糖苷类抗生素等。

（王　玉）

第 2 节　心肾综合征

心脏病与肾脏病之间存在着紧密联系。心脏或肾脏的急性或慢性功能障碍可诱发两者中另一个器官的急性或慢性功能障碍。此外，急性或慢性的全身性疾病可同时导致心脏和肾脏的功能受损。术语"心肾综合征"（cardiorenal syndrome，CRS）用于指代这些交互作用。2010 年发表有关 CRS 定义及分型的首个共识。据此共识，CRS 分成了如下 5 个类型：

Ⅰ 型（急性）——急性心功能恶化导致的肾损害和（或）功能异常。

Ⅱ 型（慢性）——慢性心功能异常导致的进展性慢性肾脏病［肾脏损害和（或）功能异常］。

Ⅲ 型——突发性或原有肾脏病急性加重导致的急性肾功能恶化导致的心脏损害和（或）功能异常。

Ⅳ 型——为慢性肾脏病导致的心脏损害和（或）功能异常，可表现为冠状动脉疾病、心力衰竭或心律失常。

Ⅴ 型——继发性心肾综合征，为急性或慢性系统性疾病同时导致的心及肾损害和（或）功能异常。

以下主要介绍 Ⅰ 型和 Ⅱ 型 CRS 的诊断和治疗。二者均是由心脏始动的急性或慢性功能异常导致继发肾急性或慢性改变，因此在发病机制和治疗上具有很多共性。

【病因】

导致急性 CRS 的急性心脏疾病包括急性心力衰竭，慢性心力衰竭急性失代偿，急性冠状动脉综合征及心源性休克。由心脏相关操作如心脏外科手术及经皮冠状动脉造影或介入治疗导致的"肾脏损害和（或）功能异常"也被包括在内。由于 2010 年发表的 CRS 共识并未给出判断 AKI 的具体标准，为此仅能参考 AKIN 或 KDIGO 制定的 AKI 标准做出诊断。AKIN 标准规定：48 h 内 Scr 上升 $\geqslant$ 0.3 mg/dl（26.5 μmol/L）或上升 $\geqslant$ 50%（$\geqslant$ 基线的 1.5 倍），或尿量 $<$ 0.5 ml/（kg·h）超过 6 h；KDIGO 标准规定：48 h 内 Scr 上升 $\geqslant$ 0.3 mg/dl（$\geqslant$ 26.5 μmol/L），或 7 天内上升到基线的 1.5 倍，或尿量 $<$ 0.5 ml/（kg·h）持续达 6 h。而慢性心力衰竭患者大约有 30%～60% 存在中至重度的肾功能受损 [GFR $<$ 60 ml/（min·1.73 m²）]。

【发病机制】

目前并未完全清楚。主要认为由心排血量降低导致血流动力学改变而肾灌注不足，中心静脉压及腹内压升高致肾静脉压增高，以及肾小管受压和肾间质压增高等，使肾小球滤过压降低，肾小球滤过率（GFR）下降。右心室扩张和功能障碍也可通过增高中心静脉压以及减少左心室的充盈从而减少前向性血流，从而对肾功能产生不利的影响。此外，非血流动力学机制，如肾素-血管紧张素-醛固酮系统（RAAS）及交感神经系统激活，加压素（抗利尿激素）释放增加，以及促进钠水潴留和全身血管收缩的内皮素-1（ET-1）释放增加，及上述变化引起的氧化应激反应和广泛的内皮功能损害，均可加重心及肾损害。

【临床表现】

患者常呈现中心静脉压、腹内压增高和（或）心搏出量降低等急性心力衰竭表现，如端坐呼吸、颈静脉充盈等淤血征象，可出现尿量减少、水肿、体重增加或利尿剂抵抗，需要增加利尿剂剂量等表现。化验检查可见到心脏损害的生物标志物，如脑钠肽（BNP）与氨基末端脑钠肽原（NT-proBNP）升高。因二者均从肾排泄，故两者在肾功能不全患者中的血浓度均增高。所以，肾功能不全时其检测结果绝对值并不能绝对反映心功能状态，但是，动态观察仍能帮助判断心功能恶化或好转。心肌肌钙蛋白（cTns）及肌钙蛋白 I（cTnI）在心肌细胞受损时释放入血，而其血浓度的升高与心肌损害程度呈正比。肾损害的生物标志物包括尿白蛋白/尿肌酐比率（UACR）、尿 N-乙酰-β-葡萄糖苷酶（NAG）、Scr、尿素氮及血胱蛋白酶抑制物 C（Cys C）等。

【药物治疗】

药物治疗包括用于治疗急性失代偿性心力衰竭的静脉血管舒张剂，包括硝酸盐（例如硝酸甘油、硝普钠）和奈西立肽（重组人脑钠肽）；正性肌力药，适于心排血量减低伴低血压的心力衰竭患者，包括多巴胺、多巴酚丁胺、米力农；以及利尿剂、RASI 及 β 受体阻滞剂。

利尿剂适用于高容量负荷及循环淤血的患者。对容量超负荷的急性 CRS 患者建议静脉使用袢利尿剂，包括呋塞米、托拉塞米及布美他尼。可以采取"弹丸"式给药和静脉连续输注。"弹丸"式给药是将较大量袢利尿剂一次性加入输液小壶较快滴注。因为在给药间期可因出现钠重吸收"反跳"而减低利尿效果，可改用输液泵持续缓慢泵注。不过为使髓袢中的利尿药浓度能较快达到利尿阈值，泵注前仍应给予一次负荷量。袢利尿剂的剂量-效应曲线呈 S 形，因此存在一个最大用量，超过此量不但不能获得更大利尿效应，反而可能出现毒副作用。袢利尿剂可与作用于远端肾单位的口服利尿药联合应用，后者包括作用于远端肾小管的噻嗪类利尿药如氢氯噻嗪，以及作用于皮质集合管的保钾利尿药如阿米洛利及螺内酯，增强利尿效果。但在肾功能明显受损时应用保钾利尿药要慎用，以免诱发高钾血症。近年来，一些新型利尿药也已开始应用于临床，包括：①抗利尿激素 V2 受体拮抗剂，如托普伐坦，能促自由水排泄而利尿；②腺苷 A1 受体拮抗剂，如那普茶碱、罗咯茶碱（rolofylline）及 SLV320，能阻止肾小管的钠重吸收而利尿。此外，奈西立肽也有一定利尿作用。应用利尿药物进行治疗时，患者一定要严格限制食盐，否则药物无法发挥最佳利尿效果。

RASI 包括 ACE 抑制剂（ACEI）或血管紧张素 II 受体阻滞剂（ARB）。ACEI 和 ARB 可通过不同机制降低血管紧张素（angiotensin，AT）II 对受体的刺激。进行血管紧张素抑制是治疗伴收缩功能障碍的心力衰竭的一个标准方法，可改善症状，降低心力衰竭患者的住院率和提高生存率。所有症状性或无症状性左心室功能不全［左心室射血分数（left ventricular ejection fraction，LVEF）≤40%］的患者无论病因如何，除非存在禁忌证，都应开始使用一种 ACEI。如果因咳嗽而无法耐受 ACEI，可以使用 ARB 作为替代选择。应避免常规联用 ARB 与 ACEI。醛固酮受体拮抗剂，如螺内酯和埃普利酮，可以有效降低心力衰竭患者的死亡率。与 ACEI 和（或）ARB 合用时，可以更好地阻断 RAS 系统，打断 RASS 系统活化带来的病理生理进展链。有中重度心力衰竭症状及近期失代偿的患者可以加用小量的醛固酮受体拮抗剂。但需注意的是应用这类制剂均存在引起高钾血症的危险，尤其是在联用 ACEI 或 ARB 时，应根据患者的肾功能谨慎选择，并密切监测。

随机试验已表明，对于许多射血分数降低的心力衰竭的患者，阻滞 β 肾上腺素能受体可改善症状、减少住院治疗并改善生存情况。降低心率是一个潜在治疗目标。因为心率增加可使心率相关的心肌氧消耗和剪应力增加，以及心肌灌注减少，因此心率增加与更差的心血管结局相关。β 受体阻滞剂可阻断作用于窦房结 β1 受体的儿茶酚胺类物质的活性，从而降低窦性心率。此外，在心肌层阻断 β1 受体会降低心肌收缩力。推荐药物包括卡维地洛、琥珀酸美托洛尔缓释剂和比索洛尔。开始接受 β 受体阻滞剂治疗的患者，应该没有或仅有轻微的液体潴留的证据、应正在接受一种 ACEI 治疗，并且近期应未接受静脉给药的正性肌力治疗。治疗应以极低剂量开始给药，并以固定的时间间隔（例如，每 2～3 周）使剂量加倍，直至达到目标剂量或症状开始得到控制。

【非药物治疗】

包括针对严重心力衰竭的主动脉内球囊反搏泵治疗，针对呼吸衰竭的呼吸机辅助通气治疗。对治疗无效准备接受心脏外科手术或移植的患者，还能进行临时心肺辅助系统治疗（如体外膜肺氧合器）及心室辅助装置治疗。针对高容量负荷还可进行超滤，指的是将血浆通过半透膜滤过，进而清除静脉腔内的等张液体。对心力衰竭而言，有急性失代偿性心力衰竭且利尿剂抵抗和（或）肾功能损伤的患者通常会考虑进行超滤。相比于利尿剂治疗，超滤通过清除等张液体通常能维持生理性电解质平衡。临床上常用：①缓慢持续性超滤（SCUF）：能有效清除体内过多水分，减轻高容量负荷。②持续性低效透析（SLED）：能有效清除体内过多水分，并能清除小分子尿毒症毒素及矫正电解质紊乱。③持续静脉-静脉血液滤过（CVVH）或持续静脉-静脉血液透析滤过（CVVHDF）：能有效清除体内过多水分，并能清除尿毒症毒素，尤其是中、大分子（分子量 12～20 kDa）毒素，且矫正电解质紊乱。另外，也可以应用腹膜透析（PD）。PD 虽也能超滤脱水及清除代谢废物，但是这些作用在很大程度上会受腹膜功能影响，因此有时难以有效控制脱水量。

血液净化超滤脱水与利尿剂治疗的比较见表 14-2-1。超滤脱水不但能增进心、肾功能，而且治疗后利尿剂抵抗也常能改善，使患者对利尿剂重新出现效应，而使其可重新应用。

表 14-2-1　超滤脱水治疗与袢利尿剂治疗的比较

袢利尿剂治疗的局限性	超滤脱水治疗的优点
排出低渗尿液	移出等渗血浆水分
利尿剂抵抗：缺乏用量指南	能精确控制液体移出速率及量
电解质紊乱	对血浆电解质浓度无影响
减少肾小球滤过率	改善肾小球滤过率
直接激活神经激素	不直接激活神经激素
其他副作用：光过敏，皮疹，听力减退，骨量丢失	

（王　玉）

肿瘤相关的肾损害

第 15 章

第 1 节　以淋巴结肿大为表现的肾脏病

一、概述

大多数肾小球疾病、部分肾小管间质肾病为免疫介导的肾脏病，而淋巴结为主要免疫器官，这决定着淋巴结和肾有着很大的关系。一方面很多累及肾的系统性免疫病可以伴有淋巴结肿大，另一方面一些淋巴细胞增殖性疾病（例如淋巴瘤等）除了表现为明显淋巴结肿大外，也可以通过直接浸润或免疫炎症介导肾脏病。在某些临床情况下我们可能会面临一些以淋巴结肿大为突出表现的肾脏病，这些疾病往往涉及许多病因，属于跨学科的疾病，有些属于少见病或罕见病，容易被误诊、漏诊或者存在一定程度诊断困难。因此肾脏专科医生有必要对于这一组疾病进行掌握。

伴有淋巴结肿大的肾脏病涉及疾病非常多，临床医生可以按照图 15-1-1 所示进行病因考虑。对于一些相对常见的疾病可以参见本书相关章节。而一些以淋巴结肿大为突出临床表现的肾脏病如 Castleman 病、POEMS 综合征、Kimura 病、ALHE 病等相对少见，其诊断往往很大程度上取决于淋巴结活检，在此予以重点描述。

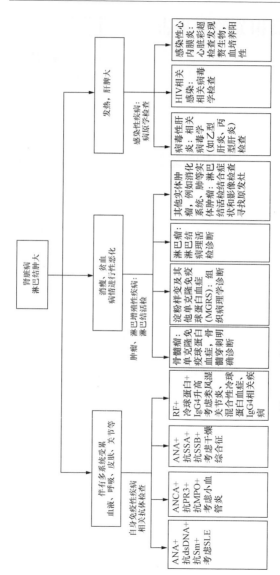

图 15-1-1　伴有淋巴结肿大的肾脏病临床诊断思路

二、Castleman 病

Castleman 病（Castleman disease，CD）又称为巨大淋巴结增生症，是一组由于不同原因造成的慢性淋巴增殖性疾病，常常伴有大量炎症因子的分泌，尤其 IL-6 水平显著升高，并可能与疾病的发生有关。该病最早由 Benjamin Castleman 在 1954 年报道，并以此命名。CD 按照临床累及的淋巴结部位分为单中心型（unicentric CD，UCD）和多中心型（multicentric CD，MCD）。通常 UCD 多为无症状的单发肿大的淋巴结，在手术切除后治愈率较高，而 MCD 往往系统（包括肾）受到累及。

（一）组织学分型

CD 诊断主要依靠病理诊断，其特点以淋巴结显著增生为特点，但是保留淋巴结的基本特点，而与恶性肿瘤转移不同。根据组织学特点不同分为 4 型：①透明血管型（hyaline-vascular，HV）：淋巴滤泡外套区（mantle zones）增宽、由大量小淋巴细胞包绕萎缩的生发中心，形成"洋葱皮"样改变，同时可见透明样改变的小血管和发育不良的树突细胞；②浆细胞型（plasma cell，PC），滤泡生发中心增生，而非萎缩，在滤泡间区可见片状的浆细胞和血管增生，树突细胞增长、淋巴结结构完整；③混合型（mixed）是兼有上述两类特点；④浆母细胞型。上述类型可以相互转换，同一患者不同淋巴结也可表现为不同的组织类型。

CD 发病机制目前并不清楚，涉及多种学说，其中涉及的机制包括：①患者 IL-6 水平往往明显升高，并且和患者疾病活动和缓解直接相关；IL-6 可以刺激淋巴细胞、浆细胞大量增生（淋巴结肿大），进而分泌相应自身抗体以及系统性炎症反应，也可以刺激 VEGF 分泌；损伤肝细胞引起低白蛋白血症和腹水；②VEGF 水平升高可以造成血管增生和小血管内皮损伤，而与肾损伤密切相关；③人疱疹病毒 8（HHV-8）病毒感染，可以分泌病毒源性 IL-6 以及大量炎症因子，而与 CD 发生密切有关，在 HIV 感染的患者容易合并 HHV-8 感染，因此在合并 HIV 的 Castleman 患者几乎均与 HHV-8 感染有关，少数 HIV 阴性 CD 患者也与该病毒感染有关。

（二）临床表现

单中心型 CD 大多数为年轻人，临床表现为局限性单个淋巴结肿大，常不伴有系统损害，90% 为透明血管型，10% 左右为浆细胞型；单中心型预后良好，往往可以通过手术切除而得到根治，但是也有少数患者在手术切除过程中由于大量炎症因子和抗体的大量释放而导致疾病的突然加重。多中心型患者往往伴有系统损害，如前所述往往与 IL-6 和 VEGF 水平密切有关，包括发热、消瘦、乏力、红细胞沉降率（血沉）增快、高球蛋白血症、低白蛋白血症、肝脾大和腹水。而分泌的自身抗体也和自身免疫性疾病密切有关，例如自身免疫性贫血、血小板减少（产生血小板抗体）、狼疮样病变（ANA dsDNA 抗体阳性）。多中心型预后较差，部分患者可以转化成淋巴瘤。由于 CD 临床表现具有多样性，有时以其继发病变为主，掩盖原发病，从而造成疾病的诊断困难。

（三）肾损伤表现

大约一半的多中心型 CD 在疾病发展过程中会发生肾功能受损，这可能与 VEGF 造成肾内皮细胞损伤有关，80%～90% 的患者存在不同程度的蛋白尿伴或不伴有血尿，以及急性肾损伤表现。在以往有限的肾活检病例报道中包括淀粉样变性（AA 型为主）、血栓性微血管病、膜增生性肾炎、系膜增生性肾炎、新月体性肾炎、间质性肾炎等病理类型，而近期包括北京大学第一医院较大的队列研究均提示血栓性微血管病样病理损害是 CD 最常见肾脏损伤病理类型，但是临床鲜有微血管病性溶血证据。另外 CD 患者瘤细胞容易产生自身抗体，例如北京大学第一医院报道 4 例新月体性肾炎由于合并抗肾小球基底膜抗体和 ANCA，并随着化疗 CD 疾病缓解而肾功能恢复。

（四）治疗

CD 引起肾脏病治疗主要针对原发病。肾脏病往往随着 CD 本身疾病的好转而好转。关于 CD 治疗原则：①单中心型 CD 预后好，主要是进行手术局部切除，往往可以治愈，很少复发。系统表现和肾损伤亦会随之消失；②多中心型以系统药物治疗为主，预后差。其治疗目前包括三方面：以激素为主的免疫抑制治疗以控制炎症反应、以细胞毒药物为主的化疗方案以控制 CD 瘤细胞和针对 IL-6 的单克隆抗体。糖皮质激素可以很快改善 CD 急性期症状，但是减量过程中很容易复发。环孢素也常常用来抑制 CD 的系统炎症反应。利妥昔单抗（rituximab）也常常用于 CD 治疗，但是往往部分有效，并不能长期控制病情。参照淋巴瘤方案进行化疗方案（例如环磷酰胺、阿霉素、长春新碱和泼尼松）杀伤产细胞因子的瘤细胞，可以使得大部分 CD 病情得到缓解，但需要注意化疗相关副作用。针对 IL-6 的单克隆抗体目前已经开始用于 CD 治疗，现有的资料显示可以迅速控制病情，但是需要长期使用。其中托珠单抗（tocilizumab）是针对 IL-6 受体的单克隆抗体，在日本已经批准用于治疗多中心型 CD；siltuximab 是针对 IL-6 的单克隆抗体，已经被美国 FDA 批准用于治疗 HIV 和 HHV-8 病毒阴性的多中心型 Castleman 病。对于合并 HHV-8 病毒感染的患者应当以抗病毒治疗为主。

三、POEMS 综合征

POEMS 综合征是由于浆细胞病引起一种罕见的副肿瘤综合征，也称作硬化性骨髓瘤、Takatsuki 综合征或 Crow-Fukase 综合征。该综合征主要的特点包括多发神经病变（Polyradiculoneuropathy，主要）、脏器肿大（Organomegaly，如肝脾淋巴结肿大）、内分泌疾病（Endocrinopathy，例如性腺或肾上腺功能异常），单克隆浆细胞病（Monoclonal plasma cell disorder）和皮肤病变（Skin changes，如色素沉着、手足发绀、血管瘤/毛细血管扩张），其核心特征是单克隆浆细胞病和多发神经病变；此外还有其他重要特征没有含在 POEMS 这五个缩写字母中，包括 PEST〔视乳头水肿（Papilledema）、血管外容量增加（Extravascular volume overload）、硬化性骨病（Sclerotic bone lesions）、血小板/红细胞增加（Thrombocytosis/erythrocytosis）〕，以及 VEGF 水平升高、高凝倾向和肺功能异常[18]。

（一）临床表现和诊断

POEMS 综合征临床表现包含多系统受累，具体临床表现如表 15-1-1 所示。该病属于罕见病，容易漏诊，当患者合并有多发神经病变，特别是脱髓鞘性病变时应当考虑到该病可能性，进一步仔细询问病史和查体，进行血清免疫固定蛋白电泳（特别提示 λ 型单克隆浆细胞病）、骨影像学检查、骨活检和血浆 VEGF 检查以明确诊断，具体诊断标准如表 15-1-1，诊断需要符合两条必要条件，同时至少符合 3 条主要条件中 1 条和 6 条次要条件中的 1 条。

表 15-1-1　POEMS 综合征诊断标准和临床表现

诊断	表现	百分比
必须条件	1. 多发神经病变（通常为脱髓鞘改变）	100%
	2. 单克隆浆细胞病（几乎均为 λ 型）	100%
主要条件	3. Castleman 病	11%～24%
	4. 硬化性骨病	60%～96%
	5. VEGF 显著升高	77%
次要条件	6. 脏器肿大（脾大、肝大、淋巴结肿大）	50%～78%
	7. 血管外容量增加（水肿、胸腔积液、腹水）	29%～89%
	8. 内分泌疾病（肾上腺、甲状腺、垂体、性腺、甲状旁腺、胰腺疾病）	30%～60%
	9. 皮肤病变（皮肤色素沉着、多毛症、肾小球血管瘤、手足发绀）	68%～93%

表 15-1-1　POEMS 综合征诊断标准和临床表现（续表）

诊断	表现	百分比
	10. 视乳头水肿	30%～50%
	11. 血小板增多/红细胞增多	54%～88%
其他症状和体征	杵状指	5%～32%
	体重减轻	37%
	多汗	NR
	肺动脉高压/限制性肺疾病	
	血栓性疾病	
	腹泻	
	维生素 B_{12} 缺乏	

POEMS 综合征诊断标准是具备两条必须条件、至少 1 条主要和 1 条次要条件

POEMS 综合征患者中一部分合并 Castleman 病，并且是 POEMS 综合征的主要诊断标准之一，合并 Castleman 病患者可能更容易出现肾损伤；而 Castleman 病患者中部分伴有单克隆浆细胞病（M）和神经病变（P）可以诊断典型的 POEMS 综合征；不伴有这两条必要标准而伴有 POEMS 综合征其他特征称之为 Castleman 病型 POEMS 综合征。

（二）肾损伤表现及发生机制

POEMS 综合征出现肾功能不全的少见，而且大多数合并 Castleman 病，在不同报道中 6%～22% 患者合并肾功能不全，不到 10% 的患者合并血尿或蛋白尿，罕有大量蛋白尿或肾病综合征的患者。肾活检病理个例报道以膜增生性肾小球肾炎较为常见；突出表现为肾小球体积增大，包括细胞增生、内皮细胞系膜细胞肿胀，甚至增加至正常肾小球体积，部分增大的肾小球呈现膜增生性肾炎样损害，少见的损害包括系膜松解、系膜溶解、微血管瘤或结节样改变。国内报道 5 例患者中除了系膜细胞和内皮细胞增生外，均伴有显著的内皮细胞肿胀、基底膜增厚，部分呈现"双轨"样改变；电镜下可见内皮细胞下间隙增宽，没有电子

致密物沉积。免疫荧光大多数阴性，有一例报道单克隆 IgA-λ 肾沉积引起肾病综合征。目前 POEMS 肾损伤发生机制仍然不清，VEGF 升高是 POEMS 综合征突出的特征，推测 VEGF 与肾小球内皮细胞增生或内皮细胞损伤有关。

（三）治疗

对于 POEMS 综合征相关肾损害治疗关键是原发病治疗，多数肾功能会随着原发病的缓解和 VEGF 水平下降而恢复。目前治疗建议主要是基于已经发表观察性研究，对于病变局限没有骨髓受累的患者主要采用局部放疗；对于弥漫骨髓受累的患者需要采用化疗，主要是借鉴骨髓瘤或淀粉样变性化疗方案。糖皮质激素有助于症状缓解但是持续时间短，常用的是联合烷化剂化疗（如马法兰联合地塞米松），小剂量化疗或者大剂量化疗联合干细胞移植治疗；目前唯一前瞻性研究中 31 例患者给予马法兰联合地塞米松治疗，81% 患者血液系统症状得到缓解，所有患者均获得 VEGF 水平下降和神经系统症状改善。大剂量化疗联合外周血干细胞移植治疗主要见于病例报道，几乎所有患者神经系统症状均得到改善。新的治疗方案包括来那度胺联合地塞米松，目前主要见于个例报道，对以往的 51 例接受来那度胺治疗 POESM 综合征患者系统分析发现血液系统症状完全缓解、较好的部分缓解或部分缓解率分别为 18.6%、39.5% 和 37.2%，神经系统症状改善率 92%，但是其长期疗效仍有待于进一步研究。血浆置换或静脉丙种球蛋白对于 POEMS 综合征基本无效。

四、Kumura 病

Kimura 病（kimura disease）比较罕见，最早于 1937年由中国的金显宅等报道，称之为嗜酸细胞淋巴肉芽肿，1948 年由日本学者 Kimura 描述该病的特点，因此文献多称之为 Kimura 病。该病属于一种慢性炎症性疾病，预后相对良好。该病目前病因不清，可能和过敏、感染和免疫异常反应有关，其中嗜酸性粒细胞和肥大细胞反应性增多、IgE 和 IL-5 水平升高均提示超敏反应参与 Kimura 病发生。该病主要发生在东方人包括中国、日本等国家人群，也散在其他国家人群报道，主要是年轻的男性为主（男女比例 16：1），发病高峰年龄 30 岁左右，主要临床表现为头颈部的皮下结节，直径 2～5 cm，常常累及皮下组织、淋巴结及唾液腺，常伴有外周血嗜酸性粒细胞增多和 IgE 水平升高。其主要病理表现为受累的组织淋巴样增生，嗜酸性粒细胞浸润，并伴有毛细血管明显增生。受累的淋巴结病理显示淋巴结结构不被破坏，淋巴滤泡增生伴有反应性生发中心；滤泡之间可见增生的毛细血管后静脉型血管；另一个重要的特点是在滤泡间区、淋巴窦、小结周围组织和皮下组织嗜酸性粒细胞浸润。

（一）肾损害

Kimura 病常常伴有肾损害，研究报道 16％的患者合并蛋白尿，其中 78％达到肾病综合征水平。肾活检以肾小球损伤为主，常见的病理类型包括系膜增生性肾炎（13 例）、膜性肾病（6 例）、微小病变肾病（5 例）、局灶节段性肾小球硬化症（2 例）、肾小管间质肾病（免疫荧光可见肾小管基底膜线条样沉积），部分患者合并肾间质嗜酸性粒细胞浸润。

（二）治疗和预后

Kimura 病一般预后良好，但是容易复发。治疗手段包括手术切除原发灶、局部放疗以及使用糖皮质激素治疗。对于合并肾病综合征的患者常常接受系统糖皮质激素治疗，或联合其他免疫抑制剂，患者往往获得完全缓解，但是近三分之一的患者复发，手术切除或者局部放疗有助于防止肾病的复发。

五、血管淋巴样增生伴嗜酸性粒细胞增多

血管淋巴样增生伴嗜酸性粒细胞增多（angiolymphoid hyperplasia with eosinophilia，ALHE）最早于 1969 年于西

方研究报道，东方人中少见，多发病于20～40岁的年轻女性，病因不清，可能与创伤、感染以及高水平的雌激素刺激有关。其临床表现和病理与Kimura病非常相似，均表现为淋巴样增生，大量嗜酸性粒细胞浸润和血管增生，因此有西方学者认为该两种疾病为同一疾病的不同阶段，Kimura病属于ALHE的晚期表现。然而大量研究报道表明这两种疾病无论在临床还是病理上均存在差异，可能属于两种不同的疾病。就本质而言ALHE属于血管增生性、良性肿瘤性疾病，而Kimura病属于慢性炎症性疾病；ALHE常常表现为头颈部皮下小结节（直径1cm左右）、表浅，皮肤可以伴有丘疹，而Kimura病结节往往较大（2～5cm），而且处于皮下较深的部位、边界不清，常常累及唾液腺，局部皮肤往往无明显损害；ALHE病理上以血管增生为主，病变常常累及大的厚壁肌性血管（Kimura病主要累及毛细血管和毛细血管后小静脉），内皮细胞呈现特征性的上皮样增生和肿胀，除衬于血管内壁外，内皮细胞可以在血管腔内生长，并在血管外呈实性的巢索状增生，而很少见到淋巴滤泡形成，嗜酸性粒细胞浸润远不如Kimura病明显，极少有嗜酸性粒细胞微脓肿形成。局部淋巴结受累、外周血嗜酸性粒细胞增多和IgE升高也相对比较少见。

（一）肾损害

尽管Kimura病经常合并肾损伤，ALHE却较少累及肾，有关报道也非常少见。截至2016年报道的7例ALHE合并肾损伤，表现为蛋白尿，其中5例达到肾病综合征水平，部分肾活检包括膜性肾病（4例）、微小病变肾病（1例）和系膜增生性肾小球肾炎（1例），而且这些患者中有4例合并大血管阻塞性病变。

（二）治疗和预后

ALHE合并肾损伤患者预后较好，治疗方式和Kimura病治疗相似，治疗方式包括手术切除以及使用糖皮质激素治疗。手术局部切除结节联合糖皮质激素治疗，往往可使肾病快速得到缓解。

（吕继成）

第 2 节　恶性血液系统疾病肾损害

恶性血液系统疾病是来源于不同细胞系的一类异质性疾病。其中包括白血病、淋巴瘤、骨髓增生异常综合征、骨髓增殖性肿瘤、胸腺瘤等，是分别来源于骨髓和淋巴细胞系等的恶性肿瘤。上述疾病，尤其是白血病和淋巴瘤容易累及包括肾在内的多个脏器。其肾受累表现多样。

一、急性肾损伤

恶性血液系统疾病患者发生急性肾损伤（acute kidney injury，AKI）风险较高。在针对监护室患者的研究中发现，相对于其他危险因素，罹患淋巴瘤和白血病患者发生 AKI 的风险最高；在所有 AKI 患者中，淋巴瘤和白血病患者的死亡风险也最高。根据肾损伤的病因，可以将 AKI 的类型分为肿瘤特异性肾损伤和肿瘤非特异性肾损伤。其诊疗流程与其他类型 AKI 患者相似，可以分为肾前性、肾性以及肾后性因素（表 15-2-1）。

表 15-2-1　恶性血液系统疾病患者发生 AKI 的原因

发生部位	原因
肾前性	容量丢失
	恶心、呕吐、腹泻（治疗并发症）
	出血
	不显性失水增加（发热、呼吸急促）
	肾灌注降低
	血管收缩（高钙血症、高尿酸血症）
	药物治疗（RAS 阻滞剂、NSAIDs、利尿剂）
	其他系统性疾病：脓毒症、肝肾综合征、心功能不全

表 15-2-1　恶性血液系统疾病患者发生 AKI 的原因（续表）

发生部位	原因
肾性	急性肾小管坏死
	肾缺血
	溶菌酶尿
	溶瘤综合征
	药物（抗生素、化疗药物）
	肾小管间质病
	肿瘤细胞肾浸润
	原发性肾淋巴瘤
	过敏性间质性肾炎（治疗所致）
	移植后淋巴增殖性疾病
	感染（BK 病毒等）
	肾小球疾病（详见表 15-2-2）
	肾血管疾病
	静脉：肾静脉血栓
	动脉：动脉闭塞、大/中动脉炎
	血栓性微血管病
	白细胞淤滞
肾后性	梗阻
	外部梗阻（淋巴结/肿瘤侵犯压迫、后腹膜纤维化）
	内部梗阻（肾乳头坏死、肾结石、结晶尿、管型）

（一）肾前性 AKI

肾前性 AKI 在淋巴瘤或白血病中是最常见的肾损伤类型。治疗过程中常见药物（如利尿剂、RAS 阻滞剂、NSAIDs）应用也可加重肾前性 AKI。临床需要考虑上述可能原因并对症处理。

（二）肾性 AKI

1. 急性肾小管坏死　在淋巴瘤以及白血病中，急性肾小管坏死是肾性 AKI 最常见的原因，甚至高达恶性血液系统疾病 AKI 的 83%。溶瘤综合征以及肿瘤细胞分泌的溶菌酶所致急性肾小管坏死是其重要原因。

2. 肾内肿瘤细胞浸润　肾是恶性血液系统疾病常见的浸润器官。慢性淋巴细胞白血病、急性淋巴细胞白血病、慢性粒细胞白血病和急性粒细胞白血病的肾浸润发生率分别为 63%、53%、38% 和 33%。白血病肾浸润相当常见，但绝大多数患者无症状，部分患者可出现镜下血尿、白细胞尿等尿化验异常。极少数患者可出现双肾明显肿大、AKI，经过化疗后，肾功能可恢复正常。常见的临床表现包括肾区肿物、高血压、氮质血症和肉眼血尿，少数病例由于肾外淋巴瘤浸润或巨大肾肿物压迫肾盂、输尿管造成输尿管扩张和肾盂积水。根据病理特点将肾淋巴瘤分为肾间质浸润型和肾小球浸润型，80% 为肾间质浸润型。两种类型的临床表现有所不同。在有临床表现的肾间质浸润型患者中，87% 为 AKI，95% 患者肾明显肿大；一般不出现肾病范围的蛋白尿。而肾小球浸润型的患者中，45% 表现为 AKI，多数患者肾大小正常；蛋白尿比较显著，50% 可出现肾病范围的蛋白尿，其余患者尿蛋白量在 1.5~2.8 g/d 之间。原发肾淋巴瘤非常罕见。临床通常表现为 AKI 和高血压。需要肾病理才能确诊。

肾活检对于上述疾病的诊断和治疗意义较大。其一，肾活检可以判断肿瘤细胞浸润的范围和部位，其结果影响预后。间质浸润倾向于发生 AKI，而肾小球内浸润通常表现为肾小球病。其二，肾活检有助于明确血液系统疾病的亚型，对于指导治疗、判断预后非常重要。

淋巴瘤肾浸润生前诊断率较低，为提高诊断率，临床遇到以下几种情况时应考虑肾浸润：①肾脏病合并浅表淋巴结肿大或淋巴瘤者；②肾进行性肿大合并 AKI 者；③不明原因的急性间质性肾炎患者；④不明原因的毛细血管内增生性病变者。若经肾活检在肾小球或肾间质找到淋巴瘤细胞，则可确诊。

3. 感染（BK 肾病）　白血病患者（尤其是慢性淋巴细胞白血病）可以同时存在肿瘤细胞肾浸润与多瘤病毒（BK

型）感染，具有一定的特殊性。临床上可以表现为 AKI 以及出血性膀胱炎。尿检可以发现肾小管上皮细胞中存在病毒包涵体，即 "Decoy" 细胞。

4. 肾血管疾病所致肾性 AKI　恶性血液系统疾病可以合并肾血管病变，从而发生 AKI。主要有以下几种情况：①肾动脉或深静脉血栓形成，这是由于肿瘤本身、合并肾病综合征等高凝危险因素所致。②获得性抗磷脂综合征，可见于某些淋巴瘤患者，增加各种血栓事件风险甚至发生肾梗死。③血栓性微血管病，可见于淋巴瘤或白血病，从而导致 AKI。④白细胞淤滞导致 AKI。在一项针对急性髓系白血病患者的尸检报告中，6% 的患者存在血管内白细胞血栓和纤维素条索。上述原因所致 AKI 都可能通过治疗原发病获得改善。

（三）肾后性 AKI

肾后性 AKI 可见于淋巴瘤或白血病。按照发生的部位可以分为外部压迫所致梗阻（淋巴结、肿瘤侵犯、后腹膜纤维化）或内部梗阻（肾乳头坏死、肾结石、结晶尿、管型）所致。超声或者 CT 可以诊断大多数外部压迫所致的肾外梗阻。

二、副肿瘤性肾小球疾病

恶性血液系统疾病患者可以发生肾小球疾病。肿瘤细胞分泌的产物如抗原、激素、生长因子和细胞因子等，是副肿瘤性肾小球疾病的发病机制。不同血液系统肿瘤所致肾小球疾病，在病理上存在交叉，往往不具有特异性。但是有些类型血液系统疾病由于其特殊的损伤机制，更容易导致特异类型的肾小球疾病发生。表 15-2-2 列出了恶性血液系统疾病所致肾小球疾病可能出现的病理类型。

表 15-2-2　恶性血液系统疾病所致肾小球疾病

血液系统肿瘤（不含 MGRS）	肾小球病变
急性淋巴细胞白血病（ALL）	微小病变
	局灶节段性肾小球硬化
急性髓系白血病（AML）	微小病变
	局灶节段性肾小球硬化
	系膜毛细血管性肾小球肾炎
慢性淋巴细胞白血病（CLL）	微小病变
	局灶节段性肾小球硬化
	膜性肾病
	系膜毛细血管性肾小球肾炎
	淀粉样变性（AA 型）
	新月体性肾炎
	免疫触须样肾小球疾病
慢性髓系白血病（CML）	微小病变
	膜性肾病
	系膜毛细血管性肾小球肾炎
骨髓增生异常综合征（MDS）	膜性肾病
	系膜毛细血管性肾小球肾炎
	淀粉样变性（AL 型）
骨髓增殖性肿瘤（MPN）	膜性肾病
	系膜毛细血管性肾小球肾炎
	淀粉样变性
	骨髓增殖性肿瘤相关肾小球疾病
霍奇金淋巴瘤	微小病变
	局灶节段性肾小球硬化
	淀粉样变性（AA 型）
	新月体性肾炎
非霍奇金淋巴瘤	微小病变
	局灶节段性肾小球硬化
	膜性肾病
	系膜毛细血管性肾小球肾炎

表 15-2-2　恶性血液系统疾病所致肾小球疾病（续表）

血液系统肿瘤（不含 MGRS）	肾小球病变
胸腺瘤	淀粉样变性（AL 型）
	新月体性肾炎
	IgA 肾病
	免疫触须样肾小球疾病
	纤维样肾小球疾病
	微小病变
	局灶节段性肾小球硬化
	膜性肾病
	新月体性肾炎
	血栓性微血管病

（一）霍奇金淋巴瘤

霍奇金淋巴瘤最常见也最经典的肾病理类型为肾小球微小病变。微小病变多数在发现淋巴瘤早期出现，约 40% 发生于淋巴瘤确诊之前，其中 50%～100% 表现为肾病综合征，常表现为激素抵抗型或依赖型肾病综合征。当微小病变患者表现为糖皮质激素抵抗或依赖时，需要排查淋巴瘤的可能。肾病综合征常随淋巴瘤的恶化或缓解而相应加剧或好转。约 40% 患者出现肾功能不全。部分患者可出现血尿、高血压、水肿等肾炎综合征的表现。

（二）非霍奇金淋巴瘤

非霍奇金淋巴瘤最常见的病理类型为膜增生性肾小球肾炎（25%），其次为肾小球微小病变，尚可表现为膜性肾病、新月体性肾炎、肾淀粉样变性以及轻链沉积病。

（三）慢性淋巴细胞白血病

慢性淋巴细胞白血病常见的肾小球疾病为膜增生性肾小球肾炎（35.7%）及膜性肾病（19%）。微小病变肾病以及局灶节段性肾小球硬化等多种肾病理亦有报告。

慢性淋巴细胞白血病肾损害的诊断须满足如下 3 个标准：①约 50% 的患者肾脏病与白血病同时诊断；②肾脏病

表现随着白血病的缓解而缓解；白血病复发后肾脏病再次出现或加重；③冷球蛋白血症阳性或有 M 带。

（四）骨髓增殖性肿瘤

骨髓增殖性肿瘤是一组造血干细胞异常所致的疾病，包括慢性粒细胞白血病、真性红细胞增多症、原发性血小板增多症以及骨髓纤维化。病理除前述表现外还可出现系膜硬化伴有细胞增生、节段性硬化、慢性血栓性微血管病以及毛细血管内造血干细胞浸润。因其特殊的病理表现，命名为骨髓增殖性肿瘤相关肾病（myeloproliferative neoplasm-associated glomerulopathy）。肾脏受累是该病的晚期表现，通常预后不良。

（五）胸腺瘤

胸腺瘤相关肾小球疾病有一定的特殊性，其中微小病变是最常见类型。

恶性血液系统肿瘤所致肾小球疾病，临床可以表现为血尿、蛋白尿以及肾功能不全，部分患者血中可以检测到冷球蛋白或单克隆丙种球蛋白，多数患者需要肾活检协助诊断。

三、电解质紊乱

电解质紊乱在恶性血液系统疾病中比较常见，其原因可能与恶性肿瘤本身、脏器浸润、细胞溶解或者化疗所致急性肾损伤有关。在急性白血病中，低钾血症最常见（43%～64%），其次是低镁血症（25%～32%）和低磷血症（16%～30%）。其原因以及可能存在的风险见表 15-2-3。

表 15-2-3 血液系统疾病中常见电解质紊乱及可能风险

电解质紊乱	病因	潜在风险
低钾血症	胃肠道丢失（腹泻、呕吐）	乏力
	肾性失钾（肾小管损伤、低镁血症）	
	肾素血管紧张素醛固酮系统激活	
	细胞内转移（进入高度增生的细胞内）	

表 15-2-3　血液系统疾病中常见电解质紊乱及
可能风险（续表）

电解质紊乱	病因	潜在风险
高钾血症	细胞溶解（溶瘤综合征）	心律失常
	肾功能下降（AKI、CKD）	
	假性高钾血症	
低镁血症	胃肠道丢失	痉挛、致低钙血症
	肾性失镁（肾小管损伤）	
	细胞内转移	
高镁血症	AKI	心律失常
低磷血症	胃肠道丢失	虚弱、乏力
	肾性失磷（肾小管损伤）	
	细胞内转移	
高磷血症	细胞溶解（溶瘤综合征）	钙磷沉积
	肾功能下降（AKI）	
低钠血症	低容量性低钠血症	昏迷
	抗利尿激素分泌不当综合征	
高钠血症	中枢性尿崩症	乏力
	液体丢失	
低钙血症	钙磷沉积	手足抽搐
	维生素 D 缺乏	
	慢性呼吸性碱中毒	
	低白蛋白血症	
	低镁血症	
高钙血症	甲状旁腺激素相关蛋白	AKI、呕吐
	细胞因子所致 RANK-L 上调	

【治疗】

肿瘤患者发生急性肾损伤，其原因多样，表现不一。需要临床排查可能的病因，并且依据病因进行有针对性的治疗。其中对于肿瘤细胞浸润所致 AKI，需要依据原发疾病不同类型给予治疗。多数患者肾功能经过系统治疗后得到改善。严重肾损伤患者可以给予肾替代治疗。

　　恶性血液系统疾病继发肾小球疾病以治疗原发病为主，部分患者可以依据肾病理类型进行相应治疗。

（刘立军）

第 3 节　实体肿瘤肾损害

　　广义的实体肿瘤肾损害包括肿瘤直接侵犯肾所致肾损害、免疫机制所致肾损害及高尿酸血症、高钙血症等肿瘤代谢异常所引起的肾损害。狭义的实体肿瘤肾损害系指由免疫机制所致肾损害，又称为副肿瘤性肾小球疾病（paraneoplastic glomerulopathy）或肿瘤相关性肾小球损伤（glomerular lesions associated with neoplasia）。本节主要讨论狭义的实体肿瘤肾损害。

　　多种恶性实体肿瘤均可引起肾损害，其中以肺癌、胃癌、乳腺癌和结肠癌最常见。经过治疗，随着肿瘤的根治或缓解，肾脏病也随之消失或好转；而随着肿瘤的复发和恶化，肾脏病又可出现或加剧。

【临床与病理特点】

（一）临床表现共同点

　　多数呈大量蛋白尿和（或）肾病综合征表现，可有镜下血尿和轻度肾功能减退，严重肾衰竭者少见。

（二）常见的病理类型与临床表现

　　肾病理类型与实体肿瘤好发部位存在一定联系，详见表 15-3-1。

表 15-3-1　病理表现与实体肿瘤常见部位

病理表现	常见肿瘤部位
膜性肾病	肺癌、胃肠道肿瘤、肾癌、前列腺癌、胸腺瘤
微小病变	肺癌、肾癌、结肠癌、直肠癌
新月体性肾炎	肾癌，胃癌
膜增生性肾炎	肺癌、黑色素瘤、肾癌
IgA 肾病	肾癌、小细胞肺癌
局灶节段性肾小球硬化	肾癌
AA 型淀粉样变性	肾癌

1. 膜性肾病　是实体性肿瘤肾损害的最常见病理类型，文献报道约占实体肿瘤肾损害的 44%～69%。肺癌、胃肠道肿瘤、乳腺癌、卵巢癌、肾癌、胰腺癌、前列腺癌和睾丸精原细胞瘤等均可引起膜性肾病，其中以前两者最为常见。与特发性膜性肾病相比，实体肿瘤继发的膜性肾病以 65 岁以上男性多见，尤其是长期大量吸烟患者。患者表现为肾病综合征；40%～45% 的患者肾损害在肿瘤确诊之前出现，40% 与肿瘤同时确诊，另外 15%～20% 患者肾损害发生于肿瘤确诊之后。绝大多数患者两种病的发生间隔在 12 个月之内。目前已经发现膜性肾病两种主要的靶抗原，即磷脂酶 A2 受体（PLA2R）以及 I 型血小板反应蛋白 7A（THSD7A）。针对上述抗原的相应抗体检测以及肾局部抗原染色状况有助于鉴别肿瘤相关性膜性肾病以及原发性膜性肾病。

抗 PLA2R 抗体诊断原发性膜性肾病的特异性接近 100%。抗 THSD7A 抗体几乎只见于膜性肾病患者，其在原发性膜性肾病患者中，阳性率低，约为 3%。实体肿瘤相关性膜性肾病与原发性膜性肾病的鉴别要点参见表 15-3-2。

表 15-3-2　实体肿瘤相关性膜性肾病与
原发性膜性肾病的鉴别要点

	实体肿瘤相关性膜性肾病	原发性膜性肾病
病史	大于＞65 岁	相对年轻
	吸烟史：大于 20 包/年	无吸烟史
	可于肿瘤病史 1 年之内发生	无肿瘤病史
血清学标志物	抗 PLA2R 抗体阴性	抗 PLA2R 抗体阳性
	部分患者抗 THSD7A 抗体阳性	少数患者抗 THSD7A 抗体阳性
肾组织学	免疫复合物沉积于上皮下，也可见沉积于内皮下以及系膜区	免疫复合物仅沉积于上皮下
	肾小球 IgG1/IgG2 沉积为主	肾小球 IgG4 沉积为主

表 15-3-2 实体肿瘤相关性膜性肾病与
原发性膜性肾病的鉴别要点 (续表)

	实体肿瘤相关膜性肾病	原发性膜性肾病
	肾小球 PLA2R 染色阴性或正常	肾小球 PLA2R 染色增强
	每个肾小球>8 个炎症细胞	每个肾小球<8 个炎症细胞
治疗反应	肿瘤经有效治疗，肾脏病缓解	常规免疫抑制治疗有效

注：PLA2R：磷脂酶 A2 受体；THSD7A：I 型血小板反应蛋白 7A

2. IgA 肾病　对于 60 岁以上的 IgA 肾病患者应该除外实体肿瘤相关性肾病。多数患者临床表现轻微，表现为无症状性蛋白尿和（或）血尿，约半数患者在术后 2~3 个月尿化验异常可消失。而糖皮质激素治疗则可能加速肿瘤的生长速度。实体肿瘤所致过敏性紫癜比较少见。在成人患者中，与恶性肿瘤相关的过敏性紫癜容易出现肾受累。其病理最常见的表现是毛细血管内增生性肾小球肾炎。

3. 微小病变肾病　实体肿瘤引起肾小球微小病变者较少见。临床表现为肾病综合征，多数患者的肾功能正常。与原发性微小病变的主要不同点是多数患者的发病年龄均超过了 65 岁。

4. 新月体性肾炎　大约 7%~9% 的新月体性肾炎为实体肿瘤肾损害的表现，尤其在 40 岁以上的新月体性肾炎患者中。其临床和病理表现与特发性新月体性肾炎相似，部分患者可出现 ANCA 相关性血管炎的相应表现。

5. 血栓性微血管病（thrombotic microangiopathy，TMA）胃癌、肺癌及乳腺癌细胞产生的黏蛋白与 TMA 发生有关。肿瘤相关 TMA 有以下特点：①ADAMTS13 活性下降不明显；②对血浆置换治疗反应较差；③预后较差。预后差的原因与肿瘤转移所致微血管肿瘤栓塞或肿瘤骨髓侵犯有关。因此，对于治疗效果欠佳的 TMA 患者，需要考虑实体肿瘤的可能并进行排查。

6. 其他少见的病理类型 膜增生性肾炎、继发性肾淀粉样变性是非常少见的实体肿瘤肾损害的病理表现，分别可见于恶性黑色素瘤、肾癌等肿瘤。

【诊断】

（一）诊断线索

对于肾脏病患者出现以下几种情况之一者，应该仔细除外实体肿瘤肾损害：①50 岁以上；②临床有浅表淋巴结肿大或胸（腹）腔淋巴结肿大者；③水肿合并消瘦者；④体检发现有肿物者；⑤病理表现为膜性肾病。

（二）诊断标准

确诊实体肿瘤肾损害，须满足如下 3 个标准：①手术彻底切除肿瘤或经化疗肿瘤完全缓解后，肾脏病的临床与病理表现亦获缓解；②肿瘤复发后肾脏病再次出现或加重；③肾组织上检测到肿瘤抗原和（或）抗体阳性。

【治疗原则】

治疗实体肿瘤肾损害应该采取治疗肿瘤为主、治疗肾脏病为辅的原则，但应注意预防与肿瘤治疗相关的肾损害。对于临床表现为肾病综合征者，可参考肾病综合征的一般治疗措施；对于表现为肾衰竭者，可给予保护肾功能的措施及适时进行肾替代治疗。多数患者在肿瘤治愈或缓解后，肾脏病表现可逐渐好转甚至消失。

（刘立军）

第 4 节 肿瘤治疗过程中的肾损害

在肿瘤治疗过程中，可出现多种类型的肾损害。常见类型包括 AKI、CKD 和肾小管功能异常。经过及时诊断和合理治疗，这些并发症通常可以预防和逆转。本节主要介绍肿瘤治疗药物（包括传统的化疗药物以及新型生物制剂）

导致的肾损害，其中包括化疗药物相关性肾损害、血栓性微血管病（thrombotic microangiopathy，TMA）以及溶瘤综合征（tumor lysis syndrome，TLS）。

一、肿瘤治疗药物肾损害

在肿瘤治疗过程中多种原因可导致肾损害甚至肾衰竭，其中包括非特异性的肾前性因素以及肾后性梗阻因素等。而由传统的化疗药物以及新型生物制剂导致的肾损害具有一定的特异性，其表现形式多样（见表 15-4-1）。

表 15-4-1　肿瘤治疗药物所致肾损害的原因

分类	原因
肾血管性损害	血流动力学异常所致 AKI，如毛细血管渗漏综合征：IL-2、地尼白介素 血栓性微血管病 抗血管生成药物：贝伐单抗、sVEGF 受体、酪氨酸激酶抑制剂 其他：吉西他滨、丝裂霉素 C、顺铂、硼替佐米、干扰素、环孢霉素 A、FK506、mTOR 抑制剂
肾实质性损害	● 肾小球损害： 　塌陷型 FSGS：帕米磷酸钠、mTOR 抑制剂、钙调素抑制剂、干扰素、阿霉素 　FSGS（NOS）：干扰素、钙调素抑制剂、mTOR 抑制剂、柔红霉素 　微小病变：帕米磷酸钠、干扰素、柔红霉素 　膜增生性肾小球肾炎：吉西他滨、mTOR 抑制剂、抗 VEGF 药物 　新月体性肾炎：粒细胞巨噬细胞集落刺激因子 　狼疮样肾炎：伊匹单抗（CTLA-4 单抗） ● 肾小管间质损害： 　急性肾小管坏死：铂类、唑来磷酸盐、异环磷酰胺、光辉霉素、喷他斯汀、伊马替尼、地吖醌、培美曲塞 　肾小管病： 　Fanconi 综合征：顺铂、异环磷酰胺、阿扎胞苷、伊马替尼、地吖醌、培美曲塞

表 15-4-1　肿瘤治疗药物所致肾损害的原因 (续表)

分类	原因
肾实质性损害	肾性失盐：顺铂、阿扎胞苷 肾性失镁：顺铂、西妥昔单抗、帕尼单抗 肾性尿崩症：顺铂、异环磷酰胺、培美曲塞 抗利尿激素分泌不当综合征：环磷酰胺、长春新碱 急性间质性肾炎：索拉菲尼、舒尼替尼 结晶肾病：氨甲蝶呤

二、肿瘤治疗药物相关性血栓性微血管病

多种传统的肿瘤化疗药物可导致化疗药物相关性血栓性微血管病（TMA），以丝裂霉素 C 最常见，其次为双氟脱氧胞苷、博来霉素、顺铂和 5-氟尿嘧啶等所致 TMA 罕见。新型生物制剂，如抗血管生成药物（抗 VEGF 抗体、可溶性 VEGF 受体、酪氨酸激酶抑制剂等）也可导致 TMA。肿瘤治疗药物所致 TMA 分为两型，其临床特点以及预后不同（见表 15-4-2）。

表 15-4-2　Ⅰ 型以及 Ⅱ 型肿瘤治疗药物所致 TMA 的特点

	Ⅰ型肿瘤治疗药物导致 TMA 化疗方案	Ⅱ型肿瘤治疗药物导致 TMA 抗 VEGF 治疗
药物	丝裂霉素 C 和（或）双氟脱氧胞苷	贝伐单抗
发病时间	迟发；通常于治疗开始后 6～12 个月	治疗开始后任何时间均可能发生
剂量效应	累积效应，剂量相关	与剂量无关
临床表现	损伤可能永久存在并不可逆；可同时有血液系统受累，高血压，急性肾损伤，肺水肿等	停药后恢复可能性大（可逆性）；半数患者存在血液系统受累，高血压，不同程度的蛋白尿。通常不导致肾功能不全
药物再次应用	很大可能再次发生进展性损伤，造成严重肾功能损伤	一些证据提示再次使用相对安全
病理表现	小动脉和肾小球毛细血管血栓形成	只有肾小球毛细血管血栓形成

表 15-4-2　Ⅰ型以及Ⅱ型肿瘤治疗药物所致 TMA 的特点（续表）

	Ⅰ型肿瘤治疗药物导致 TMA	Ⅱ型肿瘤治疗药物导致 TMA
	化疗方案	抗 VEGF 治疗
治疗和预后	在使用利妥昔单抗和依库丽单抗之前，即使停用药物，并使用激素以及血浆置换治疗，急性期死亡率（4 个月 75％）以及透析依赖率都很高	停用药物并使用降压药。患者生存率及肾脏生存率都很高

三、溶瘤综合征

溶瘤综合征（TLS）是指在白血病或其他肿瘤的化疗过程中，由于肿瘤细胞代谢旺盛或化疗导致肿瘤细胞大量崩解所引起的一组代谢症候群。TLS 的表现特点是高尿酸、高磷、低钙、高钾血症和急性肾损伤。根据发病机制的不同可将 TLS 分为急性尿酸性肾病所致 AKI、高磷血症相关性 AKI 和混合型三种类型。

【病因与高危因素】

所有的恶性肿瘤均可引起 TLS，但以低分化的恶性淋巴瘤（如 Burkitt 淋巴瘤）和白血病尤其是急性淋巴细胞白血病最为常见。恶性肿瘤患者发生 TLS 的高危因素与肿瘤类型、肿瘤负荷以及基础肾功能有关。发生溶瘤综合征的危险因素可见表 15-4-3。

表 15-4-3　溶瘤综合征的危险因素

肿瘤类型	肿瘤负荷	基础肾脏病
Burkitt 淋巴瘤	大体积肿瘤（>10 cm）	慢性肾脏病
淋巴母细胞淋巴瘤	乳酸脱氢酶升高（>两倍上限）	低容量/少尿
弥漫大细胞淋巴瘤	白细胞升高（>25 000/μl）	高尿酸血症
急性白血病		治疗前存在急性肾损伤
实体肿瘤（高增生率且治疗敏感）		同时使用肾毒性药物

【TLS 的诊断标准（Cairo-Bishop 标准）】

多数病例的 TLS 是在化疗期间出现，约 25％病例由于肿瘤负荷过重，肿瘤细胞代谢旺盛而自然发生于治疗之前。

1. TLS 实验室诊断标准　在治疗前的 3 天之内和化疗 7 天后，患者出现以下化验异常中的 2 项或以上者：①血尿酸 $\geqslant 476\ \mu mol/L$ 或超过基础值的 25％；②血钾$\geqslant 6.0\ mmol/L$ 或超过基础值的 25％；③血磷$\geqslant 1.45\ mmol/L$ 或超过基础值的 25％；④血钙$\leqslant 1.75\ mmol/L$ 或降低超过基础值的 25％。

2. TLS 临床诊断标准　满足 TLS 的实验室诊断标准至少两条，且具备如下临床表现至少一条者，可诊断 TLS：①血肌酐升高超过正常值上限的 1.5 倍；②心律失常或猝死；③手足抽搐。

【TLS 的预防】

溶瘤综合征的主要预防措施是预防 AKI 的发生以及电解质紊乱和高尿酸血症。主要措施包括纠正可逆的基础危险因素、保证充足的尿量、降低尿酸水平以及控制血磷水平等。预防以及治疗溶瘤综合征的具体措施应基于其发生的危险分层。

1. 纠正可逆危险因素水化　在肿瘤患者接受化疗或放疗之前，应该去除引起肾功能不全的低容量、高钙血症和泌尿系梗阻等可逆因素。充分水化是预防溶瘤综合征的基石，适用于所有的中高危患者。2008 年国际专家组推荐对于存在 TLS 风险患者给予 $2\sim 3\ L/(m^2\cdot d)$ 补液治疗，保持尿量达到 $80\sim 100\ ml/(m^2\cdot h)$。然而对于已经存在 AKI 和（或）心功能不全的患者可能造成高容量负荷风险。

2. 预防性降尿酸治疗

（1）别嘌醇：别嘌醇能有效地降低血尿酸生成，可以用于预防中低危 TLS 的发生。别嘌醇不能降低已经形成的血清尿酸，对于已经发生的 TLS 效果较差。

（2）非布司他：非布司他是一种新型黄嘌呤氧化酶抑

制剂，可有效降低血尿酸的水平。现有结果发现非布司他与别嘌醇相比可以明显降低患者血尿酸水平，但是并没有显著降低血肌酐水平或溶瘤综合征发生。因此该药物应该用于预防对别嘌醇不能耐受的溶瘤综合征患者。

（3）拉布立酶：该药为尿酸氧化酶，可促使尿酸转化为溶解度更高的尿囊素，后者经过肾排泄，从而降低血尿酸水平。此药物的疗效好、安全，副作用少，可用于白血病、淋巴瘤或实体恶性肿瘤接受抗肿瘤治疗时预防 TLS。对高危风险的肿瘤患者建议采用拉布立酶预防。

3. 碱化尿液　目前对是否使用碱化尿液方法治疗 TLS尚有争议。过度应用有潜在风险：其一，加重低钙血症导致手足抽搐；其二，碱性尿液降低钙磷复合物的溶解度，增加磷酸盐肾病的风险。因此，只有患者存在严重高尿酸血症且无法应用拉布立酶时可以考虑碱化尿液治疗，但是需要同时严密监测离子钙的水平。对于多数 TLS 患者不推荐常规进行碱化尿液治疗。

4. 利尿剂　可以增加尿量，并可能降低肾小管钙磷沉积的风险，但是其有效性尚缺乏临床证据。使用利尿剂有使尿液酸化而增加尿酸沉积的风险；同时利尿剂导致的容量下降引起血流动力学改变，可能会加重肾损伤。因此，不常规推荐使用利尿剂预防 TLS。

（刘立军）

肾脏与高血压

第 **16** 章

第 1 节　肾血管性高血压与缺血性肾脏病

肾血管性高血压与缺血性肾脏病的病因均为肾动脉狭窄，二者是肾动脉狭窄的两大临床表现。当肾动脉狭窄＞50％时狭窄局部产生压力阶差，狭窄＞70％时则出现狭窄后灌注压的下降，一方面激活肾素－血管紧张素－醛固酮系统，产生肾血管性高血压；另一方面，肾小球滤过率下降，形成缺血性肾脏病。此两者可同时存在抑或单独发生。肾动脉狭窄的常见病因包括动脉粥样硬化性肾动脉狭窄（ARAS）、纤维肌性发育不良、多发性大动脉炎等。其中ARAS 是最常见的病因，本节以 ARAS 为代表介绍肾血管性高血压与缺血性肾脏病。

【临床表现与诊断思路】

（一）临床表现（表 16-1-1）

表 16-1-1　肾血管性高血压与缺血性肾脏病的临床特点

肾血管性高血压	缺血性肾脏病
高血压年龄＜30 岁或＞50 岁发生的高血压，多无高血压家族史	尿化验无明显有形成分，但肾功能进行性恶化
难治性高血压：经 3 种足量降压药物治疗血压仍不能控制	肾小管功能化验提示尿浓缩功能减退，临床有夜尿增多
基础血压正常或控制良好者血压急性升高	肾 B 超发现双肾长径大小不一致

表 16-1-1 肾血管性高血压与缺血性肾脏病的临床特点 （续表）

肾血管性高血压	缺血性肾脏病
应用利尿剂后血压反而升高	应用血管紧张素转化酶抑制剂（ACEI）后常出现急性肾衰竭
反复发作的肺水肿或不能解释的充血性心力衰竭	

根据肾动脉狭窄的病因不同，患者还常伴相应的肾外表现，详见鉴别诊断部分。

（二）诊断思路

确诊肾血管性高血压、缺血性肾脏病步骤如下：

1. 患者是否具有上述肾血管性高血压和（或）缺血性肾脏病的临床特点。

2. 行影像学检查证实肾动脉狭窄

（1）无创方法筛查：彩色超声多普勒（彩超）、肾动脉增强 CT、肾动脉 MRA 是三种常用的无创方法。其特点如表 16-1-2。其中彩超是首选的方法，有丰富经验的医生可以提高诊断的敏感度。如彩超阴性但仍高度怀疑肾动脉狭窄，应进一步行肾动脉增强 CT。

表 16-1-2 肾动脉狭窄三种常用的无创诊断方法比较

	超声多普勒	肾动脉增强 CT	肾动脉 MRA
准确率	敏感度为 84%～98%，特异度为 62%～99%（依赖超声医生诊断水平）	>95%	>95%
造影剂	无	含碘造影剂	含钆造影剂
优势	价格低廉，设备简便	较彩超昂贵	较彩超昂贵
缺点	受超声医生诊断水平和患者腹部条件影响大，有技术失败率	肾功能不全者有造影剂肾病风险	肾功能不全者可致肾源性纤维化，eGFR<30 ml/min 应避免使用

（2）肾动脉造影：需行肾动脉血管重建术或上述无创影像学方法阴性但临床仍高度怀疑肾动脉狭窄者应行肾动脉造影检查确诊。肾动脉造影是确诊肾动脉狭窄的金标准。肾动脉狭窄一般定义为肾动脉主干和（或）其分支直径减少≥50%，在狭窄两端收缩压差≥20 mmHg（1 mmHg＝0.133 kPa）或平均压差≥10 mmHg，这种程度的狭窄才能引起显著的肾血流下降，并影响肾灌注压和肾小球滤过率，激活病理生理进程。

3. 诊断肾动脉狭窄后应进一步寻找引起狭窄的病因。三种常见病因的特点如下（表 16-1-3）。

表 16-1-3　肾动脉狭窄常见病因的临床表现与造影特点

	ARAS	纤维肌性发育不良	大动脉炎
临床特点	老年，男性多见，常合并糖尿病及多种动脉粥样硬化性血管疾病，如冠心病、周围血管疾病、脑卒中等	年轻女性，肾动脉最易受累，还可见于颈动脉，引起脑缺血症状	＜40 岁女性，活动期可有乏力、低热、纳差、消瘦以及肢体间歇性跛行等血管缺血表现。化验可有红细胞沉降率（血沉）增快、C 反应蛋白升高等，多处血管受累引起相应症状
血管造影特点	病变位于肾动脉开口、近段，呈偏心性狭窄	肾动脉中、远段串珠样狭窄	肾动脉开口或近端节段性狭窄，主动脉及分支、四肢动脉亦受累

4. 完善相关检查　ARAS 是动脉粥样硬化累及肾血管的疾病，常常与冠心病、周围血管疾病、脑血管病并存。这些动脉粥样硬化疾病所致的心脑血管并发症往往成为影响 ARAS 患者预后更重要的因素。因此除进行肾动脉狭窄的病因检查外，还需要注意完善这些相关疾病的检查。

【鉴别诊断】

1. 以高血压为主要表现者应与以下疾病鉴别。鉴别要点见表 16-1-4：

（1）肾实质疾病：是继发性高血压最常见的病因，患者多伴有不同程度的肾损害，易与本病混淆，应仔细鉴别。

（2）内分泌疾病：主要包括原发性醛固酮增多症、嗜铬细胞瘤、库欣（Cushing）综合征等。根据各自的临床与检查特点以除外。

表 16-1-4　继发性高血压病因的鉴别要点

	肾动脉狭窄	肾性高血压	原发性醛固酮增多症	嗜铬细胞瘤	库欣（Cushing）综合征
临床特点	高血压、肾功能损害，尿检改变多轻微	CKD 病史、水肿	高血压伴低血钾	发作性高血压、头痛、心悸、多汗	Cushing 面容，向心性肥胖，近端肌无力
辅助检查	肾血管造影示狭窄	肾小球疾病或肾小管间质性疾病的临床或病理表现	卧位醛固酮增高伴肾素-血管紧张素抑制，CT 示肾上腺增生或结节	血、尿儿茶酚胺升高，CT 或核磁示肿瘤	皮质醇测定及地塞米松抑制等相关诊断试验异常，垂体 CT、MRA 提示占位

2. 以肾损害为主要表现者应与其他肾小管损害表现为主的疾病鉴别（表 16-1-5）。

（1）高血压肾损害：患者亦多为老年、有高血压病史及肾小管功能损害的特点，应注意鉴别。

（2）慢性间质性肾炎：多有长期服用镇痛药、中草药或泌尿系感染病史，主要表现为肾小管功能损害。

表 16-1-5　缺血性肾病与其他肾损害病因的鉴别

	缺血性肾病	高血压肾损害	慢性间质性肾炎
临床特点	肾功能进行性损害，特别是服用利尿剂或 RAAS 阻滞剂后	长期高血压、伴有高血压其他靶器官损伤	多有长期服用肾损伤药物、慢性肾盂肾炎、自身免疫疾病病史，不一定伴有高血压
辅助检查	肾血管造影示狭窄双肾大小不等	高血压靶器官损害证据而无肾血管狭窄表现	肾小管功能受损表现：肾性失钾，肾性糖尿

【治疗】

本节着重介绍 ARAS 的治疗。主要治疗方法包括药物治疗和血管重建术。治疗的目的是降血压、延缓肾脏病进展和降低心血管疾病的风险。

1. 药物治疗　是 ARAS 的基础治疗，无论是否需行血管重建术，药物治疗是必不可少的。

（1）动脉粥样硬化的二级预防治疗：由于 ARAS 具有与冠心病相同的心血管事件风险，故应依照冠心病的二级预防指南进行如下干预。

1）治疗性的生活方式调整：戒烟，戒烟后数月内起效，3～5 年后其风险与不吸烟者相当。减重，使体重指数（BMI）控制于 $18.5 \sim 25 \ kg/m^2$。限制饮酒。减少热量摄入、多吃水果、蔬菜及富含不饱和脂肪酸的食物。

2）降压：详见下文。

3）降脂：肾动脉狭窄导致的肾血管性高血压和（或）缺血性肾病，为心血管疾病的高危人群，应强化降脂，使用他汀类药物，治疗目标为 LDL＜1.8 mmol/L（70 mg/dl）。

4）糖尿病患者控制血糖。

5）阿司匹林：阿司匹林不能耐受者，改用氯吡格雷 75 mg/d。

（2）控制血压

1）降压目标：与其他 CKD 相同，遵循 KDIGO 指南，建议血压＜140/90 mmHg，如果合并蛋白尿患者，血压＜130/80 mmHg。

2）降压药物的选择：①单侧肾动脉狭窄的患者应首选 ACEI/ARB 类药物，以抑制高度激活的肾素-血管紧张素-醛固酮系统，但双侧肾动脉狭窄或孤立肾的肾动脉狭窄者应禁用，此外如果基础 eGFR 过低，或者服药后出现急性肾损伤和（或）高血钾者应慎用。②如不能使用 ACEI/ARB，或使用后血压仍未达标者，可联合使用 β 受体阻滞剂、钙通道阻滞剂。③利尿剂激活肾素-血管紧张素的释放，一般不主张用于肾血管性高血压，但对于反复发生肺水肿或合并心力衰竭的患者，亦可联合使用。

2. 血管重建术　应在药物治疗的基础上进行。血管重建术的目标为改善高血压、减少高血压所致合并症，改善肾功能及治疗肾动脉狭窄的严重病理生理效应，如慢性心力衰竭、反复发作的肺水肿等。

3. 药物治疗与血管重建术的疗效评价　最近的循证医学研究结果显示两种治疗方法对血压的控制、肾功能的进展及总死亡率的效果无明显区别（A级）。血管重建能减少降压药物的剂量，但高血压治愈率较低（10%～30%）；血管重建后多数患者肾功能维持在术前水平（约50%），仅少部分患者肾功能改善（25%），另有少部分患者肾功能恶化（25%）。已有的多个 RCT 研究及 meta 分析均表明，血管重建治疗与药物治疗组相比，无论是在血压控制还是肾功能保护方面两者均无统计学差异。可能原因如下：①肾动脉狭窄不是高血压的唯一因素，这些患者合并原发性高血压。②肾动脉狭窄引起的肾灌注下降不是患者肾功能损害的主要原因，其他因素如老年、高血压、糖尿病等造成的微血管病变常为主要原因，因此术后肾功能改善并不理想。综上所述，审慎选择能从血管重建治疗中获益的患者是关键。

目前尚无一致意见肾动脉狭窄到何种程度必须进行血管重建。推荐血管重建最小阈值为直径狭窄 50%，对于肾动脉直径狭窄 50%～70% 的患者，要有明确的血流动力学依据，一般以跨病变收缩压差 >20 mmHg 或平均压差 >10 mmHg 为准。直径狭窄 >70% 是比较有力的解剖学指征。除此以外，提示血管重建术可能使患者获益以及提示血管重建术无效的临床线索见表 16-1-6。

表 16-1-6 血管重建术可能获益或无效的临床线索

可能获益	可能无益
重度、难控制的高血压，或既往血压平稳近期血压急性升高	肾缩小，患肾长径≤7～8 cm；血肌酐≥3.0 mg/dl 或患肾 GFR≤10 ml/(min·1.73 m²)
ACEI/ARB 治疗有效的高血压	患侧肾内动脉阻力指数≥0.8；
反复发生的肺水肿，不能用心功能解释	超声、CTA 或 MRA 显示肾实质有大片无灌注区
难以用其他原因解释的进展性肾衰竭	
应用 ACEI/ARB 出现的急性肾衰竭	

（1）选择肾血管重建术方式：介入治疗或肾动脉旁路移植（搭桥）。

1）介入治疗：包括经皮腔内肾动脉支架成形术与经皮腔内肾动脉球囊成形术。前者再狭窄的发生率明显低于后者（16% 与 40%），因此放置支架是当前最主要的介入治疗方式（A 级）。

2）肾动脉搭桥：其成功率与介入相近，但围术期死亡率高于介入治疗（3%～6%），故已较少应用。

（2）围术期应进行充分准备，防治介入治疗的并发症（见表 16-1-7）。

表 16-1-7 肾血管介入治疗的常见并发症

短期并发症	长期并发症
穿刺部位出血	再狭窄
肾动脉撕裂、血栓形成、主干夹层或闭塞	
邻近脏器损伤	
造影剂肾病	
胆固醇结晶栓塞	

4. 纤维肌性发育不良与大动脉炎治疗 和 ARAS 的治疗略有不同。纤维肌性发育不良患者多较年轻，肾功能多正常，因此对于肾血管高血压药物控制不满意或出现 ACEI 相关的急性肾衰竭者需行介入治疗；由于病变较长，故以

球囊扩张为主要方式。大动脉炎患者活动期需使用糖皮质激素或联用其他免疫抑制剂控制炎症，即使有血管重建术指征也应待炎症稳定 2 个月后再考虑介入治疗，否则介入部位再狭窄或血栓发生率极高。慢性期符合介入治疗指征者，多先行球囊扩张术，扩张不满意或发生再狭窄者放置支架。

（王　芳）

第 2 节　高血压病性肾损害

收缩压（SBP）$\geq$140 mmHg 和（或）舒张压（DBP）$\geq$90 mmHg 可诊断为高血压。原发性高血压是指无明确继发原因引起的血压升高。肾是原发性高血压最常损害的靶器官之一。高血压病性肾损害是指由原发性高血压所导致的肾脏小动脉和（或）肾实质损害。

【临床表现】

患者有长期未有效控制的高血压病史，病程中可见到血肌酐和尿素氮逐渐增高，可出现蛋白尿。

1. 蛋白尿　尿中蛋白量一般轻度增高（<1 g/d），少数表现为非肾病范围的蛋白尿，除非伴有急剧进展的高血压或肾血管性高血压，罕有肾病范围的蛋白尿。高血压患者出现微量白蛋白尿提示肾小球毛细血管选择通透性受损，是肾小球高滤过的一个临床标志，同时也代表全身内皮系统功能受损。临床显性蛋白尿的出现提示继发肾小球的损伤。近年来的研究显示，高血压可导致肾小球足细胞的损伤，使肾滤过屏障受损。

2. 肾功能受损　轻到中度原发性高血压患者已经存在肾血管阻力增加，肾血流量（renal blood flow，RBF）减少，而肾小球滤过率（glomerular filtration rate，GFR）可以正常或升高（呈高灌注、高跨膜压、高滤过状态）。严重的高血压或原发性高血压的晚期阶段可出现 GFR 的下降，预示着出现了功能肾单位的丢失及不可逆的组织学损伤。

　　在高血压的晚期常常有远端肾小管浓缩功能受损，表现为夜尿增多，并可出现尿浓缩试验检查异常。

　　3. 其他靶器官损伤表现　高血压患者除肾受损外，还常伴有其他靶器官的损伤，集中体现在心脑血管病变。患者可出现左心室肥厚，心脏增大，心功能改变。心电图（ECG）和超声心动图（UCG）上均可有表现。对神经系统有异常的患者，应进行头颅 CT、MRI 等检查，了解有无脑血管病变。此外，眼底检查可见到小动脉硬化，动静脉直径比例改变，如出现眼底出血、渗出和视乳头水肿，则肯定是严重高血压并发症。

【病理改变】

　　原发性高血压引起的肾病理损害通常称为良性肾硬化（benign nephrosclerosis）。病变可以影响到肾血管、肾小球和肾小管间质。肾血管病变可累及肾的大小血管及肾小球的血管。对长期慢性血压升高的代偿性改变可见到内膜弹力纤维增厚和中层肥厚，引起管腔变窄。还常有透明样物质（血浆蛋白）在内膜下的蓄积（玻璃样变性）。作为与小动脉病变相关的肾小球病变则可见到缺血性球性硬化，表现为肾小球固化或废弃（肾小球毛细血管基底膜缺血性皱缩，鲍曼囊腔充满胶原物质）和局灶节段性硬化。肾间质小管病变则表现为肾小管上皮细胞空泡及颗粒变性，灶状萎缩，间质多灶状淋巴和单核细胞浸润，可伴纤维化。

【诊断思路】

　　临床上高血压患者符合以下几条表现时，考虑高血压肾损害的诊断：①有高血压家族史（一级直系亲属）及长期未有效控制的高血压病史；②有其他高血压靶器官损害的证据：如超声心动图或心电图检查证实的左心室肥厚；③蛋白尿，尿沉渣无明显细胞成分；④在出现肾脏病表现（蛋白尿或血肌酐升高）前已经有高血压；⑤无肾毒性物质暴露史、遗传或先天性肾脏病，或有其他系统疾病可能导致的肾损害。需要指出的是，高血压肾损害的诊断主要基于临床表现做出，通常并不常规进行肾穿刺活检进行病理证实。但如怀疑有其他肾小球疾病继发的高血压及导致的肾损害，必要时仍应行肾穿刺活检或其他系统检查以帮助做出正确诊断。

【鉴别诊断】

1. 内分泌性高血压 内分泌性高血压常见的原因包括原发性醛固酮增多症和嗜铬细胞瘤。前者临床上可见到低钾血症伴尿钾排泄增多，测定 RAAS 可见到醛固酮水平升高伴肾素受抑制，目前更推荐醛固酮水平联合醛固酮/肾素比值（ARR）共同判断，可减少漏诊率。而嗜铬细胞瘤患者临床上可见到血压的持续升高或阵发升高、伴头痛、心悸、恶心、呕吐、胸腹痛等，发作时留取尿香草基杏仁酸（VMA）有助于诊断。肾上腺 CT 是首选判断肾上腺病变的影像学检查。

2. 动脉粥样硬化性肾动脉狭窄和胆固醇结晶栓塞是两种临床上与高血压肾损害表现相似，并可在其基础上发生的疾病，应注意鉴别。三种疾病的共同点是均可以高血压为主要表现，可伴有不同程度的肾功能损伤。因为高血压是动脉粥样硬化的危险因素之一，这些患者还常同时合并有动脉粥样硬化性疾病的表现，包括冠状动脉或周围血管疾病等。临床出现以下情况时，应分别考虑上述两种疾病：①动脉粥样硬化性肾动脉狭窄：对那些 50 岁以后新发高血压且无家族史的患者，以及原高血压控制尚可，近期血压变得难以控制或呈难治性高血压的患者，不能耐受利尿剂及血管紧张素系统抑制剂降压治疗，出现血压不降反升或急性肾衰竭的患者，以及反复发作肺水肿或不能解释的充血性心力衰竭的患者，如果存在全身动脉粥样硬化性血管疾病的证据，腹部查体可闻及血管杂音，B 超检查双侧肾不等大时，高度考虑该诊断，可进行肾动脉彩色多普勒超声、螺旋 CT 血管造影和核磁血管成像，必要时行肾动脉造影确诊。②胆固醇结晶栓塞：当高血压患者出现肾功能快速进行性衰退和（或）高血压进展或恶化，尤其是有动脉粥样硬化的病史或表现，近期进行过血管介入性操作，如动脉造影、动脉手术或抗凝及溶栓等，高度提示该诊断。在查体时应仔细检查有无外周皮肤网状青斑、发绀、坏疽或溃疡等表现，眼底有无视网膜血管病变——Hollenhorst斑，化验检查可发现外周血嗜酸性粒细胞增高。确诊有赖于病理找到胆固醇结晶栓塞的证据。

3. 慢性肾小管间质肾病合并高血压　慢性肾小管间质肾病临床也可表现为尿检变化轻微伴肌酐异常。临床病史对是否存在肾小管间质肾病可有一定的提示，如有无药物/毒物接触史、自身免疫病、感染等病史。化验检查可见到肾小管指标异常、炎症指标及免疫指标异常等。必要时可进行肾活检病理检查。

【治疗】

积极有效地控制高血压是避免或减轻其对靶器官（包括肾在内）造成损害的根本措施。参照2012年发布的KDIGO CKD患者血压管理指南：对不合并蛋白尿的患者，降压目标值为＜140/90 mmHg；合并蛋白尿者，降压目标值为＜130/80 mmHg。在治疗过程中，应注意正确的血压监测以助于评估。24 h动态血压监测能更好地估计患者的真实血压和节律，与远期心血管事件、肾损害的预后更为密切相关。同时，还能更好地评价降压治疗的效果以及优化治疗方案。对于高血压患者的治疗包括非药物治疗（生活方式和饮食的调整）以及药物治疗。

1. 非药物治疗

（1）限盐：饮食限盐可以起到降压作用，并可强化RASI的降压及降尿蛋白的效果。目前指南推荐的摄盐量为每天不超过5.8 g。

（2）减重：肥胖使交感神经过度活化以及高胰岛素血症增加了肾脏钠的重吸收，对血压造成影响。对于肥胖的高血压患者或血压处于正常高限的患者，减少体重可使血压显著下降。目前推荐的减重目标为体重指数控制在 $20 \sim 25 \, \text{kg/m}^2$。

（3）运动：规律的体力活动可以改善心血管的适应性，有助于体重的下降，改进胰岛素的敏感性，并且降低血压。推荐目标为每周至少 5 次，每次 30 min。对于没有心脏疾病和其他禁忌证者，运动的强度应该足以使脉搏速率增加最大值的 70%。运动计划的制订需个体化，并且要长期坚持。

（4）控制酒精摄入：饮酒与血压增高相关，并且增加卒中的危险，与酒精相关的血压升高是交感神经系统介导的。个体对摄入酒精的易感性依种族、性别、体重等的不同存在差异。建议每天饮酒量男性不超过 2 个标准量，女性不超过 1 个标准量（标准量在不同国家有不同的定义，相当于酒精 $6 \sim 19 \, \text{g}$）。

（5）戒烟。

2. 药物治疗

临床上目前常用的五大类降压药物分别为 RAAS 阻滞剂（RASI），包括血管紧张素转化酶抑制剂（ACEI）和血管紧张素受体阻滞剂（ARB），钙通道阻滞剂（CCB），利尿剂，β 受体阻滞剂，以及 α 受体阻滞剂。它们通过作用于血压调控的不同环节起到降压作用。其中，RASI 还可以通过非血压依赖的机制，起到靶器官（包括肾）的保护作用。

（1）RAAS 阻滞剂（RASI）：RASI 可以通过广泛的扩血管作用产生降压效应，降低系统血压对肾小球内压的影响；而且，RASI 可以通过扩张肾小球入球和出球小动脉，尤其是出球小动脉，从而降低肾小球内压，使 GFR 和尿白蛋白下降，实现对合并白蛋白尿的患者的长期肾保护；而且，RASI 可以减少肾上腺对醛固酮的分泌。大型 RCT 结果显示，RASI 除了有降低血压的作用外，尚可有效延缓肾脏病的进展。该效应除了来自血流动力学的降压效应外，很大程度上是通过降低蛋白尿来实现的。因此，在应用 RASI 降压治疗时，应在血压耐受的前提下逐步滴定 RASI 的剂量，以使患者最大程度地减少蛋白尿，实现远期肾获益。但目前无足够证据支持联合使用 ACEI 和 ARB 以延缓肾脏病的进展。

临床上患者加用 RASI，尤其是已有肾功能受损的患者使用 RASI 时，应密切监测血肌酐及血钾变化，并进行继续用药安全性的评估。目前基本依据的仍是 KDOQI 指南推荐的监测建议：当肌酐升高水平在基线水平的 30% 之内时，可继续原量使用；当肌酐水平升高 30%～50% 时，应减量使用并继续监测到患者血肌酐回落至基线水平升高 30% 之内；而对那些肌酐水平升高超过 50% 的患者则应停药，并监测血肌酐变化值回落至基线水平升高 15% 之内。同时，对后两种情况，应进行详细排查，明确引起患者出现血肌酐不耐受的原因，如患者是否存在绝对或相对血容量不足，有无肾动脉狭窄，是否同时使用了 NSAID 等，并判断这些原因是否可纠正。同时，除了肌酐水平的变化，还需要关注 RASI 治疗引起高钾血症的风险。目前，尚无方法可以预估患者可能会出现高钾血症的概率。因此，指导患者合理饮食，尤其是注意钾的摄入，并在用药后进行血钾水平的密切监测，尤其是在治疗初期就显得尤为重要。

（2）CCB：CCB 通过抑制细胞的钙离子内流扩张血管，对动脉的平滑肌舒张作用更明显，从而使总外周血管阻力下降，起到降压效果。根据化学结构成分，目前临床上常用的 CCB 分为二氢吡啶及非二氢吡啶两大类。前者包括硝苯地平、氨氯地平、拉西地平等；后者有苯烷基胺类的维拉帕米和苯噻氮䓬类的地尔硫䓬。根据其作用时效长短，CCB 又可以分为短效制剂和长效制剂。推荐使用长效 CCB 制剂进行高血压的治疗。CCB 临床使用不良反应少见并轻微，是临床降压治疗常用的药物。

（3）β受体阻滞剂：β受体阻滞剂通过以下几项机制起到降压作用：①抑制窦房结和房室结β1受体、抑制心肌β1受体，从而减慢心率、减弱心肌收缩力；②阻断肾小球旁器细胞上β1受体，抑制肾素分泌；③抑制支配血管的去甲肾上腺素能神经突触前的β受体，降低外周交感神经活性；④阻断中枢β受体，减少交感神经纤维的神经传导。目前已经有3代β受体阻滞剂先后进入临床使用。其中第一代为非选择性β受体阻滞剂，如普萘洛尔，现在基本不用；第二代为选择性β1受体阻滞剂，包括目前常用的阿替洛尔、美托洛尔、比索洛尔等；第三代为兼具α、β受体阻滞作用的阿罗洛尔、卡维地洛等，其由于有不同比例的抑制α受体的作用，可拮抗部分β受体阻滞后带来的副作用，现在在临床上应用越来越多，并积累了不少脏器保护证据。其中，卡维地洛在慢性心力衰竭治疗方面积累了不少证据。

β受体阻滞剂在应用过程中应注意其副作用及禁忌证。重度房室传导阻滞、严重心动过缓、未纠正的心力衰竭以及哮喘患者应避免使用β受体阻滞剂。而由于β受体阻滞剂可带来糖、脂代谢紊乱，因此糖尿病、脂代谢紊乱患者慎用，应密切监测。同时，β受体阻滞剂的个体差异很大，临床应用时应从小量开始，逐渐滴定。如需要停用时，也需要逐渐减量至停用，而不能突然停用，以免引起交感神经系统兴奋性反弹，带来心血管系统不良影响。

（4）利尿剂：利尿剂主要通过促进肾排出水分和钠盐，降低细胞外容量，来起到降压作用。不同种类的利尿剂作用于肾小管不同阶段的钠转运离子（见表 16-2-1）。其中噻嗪类利尿剂还被发现长期使用可使动脉平滑肌细胞 Na^+-Ca^{2+} 交换下降，起到直接降低血管阻力的作用。当 eGFR≥30 ml/(min·1.73 m^2) 时，可首先选用噻嗪类利尿剂；当 eGFR<30 ml/(min·1.73 m^2) 时，噻嗪类利尿剂通常已经无效，应选用袢利尿剂治疗。

表 16-2-1 利尿剂的作用

类别	作用位点	作用机制	代表药物	尿 Na$^+$	尿 K$^+$	尿 HCO$_3^-$	利尿效果
碳酸酐酶抑制剂	近曲小管	抑制 H$^+$ 的形成，使 NaHCO$_3$ 排泄增多	乙酰唑胺	+	++	+++	弱
袢利尿剂	亨氏袢升支粗段	结合 Na$^+$/K$^+$/2Cl$^-$ 共转运泵，阻碍 NaCl 的重吸	呋塞米、布美他尼、托拉塞米	++++	+	+	强
噻嗪类利尿剂	远曲小管和集合管	阻断 Na$^+$/Cl$^-$ 共转运，阻碍 NaCl 的重吸	氢氯噻嗪（维催离）、吲达帕胺（寿比山）	++	+	−	中
保钾利尿剂	远曲小管和集合管	直接阻碍 Na$^+$ 和 K$^+$、H$^+$ 的交换	阿米洛利（武都力）和氨苯蝶啶	+	−	−	弱
		阻断肾上腺皮质激素受体，使醛固酮失去调节作用（EnaC）	螺内酯				

利尿剂最常带来的副作用就是电解质紊乱：低钾血症、高钙血症（噻嗪类）。其次可以导致胰岛素抵抗、脂代谢紊乱以及高尿酸血症等。临床应用中应注意密切监测。

（5）α受体阻滞剂：α受体阻滞剂通过扩张小动脉，降低外周血管阻力，起到降压的作用。临床常用的有哌唑嗪、特拉唑嗪以及多沙唑嗪等。但其副作用较突出，如引起直立（体位）性低血压；血压下降反射性引起心脏兴奋，使心肌收缩力加强、心率加快、心排出量增加。因此，临床常用作血压难以控制时的联合用药。

（6）联合治疗：通过不同种类降压药物的联用，通过影响到血压调控的不同机制，起到降压作用的强化，并可避免单种药物大量应用时副作用的增加。降压药物的选择、应用剂量、配伍及其服用方法对于充分控制血压都是十分必要的。联合用药选择药物的原则是：选择与当前用药联合起来会更有效、减轻当前用药的副作用、对合并症有益的药物，同时考虑对生活质量、费用及依从性的影响。

（王　玉）

第 3 节　恶性高血压肾损害

恶性高血压（MHPT）又称高血压急症，是指以严重高血压及眼底视网膜出血、渗出和（或）视乳头水肿为表现的一种临床综合征。病变属于血栓性微血管病范畴，可累及心、脑、肾等全身多个脏器。多数患者表现为不同程度的肾衰竭，如不经过治疗，病情可快速进展，乃至死亡。本节着重描述恶性高血压肾损害。

【临床表现及诊断思路】

1. 临床表现

（1）本病多见于青中年男性。

（2）首发症状多表现为头痛和视物模糊，就诊时可有严重高血压，其中舒张压大于 130 mmHg。

（3）眼底表现：高血压视网膜病变 KW 分级的 Ⅲ 级（出血和渗出）和 Ⅳ 级眼底病变（视乳头水肿）是本病的眼底表现特征，$35\% \sim 60\%$ 患者可出现视力障碍。经过积极降压治疗以后，患者视力可逐渐恢复正常。

（4）肾受累多表现为血尿、蛋白尿和肾功能不全。其中 20% 可出现肉眼血尿；非肾小球疾病所致的恶性高血压一般蛋白尿仅在 $1\,g/d$，而肾小球疾病如 IgA 肾病相关的恶性高血压则可达 $2 \sim 3\,g/d$ 以上；约 $85\% \sim 90\%$ 患者在就诊时就有不同程度的肾功能损害，严重者需依赖透析。

（5）该病可累及多个脏器：可发生脑血管意外、急性左心衰竭和肺水肿等心脑血管急症以及溶血、贫血和血小板减少等血栓性微血管病表现。

（6）电解质异常：约 50% 的恶性高血压患者可出现低钾性代谢性碱中毒，也可有低钠血症。

2. 病理表现　恶性高血压患者的病理改变以小血管内皮细胞损伤为核心。包括以下几个方面：

（1）肾小动脉病变：小动脉的增生性动脉内膜炎和入球小动脉壁纤维素样坏死是恶性高血压的特征性病理表现。小动脉的病变可表现为典型的“洋葱皮”样改变，血管腔狭窄，少数病例管腔内纤维蛋白血栓形成可造成血管完全闭塞。但不是所有的患者都出现葱皮样改变，病理检查没发现葱皮样改变者，不能除外该诊断。

（2）肾小球病变：取决于恶性高血压的病因。原发性高血压所致的恶性高血压其肾小球多表现为缺血皱缩；肾实质性疾病者则同时具有缺血性病变和基础肾小球疾病的特点，且以 IgA 肾病常见。多数 IgA 肾病患者表现为增生硬化性肾小球肾炎，但少数也可为轻度系膜增生性肾小球肾炎。

（3）肾小管间质病变：通常较严重。肾小管可出现上皮细胞脱落、再生等急性肾小管坏死样病变；可有不同程度的肾小管萎缩。间质可出现水肿、炎症细胞浸润和肾间质纤维化。

3. 诊断思路　①是否为 MHPT：对临床上可疑病例，只要具备如下两个条件，临床即可诊断：a. 舒张压≥130 mmHg；b. 眼底病变呈现出血、渗出（眼底Ⅲ级病变）和（或）视乳头水肿（眼底Ⅳ级病变）。②是原发性还是继发性 MHPT（参见"鉴别诊断"部分）。③肾功能诊断：根据肾功能的分期标准进行诊断。④有无心、脑血管并发症。

【鉴别诊断】

关键在于鉴别急进性肾炎、恶性高血压的常见病因、溶血尿毒症综合征（HUS）/血栓性血小板减少性紫癜（TTP）、硬皮病肾危象（SRC）和结节性多动脉炎（PAN）。

1. 急进性肾炎　同样可有血尿、蛋白尿和肾功能急剧受损以致依赖透析。但急进性肾炎患者肾受累表现更严重、可出现少尿/无尿，虽多数患者可有高血压，但舒张压很少达到 130 mmHg，部分患者血清 ANCA 和（或）抗肾小球基底膜抗体阳性，及时肾活检可以鉴别。

2. 恶性高血压病因　恶性高血压既可为原发性高血压所致，也可为继发性高血压加重所致。继发性高血压多见于肾实质性疾病，也可见于肾血管性和内分泌性疾病。

原发性高血压和肾实质性高血压是恶性高血压的最常见原因，其鉴别要点见表 16-3-1。

表 16-3-1　原发性与肾实质性恶性高血压的鉴别要点

鉴别要点	原发性	肾实质性
尿蛋白定量	较少，多为 1 g/d 左右常随血压控制逐步减少	较大，甚至>3.5 g/d 血压控制后变化不大
高血压家族史	多数	少数
肾病理小动脉洋葱皮样改变	常见、典型	可不典型
肾小球病变的特点	急性缺血性病变为主，可为局灶分布	具有基础性肾小球病的特点，常弥漫、球性分布
肾小管间质病变特点	可有间质性炎症细胞浸润、小管萎缩和间质纤维化	常见相应肾单位的间质炎症细胞浸润、慢性小管间质病变为主

高血压时伴有心悸、多汗或乏力症状，高血压合并低血钾的患者应考虑内分泌性高血压的可能；上下肢血压明显不一致，腹部、腰部血管杂音和（或）肾影像学检查发现双侧肾长径相差大于 1～1.5 cm 的患者应考虑肾血管性高血压的可能性，需作进一步检查鉴别。

3. 溶血尿毒症综合征（HUS）/血栓性血小板减少性紫癜（TTP） MHPT 与 HUS、TTP 等同属于血栓性微血管病，均可表现为重度高血压以及贫血、血小板减少，有时临床鉴别比较困难。舒张压超过 130 mmHg（HUS 和 TTP 舒张压很少达到这个标准）和控制血压后血液系统损害好转等特点支持 MHPT 的诊断；相反，控制血压后血液系统损害无好转或者加重，以及存在补体 H 因子缺乏（支持 HUS）或者 ADAMST13 酶活性严重缺乏（<5%，支持 TTP），则支持 HUS/TTP 的诊断。

4. 硬皮病肾危象（SRC） SRC 可以恶性高血压为首发表现，临床和肾脏病理表现很难与原发性恶性高血压肾损害鉴别。但是，SRC 的肾血管病变可能比后者更为突出，更易见到肾小球入球小动脉壁纤维素样坏死，小叶间动脉内膜葱皮样增厚病变可能更为弥漫。血清抗核糖核酸聚合酶Ⅲ抗体阳性提示 SRC 的诊断。

5. 结节性多动脉炎（PAN） PAN 是一种累及中、小动脉全层的坏死性血管炎，累及肾血管时可表现为 MHPT，由于本病肾表现为缺血性病变，尿化验常无明显蛋白尿和血尿，易被误诊为原发性 MHPT。对合并皮肤疼痛性红斑结节、明显肌肉疼痛或者血压难以控制者，需要怀疑 PAN，可以做肾动脉造影协助诊断。肾动脉造影见肾动脉三四级分支以下血管狭窄并多发微血管瘤，则可支持 PAN。

6. 恶性高血压患者肾活检的指征 ①表现为急性肾炎综合征时，不能除外新月体性肾炎或急性肾炎者。②蛋白尿量大，不除外肾实质性疾病时。

　　恶性高血压患者肾穿刺时容易出血，肾穿刺活检时应注意以下几个问题：①血压得到有效控制后，才可考虑肾穿刺活检；②严格按照急性肾衰竭肾穿刺活检常规进行准备、操作与术后处理。在做好充分的术前准备的前提下，对于恶性高血压患者慎重而小心地进行肾穿刺活检还是相对安全可行的。

【治疗】

　　1. 降压治疗策略与初始目标　静脉输注降压药，1 h 内使平均动脉血压迅速下降但不超过 25%，在以后的 2～6 h 内血压降至约 160/100～110 mmHg。如果这样的血压水平可耐受、临床情况稳定，在以后 24～48 h 逐步降低血压达到正常水平。切忌降压过快过猛，以免引起肾、脑或冠状动脉缺血。

　　最终目标：待血压稳定以后，逐渐加用口服降压药并调整药物剂量，待口服药发挥作用后，方可逐渐将静脉降压药物减量至停用。然后逐渐使血压达到低于 140/85～90 mmHg 水平。

　　2. 静脉使用的降压药物　临床上常用的是硝普钠和盐酸乌拉地尔。

　　(1) 硝普钠：硝普钠是一个直接作用于血管的强效无选择性血管舒张药，用药后数秒起效，作用时间很短（2～5 min）。起始剂量为 0.25～0.5 μg/(kg·min)，根据病情逐渐加量，最大量可以用到 8～10 μg/(kg·min)，但是使用最大剂量的时间不应超过 10 min。对于肾衰竭患者，此药物不宜长期使用，否则易造成氰化物中毒。

　　(2) 盐酸乌拉地尔（压宁定）：为 α1 受体阻滞剂，起始剂量 1 μg/(kg·min)，同样根据病情逐渐加量，可以用到 10～20 μg/(kg·min)。

　　(3) 尼卡地平：是一种直接扩张小动脉的钙通道阻滞剂。对外周血管、冠状动脉和脑血管均有较强的扩张作用。静脉持续注，起始剂量为 5 mg/h，可逐渐加量，最大剂量为 15 mg/h。

（4）拉贝洛尔：拉贝洛尔兼有 α1 受体和 β 受体阻滞作用。对 β 受体的作用比 α1 受体强，作用比率为（3～7）∶1。静脉使用可采用间断注射或持续输注两种方法。间断注射法：首剂 20 mg，每 10 min 注射 20～80 mg，每日总量为 300 mg。若采用持续输注法，剂量为 0.5～2 mg/min。

3. 口服降压药物　使用原则目前多主张采用两种或两种以上抗高血压药物联合应用。因为 RAAS 高度活化是恶性高血压发生机制中的重要环节，故优先选用 RAAS 阻滞剂和 β 受体阻滞剂，可以有效地抑制 RAAS 作用，控制血压，促使肾功能恢复。但在治疗过程中，应注意监测肾功能与血钾。

恶性高血压时可发生压力性利尿，此时患者可能存在血容量不足，不宜使用利尿剂；否则，会加重血容量不足状态，进一步激活 RAAS，不利于患者恢复。当肾功能受损出现水钠潴留或心力衰竭时，可联合使用利尿剂。

4. 肾替代治疗　当恶性高血压患者合并尿毒症，需要接受肾替代治疗。目前，还缺乏关于不同肾替代治疗方式对患者肾功能恢复的对比研究。有人认为腹膜透析较为适用（C 级建议），因其对血流动力学影响较小，有利于肾功能的恢复。发生血栓性微血管病时进行血液透析可造成血小板和红细胞进一步丢失。血液透析时应注意不可过多脱水，因其可延缓肾功能的恢复。

部分患者，特别是非肾实质性疾病继发的恶性高血压患者在接受替代治疗后仍有可能脱离透析，但是时间较长，一般需要 2～4 个月，部分患者需要 12 个月。若经过积极治疗一年以上，患者仍不能摆脱透析，方可断定其必须依赖肾替代治疗。

（周福德）

肾脏血管的血栓与栓塞性疾病

第 17 章

第 1 节　肾静脉血栓

肾静脉血栓（RVT）指肾静脉主干和（或）分支内血栓形成，导致肾静脉部分或全部阻塞而引起的一类疾病。病因主要包括肾病综合征、妊娠、肿瘤、脱水、使用避孕药等、抗磷脂综合征、创伤或腹部静脉介入/手术治疗后、腹膜后纤维化、腹部占位性病变、对肾静脉的直接压迫；下腔静脉闭塞、静脉闭塞性疾病；低血压状态等。本节重点介绍肾病综合征时的肾静脉血栓，其发生率可达 20%～46%，且以膜性肾病多发。肾病综合征的高凝状态致使凝血、抗凝以及纤溶系统成分改变及血小板功能紊乱，是 RVT 产生的机制。

【临床表现及诊断思路】

RVT 可分为急性及慢性，其临床表现见表 17-1-1。

表 17-1-1　肾静脉血栓的临床表现

类型	症状
急性	腰痛
	血尿
	发热
	蛋白尿恶化
	（双侧病变）少尿
	睾丸痛
	尿毒症症状（完全闭塞或孤立肾，移植肾）

表 17-1-1　肾静脉血栓的临床表现（续表）

类型	症状
慢性	无症状 蛋白尿恶化 肾小管功能障碍 尿毒症（孤立肾）

1. **急性肾静脉血栓**　血栓多产生于肾静脉主干，有时可完全阻塞。可表现为发热，白细胞增高。单侧肾静脉血栓患者可发生严重高血压、恶心、呕吐。局部症状表现为一过性腰腹痛、肿胀感及肾区叩痛。常有一过性肉眼血尿，尿蛋白骤然增加。血肌酐可升高，双侧急性肾静脉血栓可出现少尿和急性肾损伤。

2. **慢性肾静脉血栓**　多见于年龄大的患者，易有侧支循环形成，临床常无症状，难以识别。可见肉眼血尿及无菌性白细胞尿。尿蛋白可增加，部分病例可有肾功能损伤。

3. **病变侧肾体积增大**　可有侧支循环形成，表现为精索静脉（男）/卵巢静脉（女）、腰静脉异常增粗。

4. **其他部位血栓**　如下肢静脉血栓、下腔静脉血栓等。肾静脉血栓易并发肺栓塞，有时为肾病综合征患者的首发表现，严重者可危及生命。

5. **诊断思路**　肾病综合征患者突然出现腰腹痛，镜下血尿增多，甚至呈肉眼血尿，尿蛋白突然增加，肾功能突然下降，应考虑急性肾静脉血栓形成。超声多普勒、增强 CT 和 MRI 有助于诊断。肾静脉造影，特别是数字减影血管造影可确诊并明确血栓部位及累及血管范围。

【鉴别诊断】

肾病综合征患者发生急性肾静脉血栓应与表现为急性腰腹痛的疾病相鉴别。

1. **泌尿系统结石**　肾结石可表现为腰痛，脱落至输尿管可发生肾绞痛，可有正常红细胞形态的血尿。泌尿系统超声可见声影，CT 或静脉肾盂造影可协助确诊。

2. **急性肾盂肾炎** 肾病综合征时易发生感染合并症。急性肾盂肾炎可有发热、寒战、腰痛、恶心、呕吐，可有尿路刺激征，尿沉渣可见红、白细胞，及白细胞管型。尿培养可发现致病菌。

3. **急性肾梗死** 突发剧烈腰腹痛、背痛。可出现发热、恶心、呕吐及患侧脊肋角叩痛。多数患者可有血尿、蛋白尿，部分患者可突然无尿。肾梗死后血压升高难以控制，血清酶学指标可有特征性改变。影像学检查可见肾动脉栓塞征及肾实质楔形密度减低区，有助于鉴别。

4. **其他急腹症** 如急性心肌梗死、急性胆囊炎和急性胰腺炎均可有腰腹痛。影像学检查、血清以及尿液特征性酶学检查有助于鉴别。

【治疗】

1. **抗凝治疗** 高凝状态是 RVT 产生的基础，抗凝治疗是基础治疗。肾静脉血栓一经证实应立即给予抗凝治疗。高度疑诊的患者，如无严重出血合并症，也应立即给予抗凝治疗，直至明确诊断或排除诊断。急性肾静脉血栓患者经抗凝后可降低新血栓的发生率，并常常能逆转急性肾损伤。对于慢性肾静脉血栓患者，也有可能防止和减少新血栓及肺栓塞的发生。但均尚无高质量循证医学的证据。

(1) 低分子肝素 (LMWH)：LMWH 是普通肝素解聚和分离所得的低分子量片段，主要通过灭活 Xa 因子发挥抗凝作用，是临床上常用的抗凝药物。肾功能正常的患者，推荐首选低分子肝素。治疗剂量为 100 IU/kg（或 1 mg/kg），每日 2 次，皮下注射，总疗程不宜超过 2 周。肾功能不全者及老年患者应适当调整剂量。

(2) 华法林：肝素治疗后应口服华法林，开始采用小剂量并逐渐加量。维持凝血酶原国际标准化比值 (INR) 在 1.5～2.5。治疗时间不短于 6 个月，对于血栓复发或肾病综合征状态持续不缓解的患者，应长期抗凝治疗。

2. **纤溶治疗** 急性肾静脉血栓早期可应用纤溶治疗。

数小时内最为理想，但起病后 3～4 天内静脉溶栓或肾血管插管局部给药仍可望获得溶栓效果。如尿激酶（2～6）万单位 4～6 h 内缓慢静脉滴注，必要时可重复治疗。

3. 手术摘除血栓　手术摘除仅适用于急性肾静脉大血栓形成而保守治疗无效者，尤其双肾、孤立肾或右肾大血栓（右肾不易建立侧支循环）伴肾功能损伤者。某些患者术后可能肾功能改善，尿蛋白减少。

（王　芳）

第 2 节　肾动脉血栓及栓塞

肾动脉血栓与栓塞是指肾动脉主干及其分支的血栓形成或栓塞，致肾动脉管腔狭窄或闭塞，引起肾功能恶化。肾动脉血栓可因血管壁病变（创伤、动脉粥样硬化、血管炎等）或血液高凝状态而产生。肾动脉栓塞的栓子主要来源于心脏，其中以心房颤动引起者最常见。肾动脉血栓与栓塞的病因多样，临床表现也各不相同，甚至无症状及体征，造成临床诊断困难。可疑病例应监测肾功能、血清酶学，必要时行肾动脉造影明确诊断。早期诊断，及时处理，肾功能可以完全恢复。

【临床表现及诊断思路】

肾动脉血栓与栓塞临床症状的出现取决于肾动脉堵塞的速度、程度和范围。肾动脉小分支堵塞在临床上可无症状和体征，而肾动脉主干及其大分支堵塞则常出现典型临床表现。

1. 急性肾梗死　突然出现剧烈腰痛、腹痛、背痛，可出现发热、恶心、呕吐及患侧脊肋角叩痛。常有末梢血白细胞增加，核左移。尿检可出现蛋白尿及血尿，甚至肉眼血尿，可出现肾功能损害。肾梗死后可见 AST 升高，3～4 天后下降到正常；LDH 常在梗死后 1～2 天升高，2 周后恢复正常水平；碱性磷酸酶（AKP）常于梗死后 3～5 天达最高水平，4 周后恢复正常。

2. 高血压　约 60% 的患者在肾动脉栓塞后，因肾缺血引起肾素释放而立即发生高血压，可持续 2～3 周。以后由于血栓处动脉再通或侧支循环的形成，肾缺血改善，部分患者高血压可恢复正常，也可呈持续性高血压。创伤性肾动脉血栓形成，即使经治疗血管损伤恢复，但肾功能常难恢复，遗留持续性高血压者达 50%。

3. 肾功能改变　急性双肾或孤立肾肾动脉栓塞常可导致突然无尿、少尿及急性肾损伤。急性一侧肾动脉栓塞也可引起急性肾损伤，可能为对侧肾血管痉挛或存在基础肾脏病。慢性肾动脉栓塞时，因一侧肾动脉栓塞时可建立侧支循环代偿；患肾虽有节段性肾损害，但未受累的正常肾单位可通过高滤过代偿，故肾功能可暂时无改变。双侧慢性肾动脉栓塞导致的肾梗死，常伴肾功能不全。

4. 影像学检查　肾动脉造影，特别是数字减影血管造影（DSA）是诊断肾动脉血栓及栓塞的金标准。但肾动脉造影系有创性检查，可能造成肾血管损伤或发生造影剂肾损害。无创性检查包括：同位素肾扫描显示患肾示踪剂缺失或灌注减少；B 超可发现肾动脉主干血栓；增强 CT 等可提供快速和准确诊断，可显示肾梗死的特征性变化，并确定创伤引起肾蒂损伤的解剖部位；磁共振成像检查可显示肾动脉和肾灌注异常。

5. 诊断思路　临床出现以下线索应疑诊本病：①有发生肾动脉血栓或栓塞的基础疾病，包括外伤、主动脉和（或）肾动脉血管造影、肾病综合征、心房颤动或心脏瓣膜疾病、心内膜炎、房间隔或室间隔缺损；②可疑的症状及体征，如突然的、剧烈腰痛、腹痛、恶心、呕吐、发热、血压升高；③化验异常，如白细胞升高，蛋白尿，镜下血尿，白细胞尿，尿酶升高，血清酶升高（AST、LDH、AKP）；④肾功能改变，出现急性少尿、无尿、急性肾衰竭。确诊有赖于肾影像学检查。

【鉴别诊断】

急性肾动脉栓塞应与引起泌尿系结石、急性肾盂肾炎、急性深静脉血栓等相鉴别。详见第1节鉴别诊断。

【治疗】

肾动脉血栓与栓塞治疗的关键是尽快恢复肾血流。治疗方法的选择取决于肾动脉血栓与栓塞的原因。影响预后的因素包括栓塞时间的长短、年龄和基础病。及时开展血管成形术可以避免肾梗死的发生，但成功与否多取决于缺血的时间。

1. 血管重建治疗　如外科手术取栓或血管成形治疗。起病后的12 h内是血管再通最好的时间窗。80%以上患者肾动脉都可得到开通。肾缺血时间越长，血管再通的可能性越小。超过18 h后的治疗效果差。创伤后的肾动脉血栓易出现肾功能损伤，手术血管再通治疗应主要用于双侧病变或孤立肾的肾动脉闭塞患者。影响血管重建治疗的因素：①效果好：见于年轻患者，没有动脉粥样硬化；肾大小正常；肾动脉血栓逐渐产生，有侧支循环形成而改善肾缺血；仅部分肾组织梗死。②手术效果差：见于快速、完全肾动脉阻塞，已造成肾不可逆的梗死。

2. 溶栓治疗　溶栓治疗能否成功的关键是早期治疗，起病12 h内，特别是3～6 h内进行的溶栓治疗血管开通率高，再通率可达60%～85%。部分病例溶栓治疗可逆转急性肾损伤。常用的药物包括尿激酶、链激酶和组织型纤溶酶原激活剂（rt-PA）。除了静脉用药，还可以通过动脉导管进行血管内用药。溶栓治疗的主要副作用是出血和远端血栓形成。

3. 抗凝治疗　抗凝治疗可预防血栓形成，促使肾功能恢复，提高生存率。常用抗凝药物是肝素和华法林，但尚无高质量循证医学证据。具体用法及注意事项详见本章第1节。

4. 对症治疗　高血压常于肾梗死后1周产生，2～3周后恢复，也有部分患者为持续性高血压。肾素血管紧张素系统活性增高是发生高血压的主要原因。因此，应用血管紧张素转化酶抑制剂治疗有效；早期肾动脉血管重建治疗可改善肾缺血状态，也可纠正高血压；晚期患肾或患肾动脉完全栓塞也可控制高血压。发生急性肾衰竭的患者经及时透析可提高生存率。

（王　芳）

第 3 节　胆固醇结晶栓塞性肾脏病

胆固醇结晶栓塞性肾脏病，又称动脉粥样硬化栓塞性肾脏病，主要见于弥漫性动脉粥样硬化者。含胆固醇结晶的动脉粥样斑块在机械性损伤等诱因下，其内的粥样物质（胆固醇）在血管内随血液可散落到全身各处，肾受累最常见。临床表现取决于胆固醇结晶散落的部位、严重程度和持续时间。轻者可无任何临床症状，严重者则可有生命危险，除非具有典型的临床表现，一般较易误漏诊。其常见诱因是经动脉的外科手术、介入治疗、应用抗凝剂或溶栓药物。也有自发性出现的报道。

【临床表现及诊断思路】

该病可累及全身多个脏器，故可表现为系统性损伤。

1. 多见于老年患者，男性多见，有基础动脉粥样硬化病史；近期接受经动脉的介入性诊断和（或）治疗；或者近期接受抗凝和（或）溶栓治疗。

2. 非特异性表现包括发热、肌痛和体重减轻。患者可有外周血嗜酸性粒细胞增多和嗜酸性粒细胞尿。其他还可有贫血、白细胞升高、红细胞沉降率（血沉）快、C 反应蛋白升高和低补体血症等表现。

3. 肾受累　仅约 50% 患者出现临床症状。在诱发事件后出现肾症状的间隔不同。一些患者很快出现症状，一些患者则可能隐匿，晚几周至几个月出现。

胆固醇结晶栓塞性肾脏病多表现为以下三种情况：①突发急性肾损伤：常伴有其他部位胆固醇结晶栓塞的证据，多在诱发事件后几天内发病，可能为较大动脉或多处栓塞所致。②亚急性肾损伤：可能与胆固醇结晶栓塞后诱发的过敏反应有关或与陆续新产生的胆固醇结晶栓子有关。肾损伤逐步进展，血肌酐在数周内逐渐增加。部分患者可在慢性肾脏病基础上发生。③慢性肾损害，伴肾血管硬化和（或）缺血性肾脏病：常无症状，仅在肾活体解剖或尸解时发现肾胆固醇结晶栓塞，因此常漏诊。多数患者肾功能持续恶化或依赖透析，部分患者肾功能可部分改善，但多遗留慢性肾损伤。

尿检可有轻度蛋白尿，尿沉渣可见红细胞和无菌性白细胞，部分患者可见嗜酸性粒细胞。

多有难以控制的高血压，有时可表现为恶性高血压。

4. 肾外表现　胆固醇栓塞也可能发生在其他部位，导致皮肤、胃肠道、肌肉骨骼、神经系统和眼的损害。皮肤受累可达 35%～50%。典型的皮肤损害包括网状青斑（下肢和腹壁）；甲床梗死；足趾坏疽、溃疡和出现蓝紫色斑块（蓝趾综合征）；皮肤小结节、紫癜和瘀点，常见于双侧下肢及远端。严重病例可发生阴囊和阴茎坏死。胃肠道受累约 18%～48%。多为黏膜溃疡或梗死致胃肠道出血，也可见腹泻，肠梗阻，进食后痛和小肠穿孔；胰腺炎，胆囊炎和脾梗死也有报道。肌肉骨骼受累的症状包括肌肉痛、关节痛，有时可出现横纹肌溶解。中枢神经系统受累常表现为精神紊乱，头痛，局部神经障碍和一过性黑矇，突发脑血管意外，下肢轻瘫，单神经病。视网膜的动脉阻塞，眼底镜下可见视网膜动脉分支呈高折射黄色微粒，又称为 Hollenhorst 征，为该病的特征性改变。少数病例报道了肺受累，临床有咯血、呼吸困难；也可有甲状腺的亚临床受累和股骨头坏死。

5. 肾脏病理　可累及多种肾内动脉，典型的胆固醇结晶栓塞通常位于直径 $100 \sim 200\ \mu m$ 的小动脉内，如弓形动脉和小叶间动脉，但末端的细小动脉和肾小球毛细血管也可受累。胆固醇结晶栓子的病理形态多为双凸、针状或裂口样。组织固定时由于栓子中的胆固醇结晶溶解而遗留上述形状的裂隙。如组织经液氮处理，胆固醇结晶在偏振光下可表现为双折光。胆固醇栓塞的急性期，胆固醇结晶常被嗜酸性粒细胞包围，周围间质中常有炎症反应。后期血管壁周围可出现纤维化。

6. **诊断思路**　有动脉粥样硬化病史，有血管受损诱因特别是近期血管介入治疗史的中老年人，发生其他原因不能解释的肾功能损伤时，应高度怀疑此病并应积极寻找肾外表现。该病的确诊依靠组织病理学证据。但肾功能恶化使很多患者不具备肾活检条件。另外，由于胆固醇结晶栓塞呈灶状分布，肾活检不一定能够查到病变部位，病理检查见不到典型病变，未能确诊。在其他组织如皮肤、肌肉和眼视网膜发现胆固醇结晶证据也可支持诊断。

【鉴别诊断】

1. 胆固醇结晶栓塞可累及全身多个系统，需要与累及多系统的疾病相鉴别：

（1）自身免疫病肾损害：如狼疮性肾炎、ANCA 相关小血管炎和 Goodpasture 病。血清自身抗体的检测有助于鉴别，肾活检可提供病理学证据。

（2）心血管疾病相关的肾损害：如细菌性心内膜炎和左心房黏液瘤。超声心动图和外周血细菌培养可提供鉴别的证据。

（3）血栓性微血管病：机械性溶血、消耗性血小板减少、补体通路异常等有助于鉴别。肾活检病理学有特征性表现。

2. **表现为急性肾损害的疾病**　如急性肾小管坏死、横纹肌溶解、药物性急性间质性肾炎。多为急性过程，血清和尿液指标有助于鉴别，肾活检可提供明确诊断证据。

3. 与介入性操作相关的急性肾损伤　胆固醇结晶栓塞性肾脏病常在介入治疗后发生，应与造影剂肾病相鉴别。后者常在使用造影剂后1～3天内出现，无肾外表现，7～10天恢复。

【治疗】

治疗旨在减轻终末器官损伤和预防胆固醇结晶栓塞反复发生。目前尚无有效的治疗手段。糖皮质激素治疗结论不一，可能有效，可减轻胆固醇栓塞血管及其周围的炎症反应，但多为病例报告或回顾性研究。溶栓治疗和抗凝治疗存在争议，原则上应避免使用溶栓和抗凝剂，以避免引起胆固醇结晶再次脱落。降脂治疗的作用仍不清楚，有病例报道他汀类药物有效。

对症支持治疗是重要的手段，应严格控制高血压。严重的肾功能不全需要给予透析疗法，包括腹膜透析和血液透析。一些研究指出腹膜透析效果更好，因其不需抗凝治疗。但是有严重的肠局部缺血和营养不良者不适合行腹膜透析治疗。此外，应尽量避免再次介入性治疗。

该病总体预后差，大部分患者肾功能不能恢复，进展至终末期肾脏病。既往报道1年死亡率可达64%～87%。直接的死亡原因包括：心脏疾病、主动脉瘤破裂、中枢神经系统疾病和胃肠道局部缺血等。近年研究者支持治疗强度的增强，1年的存活率可达79%。

（王　芳）

囊肿性肾脏病

第 1 节　常染色体显性遗传型多囊肾病

常染色体显性遗传型多囊肾病（ADPKD，OMIM 173900），是最常见的遗传性肾脏病，发病率没有明显的种族差异，约为 1/（400～1000）。主要病理特征是双肾广泛形成囊肿，囊肿进行性长大，最终破坏肾的结构和功能；肾体积增大与肾功能下降正相关。60 岁以上的患者 50% 进入终末期肾衰竭（ESRD），占 ESRD 病因的 5%～10%，是导致 ESRD 的第五位病因（肾炎、糖尿病、高血压、肾盂肾炎）。导致 ADPKD 的致病基因主要有两个：位于 16p13.3 上的 PKD1（编码多囊蛋白 1，Polycystin 1）和位于 4q22～23 上的 PKD2（编码多囊蛋白 2，Polycystin 2）。除累及肾外，ADPKD 还可引起肝、胰腺、脾、卵巢等脏器的囊肿以及心瓣膜疾病和脑动脉瘤等，是严重危害人类健康的全身性疾病。

【临床表现】

ADPKD 累及全身多个脏器，其临床表现包括肾脏表现、肾外表现及并发症。

1. 肾脏表现　ADPKD 的肾脏表现包括结构和功能异常。肾的主要结构改变为双侧肾皮质、髓质存在多发性液性囊肿，囊肿的大小、数目随病程进展而逐渐增加，肾的体积也逐渐增大，肾功能也逐渐下降，最终进展至终末期肾衰竭。ADPKD 在临床表现上有较大差异，是基因突变、修饰基因和环境因素共同作用的结果。

（1）腹部肿块：当肾增大到一定程度，腹部触诊可及。触诊肾质地较坚实，表面可呈结节状，随呼吸而移动，合并感染时可伴压痛。

（2）疼痛：背部或胁腹部疼痛是 ADPKD 最常见的早期症状之一，见于 60%患者，发生频率随年龄及囊肿增大而增加，女性更为常见，多表现为慢性疼痛。急性疼痛或疼痛突然加剧常提示囊肿破裂出血、血块引起的尿路梗阻（伴明显绞痛）或合并感染（常伴发热）。

（3）尿检异常：ADPKD 患者最常诉口渴感增强、多尿、夜尿和尿频，尿浓缩能力下降是 ADPKD 最早的表现之一。约 30%～50%患者可有肉眼血尿或镜下血尿；多为自发性，发生频率随高血压程度加重、囊肿的增大而增加，且与肾功能恶化速度成正比；也可发生于剧烈运动或创伤后；一般血尿均有自限性。蛋白尿见于 14%～34%的非 ESRD 患者，在合并肾衰竭患者中达 80%，一般为持续性，定量多小于 1 g/24 h。

（4）肾功能损害：对大多数患者来说，在 30～40 岁之前其肾功能仍能维持正常。一旦 GFR 开始下降，则每年平均下降幅度为 4.4～5.9 ml/min。从肾功能受损发展到 ESRD 的时间约为 10 年，ADPKD 肾功能恶化的速度明显快于其他肾病引起的肾功能损害。

2. 肾外表现　ADPKD 的肾外病变可分为囊性和非囊性两种（表 18-1-1）。其中以颅内动脉瘤危害最大，是导致患者早期死亡的主要病因之一，多数患者无症状，少数患者出现血管痉挛性头痛，随着动脉瘤增大，动脉瘤破裂危险增加。

表 18-1-1　ADPKD 临床诊断标准 *

诊断	表现
主要诊断标准	肾皮、髓质布满多个液性囊肿
	明确的 ADPKD 家族史
次要诊断标准	多囊肝
	肾功能不全
	腹部疝
	心脏瓣膜异常
	胰腺囊肿
	颅内动脉瘤
	精囊囊肿

* 符合主要诊断标准和任意一项次要诊断标准即可诊断 ADPKD

3. 并发症表现

（1）高血压：是 ADPKD 最常见的并发症，见于 30% 儿童患者、60% 合并肾功能不全患者，在 ESRD 患者中高达 80%。血压的高低与肾大小、囊肿多少成正相关，且随年龄增大不断上升。高血压是促进肾功能恶化的危险因素之一。

（2）感染：泌尿道和囊肿感染是多囊肾病患者发热的首要病因，主要表现为膀胱炎、肾盂肾炎、囊肿感染和肾周脓肿。致病菌多为大肠埃希菌、克雷伯杆菌、金黄色葡萄球菌和其他肠球菌，逆行感染为主要途径。

（3）结石：20% ADPKD 患者合并肾结石，ADPKD 中超过一半的结石由尿酸构成，剩余的结石多由草酸钙构成。

（4）贫血：ADPKD 患者较其他病因的肾衰竭患者贫血出现晚且程度轻，患者在未发展至 ESRD 之前通常无贫血。另有少数早期患者因缺氧刺激肾间质细胞产生促红细胞生成素增加，可引起红细胞增多症。

（5）肾细胞癌：肾细胞癌是一种不常见的并发症。肾细胞癌在 ADPKD 患者中比一般人群中更难确立诊断，因为血尿、腰部肿块，或者超声、计算机断层成像（CT）或磁共振成像（MRI）显示的复杂性囊肿常见于 ADPKD。若患者诉其有与肾病严重程度不相称的症状和体征，或患者有快速生长的复杂性囊肿，应怀疑有恶性肿瘤。

【诊断思路】

ADPKD 的诊断主要依靠临床症状、影像学检查和家族史调查。

临床诊断标准分为主要和次要标准（表 18-1-1）。影像学检查是 ADPKD 诊断的重要手段，其中 B 型超声检查因操作简单、经济、敏感度高、无放射性和无创性等优点，是 ADPKD 首选检查方法。B 超诊断 ADPKD 的标准参照表 18-1-2 和图 18-1-1。

表 18-1-2　ADPKD 的 B 超诊断标准（Pei-Ravine 标准）

年龄	囊肿数*
15～39 岁	至少 3 个单侧或双侧肾囊肿
40～59 岁	每侧肾至少 2 个囊肿
60 岁或以上	每侧肾至少 4 个囊肿

* B 超可发现直径为 0.5～1 cm 的囊肿，对于 40 岁或以上的个体，若超声检查证明无肾囊肿或只有 1 个肾囊肿，可排除该病；对于 30～39 岁的个体，若超声检查结果表明不存在任何肾囊肿（其假阴性率为 2%），基本可除外该病；对于 30 岁以下的患者，超声影像检查帮助排除该病的能力有限；14 岁以下儿童不推荐 B 超作为常规检查，因为对于年轻个体，出现症状前得到阳性诊断带来的不良后果（如职业、教育、情感以及可保性问题）远超过任何获益，且目前对这类疾病尚无有效治疗。

用高分辨率超声可发现直径 1.5～2.0 mm 的微小囊肿，增强 CT 和 MRI 发现直径为 0.3～0.5 cm 的囊肿，如果同时具有其他 ADPKD 表现（如肝囊肿等），肾脏诊断标准可适当放宽。

在无家族史但临床拟诊的患者尚缺乏国际公认的超声诊断标准，一般认为双侧肾增大伴多发性囊肿（每侧≥10 个）且排除其他肾囊肿性肾疾病则支持 ADPKD 诊断。如果同时具有其他 ADPKD 肾外表现，如肝囊肿等，肾脏诊断标准可适当放宽，对其父母和（或）祖父母进行超声筛查及基因检测将有助于建立明确的诊断

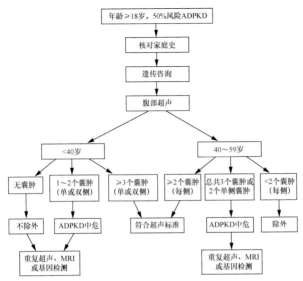

图 18-1-1　Pei-Ravine 超声诊断标准在成人 ADPKD 危险人群中的筛查诊断流程

CT、MRI 可增加肾囊肿检出率，但尚未建立相应的影像学诊断标准。MRI 技术的广泛应用把囊肿诊断和肾功能、病程监测有机结合起来。美国多伦多多囊肾病放射影像学检查（Toronto Radiologic Imaging Study of Polycystic Kidney Disease，TRISP）研究应用 MRI 评价 ADPKD 患者总肾脏体积（TKV）及总囊肿体积（TCV），诊断可信度分别达到 99.9% 和 89.2%，且具有重复性好，较估算肾小球滤过率（eGFR）更早期反映 ADPKD 进展的优点。美国多囊肾病影像学诊断协助组开展的一项多中心临床研究（The Consortium for Radiologic Imaging Studies of Polycystic Kidney Disease cohort，CRISP）证实了肾脏体积与 GFR 下降之间的相关性，其报道由 MRI 测量的基线肾脏体积可以预测肾脏体积增大和功能减退的速度。经身高校正后的肾脏体积似乎对 GFR 下降的预测价值最大，相比于基线时的年龄、血清肌酐、BUN 或蛋白尿，经身高校正后的肾脏体积＞600 ml/m 能更好地预测 8 年内 3 期 CKD [eGFR ＜60 ml/(min・1.73 m²)] 的发生情况。然而，虽然利用 MRI 测量肾脏总体积（total kidney volume，TKV）在临床试验中有助于风险分层，但尚不能普遍开展。可以通过超声或 MRI 测量肾脏长度，这对预测 CKD 风险有相似的价值。CRISP 的数据表明，经超声测量的肾长度＞16.5 cm 是 8 年内 CKD 风险的一个强有力预测指标，受试者工作特征曲线（ROC）的曲线下面积为 0.88。

　　在以下情况时可考虑进行基因诊断：肾影像学检查结果不明确；无家族史散发性多囊肾病；非典型多囊肾病，如早期和严重的多囊肾、明显不对称的多囊肾病、无明显肾增大却出现肾衰竭及非常轻微的多囊肾；有家族史的活体肾捐赠者和生殖咨询。儿童肾囊肿患者常合并其他罕见遗传病，应用分子诊断可帮助鉴别及确诊。目前分子诊断方法主要包括：①基因连锁分析：根据存在于 PKD 基因内部和侧翼的遗传标记微卫星 DNA（microsatellite DNA）间接检测基因的突变。该方法简便易行，但需要患者家系中多个患者及健康者的 DNA 样本，并且父母必须有一方是杂合子。只有比较大的家系调查才有可能获得这些样本，而缺乏家族史的患者不能采用此方法。②直接突变基因检测：根据 PKD1 和 PKD2 外显子核苷酸序列，PCR 扩增后采用变性高效液相色谱（DHPLC）检测异常峰，再经测序检出突变基因，已报道的检出率达 65%～70%。采用 Sanger 法直接测序筛查 PKD1 与 PKD2 基因全外显子及剪接点的突变，检出率可提升至 85%～90%；在测序结果为阴性的病例中，可用多重连接依赖式探针扩增（multiplex ligation-dependent probe amplification，MLPA）来探测大的基因重排，这可发生于不足 5% 的病例中。近年二代高通量测序技术日益成熟，成本大幅降低，检测效率大大提高。

>70%突变是独特的，PKD1 的错义突变占所有突变的近
1/3。迄今，PKD1 和 PKD2 分别有超过 2000 个和 200 个致
病突变见于报道。ADPKD 分子诊断方法的建立和完善大大
推动了产前诊断临床应用。目前产前诊断已经提前至胚胎
植入前诊断（preimplantation genetic diagnosis，PGD），即
直接取出母亲的卵子与父亲的精子进行体外受精，从发育
的胚胎中取出细胞进行基因分析。正常胚胎植入母体子宫
继续妊娠，患病胚胎就终止妊娠。产前诊断对优生优育，
提高人口素质均有重大意义。

　　ADPKD 患者诊断明确后，应对患者的肾功能、肾外受
累情况和并发症进行评估，明确有无需要外科干预的并发
症，如囊肿出血、感染、结石所致的剧烈腰痛，囊肿出血破
入后腹膜引起的大出血，反复发作及迁延不愈的囊肿感染，
危及生命的颅内动脉瘤（直径大于 10 mm）等（图 18-1-2，
干预指征见治疗）；其次要对患者家系进行细致的家族史调
查、B 超筛查和遗传咨询，有条件者应对 ADPKD 家系成员
进行基因诊断，达到症状前和产前诊断。

　　CTA 比 MRA 的分辨率更好，没有血流伪影的影响；

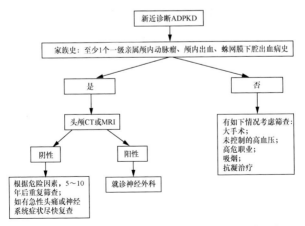

图 18-1-2　新近诊断 ADPKD 患者颅内动脉瘤筛查诊断流程

当患者 eGFR$\leqslant$60 ml/(min·1.73 m^2)，含钆造影剂的使用需谨慎，因有导致肾源性纤维化的风险；此时，为避免 CTA 中造影剂肾病的风险，不含钆 MRA 是一个合适选择。

【鉴别诊断】

ADPKD 主要需与其他遗传性（表 18-1-3）或非遗传性囊肿性肾脏病相鉴别。

1. 非遗传性肾囊肿性疾病

（1）多囊性肾发育不良：多囊性肾发育不良是婴儿最常见的肾囊肿性疾病。双侧病变的婴儿不能存活，存活者多为单侧病变。与 ADPKD 的鉴别通常较易，发育不良的一侧肾布满囊肿，无泌尿功能，对侧肾无囊肿，常代偿性肥大或因输尿管梗阻而出现肾盂积水。

（2）髓质海绵肾：髓质集合管扩张形成囊肿，排泄性尿路造影典型表现为肾盏前有刷状条纹或小囊肿，可与 ADPKD 鉴别。

（3）单纯性肾囊肿：单纯性肾囊肿的发病率随年龄上升。与 ADPKD 的鉴别要点包括：无家族史，肾体积正常，典型肾囊肿为单腔，位于皮质，囊肿周围通常无小囊肿分布，无肝囊肿等肾外表现。一般无症状，呈良性经过，通常不需要治疗。

（4）获得性肾囊肿：获得性肾囊肿见于肾衰竭长期血液透析患者，透析时间 10 年以上者 90%并发肾囊肿，无家族史，一般患者无临床症状。需警惕获得性肾囊肿并发恶性肿瘤。

2. 遗传性肾囊肿性疾病

（1）常染色体隐性遗传型多囊肾病：一般发病较早，多在婴幼儿期发病，合并先天性肝纤维化，导致门脉高压、胆道发育不良等。发生于成人时，临床上与 ADPKD 很难鉴别，可行肝超声、肝活检鉴别，突变基因检测可确定诊断。

（2）常染色体显性遗传髓质囊性肾病：发病率较低。多于成年起病，肾囊肿仅限于髓质，肾体积缩小。B 超、CT 检查有助于诊断。

表 18-1-3 与 ADPKD 相鉴别的常见遗传性肾脏囊肿性疾病

鉴别要点	ADPKD	ARPKD	MCKD	TS	VHL 病
遗传方式	常染色体显性	常染色体隐性	常染色体显性	常染色体显性	常染色体显性
致病基因	PKD1、PKD2	PKHD1	MCKD	TSC1、TSC2	VHL
起病年龄	成人	儿童、成人少见	儿童/成人	成人/儿童	罕见
肾脏表现					
肾脏体积	增大	增大	缩小	正常或增大	合并肿瘤时增大
血尿	多为镜下血尿	偶发肉眼血尿	罕见	偶发、肾出血	肾肿瘤患者
肾功能	早期只有浓缩功能下降，成年后逐渐出现肾功能下降至终末期肾衰竭	胎儿或婴幼儿期下降，成活者 25 岁以前 70% 患者进入终末期肾衰竭	20 岁前进展到尿毒症	一定程度受损	一定程度受损
肾外表现					
多器官受累	常见[a]	先天性肝硬化、门脉高压	少见	常见[b]	常见[c]
主要并发症	高血压、肾结石	肾发育不良、高血压	多尿、贫血、ESRD	心律失常、皮损、反应迟钝	视网膜、脑或肾肿瘤、嗜铬细胞瘤
囊肿癌变或并发	无报道	无报道	罕见	偶见	常见

a 肝、胰、脾、卵巢、蛛网膜及松果体等囊肿

b 皮肤、脑、视网膜损害

c 视网膜损害、嗜铬细胞瘤

合征: MCKD: 髓质囊性肾病; ARPKD: 常染色体隐性多囊肾病及心脏瓣膜异常、结肠憩室、颅内动脉瘤等

ADPKD: 常染色体显性多囊肾病; TS: 结节硬化症; VHL: Von Hippel-Lindau 综

（3）常染色体显性结节性硬化病：除双肾和肝囊肿外，还出现皮肤及中枢神经系统损害，如血管平滑肌脂肪瘤、面部血管纤维瘤和色素减退斑等。临床主要表现为惊厥、反应迟钝，可与 ADPKD 鉴别。

（4）常染色体显性 Von Hippel-Lindau 综合征：双肾多发囊肿。VHL 病常伴肾实体瘤（如肾细胞癌、嗜铬细胞瘤）、视神经和中枢神经肿瘤，可与 ADPKD 鉴别。不伴实体瘤的 VHL 病与 ADPKD 相似，需要检测突变基因进行鉴别。

（5）X-连锁显性口-面-指综合征 I 型：男性不能存活，女性患者肾表现与 ADPKD 很难区分，但肾外表现可供鉴别。I 型口-面-指综合征患者有口腔异常：舌带增宽、舌裂、腭裂、唇裂、牙齿排列紊乱，面部异常如鼻根增宽、鼻窦及颧骨发育不良以及手指异常。

【治疗及预后】

ADPKD 是基因突变导致的遗传性疾病，理想的治疗是采用基因编辑手段，采用正常基因替换突变基因，纠正蛋白质功能异常，但目前尚无法实现。ADPKD 的治疗重点在于延缓 ESRD，缓解症状，治疗并发症。过去 10 年间，已针对 ADPKD 评估了一些有前景的治疗方法，包括使用加压素受体拮抗剂，增加液体摄入量，最大限度抑制肾素-血管紧张素-醛固酮系统，使用哺乳动物西罗莫司（雷帕霉素）靶蛋白（mammalian target of rapamycin, mTOR）抑制剂，以及严格控制血压。

1. 一般治疗　大多数早期患者无需改变生活方式或限制体力活动。应避免剧烈体力活动和腹部受创，避免应用肾毒性药物；对于延缓慢性肾脏病进展的措施，包括严格控制血压、限制膳食蛋白、戒烟、限制咖啡因、低盐饮食（目标为每日摄入 2 g 钠）、不限制摄入液体（液体摄入量＞3 L/d），以及使用他汀类药物，这些方法可能减缓疾病进展和降低心血管死亡率。此外，支持治疗是主要的治疗方法，包括控制疼痛、出现肉眼血尿时卧床休息以及治疗感染。妇女应控制妊娠次数。

2. 并发症及对症治疗

（1）控制高血压：严格控制血压可能阻止肾脏病的进展，并降低所有 CKD 患者均存在的心血管并发症的发病风险。如果没有禁忌证，初始抗高血压药物应使用血管紧张素转化酶抑制剂（ACEI）。基于 HALT-PKD 试验的结果，ACEI（赖诺普利）联合 ARB（替米沙坦）并不比单用 ACEI 更好。HALT A-PKD 试验表明，对肾功能尚好的相对年轻的健康患者来说，与目标血压设为 $120\sim130$ mmHg/$70\sim80$ mmHg 相比，目标血压＜110/75 mmHg 会使 TKV、白蛋白排泄率和左心室质量指数（LVMI）均更低。5 年时两组 eGFR 降低的总体速度差异无统计学意义。然而，血压较低组患者在研究的最初 4 个月内显示 eGFR 有更大程度的急性下降，这最可能是因为血压更大程度下降引起的血流动力学效应，但在随访最后 4 年期间该组 eGFR 的下降速度更慢。对血浆肌酐浓度出现临床意义升高的患者应该密切监测。如果使用这些药物引起血清肌酐或血清钾显著升高，患者可能使用另外一类药物（如钙通道阻滞剂）治疗更安全；鉴于钙通道阻滞剂可能会促进囊肿形成，一些专家更倾向于使用 β 受体阻滞剂作为第 2 种药物。

（2）缓解疼痛：急性疼痛常由囊肿出血、感染或结石所致，应针对病因止痛，疼痛持续或较重时首选非阿片类止痛药，但应避免长期使用止痛药和非甾体抗炎药，以防肾损害。慢性疼痛一般采取保守治疗，如果疼痛严重，止痛剂不能缓解且影响患者生活，可考虑囊肿穿刺硬化治疗、囊肿去顶减压术、阻断内脏神经乃至肾切除术。

（3）血尿和囊肿出血的处理：ADPKD 患者囊肿出血或肉眼血尿多为自限性，故一般卧床休息，止痛，适当饮水、碱化尿液等保守治疗效果较好。极少数情况下，囊肿出血破入后腹膜，引起大量出血需住院治疗，保守治疗无效的患者可行选择性肾动脉栓塞或肾切除术。

　　（4）泌尿系和囊肿感染的处理：对发热、季肋部疼痛、影像学检查提示囊肿感染的患者，应在 B 超或 CT 引导下行囊肿穿刺术，根据囊液细菌培养和药敏试验选择抗生素。ADPKD 囊肿感染治疗比较困难，主要因为药物很难在囊肿内部达到有效的治疗浓度。抗生素治疗 1～2 周仍有发热者，应行感染囊肿引流术；如感染反复发作，应检查有无梗阻、肾周脓肿或结石等并发症存在，并及时外科干预处理；对于无并发症者，应延长治疗时间彻底根除感染。ADPKD 患者泌尿系感染和肾盂肾炎的治疗同非囊肿性患者，但疗程应相对延长。

　　（5）结石：与非 ADPKD 患者相同，鼓励患者多饮水，结石如有症状可采取体外震波碎石或经皮肾切开取石术。

　　（6）颅内动脉瘤：随着动脉瘤增大，动脉瘤破裂危险增加。对于 18～35 岁有动脉瘤家族史的 ADPKD 患者，应进行 MRI 或血管造影。如无阳性发现，则 5 年后复查。如发现动脉瘤，应通过血管造影确定动脉瘤大小。小于 5 mm、无症状的动脉瘤可暂缓处理，每年随访一次；动脉瘤直径在 6～9 mm，是否需要手术处理有争议；直径大于 10 mm 的动脉瘤需要手术治疗。如发现有高度手术风险或手术治疗困难者，可采用可脱式铂金圈血管内介入治疗。

　　3. ESRD 治疗　多囊肾病 ESRD 患者可根据个体情况选择血液透析、腹膜透析或肾移植治疗。腹膜透析不如血液透析常用，因为对于肾巨型增大的患者来说，其腹腔很难容纳大量的腹膜透析液。此外，继发于囊肿感染的腹膜炎或憩室病并发症的风险也可能增加。近年来临床研究发现 ADPKD 患者腹膜透析与血液透析的并发症和长期生存率并无明显差异，因此，腹膜透析也可成为肾替代治疗的选择。

　　在以下情况下，肾移植前可考虑进行单侧或双侧肾切除：反复感染；日常活动明显受限、乏力，以及厌食、营养不良；疑似恶性肿瘤；自体的多囊肾延伸到潜在盆腔手术部位；有动脉内栓塞禁忌证或动脉内栓塞失败的患者出现无法控制的肾出血；发生由严重肾肿大所致的腹疝。

4. 抑制囊肿生长的临床药物

（1）抗利尿激素 V2 受体（VPV2R）拮抗剂：两项随机临床试验（TEMPO 和 REPRISE）表明，在能耐受托伐普坦的患者中，该药能减慢肾功能下降的速率，即使在基线 eGFR 显著下降时仍是如此。日本、加拿大、西欧、美国（图 18-1-3）的药品监督管理机构已批准将托伐普坦用于治疗 ADPKD。但需警惕，该药排水性利尿作用增加所致不良事件（多尿、烦渴、夜尿增多和尿频）发生率较高，同时，可能引起不可逆性肝损伤。

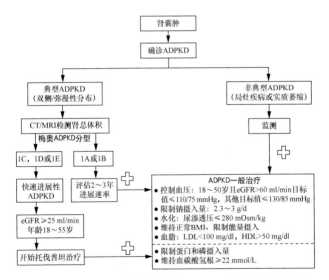

图 18-1-3　美国关于对快速进展型 ADPKD 使用托伐普坦的专家共识

梅奥 ADPKD 分型计算器参见 http://www.mayo.edu/research/documents/pkd-center-adpkd-classification/doc-20094754

（2）生长抑素：可能减少 PKD 患者肾和肝囊肿内的液体积聚，但是奥曲肽的有益作用可能在 2 年后减弱，需要进行更大型的多中心研究来确定生长抑素的长期益处。

（3）哺乳动物西罗莫司（雷帕霉素）靶蛋白（mTOR）抑制剂：目前研究认为对囊肿生长的作用不一致，并且对肾清除功能也无益处。

（4）其他：目前正于 ADPKD 动物模型中对多种内科疗法进行研究，包括甲泼尼龙、碱化尿液、二甲双胍、雷公藤、紫杉醇、洛伐他汀、表皮生长因子受体酪氨酸激酶抑制剂、过氧化物酶体增殖物活化受体激动剂、周期素依赖性激酶抑制剂及 MAPK 抑制剂等。

5. 影响 ADPKD 预后的因素包括　①基因型：PKD1 患者和 PKD2 患者出现 ESRD 的中位年龄分别是 54 岁和 74 岁；②发病时间：发病早的患者预后不良；③性别：女性患者 ESRD 发病比男性患者晚，但合并多囊肝者发病提前；④高血压：合并高血压的患者肾功能恶化较血压正常者早；⑤血尿/蛋白尿：有发作性肉眼血尿史、甚至镜下血尿病史及伴有蛋白尿的患者肾功能受损较重；⑥尿路感染：男性尿路感染与肾功能不全有关，而女性患者无此关联；⑦囊肿大小：肾脏及肾囊肿大的患者肾功能差；⑧妊娠：妊娠合并高血压的妇女通常预后不良，25％ADPKD 女性在妊娠过程中新发高血压或原有高血压加重，故控制妊娠次数能改善女性患者预后；⑨性激素：睾酮具有促进液体分泌、离子转运的功能，因而能促进囊肿增大，加速肾功能恶化。

ADPKD 患者大多死于心脏原因。在一项纳入 129 例 ADPKD 患者的报告中，死亡原因包括心脏病（36％）、感染（24％）及神经系统事件（12％）。尸检患者中 89％有心肌肥厚，81％有冠状动脉疾病。神经系统死因主要是颅内动脉瘤破裂（6％）和高血压性脑出血（5％）。

（周绪杰　张　宏）

第 2 节　常染色体隐性遗传型多囊肾病

常染色体隐性遗传型多囊肾病（ARPKD，OMIM 263200，以前称为婴儿型多囊肾）临床较为罕见，发病率约为 1/40 000 到 1/10 000，父母为致病基因携带者，四分之一子代患病，男女发病率相同，不同种族间无明显差异。ARPKD 致病基因位于 6p21.1～p12，命名为 PKHD1，一般人群中致病性 PKHD1 突变的携带率为 1/70。其主要特征是肾集合管囊性扩张和先天性肝纤维化，其他器官系统，如肺和下肢畸形，是继发于肾和（或）肝疾病而受累。

【临床表现】

ARPKD 临床表现多样，即使是同一家族的患者病情轻重也不尽相同。症状可以出现在围生期、新生儿期、婴儿期、青少年甚至成年。发病年龄与同一突变基因的基因型高度相关，也受修饰基因和环境因素影响，与疾病轻重程度相关。根据发病年龄以及是肝还是肾受累为主，有几种不同的表现形式。在婴儿期被诊断的患者更可能出现肾脏表现（包括肾增大）、发生终末期肾衰竭以及因肺功能不全导致生存率低。发病较晚的患者更可能有肝病表现，包括肝脾肿大、脾功能亢进、静脉曲张破裂出血、胆管炎，肾受累较轻。

胎儿期：表现为母体羊水过少，胎儿膀胱空虚，肾体积增大、回声增强，患儿常因肾体积巨大而难产。

新生儿期：除肾增大外，患儿常伴有肾衰竭和肺发育不良导致的呼吸衰竭，伴有纵隔积气和气胸，也可合并肺炎。严重 ARPKD 患者常表现为 Potter 综合征（严重羊水过少，弓形腿、髋脱位，下巴凹陷，后移扁平耳，扁平鼻及胎肺发育不良等）。30%～50%患儿出生后不久死于呼吸衰竭，这是导致患儿围产期死亡的主要原因。

婴儿期：高血压常见，尤其在出生后数月较为严重，常伴有心肌肥大、充血性心力衰竭。

儿童及青少年期：能度过婴儿期的患儿表现为肾体积增大，肾浓缩功能受损，常伴有尿频、尿量增多、低钠血症。15岁之前，20%～45%患儿进展至终末期肾衰竭，25岁以前70%患者进入终末期肾衰竭。肾衰竭常导致儿童生长迟缓、贫血和肾性骨病。

成人期：部分患者可进入成年，患者随着年龄增大，肝脏症状和体征逐渐明显。ARPKD总是伴有发育中的胆道系统胆管板畸形导致的胆道发育不良，这会导致一定程度的先天性肝纤维化以及肝内胆管扩张。Caroli病的特征是胆管扩张，而无其他明显的肝脏异常。Caroli综合征的特征是胆管扩张伴先天性肝纤维化。Caroli综合征比Caroli病更常见。对于肝显著受累的患者，体格检查可能发现肝增大，特别是剑突下肝左叶，有门静脉高压的患者也许可触及脾；肝功能检查结果常在正常范围内。肝超声显示肝大、回声增强以及周围肝内胆管和主胆管扩张。

【诊断思路及鉴别诊断】

ARPKD的诊断通常依据临床、影像学和实验室检查结果。在部分病例中，当诊断仍不确定时，可行分子遗传学检测确定诊断。ARPKD的临床诊断需满足以下两个标准：①肾影像学检查存在典型表现。②下列表现中的一条或多条：临床、实验室或影像学检查提示肝纤维化；肝病理检查显示发育性胆管板异常；肾超声提示双亲均无肾囊肿，特别是当他们的年龄超过40岁时；在兄弟姐妹中经病理解剖证实有ARPKD；亲代的血亲关系提示常染色体隐性遗传。

当符合诊断ARPKD的临床标准时，不必做分子遗传学检查来确诊。分子遗传学检查用于以下情况：诊断仍不确定；产前诊断；遗传咨询以发现PKHD1基因突变携带者。已发表的PKHD1基因突变可访问网站 www.humgen.

rwth-aachen. de 了解。研究报道的突变检出率约为 85%；但许多突变的致病影响还未证实。

其他需要鉴别的常见遗传性肾囊肿性疾病可参见表18-1-3。

【治疗】

ARPKD 是基因突变导致的遗传性疾病，目前的治疗以对症处理为主，没有有效的干预措施。新生儿期发病的患者治疗重点在于纠正患儿呼吸衰竭，随着呼吸状况的好转肾功能也将得到改善，肾衰竭较少引起死亡。度过新生儿期的患者随着年龄的增加，肾衰竭的发生率逐渐升高。治疗 ARPKD 患者慢性肾衰竭与其他疾病导致的肾衰竭原则相同，可根据具体情况选用透析治疗或肾移植。肾移植是 ESRD 患儿的首选治疗，因为不存在疾病复发，结局非常好，特别是对患儿生长和生存质量而言。可能需行肾切除术以适应新的移植物的置入。此外，移除原来受累的肾将帮助移植后血压的控制。合并肝纤维化的 ARPKD 患者，肝细胞功能极少受累，胆红素或酶学指标升高少见，但门脉高压较常见，当发生食管胃底静脉曲张破裂出血时可能危及生命，需要及时、有效的治疗，治疗原则与其他病因导致的门脉高压相同。对于接受肝移植评估的有严重 Caroli 病的患者，预先进行肝移植可能是一种治疗选择。此外，ARPKD 患者尿路感染率非常高，因此应尽量避免不必要的尿器械检查。ARPKD 尿路感染的治疗原则与 ADPKD 患者相同，每当患者出现发热、排尿困难或腰痛时，都应进行尿培养，根据尿培养阳性结果决定治疗方案。

在多囊肾病动物模型和 CKD 患者中，几种有前景的治疗已显示能有效延缓进展性肾脏病。这些治疗包括：ACEI 或血管紧张素受体阻滞剂延缓肾脏病的进展，加压素-2 受体拮抗剂可抑制肾囊肿形成并延缓进行性肾功能障碍，表皮生长因子受体-特异性酪氨酸激酶抑制剂（EGFR-TKIs）可延迟 ARPKD 小鼠模型中肝和肾脏病的进展。

ARPKD 的结局取决于肾和肝受累的程度，最常由发病年龄来反映。新生儿期发病的严重肾受累患者死亡率最高。

（周绪杰　张　宏）

第3节　其他囊肿性肾脏病

一、单纯肾囊肿

单纯肾囊肿不是先天性或遗传性肾脏病，而是后天形成的，是成年人肾最常见的一种结构异常。近年来随着健康体检的普及和影像学检查技术的提高，单纯肾囊肿的检出率增高。囊肿可以为单侧或双侧，可以为一个或多个，一般位于皮质深层或髓质。发病率随年龄增长而增多。

【临床表现】

单纯肾囊肿一般没有症状，常为体检（包括影像学检查）时发现。当囊肿压迫引起血管闭塞或尿路梗阻时可出现相应表现。一般认为单纯肾囊肿并不影响肾功能。但最近有研究显示有肾囊肿的患者比无肾囊肿的患者有较高的血肌酐水平，而且囊肿数量越多，血肌酐水平越高。因此，对于单纯肾囊肿患者应长期随访。

【诊断思路及鉴别诊断】

单纯肾囊肿的诊断主要依靠影像学检查，例如 B 型超声检查或 CT 检查。肾实质发现囊肿需要与以下疾病鉴别：①肾实体肿瘤坏死液化；②在肾囊肿基础上发生癌变，这种情况极其罕见；③成人型多囊肾。

【治疗】

单纯性肾囊肿多无症状，对肾功能和周围组织影响不大，一般不需治疗，只需每半年到 1 年随诊。如果囊肿直径较大，超过 5 cm 或产生周围组织压迫症状、引起尿路梗阻，则需要行囊液抽吸术并于囊内注射硬化剂。如果囊肿巨大，直径超过 10 cm 则可能需要手术治疗。

二、肾髓质囊肿性疾病

发生于肾髓质的囊肿性疾病有两个：髓质海绵肾和少年型肾消耗病髓质囊肿病。

（一）髓质海绵肾

髓质海绵肾系肾髓质集合管广泛扩张形成囊肿，直径多为 1～3 mm，小囊肿内含不透 X 线的黏稠物质，约 80% 为含钙的小结石。病因至今未明，某些家族呈常染色体显性遗传，但是多数无家族史，属散发性。由于髓质海绵肾常伴发其他先天性疾病，因此多数学者认为该病为先天性发育异常。

【临床表现】

髓质海绵肾出生时即有，小儿和成人均可发病。无并发症时常无症状。最常见的早期症状为间歇性或持续性多尿、血尿、腰痛等，高血压和蛋白尿在髓质海绵肾患者少见，逐渐出现尿浓缩功能下降。随病情发展出现肾钙化、结石，肾性骨病，反复肾盂肾炎，肾小管性酸中毒及由其引起的尿路梗阻，急腹症，急性感染，电解质、酸碱平衡紊乱，终至慢性肾衰竭。

髓质海绵肾患者 50%～65% 有肾钙质沉着和肾石症，临床表现为腰痛、血尿、急腹症、尿路梗阻等。

髓质海绵肾常伴发其他先天性疾病。有报道 25% 髓质海绵肾伴发偏身肥大，而偏身肥大中 10% 伴髓质海绵肾；其他常伴发的先天性疾病包括：先天性幽门狭窄、马方综合征、Ehlers-Danlors 综合征、ADPKD、Caroli 病、马蹄肾、Beckwith-Wiedemann 综合征等。

【诊断思路及鉴别诊断】

对于反复血尿伴浓缩功能不佳或反复肾盂肾炎发作或青年结石患者应考虑本病的可能性；后期出现肾小管酸中毒、低血钾或骨质疏松、骨折时也应想到本病的可能性。只要想到该病，并进行相应影像学检查，不难确诊。

1. 静脉肾盂造影（IVP）　IVP 可确切诊断髓质海绵肾。常在 IVP 时见肾锥体显影和扩张的肾小管早期充盈，表现为肾小盏外侧的异常阴影：①充盈造影剂的肾小管呈多发条状、扇形或放射状排列于杯口外侧；②充盈的囊腔呈葡萄串样；③充盈的肾小管憩室可呈花朵样；④上述三种影像通常互相交错；⑤所见微小结石位于肾集合小管或小囊肿中。病变严重时，可见肾小盏的扭曲变形。依据典型的 IVP 图像可确诊髓质海绵肾。若髓质海绵肾只累及 1~2 个肾乳头或造影质量不佳，需与肾结核、肾盂源性囊肿、肾小管逆流、肾钙质沉着症及肾乳头坏死、肾盏憩室等鉴别。

2. 腹部平片（KUB）　若无结石，常无阳性发现。两肾广泛受累时，肾增大，肾表面光滑。部分受累时，局部肾实质可增厚。合并结石者，可见成簇小结石位于锥体部，有时聚集成葡萄串样。KUB 不作为髓质海绵肾诊断标准，但可提供诊断线索，便于观察髓质海绵肾患者肾钙化及结石的发生发展。

3. CT、B 超　由于髓质海绵肾一般囊肿小，B 超难以显示清楚，价值不大。CT 诊断髓质海绵肾的敏感性明显低于 IVP，但较 IVP 易于发现乳头钙化。CT、B 超可用于与肾乳头坏死、多囊肾等的鉴别诊断。

【治疗】

髓质海绵肾本身不能根治。治疗主要是针对并发症，对尿路感染、尿路结石、肾小管酸中毒等合并症的处理见相应章节。

（二）少年型肾消耗病髓质囊肿病

是由两种遗传背景不同但病理表现极其相似的疾病组成。

幼年肾单位肾痨是一种常染色体隐性遗传性肾脏病，基因缺陷定位于 2p，儿童即可发病。髓质囊肿病是一种常染色体显性遗传性疾病，基因缺陷定位于 1q21，一般青壮年发病。

儿童发病者往往在 10 岁前出现多尿、贫血、发育障碍，并于 20 岁前进展到尿毒症。成人发病者往往表现为肾性失钠，表现为低钠血症和细胞外容量不足，进展到尿毒症较缓慢。这两种疾病均可伴有视网膜变性、色素性视网膜炎、色素性视神经萎缩，称为肾视网膜发育不良。

儿童尿毒症和伴有肾脏病家族史的成人肾脏病，应当把肾髓质囊肿性疾病作为鉴别诊断，诊断主要依靠影像学检查，例如 B 型超声或 CT 检查。由于本病肾大量丢失钠盐和水分，因此需要及时补充。

三、囊肿性肾发育不良

肾的胚胎发育由输尿管芽和后肾胚基两部分完成，前者发育成肾盂、肾盏和集合管，后者逐步发育成肾小管和肾小球，最后肾小管和集合管对接，构成正常的肾单位。如果两部分不能按照发育程序顺利对接，则形成肾发育不良。

囊肿性肾发育不良并不少见。本病多为单侧病变（占所有病例的大约 80％左右），病侧肾失去正常形态，被大小不一的不规则囊肿代替，失去功能；而对侧肾则往往代偿性增生肥大。

本病没有家族史，是一种先天性疾病，也是儿童腹部包块的鉴别诊断之一。

由于病肾没有功能且囊液引流不畅，容易并发感染等合并症，因此如为单侧病变应当切除病肾。

四、获得性囊肿性肾脏病

获得性囊肿性肾脏病发生在终末肾衰竭患者，长期透析患者更容易发生。肾单位丢失可能和囊肿的发生有关。

诊断主要依靠影像学检查，总体表现是在固缩肾基础上出现囊肿，但也有囊肿多而大，酷似成人型多囊肾，后者往往有家族史并合并其他脏器囊肿不难鉴别。由于肾纤维化，B 型超声检查对囊肿的敏感性下降；而 CT 检查可以发现较小的囊肿。

获得性肾囊肿一般没有症状，不需要处理。但血小板低下、过量使用抗凝剂等是导致肾囊肿破裂的危险因素。肾破裂出血可自尿道排出体外形成肉眼血尿，出血也可进入腹膜后间隙。因此，透析患者发生急腹症者要想到肾破裂的鉴别诊断，及早诊断和处理可避免患者死亡，否则患者有生命危险。囊肿癌变是另一个值得注意的并发症，男性、高龄和透析时间长者更容易发生癌变，定期随诊非常必要。

五、其他囊肿性肾脏病

1. 结节样硬化　是一种常染色体显性遗传性疾病，发病率 1：10 000。表现为多发性肾囊肿，常常合并血管肌脂瘤和畸胎瘤，其他脏器（例如皮肤、脑、视网膜、心、肝、肺）也可出现畸胎瘤。本病继发肾衰竭者罕见，但有囊肿恶性变的报道。

2. Hippel-Lindau 综合征　包括小脑和视网膜血管母细胞瘤、胰腺囊肿和肿瘤、肾囊肿和肿瘤，是一种常染色体显性遗传性疾病，常在 30 岁出现视力异常和中枢神经系统并发症。65％合并肾囊肿，其中 1/4 可以发生肾透明细胞癌，肿瘤转移和患者死亡率很高。

3. 孤立性多房囊肿　是一个孤立病变，因其内有多个分隔形成很多小囊肿而得名，又称乳头状囊腺瘤。病变一般较大，达到 5 cm 以上，占据肾一极。病变有时增长迅速，并有癌变的报告，加之体积巨大可能导致压迫症状或破坏正常肾组织，因此必要时应行肾部分切除术。

4. 肾盂旁囊肿　又叫肾盂憩室，是一种发育异常。肾盂憩室出现于全部静脉肾盂造影结果的 0.5％，但一般没有症状。较大的憩室可能引起腰痛，并是反复尿路感染的易感因素。严重病例需要手术治疗。

5. 肾淋巴管瘤　肾大血管周围淋巴管囊状扩张，多在肾门附近，也可深及皮质和髓质交界处，一般没有症状，在 50 岁以后因其他疾病作肾影像学检查时被偶然发现，可单发或多发、单侧或双侧。有些淋巴管瘤压迫周围组织形成尿路梗阻，是反复尿路感染的原因之一。

6. 肾门及肾周假囊肿　是由于虚弱患者肾窦脂肪萎缩液化所致。其中，肾周围假囊肿是由于创伤或原来的囊肿自然破裂，液体流入肾周围筋膜而造成的。

（周绪杰　张　宏）

遗传性与先天性肾脏病

第 19 章

第 1 节　Alport 综合征

Alport 综合征（AS），又称遗传性进行性肾炎，是最常见的遗传性肾脏病，由于Ⅳ型胶原不同 α 链的基因发生不同突变，使基因编码蛋白的结构及功能异常，导致包括肾、眼、耳蜗等基底膜结构发生变化，临床主要表现为血尿和进行性肾功能减退，并常伴有感音神经性耳聋和眼部异常等。患病率约为 1/5 万，占 ESRD 的 $0.3\% \sim 2.3\%$。

【临床表现】

Alport 综合征患者的临床表现与遗传方式相关，X 连锁显性遗传型 Alport 综合征肾预后极差（尤其是男性患者），几乎全部将发展至终末期肾脏病（ESRD）。X-连锁遗传性 Alport 综合征的男性受累患者的典型表现包括：进展为 ESRD 的肾小球疾病、眼部异常（如前锥形晶状体）、感音神经性听力损失，以及伴有肾衰竭和耳聋的血尿家族史；女性患者一般轻于受累的男性患者。常染色体隐性遗传的 Alport 综合征患者的临床表现和病程与 X-连锁遗传的 Alport 综合征患者相似。常染色体显性遗传的 Alport 综合征患者的肾功能通常表现为更加渐进性的丧失。

1. 肾脏病变　肾小球源性血尿最常见，常为首发症状，可为镜下血尿，也可为肉眼血尿；许多人在 10～15 岁前肉眼血尿可出现在上呼吸道感染或劳累后；10 岁以前无血尿的男孩不太可能存在 Alport 综合征。蛋白尿一般不重，但也可超过 3.5 g/d，男性多见。慢性进行性肾功能损害为本病另一突出表现，随年龄增长肾功能渐减退，最终进入 ESRD；进行性肾功能障碍的进展速度至少部分取决于潜在突变。

2. 听力障碍　30％～50％患者伴高频神经性耳聋，表现为感音神经性耳聋，早期常需电测听才能发现。两侧耳聋程度可不对称，但耳聋进行性发展，渐及全音域，甚至影响日常对话交流。多数患者听力减退程度与肾功能减退平行。

3. 眼部病变　10％～20％患者有眼部异常，对 Alport 综合征具有诊断意义的眼部病变为：前圆锥形晶状体、黄斑周围点状和斑点状视网膜病变及视网膜赤道部病变。

4. 其他肾外表现　AMME 综合征是伴有血液系统异常的 Alport 综合征，该综合征表现为 Alport 综合征、智力发育落后、面中部发育不良以及椭圆形红细胞增多症等。弥漫性平滑肌瘤，某些青少年型 Alport 综合征家系或患者伴有显著的平滑肌肥大，受累部位常为食管、气管和女性生殖道（如阴蒂、大阴唇及子宫等），并因此出现相应的症状，如吞咽困难、呼吸困难等。

【病理表现】

1. 光镜检查　Alport 综合征患者肾组织在光镜下无特殊病理变化。早期大多表现为轻微病变，但可见系膜及毛细血管壁损伤，包括节段或弥漫性系膜细胞增生、系膜基质增多，毛细血管壁增厚。晚期可见全小球硬化，以及肾小管基底膜增厚、小管扩张、萎缩，间质纤维化等损害，并常见泡沫细胞。

2. 免疫荧光检查　常规免疫荧光检查无特异性变化，有时甚至完全阴性。有助于与 IgA 肾病、膜增殖性肾小球肾炎及其他免疫介导的肾小球肾炎的鉴别诊断。

3. 电镜检查　特征性的病理改变只有在电子显微镜下才可以观察到，典型病变为肾小球基底膜出现广泛的增厚、变薄以及致密层分裂的病变。Alport 综合征肾小球基底膜致密层可增厚至 1200 nm（正常约为 100～350 nm），并有不规则的内、外轮廓线；由于基底膜致密层断裂，电镜下还可见到基底膜中有一些"电子致密颗粒"（直径约为 20～90 nm）。

4. Ⅳ型胶原免疫荧光检查　应用抗Ⅳ型胶原不同 α 链的抗体检查肾活检以及皮肤活检的组织，显示Ⅳ型胶原各种 α 链的表达和分布异常，可辅助诊断并鉴定 Alport 综合征的遗传方式。

【遗传方式】

Alport 综合征是一种遗传异质性疾病，遗传方式至少包括 X-连锁、常染色体隐性和常染色体显性遗传。X-连锁遗传在受累患者中约占 80%～85%，源于 X 染色体上的 COL4A5 基因突变或 COL4A5 和 COL4A6 两个基因突变；此种遗传型 Alport 综合征男女均可患病，但男性较女性患者病情重；男性患者的女儿都是致病基因携带者，都将发病，儿子都正常，即没有父传子现象；而女性患者的子女，无论男女都将有 1/2 发病。常染色体隐性遗传变异在 Alport 综合征患者中约占 15%，源于位于 2q35～37 的 COL4A3 或 COL4A4 基因的遗传缺陷。常染色体显性遗传在 Alport 综合征患者中占 5%，源于 COL4A3 或 COL4A4 基因的杂合突变。此外，Alport 综合征存在新发突变（de novo，有时也称作从头突变），即这部分患者没有血尿、肾衰竭等肾脏病家族史。

【诊断思路】

典型的 Alport 综合征根据临床表现、阳性家族史以及电镜下肾组织的特殊病理变化可做出诊断，其中肾组织的电镜检查一直被认为是确诊该病的重要和唯一的依据。

美国学者 Kashtan 将血尿、怀疑为 Alport 综合征患者的诊断思路总结为两步：

第一步——基本估计：

（1）临床表现，如耳聋、眼部异常等。

（2）家族史调查，典型的遗传型为 X 连锁显性遗传，因而不存在父传子现象；家族史也可能完全阴性。

（3）肾穿刺活检，GBM 增厚伴有分层样变化可以确诊；但 GBM 也可仅表现为变薄。

第二步——进一步检查：

（1）免疫组化（表 19-1-1）：①X 连锁型：皮肤基底膜 α5（Ⅳ）链消失；GBM、小管基底膜和包氏囊 α3（Ⅳ）、α4（Ⅳ）和 α5（Ⅳ）链均消失。②常染色体隐性遗传型：GBM、小管基底膜和包氏囊 α3（Ⅳ）和 α4（Ⅳ）链均消失；α5（Ⅳ）链在 GBM 消失，但仍存在于小管基底膜、包氏囊和皮肤基底膜。③Ⅳ型胶原 α 链表达均正常时不能除外 Alport 综合征。

（2）基因分析：对于确定基因携带者和进行产前诊断十分必要，另外基因分析也有助于临床和病理检查结果均不确定病例的诊断。

表 19-1-1　Alport 综合征患者基底膜Ⅳ型胶原 α 链的免疫荧光学检查

	肾小球基底膜	肾小囊	远曲肾小管基底膜	皮肤基底膜
正常情况（包括男性和女性）				
α3	+	/	+	/
α4	+	/	+	/
α5	+	+	+	+
α6	/	+	+	+
X 连锁显性遗传型 Alport 综合征男性患者				
α3	−	/	−	/
α4	−	/	−	/
α5	−	−	−	−
α6	/	−	−	−

表 19-1-1　　Alport 综合征患者基底膜Ⅳ型胶原 α 链的
免疫荧光学检查（续表）

	肾小球 基底膜	肾小囊	远曲肾小管 基底膜	皮肤 基底膜
X 连锁显性遗传型 Alport 综合征女性患者				
α3	S	/	S	/
α4	S	/	S	/
α5	S	S	S	S
α6	/	S	S	S
常染色体隐性遗传型 Alport 综合征患者				
α3	—	/	—	/
α4	—	/	—	/
α5	—	+	+	+
α6	/	+	+	+

注：＋为染色呈阳性；—为染色呈阴性；S 为染色呈间断阳性；/为正常情况下不表达

【诊断与鉴别诊断】

典型的 Alport 综合征根据临床表现、阳性家族史以及电镜下肾组织的特殊病理变化可做出诊断，其中肾组织的电镜检查一直被认为是确诊该病的重要和唯一的依据。

Flinter 等曾提出"四项诊断指标"，如果血尿或慢性肾衰竭或二者均有的患者，符合如下四项中的三项便可诊断：①血尿或慢性肾衰竭家族史；②肾活检电镜检查有典型病变；③进行性感音神经性耳聋；④眼病变。

1996 年 Gregory 等提出 Alport 综合征诊断的 10 条标准，即：

（1）肾炎家族史或先证者的一级亲属或女方的男性亲属中有不明原因的血尿；

（2）持续性血尿，无其他遗传性肾脏病（如薄基底膜肾病、多囊肾或 IgA 肾病）的证据；

（3）双侧 2000～8000 Hz 范围的感音神经性耳聋；耳聋为进行性，婴儿早期没有但多于 30 岁前出现；

（4）COL4An（n=3，4 或 5）基因突变；

（5）免疫荧光学检查显示肾小球和（或）皮肤基底膜完全或部分不表达 Alport 抗原簇；

（6）肾小球基底膜超微结构显示广泛异常，尤其是增厚、变薄和分裂；

（7）眼部病变，包括前圆锥型晶状体、后囊下白内障、后多型性萎缩和视网膜斑点；

（8）先证者或至少两名家庭成员逐渐进展至 ESRD；

（9）巨血小板减少症，或白细胞包涵体；

（10）食管和（或）女性生殖道的弥漫性平滑肌瘤。

Alport 综合征家系的诊断：在直系家庭成员中应符合上述标准中的四条，当然并不是同一个体必须具备所有四条标准；但是对于旁系成员的考虑以及仅表现为不明原因血尿、ESRD 或听力障碍的个体应十分慎重。诊断 Alport 综合征家系中家庭成员是否受累，若家系中某个体符合相应遗传型，再符合上述标准 2～10 中的一条，可作拟诊，符合两条便可确诊。对于无家族史的个体的诊断，至少应符合上述指标中的四条。

Alport 综合征主要需与遗传性肾小球疾病和家族聚集性肾小球疾病相鉴别。

1. 薄基底膜肾病（TBMN）　临床上典型表现为无症状性肾小球源性血尿，多为持续性镜下血尿，肾功能多数始终正常且不伴耳、眼病变。约 40% 患者有阳性家族史，呈常染色体显性遗传。肾活检光镜检查大致正常，免疫荧光检查阴性，电镜检查仅见 GBM 弥漫变薄，是鉴别两病的重要依据，肾活检以及皮肤活检组织 Ⅳ 型胶原 α 链的表达和分布正常。

2. 指甲-髌骨综合征　为常染色体显性遗传，肾脏病主要表现为蛋白尿、镜下血尿、水肿及高血压，病程呈相对良性，仅 10% 病例进入 ESRD；有指甲发育不良及骨关节发育不全等病变，而无耳聋及眼疾。肾活检光镜及免疫荧光检查无特异性，电镜下 GBM 增厚呈花斑或虫蚀状，有膜内纤维丝，此是与 Alport 综合征鉴别的病理学特征。

3. 家族聚集性 IgA 肾病　家族性 IgA 肾病是指同一家系中至少有两个血缘亲属经肾活检证实为 IgA 肾病患者，约占全部 IgA 肾病的 10%。患者表现为血尿及不同程度的蛋白尿、高血压及肾功能损害，无眼、耳等肾外受累表现，肾免疫病理以 IgA 为主的免疫复合物沉积在肾小球系膜区为特征，电镜下系膜区团块状电子致密物沉积，GBM 无不规则增厚和分层断裂。

4. 局灶节段性肾小球硬化（FSGS）　青少年男性较常见，患者表现为蛋白尿（60% 可为肾病综合征），约 50% 患者有不同程度血尿，常有肾小管功能受损表现，患者起病时常伴有高血压、肾功能不全，病理特征为肾小球局灶、节段性硬化。值得注意的是，部分 FSGS 患者呈家族聚集性发病，其中存在常染色体隐性遗传以及极少数不外显的显性遗传的遗传性 FSGS 家系，与足细胞上的相关蛋白（如 Podocin、α-actinin-4、CD2AP、TRPC-6 等）的编码基因突变相关。根据患者无眼、耳等肾外受累表现，电镜下无 GBM 的典型病变和 IV 型胶原染色正常，可与 Alport 综合征鉴别。

【治疗】

Alport 综合征为基因突变所致，目前尚无特效治疗；治疗主要目的为延缓病程进展，改善生存质量。患者应避免劳累、感染，禁用肾毒性药物。可采用保护患者肾功能、延缓慢性肾脏病进展的药物干预治疗（如 ACEI、ARB），以往的报道还有提及环孢素 A 等药物降低蛋白尿，因其缺少严格的临床对照研究以及病例数相对较少，疗效尚无定论。若已发生肾功能不全，应限制蛋白质入量，积极控制高血压，按照慢性肾脏病治疗原则处理；若进入 ESRD，则应透析或肾移植。少数肾移植患者，能产生抗 GBM 抗体，进而发生移植肾抗 GBM 肾炎，致使移植失败，发生率约 3%～5%，且大多数（约 75%）均在肾移植后 1 年内发生。

鉴于现在仍无根治 Alport 综合征的有效办法，为了客观进行遗传咨询、尽可能优生优育，早期诊断尤为重要，因此发展新的、简单易行、确诊率高的诊断方法有重要的意义。

（周绪杰　张　宏）

第 2 节　薄基底膜肾病

薄基底膜肾病（TBMN）是以肾小球源性血尿为唯一或主要临床表现的一种遗传性肾脏病，因其呈家族遗传，预后良好，既往又称之为良性家族性血尿或良性再发性血尿。患者临床表现以镜下血尿为主，少数患者可能伴有少量蛋白尿（≤0.5 g/d），肾功能通常正常。肾组织病理显示光镜以及常规免疫荧光学检测基本正常，但电镜下可见肾小球基底膜弥漫、均一变薄（≤250 nm）。TBMN 是一种相对常见的疾病：针对用于肾移植的肾进行的研究表明，薄 GBM 在一般人群中的发生率可高达 5%～9%；然而，临床上仅诊断出不到 1% 的人群存在 TBMN。TBMN 常具有家族性，30%～50% 的病例具有血尿家族史，占了所谓良性家族性血尿的大多数病例。

现已在 TBMN 患者中检测到Ⅳ型胶原基因 COL4A3 和 COL4A4 的多种突变，但并不是所有家庭都存在此类突变。由于 COL4A3 或 COL4A4 的两个等位基因均突变就可引起常染色体隐性遗传性 Alport 综合征，所以 TBMN 患者可以被认为是常染色体隐性遗传性 Alport 综合征的"携带者"。两个等位基因的突变可以相同（纯合子）也可不同（复合杂合子）。Alport 综合征患者的家族中，大约 40%～50% 的 COL4A3 或 COL4A4 突变的杂合子携带者表现为镜下血尿。

虽然 COL4A3 或 COL4A4 的两个等位基因均要受累才能发生常染色体隐性遗传性 Alport 综合征，但 TBMN 却是显性遗传的，因为其异常基因产物产生的胶原缺陷足以严重到影响 GBM 的正常结构，导致血尿。然而，在大多数情况下，杂合子缺陷不会导致 Alport 综合征患者中观察到的引起蛋白尿、肾小球滤过受损和肾纤维化的继发性病变。研究发现，并不是所有 TBMN 家族都与 COL4A3 和 COL4A4 基因有关，这些其他家族中的潜在缺陷尚不清楚，可能包括：新发突变、不完全外显或未知基因的突变。

【临床表现和诊断思路】

TBMN 常为家族性的，主要表现为常染色体显性遗传。30%～50% 的病例有血尿家族史。

1. 临床表现为无症状性血尿，多为持续性镜下血尿，部分患者剧烈运动或上呼吸道感染可有间发性肉眼血尿。尿红细胞位相检查为肾小球源性血尿，在部分患者中还可检测到红细胞管型。

2. TBMN 患者的尿蛋白排泄情况和血压通常是正常的。然而，部分患者可能有极轻微到中度的蛋白尿（通常＜1.5 g/d，很少在肾病范围内）和（或）高血压。此类患者可能存在未被识别的 Alport 综合征，或者具有影响病程的其他基因多态性。

3. 绝大部分患者预后良好，肾功能可长期维持在正常范围。

4. 肾活检病理学检查是确诊该病的重要手段。肾活检显示，电子显微镜下为弥漫性变薄的 GBM。值得注意的是，GMB 厚度的正常值与年龄和性别有关。TBMN 需要电子显微镜进行组织学诊断，而不能只依靠光学显微镜检查活检标本。

5. 家族中直系亲属尿检筛查可发现其他的血尿患者。

6. 排除继发性肾小球疾病、泌尿外科疾病和 Alport 综合征等。

目前，一般认为临床表现为持续性血尿、无或少量蛋白尿、肾功能正常，结合电镜下发现肾小球基底膜弥漫性变薄，免疫组化肾小球基底膜Ⅳ型胶原 α3、α4、α5 链染色正常，有血尿家族史（无肾衰竭家族史），并排除其他肾脏病，即可诊断为薄基底膜肾病。

持续性血尿的定义是在不同的时间，两次以上尿检发现血尿，两次尿检必须间隔至少 2 年。

关于肾小球基底膜厚度正常值以往各家有不同报道，近年达成了如下共识：成年男性的肾小球基底膜厚度为（370±50）nm，成年女性为（320±50）nm，新生儿为 150 nm，1 岁达到 200 nm，以后随年龄增长而增厚，约 11 岁时达成人厚度。世界卫生组织（WHO）制定薄基底膜肾病的诊断标准：成人肾小球基底膜厚度＜250 nm，2～11 岁儿童为＜180 nm。

此外，COL4A3 和 COL4A4 基因突变分析可以对薄基底膜肾病进行基因诊断。COL4A3 和 COL4A4 基因杂合突变支持薄基底膜肾病，而纯合突变或复合杂合突变支持常染色体隐性遗传性 Alport 综合征。

【鉴别诊断】

1. Alport 综合征　薄基底膜肾病鉴别诊断的关键是将其与早期 Alport 综合征区别，后者的一些表现和薄基底膜肾病很相似，但这两种疾病的结局有显著差异，所以要特别谨慎。薄基底膜肾病有以下特点：①很少有肾外表现；②很少有蛋白尿、高血压及进展至 ESRD；③性别差异不明显；由于该病是常染色体显性遗传，大约 50% 的一级亲属应该有血尿。典型的 X 连锁 Alport 综合征表现如听力减退、前圆锥形晶状体、GBM 结构严重改变，往往首发于青春期，有助于鉴别。明确的家族史对于早期诊断 Alport 综合征有重要的意义。如果临床表现不能鉴别，就应行肾活检。薄基底膜肾病和早期 Alport 综合征均表现为均一变薄的 GBM。但肾组织或皮肤组织Ⅳ型胶原 α3 和 α5 链免疫组化检查有助于二者的鉴别。Alport 综合征患者 Ⅳ 型胶原所有三条链的表达都会减少甚至缺失，而薄基底膜肾病的 Ⅳ 型胶原表达水平相对正常。基因突变分析也有助于薄基底膜肾病和 Alport 综合征的鉴别。X 连锁显性遗传 Alport 综合征因 COL4A5 基因突变或 COL4A5 和 COL4A6 两个基因突变所致。

2. IgA 肾病   TBMN 和 IgA 肾病是引起潜在的无症状性血尿最常见的疾病，共占 50% 或以上的病例。IgA 肾病患者通常无肾脏病家族史，肾活检光镜下可呈不同程度系膜增生性病变，免疫荧光 IgA 肾病显示以 IgA 为主的免疫球蛋白在肾小球系膜区沉积，电镜下可见系膜区有电子致密物沉积，GBM 厚度正常，故与薄基底膜肾病较易鉴别。部分患者可呈两者并存。

薄 GBM 在一般人群中的高发生率表示其会经常作为其他肾脏疾病（如糖尿病肾病、狼疮性肾炎、膜性肾小球病变、微小病变肾病及 IgA 肾病）的偶然发现被检测到；这些疾病间是否存在真正的关系，以及薄 GBM 是否可能加重合并的肾病，均不清楚。

3. 腰痛-血尿综合征   多见于口服避孕药女性，多数患者腰痛剧烈。肾活检肾小球正常，免疫荧光可见小动脉壁有 C3 沉积。动脉造影可见叶间和小叶间动脉不规则扭曲或狭窄。

4. 薄基底膜肾病还要注意和外科性血尿（如结石、肿瘤、结核、泌尿系感染）等鉴别，需要详细询问病史和家族史，根据需要选择肾红细胞形态学、中段尿细菌培养、腹平片、静脉肾盂造影等检查。

【治疗】

大多数患者的长期预后非常好，然而，也可发生缓慢进展的肾功能不全，关注存在病程进展风险的个体（具有蛋白尿或具有慢性肾衰竭阳性家族史）是必不可少的。对于 TBMN 合并蛋白尿（大于 0.5～1 g/d）的患者，建议给予 AECI 或 ARB 治疗，可能的获益机制是降低肾小球内压力；

如果存在高钙尿症或高尿酸尿症，对其进行治疗可减少血尿；避免滥用糖皮质激素或其他免疫抑制剂。对于合并高血压者要控制血压在正常范围；已有慢性肾衰竭者，可给予对症治疗。对于仅表现为血尿，而血压、肾功能正常的患者，无需特殊药物治疗，定期监测血压和肾功能即可。

（周绪杰　张　宏）

第 3 节　其他遗传性肾脏病

一、遗传性肾病综合征

遗传性肾病综合征指由于构成肾小球滤过屏障蛋白的编码基因或其他相关基因突变所致的肾病综合征，临床绝大多数表现为激素耐药型肾病综合征（SRNS），随访 10 年后约 30%～40% 的患儿进展至 ESRD。

遗传性肾病综合征，根据有无家族史可分为家族性和散发性；根据发病年龄可分为先天性、婴儿型、儿童型、青少年及成人型肾病综合征（表 19-3-1）；根据有无其他系统受累可分为孤立性和综合征性。

表 19-3-1　遗传性肾病综合征的基因诊断流程

发病年龄	肾脏病理	依次筛查基因
先天	近曲小管扩张	NPHS1
	MGC/FSGS	NPHS2、NPHS1
	DMS	WT1、PLCE1
婴儿	MGC/FSGS	NPHS2、NPHS1、WT1、PLCE1
	DMS	WT1、PLCE1
儿童	MGC/FSGS	NPHS2、NPHS1、WT1、PLCE1
	DMS	WT1、PLCE1
青少年或成人	FSGS	NPHS2（p. R229Q）（常染色体隐性或散发）
		TRPC6/ACTN4/INF2（常染色体显性）

MGC，微小病变；DMS，弥漫性系膜硬化；FSGS，局灶节段性肾小球硬化

【临床表现】

（一）孤立性遗传性肾病综合征

1. 先天性肾病综合征　　通常指在出生时即存在或出生后最初3个月内发生的肾病综合征。较晚发生的（即发生于3个月到1岁之间）的肾病综合征称为婴儿型肾病综合征。

大多数先天性和婴儿型肾病综合征病例由下列基因突变引起，也可继发于感染（如，梅毒，弓形虫病，巨细胞病毒、麻疹病毒和人类免疫缺陷病毒感染）、毒素（如汞暴露）、线粒体细胞病、Ⅰ型碳水化合物缺乏性糖蛋白综合征及 Herlitz 交界型大疱性表皮松解症等。

NPHS1 编码 nephrin（该蛋白是足细胞裂孔隔膜的一个关键组分），NPHS1 基因突变是导致芬兰型先天性肾病综合征的原因；为常染色体隐性遗传。在芬兰其发病率为1/8000，NPHS1 有两个热点突变，即 Fin-major（p. L41fsX91）和 Fin-minor（p. R1109X），而在其他非芬兰种族 NPHS1 基因突变患者则很少能检出上述两个突变。肾病理没有特异性改变，肾小球系膜增生和肾小管扩张是最特征性的改变，随病程加重也可见肾小球周围间质纤维化和细胞浸润；电镜可见裂孔隔膜消失，足细胞足突消失、广泛融合。大多数 CNF 婴儿为早产儿（35～38周），相对胎龄而言出生体重偏低。胎盘增大，超出出生总体重的25%。胎儿窘迫常见，颅缝因延迟骨化而较宽。半数病例在出生时即存在或出生后第1周便出现水肿；伴显著腹水的严重肾病综合征几乎总是出现于生后3个月之前。在疾病病程早期蛋白尿是高度选择性的，且血尿不常见，这反映了肾小球缺乏炎症。肾病综合征并发症常见，对糖皮质激素和免疫抑制剂抵抗，且由于患者已对感染高度易感，这些药物可能是有害的。移植肾可发生肾病综合征，血浆置换联合环磷酰胺和抗 CD20 抗体已被成功用于治疗抗 nephrin 抗体所致的肾病复发。

NPHS2 编码 podocin 蛋白（它是一种在裂孔隔膜与 nephrin 相互作用的蛋白质），NPHS2 基因突变是导致家族性局灶节段性肾小球硬化（FSGS）的原因。

WT1 编码转录抑癌因子（一种参与肾和性腺发育的蛋白质），WT1 突变导致 Denys-Drash 综合征。

LAMB2 编码层粘连蛋白 β2（肾小球基底膜的一个成分），LAMB2 突变导致 Pierson 综合征。

PLCE1 基因编码磷脂酶 Cε，对于足细胞的成熟是必需的，其突变可以导致先天性肾病综合征。临床表型不完全相同，PCLE1 无义突变（截断蛋白）时会在孕期完全阻断肾小球的发育成熟，临床表现为肾脏病理以弥漫性系膜硬化（diffuse mesangial sclerosis，DMS）为特征的先天性肾病综合征；而 PCLE1 有义突变时尚有低水平的磷脂酶 C 活性或仅为功能失调，临床表现为肾脏病理以 FSGS 为特征的先天性肾病综合征，均为常染色体隐性遗传。

因为大多数先天性和婴儿型肾病综合征病例由基因突变所致，并对免疫抑制治疗无反应，所以我们建议开始这类治疗前应进行基因筛查。对于早发的孤立性先天性肾病综合征患儿，特别是伴有近端肾小管扩张者应首先进行 NPHS1 突变分析，如果未发现突变，其次进行 NPHS2 突变分析；对于晚发的孤立性先天性肾病综合征患儿，特别是肾脏病理为 FSGS 或微小病变者，则应先行 NPHS1 突变分析，其次行 NPHS2 突变分析；对于肾脏病理为 DMS 者，则应先行 PLCE1 和 WT1 突变分析。

2. 儿童型肾病综合征　NPHS2 突变是这一年龄段孤立性遗传性肾病综合征的主要病因，除此之外，NPHS1、PLCE1、WT1 突变也可见到。

3. 青少年、成人型肾病综合征　对于青少年或成人孤立性遗传性肾病综合征，ACTN4、CD2AP、TRCP6、INF2 突变是主要病因，肾脏病理多为 FSGS，有家族史，常染色体显性遗传。此外，NPHS2 突变也可见到，肾脏病理多为 FSGS，无家族史，常染色体隐性遗传，在白人有热点突变（p. R229Q）。

（二）综合征性遗传性肾病综合征

1. Denys-Drash 综合征　临床特征表现为早发的肾病综合征，很快进展至 ESRD、男性假两性畸形和肾母细胞瘤。肾病综合征通常在生后第一个月内发现，可早至出生时，激素耐药。该病被认为是常染色体显性遗传。肾小球的特征性病变为 DMS。肾移植后原发病不会再复发。Denys-Drash 综合征几乎所有患者都为 WT1 杂合突变，有"热点突变"，最多见的是外显子 9 的 R394W。

2. Frasier 综合征（Frasier syndrome）临床特征为男性假两性畸形、性腺肿瘤和进展性激素耐药性肾病综合征。多数此病患儿蛋白尿在儿童期可检测到，通常为 2～6 岁间，有时更晚。随年龄增大加重且对大多数治疗无反应，其进展至 ESRD 的过程相对 Denys-Drash 综合征较缓慢。肾移植后不会复发。Fraiser 综合征也具有 WT1 基因的"热点突变"，最多见的是 IVS9+4C>T。

3. Pierson 综合征（Pierson syndrome）临床多以先天性肾病综合征并伴有小瞳孔、晶状体形状异常、白内障等眼部异常为主要特征，通常快速进展至肾衰竭。该病为常染色体隐性遗传。另外，如果患者能活过婴儿期，常会出现失明和严重的神经系统缺陷。典型病例的肾脏病理类型为 DMS。主要因编码层粘连蛋白 β2 的基因（laminin-β2 gene，LAMB2）突变所致。

4. 指甲-髌骨综合征（nail-patella syndrome）指甲-髌骨综合征因 LMX1B 基因突变所致，为常染色体显性遗传，临床主要表现为指甲发育不全、髌骨缺失或发育不良、桡骨头和（或）肱骨小头发育不全（伴或不伴脱位）和髂骨角四联征，部分伴有眼部异常及肾受累。约 30%～40% 的患者可有肾脏病变，早期表现主要为蛋白尿，血尿少见约为 10%～20%，约 5%～10% 的患者可有肾病综合征程度的蛋白尿，早至儿童期或青年期，可进展至肾衰竭，不同个体间疾病进展时间差异很大。肾脏病理：肾小球基底膜可见特征性的局灶或弥漫性不规则增厚，含有不规则的低电子密度区，增厚间隙为高电子密度区，外形如虫蛀样改变或致密板可见Ⅲ型胶原束的纹状沉积。作为一种遗传性疾病，指甲-髌骨综合征没有特异性治疗。个别研究证实ACEI对指甲-髌骨综合征患者也许具有一定延缓肾衰竭的作用；对于进展至肾衰竭的指甲-髌骨综合征患者，肾移植效果较好，但供肾者应除外指甲-髌骨综合征的可能。

5. Schimke 免疫-骨发育不良　是一种常染色体隐性遗传性疾病，特征为脊椎骺发育不全、T 细胞免疫缺陷和肾小球硬化，一些患者可见甲状腺功能减退和脑缺血发作，目前已知本病因 SMARCAL1 基因突变所致，其编码蛋白参与DNA 复制后的重塑。是一种临床异质性疾病，可于出生后很早发病、一岁内死亡，也可于 10 岁左右发病、存活至 20岁左右。肾小球硬化常引起 ESRD，需要肾替代治疗和肾移植治疗。

6. 肌阵挛-肾衰竭综合征　是一种常染色体隐性遗传性疾病，临床特征为进行性肌阵挛性癫痫伴肾衰竭。蛋白尿是本病的首发表现，发病年龄为 15～20 岁，局灶塌陷性肾小球硬化是常见的病理特征。神经系统症状如震颤、动作性肌阵挛、癫痫和共济失调出现较晚，因溶酶体贮积物在脑组织的特征性沉积所致。本病因 SCARB2 基因突变引起，它编码一种溶酶体嵌膜蛋白。目前认为本病为一种因溶酶体功能改变导致的贮积性疾病，同其他溶酶体引起的疾病相似，其主要特征为脑部的退行性病变。本病无特效治疗，终末期肾病患者需要肾替代治疗和肾移植治疗。

【诊断思路】

当怀疑为遗传性肾病综合征时，为了明确可能的致病基因应遵循以下三个原则：①肾病综合征的发病年龄；②是否存在肾外畸形；③肾脏病理类型。仔细的临床检查和生化检测，包括寻找眼部异常、生殖异常或男性假两性畸形、骨骼异常、血小板减少等，在开始基因检测之前都应该完成。

【治疗】

已知大多数由单基因突变导致的遗传性肾病综合征患儿对激素以及免疫抑制剂治疗无反应，且目前国内外主张对于确诊的遗传性肾病综合征不予激素或免疫抑制剂治疗，对于拟诊病例应慎用，因此对于遗传性肾病综合征特别是早发的如先天性或婴儿型肾病综合征，应尽早进行相关基因检测以明确诊断，避免不必要或过度的治疗。

（周绪杰　张　宏）

二、Fabry 病

Fabry 病，又称 Anderson-Fabry 病，是仅次于 Gaucher 病的第二常见溶酶体贮积性疾病，国外报道 Fabry 病的患病率为 1/117 000 至 1/17 000。这是一种 X 连锁的先天性糖鞘脂代谢途径缺陷。Fabry 病中的代谢缺陷是溶酶体水解酶 α-半乳糖苷酶 A（alpha-Gal A）缺乏或缺陷，该酶可催化酰基鞘鞍醇三己糖（Gb3）末端的半乳糖从 Gb3 水解分裂。这会导致 Gb3 在多种细胞的溶酶体内蓄积，如血管内皮细胞，自主神经节和背根神经节，肾小球、肾小管和肾间质细胞，心肌细胞，血管平滑肌细胞，瓣膜纤维细胞和心脏传导纤维。Gb3 在这些细胞中蓄积可能产生该病的多种表现。大约 50% 的受累男性在 35 岁前出现肾脏表现，发病率随着年龄增长显著升高。大多数男性患者和相当部分的女性患者最终会发生终末期肾病（ESRD）。随机筛查发现，0.36%～1.5% 的血液透析患者存在 Fabry 病。

【临床表现和诊断思路】

Fabry 病常为多器官、多系统受累，出现皮肤、眼、耳、心脏、肾脏、神经系统及胃肠道等症状，男性患者临床表型多重于女性患者。由于 α-Gal A 底物 GL3 的沉积是一个渐进的过程，因此 Fabry 病的临床表现也随着年龄的变化而有所不同。根据临床表现，通常将 Fabry 病分为两型：①经典型：患者 α-Gal A 活性明显下降甚至完全缺失，症状出现早，有广泛的系统受累；②迟发型（可进一步分为"肾脏型"和"心脏型"）：患者酶活性部分下降，往往限于心脏或肾脏受累，症状出现晚，多限于心脏或肾脏受累。绝大多数男性患者和极少数女性患者为经典型，多数女性患者为迟发型。

（一）儿童少年期（≤16 岁）

1. 面容　男性患者多在 12～14 岁出现特征性的面容，表现为眶上嵴外凸，额部隆起和嘴唇增厚。

2. 神经系统　周围神经系统：周围神经病变具有小纤维神经病的临床特点。①神经疼痛约出现在 72% 的患者，是儿童时期早期和较为常见的症状之一，多数患者青春期后疼痛程度可能会减轻，表现为下肢远端为主的肢端疼痛，具有慢性或间断发作的特点，常常被描述为足底和手掌难以忍受的烧灼感，并放射到四肢近端，偶尔至腹部。疼痛发作常因天气变化、发热、精神紧张、体育锻炼加剧。②少汗或无汗是早期和较为常见的临床症状之一，可伴低热，少数可表现为多汗，严重的自主神经损害可导致血压调节障碍，出现晕厥。③少数患者出现颅神经损害表现，如感音神经性耳聋等。

中枢神经系统表现一般以早发卒中，以短暂性脑缺血发作（TIA）或缺血性卒中常见，表现为偏瘫、偏盲、眩晕、共济失调和构音障碍等，以后循环受累多见，预后较差。非特异性症状包括注意力不集中、头痛、认知功能障碍等。

3. 皮肤血管角质瘤　常见于经典型患者，表现为皮肤小而凸起的红色斑点，多分布于"坐浴"区（生殖器、阴囊、臀部和大腿内侧），也可出现在背部、口周或身体其他部位，血管角质瘤的数量和分布范围可随着病程进展而增加。

4. 眼　多数患者可有眼部受累，主要表现为结膜血管迂曲、角膜涡状混浊、晶状体后囊混浊、视网膜血管迂曲，严重者可导致视力降低甚至丧失。

5. 胃肠道　常见症状之一，多表现为腹泻、恶心、呕吐、腹胀、痉挛性腹痛、胃肠道吸收不良和便秘等，往往发生在进食后。

6. 肾脏　早期表现为尿浓缩功能障碍如夜尿增多、多尿、遗尿，随病程进展出现蛋白尿甚至达肾病综合征水平、肾功能受累，一般在 30 岁左右出现终末期肾衰竭。此外，也可有血尿、肾小管酸中毒等表现。

7. 心脏　多为疾病的晚期表现，常见肥厚型心肌病（主要表现为左心室肥厚）、传导阻滞、心脏瓣膜病变、左心房增大、快速性心律失常，严重者可导致心力衰竭、心肌梗死。外周动脉受累可引起高血压。部分男性患者心脏受累可能是唯一症状。

8. 呼吸系统　表现为慢性支气管炎、呼吸困难、喘息等阻塞性肺功能障碍，吸烟可加重。

9. 骨骼系统　青年及成人患者中骨质疏松较常见，多见于腰椎及股骨颈。

10. 精神疾病　常见，表现为抑郁、焦虑。

（二）成人期（＞17 岁）

随年龄增大，肢端疼痛逐渐减轻；肾脏病变加重，肾功能减退，最终出现终末期肾衰竭；心血管可表现为向心性左心室肥厚、心力衰竭、冠状动脉疾病、主动脉瓣和二尖瓣异常以及传导异常，是患者死亡的主要原因之一。中枢神经病变加重，出现短暂性脑缺血发作、缺血性卒中，导致偏瘫、偏盲、眩晕、共济失调和构音障碍等脑干和小脑损害等后循环受累的表现，甚至死亡；呼吸系统受累，表现为慢性支气管炎、呼吸困难、喘息等；骨质疏松亦较常见，多见于腰椎及股骨颈。

存在以下特征的男性或女性应怀疑 Fabry 病：

（1）间歇性发作肢端剧烈疼痛（肢端感觉异常）；

（2）皮肤血管病变（血管角皮瘤）；

（3）排汗减少（少汗）；

（4）成年早期出现病因不明的左心室肥厚；

(5) 成年早期出现病因不明的脑卒中;

(6) 成年早期出现病因不明的慢性肾脏病 (CKD);

(7) 偶然发现的多发性肾窦囊肿。

对于怀疑 Fabry 病的患者,应包括详细的病史采集和体格检查,查找提示性临床症状、以 X 连锁方式遗传的原因不明神经系统疾病或肾脏病家族史、血管角皮瘤、毛细血管扩张、少汗、角膜浑浊以及心脏检查异常。实验室检查应包括尿液分析 (查找蛋白尿)、肾功能评估以及心电图。进一步进行如下检查进行确诊。

(1) α-Gal A 酶活性检测 (金标准):简易快速,可采取外周血白细胞、血浆、血清进行检测。通常可通过白细胞或血浆 α-Gal A 活性较低在男性中确诊 Fabry 病。

(2) 血、尿 Gb3 和血浆脱乙酰基 Gb3 测定:患者明显高于正常人,比酶活性检测敏感性高,更适用于女性患者。

(3) 病理检查:有助于提示本病,可在受累组织取材。

(4) 基因检测 (金标准):提取外周血 DNA、RNA 或毛囊 DNA 进行基因检测。

【鉴别诊断】

典型患者具有特征性,理论上讲不易与其他疾病混淆。但由于本病为罕见病,很多医生缺乏认识而易误漏诊,应予以注意。家族史阴性的早期患者,易误诊为其他疾病。疼痛需与生长痛、幼年类风湿关节炎、雷诺综合征、其他原因导致的感觉神经病、红斑肢痛症等鉴别。消化道症状需与胃肠炎、消化不良、肠易激综合征等鉴别。皮肤血管角质瘤需与过敏性紫癜或其他皮疹进行鉴别。蛋白尿、肾功能不全需与原发性肾小球肾炎或其他继发性肾小球疾病进行鉴别。心脏受累的患者需与其他原因导致的肥厚型心肌病、心律失常、心功能不全进行鉴别。脑部受累者需要与其他因素导致的早发性脑卒中和白质脑病相鉴别。角膜混浊需与胺碘酮和氯喹治疗引起的角膜混浊进行鉴别。通过家族史、酶学、组织活检及基因检测可帮助鉴别。

【治疗】

1. 一般治疗　主要是对症治疗，卡马西平或其他抗癫痫药可能对疼痛有所帮助；但应避免非甾体抗炎药，因为它们通常无效且可能导致肾毒性。有脑血管意外病史的患者可考虑使用抗血小板药和抗凝药。对于有肾受累的患者，应遵循一般 CKD 患者的治疗指南，如优化血压、戒烟、限制钠盐摄入和治疗高脂血症。应进行肾活检确诊，评估其严重程度。血管紧张素转化酶抑制剂（ACEI）或血管紧张素受体阻滞剂（ARB）是降低蛋白尿的主要药物。进入 ESRD 的患者可考虑透析或肾移植，但是应同时给予酶替代治疗，以保护移植肾。

2. 酶替代治疗（ERT）　使用半乳糖苷酶 α 或半乳糖苷酶 β，能够为心脏、皮肤和大多数类型的肾脏细胞有效减轻 Gb3 的组织沉积，延缓 Fabry 病中肾脏受累的进展，减轻心肌肥厚，尤其是在出现心肌纤维化之前，改善胃肠道症状和生活质量，但是不能减少卒中的发生。

治疗开始的时机目前尚无定论，一般认为：①儿童及青少年男性，出现明显临床症状时开始治疗；若无临床症状，始于 10～13 岁；②成人男性，一旦确诊即应治疗；③各年龄女性，宜密切随访，若症状明显或心、脑、肾受累时，应开始替代治疗。研究表明，治疗开始较晚不能改变预后。对于选择行 ERT 的患者，ERT 的剂量如下：半乳糖苷酶 α（Replagal）——0.2 mg/kg 静脉输注，静脉滴注 40 min，每 2 周 1 次；半乳糖苷酶 β（Fabrazyme）——1 mg/kg 静脉输注，静脉滴注 2～4 h，每 2 周 1 次。ERT 开始后可无限期持续。主要药物不良反应有输注反应，部分患者可出现抗 α-Gal A 特异性 IgG 抗体。妊娠及哺乳期女性患者和合并严重并发症的患者不建议 ERT 治疗。

酶增强治疗是一种新的特异性治疗。部分基因突变可导致蛋白分子折叠异常从而影响酶活性，药物性分子伴侣与酶替代疗法不同，它能增强体内发生缺陷的酶的活性，如美国 FDA

已批准上市的新药 Galafold。此外，一些新的治疗方法如底物降解治疗、蛋白稳定性调节治疗、基因治疗等正在研发中。

（周绪杰　张　宏）

三、指甲-髌骨综合征

指甲-髌骨综合征（nail-patella syndrome，NPS，OMIM 161200）也称遗传性骨-甲发育不良（hereditary osteo-ony-chodysplasia，HOOD）综合征，是一种罕见的常染色体显性遗传病。其特征有肢体和骨盆的骨骼畸形（如，髌骨发育不全或缺如，包括蹼肘在内的肘发育不良，以及髂骨角）、甲和远节指（趾）畸形，以及肾脏疾病。NPS 的估计发病率是 1/50 000；此病在全世界均有报道。NPS 是一种完全外显的常染色体显性遗传病，但即使是在同一家族中，其表现也存在差异。大约 85% 的 NPS 家族存在位于 9 号染色体长臂远端的 LMX1B 基因突变。在肾小球足细胞中表达的 LMX1B 蛋白有助于控制多个基因的转录，它们均参与肾小球基底膜的正常形成和（或）肾发育早期阶段的肾小球足细胞分化和功能；推测的目标基因包括：COL4A3 和 COLA4（编码Ⅳ型胶原 α-4 链），以及 NPHS2 和 CD2AP（编码足细胞蛋白）。

【临床表现和诊断思路】

1. 指甲和骨骼　几乎所有 NPS 患者都有甲和（或）远节指（趾）畸形，以及肢体和骨盆畸形。甲和远节指（趾）改变通常呈双侧对称发病，可能在出生时就已出现，可以表现为：甲发育不全；甲营养不良性改变，包括变色、异常的沟壑和开裂，以及具有诊断意义的三角形甲半月；远端指（趾）间关节的上覆皮肤没有皮褶。几乎所有 NPS 患者都有髌骨未发育或发育不全导致的反复半脱位或脱位、肘关节畸形、髋关节过伸、呈非对称性发病。髂骨角是双侧对称发病的骨形成物，起自髂前上棘，向后外侧突出，是具有诊断意义的 NPS 放射学特征，但不引起症状，见于 70%~80% 的 NPS 患者。

2. 肾脏受累　肾脏疾病（30%~40%）在受累家族间和同一家族中均存在差异。肾脏受累患者的基础病理学改变是 GBM 缺陷，因此一开始时会表现为微量白蛋白尿和蛋白尿。蛋白尿可在任何年龄出现或者呈间断发病，妊娠时更为常见。镜下血尿也很常见。肾脏病理光镜及荧光变化不特异。电镜表现有诊断意义，表现为 GBM 节段性增厚，增厚的区域有电子致密物沉积，致密层有不规则的胶原纤维束沉积，沉积的严重程度与肾累累的临床表现不平行。少数（1%～5%）会进展为 ESRD。

3. 其他表现　包括感音神经性聋、眼科疾病（如开角型青光眼和高眼压）、肠易激综合征、血管舒缩问题等。

NPS 的临床诊断依据是典型的体征和放射学表现。①甲缺如或营养不良，包括三角形甲半月（具有诊断意义的表现）；②髌骨缺如或发育不全，可能需要放射影像学确认；肘关节畸形（伸展、旋前和旋后受限）；肘外翻；和肘前蹼翼；髂骨角，其为具有诊断意义的表现，由骨盆 X 线摄影证实，见于 70% 的 NPS 患者。家族史结合典型的指甲关节的表现，可诊断该疾病。对有尿检异常的患者进行肾活检有助于诊断，但是必须依靠电镜检查。NPS 的表型多变，因此应考虑为疑诊 NPS 的患者进行基因检测。

【鉴别诊断】

NPS 的典型表现是同时存在髌骨畸形和甲畸形，这可将其与其他疾病鉴别开来。此外，NPS 还存在髂骨角和（或）三角形甲半月这两种具有诊断意义的表现。其他需要鉴别的疾病包括表现为髌骨畸形的疾病、表现为甲畸形的疾病，以及 Coffin-Siris 综合征。有一些肾脏病的肾病理表现与 NPS 非常相似，如胶原Ⅲ肾病，但是胶原Ⅲ肾病主要为Ⅲ型胶原纤维沉积在基底膜的疏松层，同时结合其他的临床表现，不难区分。

【治疗】

目前没有针对 NPS 的特异性治疗。其治疗旨在识别和处理并发症。应定期监测血压、尿蛋白/肌酐比值、眼科筛查。骨科根据具体情况给予镇痛药、理疗、夹板、支具或手术。对于肾脏病患者，ACEI 或 ARB 降低蛋白排泄率和减缓肾病进展。肾受累进展缓慢，可对症处理，ESRD 的患者可考虑透析或肾移植。

（周绪杰 张 宏）

四、Bardet-Biedl 综合征

Bardet-Biedl 综合征（Bardet-Biedl Syndrome；BBS，OMIM 209900），也有人将其称为 Laurence-Moon-Bardet-Biedl 综合征，是一种常染色体隐性遗传性疾病，多系统受累。据报道，北美和欧洲患病率约 1/100 000，而纽芬兰为 1/18 000、科威特的贝都因人 1/13 500，我国尚缺乏相关数据。此症患者在出生后会有肥胖、多指（趾）畸形、色素性视网膜炎、性腺发育不全、糖尿病、肾脏畸形（特别是肾盏畸形）、学习困难，以及随时间推移发生进展性慢性肾脏病。除了视网膜病变表现较一致外，此症具有高度异质性，即便在同一家族中的患者，其临床表现也有明显的差异。虽然详细的致病机制仍不清楚，至少 21 个基因突变（BBS1-BBS21）已在此综合征患者中发现，BBS1（51%）和 BBS10（20%）突变占绝大多数。原纤毛的功能异常可能是此综合征的基本缺陷。BBS 突变也有导致其他纤毛病的报道，如 Joubert 综合征、Leber 先天性黑矇、Meckel 综合征及 Senior-Loken 综合征。

【临床表现和诊断思路】

肾脏异常（约 53%～82%）包括肾结构和（或）功能异常。结构异常最常累及肾髓质，常见囊性变和肾发育不良，也可见肾积水、马蹄肾、异位肾、输尿管畸形等。功能异常多表现为肾小管间质损伤，临床多有多饮多尿、尿比重下降、氨基酸尿、糖尿、蛋白尿等。10% 可进展至 ESRD（多<20 岁）。

肾外表现：①眼部病变：主要为视网膜色素变性，表现为逐渐加重的夜盲、视野缩小、中心视力下降和色觉丧失等，还可出现小眼畸形、白内障、青光眼、眼球震颤等症状。②肥胖：患儿出生时体重可正常，随着年龄的增长逐渐肥胖，多呈向心性分布，女性多于男性。③肢体畸形：

常见多指畸形、短指畸形和并指畸形。④性腺发育不良。男性多于女性，男性常表现为睾丸小、下降不全或隐睾，阴茎短小等；女性多出现闭经，经期延迟，子宫、阴道、阴唇等发育不良。⑤智力低下。⑥其他：肝纤维化，胆总管囊肿，多毛，中耳炎，传导性的失聪，身材较矮（与父母及兄弟姐妹比较），哮喘及气道反应性疾病等。

表 19-3-2　Bardet-Biedl 综合征临床特征

主要表现（发生率）	次要表现（发生率）
视网膜色素变性（93%）	语言障碍（54%～81%）
肢体畸形（63%～81%）	发育迟缓（50%～91%）
肥胖（72%～92%）	糖尿病（6%～48%）
性腺发育不良（59%～98%）	口腔异常（51%）
肾脏异常（53%）	先天性心脏病（7%）
学习困难（61%）	短指、并指（46%～100%、8%～95%）
	共济失调、协调困难（40%～86%）
	嗅觉障碍（60%）

Beales 等提出若有 4 个主要表现（包括视网膜病变）或 3 个主要表现加上 2 个次要表现即可诊断（表 19-3-2）。由于基因测序的进步，基因检测有助于明确诊断。

【治疗】

目前仍以症状治疗为主，控制糖尿病、高血压及代谢综合征，以减少对已受累器官如眼、肾的进一步影响。基因治疗和新的药物正在积极开发。黑皮质素（melanocortin）受体激动剂，如 setmelanotide 有助于减肥并改善 BBS 患者下丘脑-瘦素-黑皮质素轴紊乱。

（周绪杰　张　宏）

五、遗传性肾小管疾病

本书已有专门的肾小管疾病章节，本节中涉及的疾病在相关章节中已有叙述。本节将着重将散在各个章节的与基因突变有关的肾小管疾病集中对比总结，重点描述其相关的致病基因和遗传特点（表 19-3-3）。

表 19-3-3　常见遗传性肾小管疾病的致病基因和遗传特点

疾病	遗传方式	致病基因	蛋白功能	表型 OMIM 号
肾性糖尿	AR；AD	SLC5A2	钠葡萄糖转运子	233100
二羧基氨基酸尿	AR	SLC1A1	谷氨酸转运蛋白	222730
赖氨酸尿蛋白不耐受症	AR	SLC7A7	阳离子胺基酸转运蛋白	222700
近端肾小管酸中毒	AR	SLC4A4	碳酸氢钠转运蛋白	604278
远端肾小管酸中毒	AD	SLC4A1	无机阴离子跨膜转运蛋白	179800
肾小管酸中毒伴骨坏死	AR	CA2	参与碳酸氢盐运输的酶	259730
低磷酸血症性佝偻病	XR；AD；AR；AR	PHEX；FGF23；ENPP1；DMP1		307800；193100；613312；241520
肾病性胱氨酸病	AR	CTNS	溶酶体膜胱氨酸转运体	219800
原发性肾性 Fanconi 综合征，I 和 II 型	AD；AR	15q15.3；SLC34A1	未知；磷酸钠转运蛋白	134600；613388

表 19-3-3　常见遗传性肾小管疾病的致病基因和遗传特点（续表）

疾病	遗传方式	致病基因	蛋白功能	表型 OMIM 号
Fanconi-Bickel 综合征（肝肾糖原病）	AR	SLC2A2	促进葡萄糖转运体	227810
Dent 病	XR	CLCN5; OCRL	氯离子通道	300009; 300555
Lowe 眼脑肾综合征	XR	OCRL	5-磷酸化酶，调控早期内体	309000
遗传性肾性高尿酸血症	AR	SLC22A12	尿酸转运蛋白	220150
家族性青少年高尿酸血症肾病；髓质囊肿性肾病 2 型	AD	UMOD; REN; MUC1	Tamm-Horsfall 蛋白；内肽酶；表面糖蛋白	603860 和 162000; 613092; 174000
Bartter 综合征：1～4 型	AR（SLC12A1、KCNJ1、和 BSND）；AR 或 DR（CLCNKB）；DR（BSND）	SLC12A1; KCNJ1; CLCNKB; CLCNKA, BSND	钠-钾-氯转运体；钾通道；氯通道；CLCNKA 和 CLCNKB 氯通道的β亚单位	601678; 241200; 607364; 613090; 602522
Gitelman 综合征	AR	SLC12A3; CLCNKB	噻嗪敏感钠氯共转运体；氯通道	263800

表 19-3-3 常见遗传性肾小管疾病的致病基因和遗传特点（续表）

疾病	遗传方式	致病基因	蛋白功能	表型 OMIM 号
家族性低尿钙性高钙血症，1 型； 新生儿重症甲状旁腺功能亢进； 常染色体显性低钙血症	AD； AR； AD	CASR	钙敏感受体	145980； 239200； 601198
低镁血症（1～6 型）	AR； AD； AR； AR； AR； AD	TRPM6； FXYD2； CLDN16； EGF； CLDN19； CNNM2		602014；154020； 248250； 611718； 248190； 613882
Liddle 综合征	AD	SCNN1G； SCNN1B		177200
假性醛固酮减少症 I 型	AR	SCNN1A；SC- NN1G； SCNN1B		264350
假性醛固酮减少症 II 型 （Gordon 综合征）	AD	WNK1； WNK4； KLHL3； CUL3		614492； 614491； 614495； 614496

表 19-3-3 常见遗传性肾小管疾病的致病基因和遗传特点（续表）

疾病	遗传方式	致病基因	蛋白功能	表型 OMIM 号
SeSAME 综合征	AR	KCNJ10	钾通道	612780
孤立性远端肾小管酸中毒；远端肾小管酸中毒伴溶血性贫血；远端肾小管酸中毒伴进行性神经性耳聋	AR	ATP6V0A4；SLC4A1；ATP6V1B1		602722；611590；267300
肾源性 SIADH	XR	AVPR2		300539
肾性尿崩症 I 型	XR	AVPR2；AQP2		304800
肾性尿崩症 II 型	AD 或 AR		水通道	125800
肾结石				
胱氨酸尿症，1～3 型	AR；AD	SLC3A1；SLC7A9		220100
原发型高草酸尿症，1～3 型	AR	AGXT；GRHPR；HOGA1		259900；260000；613616

表 19-3-3　常见遗传性肾小管疾病的致病基因和遗传特点（续表）

疾病	遗传方式	致病基因	蛋白功能	表型 OMIM 号
腺嘌呤磷酸核糖转移酶	AR	APRT		614723
黄嘌呤尿 1 型	AR	XDH		278300

XR：X-连锁隐性遗传；AR：常染色体隐性遗传；AD：常染色体显性遗传；DR（Digenic recessive）常色体二基因联合隐性遗传

（周绪杰　张　宏）

慢性肾脏病的一体化治疗

第20章

第1节 慢性肾脏病及其防治

随着人类社会经济的发展和相伴而来的不健康生活方式的流行，导致各种心、脑、肾慢性疾病及恶性肿瘤患者数目不断增长。慢性非传染性疾病已占全球死亡原因的60％以上。对这些疾病的晚期救治（包括透析、移植）已造成巨大的、不断上升的全球性社会经济负担。如何调整对策，从慢性病的早期防治入手，已经成为全世界的公共卫生问题。慢性病的管理也已成为我国当前医疗改革的重要方向之一。新世纪以来，国际肾脏病学界对于慢性肾脏病的流行病学特点及早期防治给予了特殊的关注。于2002年在美国肾脏病基金会（NKF）组织撰写的《肾脏病/透析的临床实践指南》（K/DOQI）中正式提出慢性肾脏病（CKD）的定义（见下文）及分期（表20-1-1），并于2004、2006年经过"改善全球肾脏病预后（KDIGO）国际组织"的再次修改及确认。在全球肾脏病学界，CKD已取代了"慢性肾衰竭"（CRF）、"慢性肾损伤"（CRI）等名称，成为对于各种原因引起的慢性肾脏病（病程在3个月以上）的统称，普遍应用于各种肾脏病及非肾脏病的国际学术期刊，并已被录入国际疾病分类代码（ICD）第10版，从而成为正式疾病分类名词。CKD的提出不仅是一个疾病名词的改变，更是全球肾脏科专业医生从业理念的革命。我们要善于应用近年来迅猛发展的流行病学知识与方法，从宏观上了解各种原因所导致的慢性肾脏病对人群的危害程度、高危人群，及其早防、早治的可行手段。从而有效地减少终末期肾衰竭（ESRD）替代治疗（透析、移植）造成的社会负担和不断增长的巨大经济压力。

慢性肾脏病的定义

1. 肾损害≥3 个月，有或无 GFR 降低。肾损害系指肾脏的结构或功能异常，表现为下列之一：

（1）肾脏形态学和（或）病理异常；或

（2）具备肾损害的指标，包括血、尿成分异常或肾影像学检查异常。

2. GFR<60 ml/(min·1.73 m²) ≥3 个月，有或无肾损害表现

注：GFR：肾小球滤过率；仅 GFR 在 60～90 ml/(min·1.73 m²) 一项不能诊断 CKD，因为在正常老年人和单侧肾等均可存在 GFR 的轻度下降而没有肾损害的表现。

表 20-1-1　慢性肾脏病的分期标准

分期	概述	GFR [ml/(min·1.73 m²)]	尿白蛋白/尿肌酐（mg/g）	ICD-10
1	肾损伤指标（+）GFR 正常或↑	≥90	>30	N18.914
2	肾损伤指标（+）GFR 轻度↓	60～89	>30	N18.915
3	GFR 中度↓	30～59	>30	N18.916
4	GFR 严重↓	15～29	>30	N18.917
5	肾衰竭	<15 或透析	>30	N18.918

2009 年 10 月 KDIGO 研讨会上提议将 3 期分为 3a——GFR45～59 ml/(min·1.73 m²)；3b——GFR30～44 ml/(min·1.73 m²)

【慢性肾脏病的人群筛查】

临床肾脏病科医生走出医院大门，进入社区进行 CKD 筛查是对疾病由微观（具体患者）至宏观（人群）的认识过程。根据不同的目的，筛查对象不同，有三类：

1. 普遍人群筛查 为了解该人群的 CKD 总体患病情况及危险因素。是每个局部（地区、单位）进行 CKD 研究的第一步。对全部人群的普查要求有一定的应答率（70%甚至 80%以上），耗费大。建议根据人口数、患病率等数据计算出预计筛查人数，进行（社区街道或乡村个人）随机筛查。调查结果可发现大量无症状的 CKD 患者，并有利于向上级单位、社会提交 CKD 在该地区的重要性及危险性，具有影响卫生政策的作用。但是，该项筛查费用昂贵、工作量巨大。

2. 在高危人群中的 CKD 筛查 当前我国已完成的若干人群普遍筛查已明确了我国 CKD 的高危人群，包括老年人、糖尿病患者、高血压患者以及高脂血症患者。针对这些高危人群进行 CKD 筛查可有效地检出大部分 CKD 患者，进行早期防治，具有可实行性，但会遗漏本地区、本单位其他特殊高危人群中的 CKD 患者（图 20-1-1）。这一筛查流程也同样适用于临床工作中，是针对高危人群的检查。

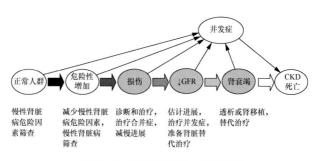

图 20-1-1　CKD 患者的一体化治疗

3. 在特定人群中针对某种可疑因素进行人群筛查。如针对环境中某种污染、药物，或流行疾病等进行有关 CKD 患病率的筛查。

CKD 人群筛查不同于传统的临床工作中个例的诊查，检查项目必须考虑到简便可行，价格低廉。目前国际公认的检查项目为：①尿蛋白（普通尿试纸检查——价廉，但只能检出大于 300 mg/L 的蛋白，而且假阳性率高；检测微量白蛋白：用 ACR 或微量白蛋白试纸）；②血肌酐：eGFR；③其他：血压、血糖、血脂等；④根据中国 IgA 肾病及南方尿路结石高发的特点，目前大部分筛查中均包括尿红细胞。

人群的流行病学调查应与社区基层医院对检出的 CKD 患者的确诊和预防密切衔接、分工合作。

【CKD 的流行病学现状】

新世纪以来，对于 CKD 的流行病学研究成为全球肾脏病研究的热点。在中国已完成北京、广州、上海、郑州等大城市以及浙江东阳县、云南西双版纳傣族、新疆维吾尔族人群等 CKD 患病率、知晓率、高危人群的调查报告，我国东部沿海地区 CKD 的患病率在 11%～13% 左右，而知晓率不论城乡均低于 10%。各个流行病学调查一致表明，高血压、糖尿病、老年和高脂血症为 CKD 的独立高危因素。2016 年，张路霞教授在中国住院登记系统中的研究结果进一步证实，无论是在中国普通人群当中，还是住院的城镇居民中，与糖尿病相关的 CKD 均比与肾小球肾炎相关的 CKD 更为常见，提示我国 CKD 的构成谱正发生着明显变化。中国（北京）人群中如持续高血压十年以上，则 eGFR 下降的概率可达 85%。与此同时，服用肾毒性药物（主要指含有马兜铃酸的中药及解热止痛药）也与 CKD 的发病密切相关，显示了我国 CKD 患病与西方发达国家的不同之处。目前，全球（也包括中国）所完成的流行病学调查由于方法学欠规范：一些调查人群的选择和设计缺乏代表性；调查方法的欠准确，如 eGFR 估算公式的准确性有待提高，尿蛋白多只查一次、3 个月后没有复查，以及数据的核查不够严谨等，均可能导致对 CKD 患病率的高估，研究水平有待不断提高。

【CKD 的诊断】

根据 CKD 的定义，每一个符合 CKD 诊断指标的患者（如微量蛋白尿、eGFR 下降、尿沉渣红细胞增多等），均应在 3 个月后复查，确认符合诊断。对于一些异常变化应注意排除非疾病因素，如健康老年人的 eGFR 下降、孤立肾、肾囊肿等；也应排除下尿路系统疾病（感染、前列腺炎、尿路结石等）。

CKD 的诊断要求。对于每个 CKD 患者应进一步做出以下几项诊断：①引起 CKD 的肾脏病的诊断：如 IgA 肾病、药物过敏性间质性肾炎等。②肾功能的评估：即 CKD 某一期。③与肾功能水平相关的并发症，如肾性高血压、肾性贫血等。④合并症：如心血管疾病、糖尿病等。此外，还应针对肾功能丧失的危险因素、心血管合并症的危险因素做出评估。

【CKD 的防治】

近期全球逾百万人群的 meta 分析表明：CKD 不仅是 ESRD 的高危因素；也是心血管和全因死亡的高危因素。因此，防治目标不仅要减缓、控制肾功能的进行性恶化；而且要预防主要的致死性合并症——心血管合并症的发生及恶化。心血管合并症是 CKD 的主要死亡原因，往往在患者尚未达到 ESRD 时已死于心脑血管合并症。我们的资料表明在 CKD 二期时，心脑血管病的发生危险已达 OR1.315、三期高达 2.398（均已纠正传统高危因素，如年龄、性别、血压、血脂、糖尿病等）。第八次美国高血压联合报告（JNC-8）及美国心脏病学会的研究报告中均已明确提出 CKD 是心血管疾病的独立高危因素。

CKD 早期防治的重点应落实在高危人群及患者人群的长期追踪、医疗管理和指导上。对每一个 CKD 患者的随诊应包括：①3 个月后复查尿微量白蛋白，确认是否可诊为 CKD 及其分期；进行病因学检查，判断原发的肾脏病及其干预治疗的可能措施。②监测：CKD 患者应至少每年检测一次血肌酐以估测 GFR。对 eGFR<60 ml/(min·1.73 m^2)，或过去 GFR 下降很快［每年≥4 ml/(min·1.73 m^2)］有疾病加速进展的危险因素，或正进行延缓疾病进展治疗的患者应

更频繁监测。GFR 下降的程度有很大的个体差异性，如大部分研究提示男性患者、老年患者进展较快；更与原发病的类型有关，如多囊肾进展快，肾小球疾病比小管间质肾病进展速度更快。因此，在监测每一个患者时应对他（她）的 GFR 下降趋势进行系统记录，并随时观察有无急性加剧因素和防治措施干预的效果以便随时调整诊治措施。

CKD 的防治以其发生、发展的过程为根据（图 20-1-1，表 20-1-2）。在普通人群主要是对检出存在 CKD 高危因素的人群进行一级预防。一级预防措施中除了对 2 型糖尿病患者控制血糖水平及高血压患者控制血压外，其余措施如：应用血管紧张素转化酶抑制剂、戒烟、减少酒精摄入、控制体重（避免超重或肥胖）、降血脂、锻炼或体力活动等的确切效果尚需经大样本的循证医学证实。因此，目前 CKD 的防治还主要在其二级预防阶段。循证医学证实，在 CKD 的 1、2 期通过治疗高血压、应用血管紧张素转化酶抑制剂降低尿蛋白；在 CKD 3 期通过纠正贫血、钙磷代谢紊乱等措施，可以延缓肾功能的损害，减少心血管合并症和 CKD 患者总体死亡率；对于纠正高脂血症的作用尚有争议。以上防治措施需个体化调整，根据每个患者原发病、CKD 的分期、合并症的情况制订具体防治措施，每 1～6 个月监测措施的效果及不良反应以调整方案。

表 20-1-2　慢性肾脏病各期的诊治要点

分期	GFR [ml/(min·1.73 m^2)]	诊疗计划
1	≥90	CKD 病因的诊断和治疗
2	60～89	估计疾病是否会进展和进展速度
3	30～59	评价和治疗并发症
4	15～29	准备肾替代治疗
5	<15	肾替代治疗

（刘　莉　王海燕）

第2节　慢性肾脏病引起肾性高血压的治疗——降压及抑制血管紧张素治疗对延缓慢性肾脏病进展的作用

高血压是CKD常见并发症，在CKD进展过程中80%～85%患者发生高血压，并且随GFR下降呈线性升高，例如来自MDRD报告当GFR从85 ml/(min·1.73 m²)降至15 ml/(min·1.73 m²)，高血压患病率从65%升高至95%。高血压不但是引起CKD进展的重要危险因素之一，而且是CKD患者发生心脑血管并发症的危险因素，因此是CKD一体化治疗的重要靶目标之一。

【高血压、肾脏自身调节和肾功能恶化进展】

正常情况下肾存在自身调节机制，即肾小球内压和平均动脉压关系呈"S"型，在平均血压80～160 mmHg范围内，通过内在肌源性调节入球小动脉收缩和舒张，可以维持肾小球血流量和GFR保持平稳。但是在CKD患者自身调节机制受到损伤，这种"S"型调节机制变成近似于线型，所以在CKD患者即使系统血压的轻中度升高即可引起肾小球内压升高，即造成肾小球内高压、高灌注和高滤过状态，此"三高"即可造成进展性肾脏损伤；伴有高血压的CKD患者在血压下降过程中也容易引起血肌酐升高。对于伴有高血压的患者通常认为收缩压不宜低于110 mmHg，过低的情况同样会加速肾功能恶化的进展。

【临床特点】

与原发性高血压相比，肾性高血压存在以下特点：①血压难以控制，容易发展至恶性高血压，常常需几种降压药联合应用。调查分析表明我国CKD患者中高血压控制达标率（<130/80 mmHg）只有37%。②心血管并发症发生率高，而且对心血管疾病影响具有自身特点。例如来自2万多名社区人群随访研究表明在CKD患者中高血压与脑卒中发

生呈"J"形关系，收缩压在 120～129 mmHg 时发生率最低，而血压低于 120 mmHg 和高于 130 mmHg 时脑卒中发生率均明显升高。③加速肾功能恶化进展，如前所述高血压是引起 CKD 肾功能恶化快速进展的危险因素之一。

【降压目标值】

CKD 血压控制目标应当同时考虑到对于肾脏和心血管的保护作用，近年来随着 SPRINT 试验以及一系列关于强化降压临床试验和系统分析的完成，对于慢性肾脏病高血压的降压目标逐渐趋于强化。证据显示收缩压强化降压到 120～130 mmHg 以下，可以显著降低慢性肾脏病患者的心血管并发症发生率；降压对于肾的保护效应则受到蛋白尿的影响，对于伴有蛋白尿的患者强化降压到 130/80 mmHg 以下可以进一步降低 27% 肾衰竭的风险。综上证据，对于慢性肾脏病患者，尤其是伴有蛋白尿的患者，条件允许的情况下应将血压控制到 130/80 mmHg 以下。CKD 时血压控制应有下限，以免血压过低影响肾血流灌注，但是对此目前尚无循证医学证据。早年基于临床试验的 meta 分析的结果提示，对于慢性肾脏病高血压患者尽量避免收缩压低于 110 mmHg，舒张压低于 60 mmHg。

【降压原则及药物选择】

CKD 高血压降压治疗目的包括预防心、脑血管并发症以及尽可能延缓 CKD 进展。为达到上述目标，降压原则包括：①生活方式改变，包括限制盐的摄入；②药物选择：降压首先以肾素血管紧张素醛固酮系统（RAAS）阻滞剂为首选，尤其伴有蛋白尿的患者；③往往需要多种降压药物联合治疗（图 20-2-1）。

【RAAS 阻滞剂】

包括 KDIGO 慢性肾脏病和高血压管理指南在内的多数临床实践指南推荐对于糖尿病患者伴有微量至显性蛋白尿患者，在延缓 CKD 进展方面 ACEI/ARB 优于其他降压药；而对于尿蛋白/尿肌酐比值大于 200 mg/g 的非糖尿病患者亦推荐加用 ACEI/ARB。最新的一项系统分析纳入了 108 项临床试验共计 50 742 例 CKD 患者，结果显示 ACEI 治疗（主要非糖尿病肾病）减少了 37% 的肾衰竭风险，ARB 减少了 11%（主要糖尿病肾病）肾衰竭风险，除了降压以外 RAAS 阻滞剂平均可以额外减少 21% 肾衰竭。

关于如何合理应用并最大限度发挥 RAAS 阻滞剂肾保护疗效，应注意以下几个问题：

1. 何种 CKD 最为有效？① 对于糖尿病肾病，无论 ACEI 或 ARB 均存在大量循证医学证据肯定其降低蛋白尿和肾保护作用。② 对于非糖尿病肾病，AIPRI（针对贝那普利）、REIN（针对雷米普利）和 ESBARI（针对贝那普利）等大的 RCT 试验主要是针对伴有大量蛋白尿和肾功能受损的患者；然而对于不伴有蛋白尿的患者，ACEI 或 ARB 类药物对于肾功能保护作用是否优于其他降压药仍然存在争议。

2. 何时加用 RAAS 阻滞剂，即 CKD 各期是否均能获益？主要涉及两个问题：

（1）RAAS 阻滞剂是否可以预防 CKD 发生？针对糖尿病肾病一级预防，目前主要有 8 项 RCT 表明应用 ACEI 或 ACEI 联合噻嗪类利尿剂可以明显降低糖尿病患者新发微量蛋白尿或显性蛋白尿的发生率；但是 ARB 类药物仅在糖尿病同时伴有心血管高危因素人群中具有类似效应，而对于早期患者（例如 1 型糖尿病无微量蛋白尿、血压正常）不具有预防效应。此外，对于非糖尿病肾病，例如 IgA 肾病蛋白尿＜0.5 g/d、血压正常患者，早期使用雷米普利并不能预防显性蛋白尿或高血压的发生。

（2）对于 CKD 晚期（4 期）是否仍可应用 RAAS 阻滞剂？虽然来自中国的一项 RCT 表明：血肌酐 3.1～5.0 mg/dl 的非糖尿病肾病患者，贝那普利组肌酐倍增或 ESRD 发生率较安慰剂组平均下降 43%。然而，在临床实践中，对于晚期 CKD 患者应用 ACEI/ARB 仍然要持谨慎的态度：首先患者应合用利尿剂，采用低钾饮食，并且严密随访并及时发现高钾血症发生，准备好及时抢救措施；其次，晚期糖尿病肾病患者往往合并 4 型肾小管酸中毒，更易发生高钾血症。因此临床应用中，应当确保患者有很好的依从性和病情监测，才可应用。目前国际上正在开展类似研究以进一步验证其安全性和有效性。

3. ACEI 和 ARB 疗效是否同等有效？少数来自糖尿病肾病和非糖尿病肾病的 RCT，直接比较 ACEI 和 ARB 的疗效，结果显示两者在降低蛋白尿和肾功能保护方面同样有效。但是，2017 年一项大型 meta 分析表明 ACEI 类药物能够显著降低 CKD 患者死亡率，而 ARB 类药物未达到统计学意义，间接比较显示 ACEI 在肾保护效应上具有更为有效的趋势，因此美国 2017 年高血压指南建议对于非糖尿病肾病的患者优选 ACEI，不耐受的情况下则选择 ARB 类药物；而糖尿病肾病则选择 ARB 类或 ACEI 类药物。

4. RAAS 阻滞剂使用剂量问题？KDIGO 临床指南推荐加用中大剂量 ACEI 或 ARB，以更好地降低蛋白尿和保护肾功能。通常应用常规剂量 2 倍以上，在临床试验中报道可以使用到 4 倍剂量，有助于进一步降低肾小球内压及蛋白尿。在非糖尿病肾病采用大剂量贝那普利（10～40 mg/d）和氯沙坦（50～200 mg/d）较常规剂量（贝那普利 10 mg/d，氯沙坦 50 mg/d）肌酐倍增或 ESRD 发生率降低 47%～50%。

5. ACEI 和 ARB 联合治疗是否优于单药治疗？目前仍然存在争议。尽管双阻断治疗在降低蛋白尿方面明显优于单药治疗，但是对于肾功能保护作用仍然不能做出明确回答。在有心血管高危因素的人群中开展的 RCT（例如 ONTARGET 研究、在伴有显性蛋白尿的糖尿病人群中开展的 NEPHRON-D）并未发现 ACEI 联合 ARB 类药物较单药治疗有额外的心肾保护，反而明显增加急性肾损伤和高钾血症的风险；而 ACEI 或 ARB 联合肾素拮抗剂则增加患者卒中的风险，因此现有的指南不推荐 RAAS 双阻滞治疗。但是，值得指出的是，上述研究均是在年龄较大的心血管高危人群中开展的，很多患者存在肾动脉硬化、肾缺血的风险，因此容易发生双阻滞治疗的副作用，而在年轻的肾炎患者中 ACEI 联合 ARB 的疗效和安全性问题仍有待于进一步研究。

6. 限盐或加用利尿剂在 CKD 患者中的应用价值　肾脏增加尿钠排泄以维持血钠平衡的能力逐渐减弱，GFR 降低至 $15 \, ml/(min \cdot 1.73 \, m^2)$ 时，若不进行水钠限制，势必出现体内水钠蓄积。另一方面，CKD 患者中普遍存在"盐敏感"现象，即摄钠增多会引起更明显的高血压。钠摄入应包括食盐、碳酸氢钠、静注生理盐水及一些含钠的调味剂、营养添加剂和保健品的总和。可通过 24 h 尿钠估计患者的实际摄钠量，一般 24 h 尿钠不应超过 90 mmol（氯化钠分子量为 58.5，因此 90 mmol 相当于 5 g 盐）。食物中高盐摄入会显著影响 RAAS 阻滞剂降压和降蛋白尿的疗效。而低盐摄入或者加用少量利尿剂则可增强 RAAS 阻滞剂降低尿蛋白的疗效。2008 年的一项研究表明，单纯限盐可以使尿蛋白降低 22%，应用氯沙坦可使尿蛋白降低 30%，而联合氯沙坦（100 mg/d）、限盐及加用利尿药氢氯噻嗪（25 mg/d）可使尿蛋白平均下降 56%；特别指出的是即使对于初始对氯沙坦无效的患者通过限盐和利尿剂后，可恢复氯沙坦降尿蛋白疗效。考虑到中国饮食习惯高盐，我们推荐对于 CKD 患者通过尿钠来监测患者盐分摄入，推荐钠摄入量<90 mmol/d（相当于盐<5 g/d）。

7. 其他　在 ACEI 或 ARB 基础上加用醛固酮受体拮抗剂的系统性分析（10 个研究）表明，CKD 患者在 ACEI 和（或）ARB 基础上加用非选择性醛固酮受体拮抗剂可有效降低尿蛋白（平均降低 0.80 g/d），并不影响 eGFR，但高钾血症的发生率明显增加。

【其他类型降压药物选择】

1. 利尿剂　水负荷过多（显性或不显性水肿）是造成各种肾脏病高血压的最重要机制，通过有效应用利尿剂可以减轻水负荷，达到"干体重"，有助于控制血压。而且对于盐摄入控制不良的患者通过使用利尿剂减轻盐的负荷，可进一步增强 ACEI 和 ARB 药物降压和降尿蛋白的疗效。通常在血肌酐 <1.8 mg/dl（159 μmol/L）时可以应用噻嗪类利尿剂，血肌酐 >1.8 mg/dl 时，则应选择袢利尿剂。

2. 钙通道阻滞剂　钙通道阻滞剂（CCB）分为二氢吡啶类（DCCB）和非二氢吡啶类（NDCCB）。CCB 降压作用强，不受食盐摄入量影响，因此在肾性高血压患者中应用较广。meta 分析表明，NDCCB 较 DCCB 可更有效降低尿蛋白，推荐在 ACEI 和利尿剂应用后血压仍不达标时，或者血压达标而尿蛋白不达标时，加用 NDCCB。

3. α 受体阻滞剂和 β 受体阻滞剂　该两类药物没有明显独立于降压以外的降低尿蛋白疗效。但是在 CKD 患者，特别是肾功能受损时，交感神经的活性增强，该类药物除协助控制血压外，还可能起到抑制交感神经的作用，可能对患者长期预后有益。

【肾性高血压治疗策略】

CKD 高血压治疗以控制血压达标为宗旨。为实现这一基本目标必须以生活方式为基础，对于 CKD 患者限盐更是有特别的重要性。但 CKD 患者往往单纯通过生活方式改变难以达到控制血压达标的目的（如图 20-2-1）。在 CKD4、5 期的患者，常需用两至三种降压药。对于 RAAS 阻滞剂使用还应当注意以下两点：①ACEI/ARB 加量过程中注意监测血肌酐，若血肌酐较基线升高超过 20%～30%（一般发生在开始用药 2～4 周内，或用药过程中出现呕吐、腹泻等脱水状态，加用 NSAID、利尿剂时）则应减量或停用。寻找可能的原因调整状态后可再次用药。②对于晚期 CKD 患者应用 ACEI/ARB 应警惕高钾血症，应密切随访、低钾饮食、纠正酸中毒、避免合用 NSAID 药物，必要时给予相应急救。

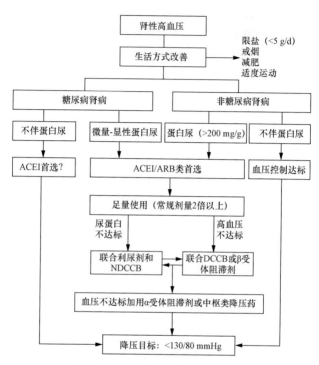

图 20-2-1 CKD 降压临床治疗流程

ACEI：血管紧张素转化酶抑制剂

ARB：血管紧张素 II 受体阻滞剂

DCCB：二氢吡啶类钙通道阻滞剂

NDCCB：非二氢吡啶类钙通道阻滞剂

（吕继成）

第 3 节 肾 性 贫 血

CKD 患者伴随肾功能下降即可出现贫血，eGFR 为 60 ml/（min·1.73 m²）时患病率为 1%，eGFR 降至 30 ml/

(min・1.73 m²）时患病率增至 9%，eGFR 降至 15 ml/(min・1.73 m²）时患病率增至 33%～67%。

【贫血原因】

肾性贫血是指由各类肾脏病造成促红细胞生成素（EPO）的相对或绝对不足，以及尿毒症患者血浆中的一些毒性物质通过干扰红细胞的生成和代谢而导致的贫血。

1. EPO 相对甚至绝对缺乏　是肾性贫血的最主要原因。大部分 CKD 患者血浆 EPO 水平在正常范围，但是受损的肾对贫血时的缺氧刺激反应不足，导致 EPO 相对缺乏。

2. 红细胞寿命缩短　尿毒症毒素能够抑制红细胞膜钙泵活性，使细胞内钙聚积，以及损伤红细胞膜上的三磷酸腺苷酶，使红细胞脆性增加、寿命缩短。

3. 铁缺乏　在 CKD 晚期与透析患者中常见，主要与摄入不足、胃肠道出血及血液透析丢失有关。此外，CKD 患者的微炎症状态导致铁利用障碍，存在相对铁缺乏。

4. 尿毒症毒素　尿毒症毒素及红细胞抑制因子影响骨髓造血。

5. 慢性失血　血液透析器及管路凝血与残血，胃肠道出血等。

6. 继发性甲状旁腺功能亢进　高水平的甲状旁腺素（PTH）可能导致 EPO 受体表达减少，抑制骨髓红系造血。

7. 铝中毒　CKD 患者应用含铝的磷结合剂或含铝的其他药物和（或）透析用水铝含量超标，导致铝中毒，抑制铁的转移和利用。

8. 其他　肾功能下降及炎症状态时，铁调素水平升高，减少铁的吸收和利用。还包括营养不良、溶血、EPO 抗体产生等。

【肾性贫血的诊断】

KDIGO 2012 年发布的 CKD 贫血治疗指南将贫血定义为：CKD 患者，成年男性 Hb<13 g/dl、成年女性 Hb<12 g/dl。

【肾性贫血的评价】

诊断肾性贫血后，应进行以下检查对贫血原因、程度以及铁储备进行评估。

1. Hb 浓度、Hct 及 RBC 参数、白细胞计数和分类、血小板计数。

2. 网织红细胞绝对计数。

3. 血清铁蛋白及血清转铁蛋白饱和度（TSAT），叶酸、维生素 B_{12} 水平。

4. 全段甲状旁腺素（iPTH）。

5. CRP。

6. 便潜血。

【肾性贫血的治疗目标】

K/DOQI 肾性贫血治疗的目标值来自 RCT 的临床研究，提出目标值 Hb 11～12 g/dl。在此范围内患者有较低的死亡率、住院率及心血管事件发生率。但是近期的研究表明，给予透析患者促红素 Darbepoietin α 并不能降低心血管终点事件的发生率，而脑血管事件的发生率却增高了一倍。因此 KDIGO 指南提出不推荐使用红细胞生成刺激素（ESA）将 Hb 浓度维持在大于或等于 13 g/dl，因可能增加患者的心脑血管事件率和死亡风险，增加血管通路的血栓形成概率。

【肾性贫血的治疗】

1. 红细胞生成刺激素（ESA）　对于 CKD 患者，不论是透析前或是已经进入透析，使用 ESA 可以安全有效地提高 Hb 至靶目标，从而提高生活质量、运动能力、认知能力，减轻左心室肥厚及扩张，降低病死率。建议所有透析患者以及透析前的 CKD 患者，当 Hb≤10 g/dl 时开始 ESA 治疗。

目前临床使用的 ESA 有重组人制剂及长效的制剂 Darbepoietin。EPOα 与 EPOβ 的给药方法可以为皮下注射或静脉注射，每周 2～3 次，维持剂量可以减少至每周 1～2 次或更少。相对长效的一种合成的肽类持续促红细胞受体激动剂（CERA），每月用药一次可以有效治疗肾性贫血，并避免输血（A 级）。

（1）ESA 的初始治疗：EPO 的起始剂量为每周 80～120 IU/kg，常用剂量为每周 6000～9000 IU，分 2～3 次皮下注射。静脉应用时因药代动力学不同，较皮下注射需增加剂量 30%～50%。使用方法是透析结束后经静脉端管路的采血点注入。Darbepoietin 的起始剂量为每周 0.45 μg/kg，每周一次，皮下注射或静脉注射剂量不需要调整。患者需要从使用 EPO 转换成使用 Darbepoietin 时，将每周 EPO 总剂量（IU）除以 200 即得到 Darbepoietin 的剂量（μg）。

（2）ESA 的剂量调整：治疗后应使 Hb 每月上升约 1～2 g/dl，3～4 个月达标。如果任意 2 周内 Hb 增加>2 g/dl，应该减少剂量 25%。如果在铁储备充足的情况下 4 周内 Hb 增加<1 g/dl，则增加剂量 25%。

（3）ESA 的维持治疗：大多数患者维持性治疗需要的 EPO 的剂量约为初始剂量的 75%，大约为每周 4000～9000 IU，个体间存在很大差异。因此血液透析患者需要每月监测 Hb 水平，CKD3～5 期非透析及腹膜透析患者至少每 3 个月监测一次以调整 ESA 剂量。同时应定期监测铁储备状况。

（4）ESA 治疗的副作用

1）高血压：是最常见的副作用，发生率约为 20%～50%，Hb 快速增加者更易发生。其机制可能与刺激内皮素合成、血管反应性增高以及红细胞增加引起的血流动力学变化有关。因此在接受 ESA 治疗中应监测血压、细胞外液容量，并调整降压药物的剂量。如果发生高血压脑病，应该暂时停止 ESA 治疗直至病情得到控制。

2）透析通路血栓：有研究显示 ESA 治疗中随着 Hct 水平的增加，血液透析通路的血栓风险增加。但是目前没有足够的证据证明达到目前的 Hb 靶目标值会增加血液通路血栓的发生率。

3）高钾血症：多数研究高钾血症的发生率并没有显著性增加。

4）纯红细胞再生障碍性贫血（pure red cell aplasia, PRCA）：ESA 治疗后体内出现抗 EPO 抗体，虽然少见，但常很严重。表现为接受 ESA 治疗 8 周以上者，出现 Hb 水平突然下降，速度达每周 0.5～1 g/dl 或者每周需要输血 1～2 次，网织红细胞数量＜10 000/ul，而白细胞与血小板数量正常。骨髓穿刺显示红系增生显著低下，有核红细胞＜5%。血清中检测到抗 EPO 中和抗体可以确诊。PRCA 主要发生在皮下注射 EPO α 的患者，而静脉应用 ESA 或其他种类 ESA 者几乎未发现 PRCA。发病机制可能与皮下注射使抗原性增加，以及某些产品中的佐剂成分有关。确诊患者需要停止 ESA 治疗，必要时输注红细胞，免疫抑制治疗可能有效。理论上可使用 peginesatide（聚乙二醇肽）治疗，但该药物的安全性仍有待进一步研究。

（5）ESA 低反应：ESA 低反应的最常见原因是①铁缺乏；②ESA 剂量不足；③感染/炎症；④慢性失血；⑤继发性甲状旁腺功能亢进；⑥透析不充分；⑦骨髓增殖性疾病；⑧铝中毒；⑨营养不良；⑩其他，如血红蛋白病、溶血、叶酸或维生素 B_{12} 缺乏、使用 ACEI/ARB。

2. 铁剂治疗　使用 ESA 治疗前以及治疗中应使用铁剂，维持充足的铁储备，以保证 ESA 的疗效。2012 年 KDIGO 指南建议：ESA 治疗期间每 3 个月监测铁指标 1 次，包括决定开始或继续铁剂治疗时；开始应用或增加 ESA 剂量、失血、应用一个疗程静脉铁剂后评估治疗反应及出现其他可能导致铁储备减少的情况时应增加铁状态检测频率。腹膜透析及透析前的患者每 2 个月监测一次。2006 年 K/DOQI 建议血液透析患者铁蛋白维持在 200 ng/ml 以上，转铁蛋白饱和度＞20%，非透析的 CKD 以及腹膜透析患者血清铁蛋白应该＞100 ng/ml，转铁蛋白饱和度

（TSAT）＞20％，关于铁蛋白值的上限并没有建议。2012年 KDIGO 指南建议 CKD 贫血患者开始 ESA 治疗前，如铁蛋白≤500 ng/ml，TSAT≤30％，应先尝试补铁；成人 CKD 贫血患者应用 ESA 治疗，未接受过铁剂治疗，如希望增加 Hb 浓度或减少 ESA 剂量且 TSAT≤30％和铁蛋白≤500 ng/ml，建议尝试补铁。

常用的铁剂有口服与静脉制剂。静脉补铁需要静脉通路，对于血液透析患者纠正铁缺乏、促进红细胞生成更有优势；而口服铁剂吸收差，胃肠道不良反应发生率高，依从性差。2012 年 KDIGO 指南建议血液透析患者采用静脉补充铁剂；而对于腹膜透析患者，在保护好未来可能需要的静脉通路的情况下，可优先选择静脉补充铁剂；对于 CKD 非透析患者而言，应根据患者铁缺乏的严重程度、静脉通路的可获得性、先前口服补铁的治疗反应、先前口服或静脉补铁的副作用、患者的依从性及经济情况等决定补充铁剂的用药途径。

常用的静脉铁有蔗糖铁、葡萄糖酸铁与右旋糖酐铁。前二者极少发生过敏反应，第一次治疗前均不需要试验剂量。蔗糖铁静脉缓慢推注（大于 5 min）或滴注（大于 15 min）。常用剂量是铁蛋白＜200 ng/ml 时，每次 100 mg，透析结束后使用，连续 10 次；以后根据铁蛋白水平每 1～2 周 1 次。铁蛋白 200～600 ng/ml 时，每 1～2 周 1 次。腹膜透析及透析前的患者可以每 1～3 个月静脉注射 200 mg。葡萄糖酸铁每次静脉注射 62.5～125 mg（大于 5～10 min），直至 1 g；以后每 1～2 周 1 次。由于其不被血液透析清除，可以在透析中应用。右旋糖酐铁过敏发生率为 0.6％～1.5％，首次治疗时需要用试验性剂量 20 mg 稀释于 50 ml 盐水中，缓慢静脉输注 30 min 以观察是否有过敏反应，并于注射治疗后观察 60 min。使用剂量与频率同蔗糖铁。

铁剂治疗中应注意监测，避免发生铁负荷过多带来的问题，如铁在脏器的沉积、氧化损伤等。静脉铁可能会影响白细胞功能，在感染期间应停止使用。

3. 输血治疗　所有肾性贫血的患者都应尽量少输血以减少输血的相关并发症和肾移植的排异风险。下列情况可以给予输血治疗：①ESA治疗无效的情况者（如血红蛋白病、骨髓抑制或ESA抵抗）。②ESA治疗风险超过获益者，如存在恶性肿瘤或脑卒中病史时。下列情况可给予急诊输血：①急性大出血或急性冠脉综合征等急诊情况。②急诊手术前准备。

4. 肾性贫血治疗的新方式　除了传统的铁剂与ESA的治疗方式，近年来也有很多新型药物出现，包括EPO受体的单克隆刺激性抗体；激活素受体融合蛋白，可直接作用于红系祖细胞或前体细胞，促进其分化成熟；脯氨酸羟化酶抑制剂，能够稳定缺氧诱导因子（HIF）活性，增加EPO生成。上述新药均已进入临床试验阶段，并将为肾性贫血提供更多治疗措施。

（胡　楠　周福德）

第4节　慢性肾脏病骨矿物质代谢紊乱

慢性肾脏病（CKD）进展中常出现矿物质代谢紊乱和骨疾病。研究显示高钙血症、高磷血症以及继发性甲状旁腺功能亢进（SHPT）都与透析患者的患病率和死亡率增加密切相关。CKD患者的心血管事件和软组织钙化的风险明显增高。正确处理CKD矿物质和骨代谢异常（CKD-MBD）对于改善CKD患者的长期预后和生活质量非常重要。

【CKD矿物质代谢和骨病相关概念】

2006年，KDIGO（改善全球肾脏病预后组织）提出的CKD-MBD定义是：由CKD引起的矿物质代谢紊乱和骨病，表现为以下三种情况中的一种或多种：①钙、磷、甲状旁腺激素（PTH）、成纤维生长因子23（FGF23）或维生素D代谢异常；②骨转换、骨矿化、骨容积、骨线性生长或骨强度异常；③骨外钙化，如血管或者其他软组织钙化。肾性骨营养不良仅特指与 CKD 相关的骨形态学改变，包括甲状旁腺功能亢进性骨病、纤维性骨炎、骨软化症、无动力性骨病和混合性骨营养不良等类型。CKD-MBD 这一新定义的特点在于：其一，将软组织，特别是血管钙化加入了"CKD 矿物质和骨代谢异常"的概念之中。CKD 时矿物质代谢异常与血管钙化的发生及其严重程度与 CKD 患者心血管疾病（CVD）的发生与死亡率均有明确的相关性。其二，强调迄今 CKD 相关骨病（肾性骨营养不良，ROD）的诊断尚需依靠骨活检病理检查。

【钙、磷、PTH、维生素 D 或 FGF23 代谢异常】

SHPT 是 CKD-MBD 的一个主要特征，早期 CKD 就可以发生，其患病率随着肾功能的下降而增加。SHPT 是由一系列诱发和维持 PTH 分泌增加的异常因素所引起的，主要包括：磷酸盐潴留，游离钙离子浓度降低，1,25-二羟维生素 D（骨化三醇）浓度降低，FGF23 浓度增加，甲状旁腺中维生素 D 受体（vitamin D receptor，VDR）、钙敏感受体（calcium-sensing receptor，CaSR）、FGF 受体和 klotho 蛋白的表达减少。

1. **血钙和血磷**　血钙指血浆离子钙或白蛋白校正的总钙。正常血钙为 $8.5 \sim 10.5$ mg/dl（$2.1 \sim 2.6$ mmol/L）。血钙部分与血清白蛋白结合，用血浆总钙估计游离钙水平，最常用的校正公式为：校正血钙（mg/dl）= 检测血总钙（mg/dl）+ $0.8 \times$ [4 − 血清白蛋白（g/dl）]；校正血钙（mmol/L）= 检测血总钙（mmol/L）+ $0.2 \times$ [40 − 血清白蛋白（g/L）]。正常人体血钙和血磷在激素如甲状旁腺激素（PTH）、维生素 D 和细胞因子如磷调素（phosphatonins）、FGF23 等的调控下保持稳定。CKD 患者低钙血症和高磷血症很常见。高磷血症和透析患者的总死亡率以及心血管疾病（CVD）的患病率及死亡率直接相关（A 级）。高磷血症的原因有：磷从肾的排出减少、肾小管对 PTH 的反应下降、磷摄入过多、维生素 D 的应用增加了肠道对磷的吸收。

2. 继发性甲状旁腺功能亢进　SHPT 的促发因素包括维生素 D 缺乏、钙磷代谢异常、甲状旁腺钙敏感受体（CaSR）表达减少以及骨对 PTH 抵抗等。血钙下降是刺激 PTH 释放的主要因素，活性维生素 D 主要抑制 PTH 释放，高血磷可以影响这两个维持平衡的机制。因此，对于全段甲状旁腺激素（iPTH）水平超过正常上限的患者，应首先评价血磷、血钙和维生素 D 的情况（C 级）。

血清 iPTH 或骨特异性碱性磷酸酶测定可用于评价骨病，因为其水平的显著增高或降低能够预测潜在的骨转化水平（B 级）。透析患者在 iPTH 很低（<100~150 pg/ml）或者很高（>500 pg/ml）时，iPTH 水平和骨转运状态一致性非常好，分别提示低转运骨病和高转运骨病。

SHPT 除了影响骨代谢，也可有许多骨外表现，包括贫血、骨外钙化、外周神经病变、高脂血症以及影响心功能。当透析患者 iPTH 大于 600 pg/ml 时，死亡率显著增加，PTH 与 CVD 住院率、骨折发生率和总住院率相关，当 iPTH 大于 900 pg/ml 时，死亡率在原基础上增加了 18%。

3. 维生素 D 缺乏　正常人群中血 25 羟维生素 D［25（OH）D］水平低于 20 ng/ml 可以诊断维生素 D 缺乏。25（OH）D 在肾 1a-羟化酶（CYP27B1）作用下转化为 1,25（OH）$_2$D（calcitriol），作用的靶器官包括肾、肠道、甲状旁腺和骨。CKD 患者随着 GFR 下降出现明显的 25（OH）D 水平降低，常常早于 1,25（OH）$_2$D 和钙的变化。血 25（OH）D 水平与患者血管钙化程度及血管顺应程度相关。CKD 各期患者应用活性维生素 D 与不应用组比较，其总体存活率、心血管事件发生率与死亡率均有明显改善（A级）。从 CKD 3 期起应当定期检测血 25（OH）D 水平，并在治疗中根据临床需要重复检测（C 级）。

4. 成纤维细胞生长因子 23（FGF23）　CKD 可致血

FGF23 水平增高，透析患者中血 FGF23 升高和 SHPT 相关。FGF23 可以抑制 1a-羟化酶活性，减少 1,25（OH)$_2$D 合成，刺激 iPTH 的分泌，它可能是血管钙化的保护性因素。已有研究表明，FGF23 水平与 CKD 患者 CVD 患病率和死亡率有关（A 级）。

【肾性骨营养不良（ROD)】

KDIGO 推荐采用 3 个参数来评价骨骼病理特征，包括骨转换、骨矿化和骨量（即 TMV 系统）。这些参数的任意组合即可描述某个给定的骨骼样本。按骨组织转化状态的异常，可以分为：①高转运性骨病，即甲状旁腺功能亢进性骨病，以纤维性骨炎为主，特征为骨重塑增加和骨量异常；②低转运性骨病，表现为骨矿化和骨形成的减少，包括骨软化症和无动力性骨病；③混合性骨营养不良，特征为甲状旁腺功能亢进性骨病和骨矿化障碍并存。确诊的金标准是骨活检。

1. 甲状旁腺功能亢进性骨病　是 CKD 经典的骨组织学异常，特点是破骨细胞数量和活性增加，骨形成率和骨矿化率增加。

2. 骨软化症　特点是骨矿化过程受阻，成骨细胞和破骨细胞活性下降，病因不详。铝中毒可以引起骨软化症。血铝基础值应当小于 $20 \mu g/L$，当去铁胺试验中血铝大于 $50 \mu g/L$，结合血 iPTH 水平低于 150 pg/ml 时应怀疑铝中毒性骨病，需要进行骨活检，并消除铝的来源，尤其是透析液中的铝。

3. 无动力性骨病　特点是成骨细胞数量减少，骨矿化减少。病因包括持续的高钙血症、铝蓄积、高龄、糖尿病以及对 SHPT 过度治疗。患者对钙的缓冲能力下降，血钙易于波动，易出现持续高钙血症，心血管钙化的风险增高。

4. 混合性肾性骨营养不良　同时存在高转运性和低转运性骨病的组织学特点。

【骨外钙化】

骨外钙化在 CKD 患者中常见，尤其是透析患者中。可能的机制包括血钙磷过饱和、PTH 升高后钙磷的被动沉积、细胞介导的主动调节过程、炎症因子引起内皮细胞的损伤和平滑肌细胞增殖。存在血管或者瓣膜钙化的 CKD 3～5 期患者是心血管疾病的最高危人群（A 级）。血管钙化，尤其是冠状动脉钙化，与心血管疾病成为透析患者首位死亡原因有密切关系。CKD 患者不仅可以发生内膜钙化，还常常伴有中膜钙化和小动脉钙化（如钙化性尿毒症性小动脉病）。除了血管钙化，进行性的心脏瓣膜钙化可参与心力衰竭的发生，并增加了心内膜炎发生的风险。高磷血症是血管钙化特别是冠状动脉钙化的独立危险因素，临床上通过控制高磷血症可以减轻冠状动脉及主动脉的血管钙化；研究发现摄入过多钙盐，如使用大剂量含钙的磷结合剂，与高钙血症风险增加、转移性钙化和冠状动脉钙化相关。

【CKD-MBD 相关指标的监测和评估】

1. KDIGO 指南推荐自 CKD 3 期开始监测血清钙、磷、iPTH 和碱性磷酸酶水平（C 级）。建议监测间期如下：

（1）CKD3 期患者——血清钙、磷：每 6～12 个月；PTH：根据基线水平和 CKD 进展情况决定。

（2）CKD4 期患者——血清钙、磷：每 3～6 个月；PTH：每 6～12 个月。

（3）CKD5 期以及透析患者——血清钙、磷：每 1～3 个月；PTH：每 3～6 个月。

（4）CKD4～5 期以及透析患者——碱性磷酸酶活性：每 12 个月，在 PTH 水平升高时要增加检测频度。

发现明显异常或者正在治疗中的患者要根据临床情况增加检测频率。

2. 不同指南推荐的各项指标的靶目标范围见表 20-4-1。

3. 骨密度检查　在 CKD 3～5 期透析患者中，2017 年 KDIGO 指南对存在 CKD-MBD 伴或不伴骨质疏松风险的患者，建议其进行骨密度检查以评估骨折风险（2B 级）。

表 20-4-1　治疗的靶目标范围

CKD分期	KDOQI 指南（2003 年）				KDIGO 指南（2009 年）		
	血磷 (mg/dl)/(mmol/L)	校正血钙 (mg/dl)/(mmol/L)	钙磷乘积 (mg²/dl²)	iPTH (pg/ml)	血磷	校正血钙	iPTH
CKD3	2.7~4.6/0.9~1.5	8.6~10.3/2.2~2.6	<55	35~70			
CKD4				70~110	正常范围		正常范围
CKD5						正常范围	
CKD5 期透析（CKD5D）	3.5~5.5/1.1~1.8	8.4~9.5/2.1~2.4	<55	150~300	尽量使升高的血磷降至正常范围		正常上限的 2~9 倍

4. ROD 的评估　骨活检是诊断 ROD 的金标准。通常取材部位选髂前上棘，用四环素双标记法。鉴于在慢性肾脏病患者中，低骨密度、高骨折风险的患者使用骨质疏松症药物的需求日益增加，故而在 2009 年 KDIGO 指南提出，以下情况需要考虑骨活检：①骨代谢相关生化指标不平行，无法进行诊断；②无法解释的骨痛和骨折；③严重的、进展的血管钙化；④无法解释的高钙血症或者低磷血症；⑤怀疑铝或者其他金属过量或者中毒；⑥如果进行甲状旁腺切除术前有既往的铝暴露史或者生化指标与 SHPT 不平行时；⑦给予双膦酸盐治疗之前。2017 年，该指南进行了更新，强调 CKD 3～5 期透析患者，若肾性骨营养不良严重程度已会影响治疗决策，则可适当考虑行骨活检，而不仅局限于旧指南推荐的患者群。

5. 骨外钙化的评估

（1）侧位腹部 X 线片：腹主动脉的钙化评估是自肾动脉起始至髂动脉前的主动脉分支处，计算腹主动脉钙化指数（ACI），可对腹主动脉钙化进行半定量评估。该方法与冠状动脉钙化有很好的相关性。其诊断的敏感性与腹主动脉血管钙化的程度有关，对中重度血管钙化敏感性高，但对轻度或者少量钙化较不敏感。侧位腹平片的优势是价格便宜、操作简便，易于临床推广。

（2）超声心动图：超声心动图可用于评估心脏瓣膜钙化情况，表现为瓣膜的明亮回声。其测定钙化的敏感度分别为，二尖瓣 76%，主动脉瓣 94%，二尖瓣环 89%。CKD 3～5 期的患者中，约有 20%～25% 出现瓣膜钙化（主动脉瓣钙化和二尖瓣钙化）。而在透析人群，钙化发生较普遍，发生率达 32%。心脏瓣膜钙化与冠状动脉钙化明显相关，与全因死亡率和心血管死亡率亦明显相关。

（3）电子束计算机断层扫描（electron beam computed tomography，EBCT）可无创定量地检测冠状动脉钙化

（CAC），运用最广泛且得到最佳认可的 CAC 检测指标是 Agatston 积分。

鉴于 CT 检测价格昂贵、射线剂量较大、普及性不够高，侧位腹部 X 线片、超声心动图更方便、易得，且有研究显示均与冠状动脉钙化有很好的相关性，KDIGO 指南指出：对于 CKD 3～5 期透析患者，建议可以使用侧位腹部 X 线片检测是否存在血管钙化，使用超声心动图检测是否存在瓣膜钙化，作为 CT 的替代检查手段（2C）。

【CKD-MBD 的临床表现】

慢性肾脏病患者罹患矿物质和骨代谢紊乱通常没有特异的症状，随着肾脏病的进展，肾功能逐渐减退，直到慢性肾脏病 4～5 期，才出现一些症状和体征。这些临床表现不仅包括骨骼肌肉损害，如骨折、骨痛、骨骼畸形、关节炎、肌病、肌无力、自发性肌腱断裂等，还会出现因钙磷代谢和甲状旁腺功能紊乱引起的皮肤瘙痒、贫血、神经系统和心血管系统等组织器官的损害。

【CKD-MBD 的治疗】

CKD-MBD 的治疗需要根据患者的自身基础肾功能水平、主要代谢异常、特征性骨病和骨外钙化的状况而定。并且，动态监测以上指标，综合考虑 CKD-MBD 从临床到实验室指标到影像学的评估结果，依据其变化趋势，并参考治疗疗效调整治疗方案是非常必要的，而不能仅仅依赖某一次的某一项或者几项实验室检测数据而决策。其中，钙、磷、PTH 水平三者是同等重要的，应以降低过高血磷、维持正常血钙、针对 PTH 水平异常的综合治疗为目标。

1. 控制高磷血症　应尽可能将血清磷维持在正常范围。血磷的控制包括饮食限磷、药物降磷，以及透析清除磷（针对透析患者）。首先限制饮食中每日磷的摄入，应当小于 800～1000 mg。建议避免高磷食物、选择磷吸收率低的食物和低磷/蛋白比值的食物，不食用添加剂，如方便面、可乐等。单纯饮食限磷往往不能使血磷达标，还需要服用磷结合剂，可以选用碳酸钙、醋酸钙、碳酸司维拉姆（Sevelamer）或碳酸镧，在进餐同时口服。使用含钙的磷结合剂时，每日总的元素钙摄入（包括饮食）不要高于 2000 mg。对于有高钙血症或者连续两次血 iPTH 水平低于 150 pg/ml 或者存在严重软组织尤其血管钙化和（或）动力缺失性骨病的患者，应当选用不含钙的磷结合剂（B 级）。如果使用一种磷结合剂，血磷仍然大于 5.5 mg/dl（1.77 mmol/L），可以联合用药。血磷高于 7.0 mg/dl（2.26 mmol/L）时可以短期应用含铝的磷结合剂，但是不要超过 4 周（D 级）。与含钙磷结合剂对比，不含钙磷结合剂可以避免高钙血症和骨外钙化增加的副作用，对于患者心血管预后可能更有益。对于透析患者要加强透析对磷的清除，延长透析时间、选用对磷清除较好的透析器或者增加透析次数以助于清除磷。

2. 纠正低钙血症，防止高钙血症　K/DOQI 指南推荐，当 CKD 患者校正血钙低于 8.4 mg/dl（2.10 mmol/L）且伴有 iPTH 高于靶目标值时，或者有低钙血症的临床症状时，应当给予钙盐或者维生素 D 的治疗。CKD 5 期以及透析的患者应当尽可能将血钙水平维持在正常范围的低限。透析患者每日总钙的摄入不要超过 2000 mg。当校正血钙超过 10.2 mg/dl（2.55 mmol/L）时，应当注意减少或者停用含钙的制剂，并限制使用维生素 D 类似物（B 级）；如果该患者正在应用活性维生素 D 的治疗，应当停用并减少钙剂的剂量。建议给血液透析患者使用 1.25～1.50 mmol/L 的透析液，或者依据血钙水平选用其他钙浓度的透析液。

3. 补充维生素 D 或类似物治疗 SHPT　CKD 患者首次发现 iPTH 高于靶目标值时应首先纠正高磷血症、低钙血症和维生素 D 缺乏（C 级）。如果检测血清 25（OH）D 水平低于 30 ng/ml 需要补充普通维生素 D，并在治疗过程中增加血钙、磷水平的监测频率。当校正血钙超过 10.2 mg/dl（2.55 mmol/L）或者持续存在高磷血症时，应当停用一切维生素 D 的治疗，直到血钙下降到 9.5 mg/dl（2.38 mmol/L）以下，血磷下降到 4.6 mg/dl（1.48 mmol/L）以下，才可以再次使用。

CKD 3～5 期非透析患者在纠正了可变因素后，血清 iPTH 仍进行性升高及持续高于正常值上限（见表 20-4-1），建议给予骨化三醇或维生素 D 类似物治疗（C 级）。初始剂量，例如骨化三醇，可以从每天睡前 0.25 μg 起，建议每月复查 iPTH 水平并相应地调整剂量，直至达到靶目标范围。这样可以预防或者缓解肾性骨病。

当透析患者血清 iPTH 水平大于 300 pg/ml 时，应用活性维生素 D 或其类似物来抑制 PTH 的合成和分泌，治疗矿化缺陷和抑制高转运性骨病。如果 CKD3 期患者的 iPTH 高于 70 pg/ml 或 4 期患者高于 110 pg/ml，以骨化三醇为例，可以从每日口服小剂量 0.25 μg/d 起。如果是透析患者，当 iPTH 高于 300 pg/ml 时，建议根据不同 iPTH 水平给予不同的初始剂量（见表 20-4-2），间断给药，可以选择口服或者静脉使用，静脉使用对 iPTH 的抑制更有效，间断用药引起高钙血症的副作用低于每日用药。建议每月复查血钙、血磷和 iPTH 水平，并在治疗过程中分别考虑其水平来决定是否继续应用和调整剂量，直至达到靶目标范围。当出现持续的高磷血症或者校正血钙水平超过 10.2 mg/dl（2.55 mmol/L）时要暂时停止使用。如果血浆 iPTH 水平下降到靶目标值低限之下，应当停止活性维生素 D 的治疗，并继续检测血浆 iPTH 水平直到超过靶目标范围，可以再次应用，但剂量减半。

对于高钙血症和（或）高磷血症和（或）iPTH 水平降至正常值高限的两倍以下的患者，应当减量或停用骨化三醇或其他维生素 D 制剂（B 级）。

表 20-4-2　透析患者维生素 D 治疗初始剂量

血浆 iPTH 水平（pg/ml 或 pmol/L）	每次透析骨化三醇剂量（μg）	每次透析帕立骨化醇剂量（μg）
300～600	静脉：0.5～1.5 口服：0.5～1.5	静脉：2.5～5.0
600～1000	静脉：1.0～3.0 口服：1.0～4.0	静脉：6.0～10.0
>1000	静脉：3.0～5.0 口服：3.0～7.0	静脉：10.0～15.0

4. 钙敏感受体激动剂（calcimimetics）治疗 SHPT　西那卡塞是一种钙敏感受体激动剂，可以通过结合甲状旁腺细胞表面的钙敏感受体而抑制甲状旁腺激素的分泌，从而降低血清甲状旁腺激素的水平。一般起始剂量为 25 mg，每日一次，晚饭后服用，最大剂量可以使用到每天 100 mg。西那卡塞的这种作用不依赖钙、磷水平，尤其适合伴有高磷血症的甲状旁腺功能亢进患者服用。但是低钙血症的患者应当根据临床情况减量或停用西那卡塞（D 级）。

5. 纠正酸中毒　纠正酸中毒可以使上述针对 CKD-MBD 的治疗更加有效，需要定期检测患者的血清二氧化碳结合力或者碳酸氢根水平，必要时补充碳酸氢盐，将其维持在 22 mmol/L 以上。

6. 甲状旁腺切除术　对于伴有高钙和（或）高磷血症、药物治疗无效的严重 SHPT 患者，iPTH 水平持续高于 800 pg/ml 时应考虑行甲状旁腺次全切除术或者甲状旁腺全切除术加自体移植。围术期需要监护，保证血钙和血磷浓度稳定在正常范围，避免发生严重的低钙血症。术后仍需定期监测血钙、血磷、iPTH 和碱性磷酸酶水平。

7. 低转运骨病的治疗　Teriparatide 是人甲状旁腺激素的重组（1-34）N 末端片段。有研究显示，通过 Teriparatide 治疗低转运骨病，可以改善骨骼的代谢状况，转变为高转运骨病，不仅恢复了正常矿化，骨量也有所恢复，可能是低转运骨病患者的一个治疗选择。

8. 应用治疗骨质疏松药物，如二膦酸盐治疗骨病

CKD 1～2 期或者 CKD3 期伴正常 iPTH 的患者，骨质疏松的治疗或预防骨折的治疗同一般人群。

CKD 3 期存在 CKD-MBD 生化异常和低骨密度或脆性骨折的患者，可以考虑骨活检，治疗时要综合考虑 CKD 的进展和生化异常的严重度。

CKD 4～5 期和透析患者存在 CKD-MBD 生化异常和低骨密度和（或）脆性骨折的患者，建议治疗前进行骨活检（C 级）。

（刘　莉）

第 5 节　降脂治疗及他汀类药物对延缓慢性肾脏病进展的作用

【CKD 患者的脂代谢紊乱】

CKD 普遍存在脂代谢异常。脂代谢异常不仅是心血管疾病的独立危险因素，而且实验研究提示脂质有直接肾毒性作用。CKD 患者由于肾功能下降、内环境紊乱、蛋白尿等原因，脂代谢紊乱较普通人群更加复杂。肾病综合征患者，甘油三酯（TG）、胆固醇（TC）、低密度脂蛋白（LDL）、极低密度脂蛋白（VLDL）升高，高密度脂蛋白（HDL）降低。而无大量蛋白尿的患者，TG 以及富含 TG 的 VLDL、中等密度脂蛋白（IDL）升高，HDL 浓度下降，TC 及 LDL 常在正常范围内。这些脂代谢异常特点与 CKD 患者的胰岛素抵抗、肝脂肪酶及肝外组织脂蛋白脂肪酶表达下调、周围组织 TG 和 VLDL 受体减少、肝低密度脂蛋白受体相关蛋白表达下调、肝脂肪酶功能缺陷等因素相关。对于透析人群，腹膜透析患者通常伴有 TC、TG 和 LDL 升高。血液透析患者多见血清 TG 含量升高，而且 LDL 的结构和成分发生变化，无论在体内或体外均比正常人更容易

被氧化成 ox-LDL。CKD 血脂异常可导致多种临床结局，如加速动脉粥样硬化，增加心肌梗死或卒中风险，增加血栓形成风险等。脂代谢异常不仅是心血管疾病的独立危险因素，而且加速肾脏病的进展，这在糖尿病肾病患者中尤其明显。血脂异常可通过损伤肾小球内皮细胞、足细胞和系膜细胞以及近端肾小管细胞，促进趋化因子形成等途径，促发肾小球硬化，进一步加快 CKD 进展。

【CKD 患者的降脂治疗】

KDIGO 血脂管理指南强调，CKD 患者需规范血脂治疗。对新确诊的 CKD 患者，应进行血脂谱的评价（TG、TC、LDL、HDL）。降脂治疗的主要手段包括治疗性生活方式的调整和使用降脂药物。他汀类药物是羟甲基戊二酰辅酶 A（HMG-CoA）还原酶抑制剂，是 CKD 患者常用的降脂药。除了降脂作用外，他汀类药物还兼具改善内皮功能、抗炎、稳定斑块等多重功效。他汀类药物能明显降低普通人群心血管事件的发生率和死亡率（A 级）。对于年龄 ≥50 岁尚未进入透析的 CKD 患者，以及年龄在 18～49 岁尚未进入透析且具有至少一项以下事件（既往心肌梗死或接受冠状动脉再通术的冠状动脉疾病、糖尿病、脑卒中、预计 10 年内因冠状动脉病变致死或发生非致死性心肌梗死风险超过 10%）以及肾移植的患者推荐他汀类药物治疗。meta 分析结果表明，尚不需要透析的 CKD 患者使用他汀类药物能够显著降低血清总胆固醇和 LDL 胆固醇水平，并可减少慢性肾脏病患者全因死亡率和心血管死亡率。在肾保护方面，尚有减少尿蛋白的效应，但对 GFR 的保护作用并不明确。联合他汀和依折麦布治疗对 CKD 心血管保护的有效性和安全性研究（SHARP 研究）结果显示，联合用药强力降脂治疗使 CKD 患者主要心血管事件的发生率降低 17%。对于血脂控制的目标，2011 年 ESC/EAS 血脂异常管理指南将 CKD 列为心血管疾病的等危症，为极高危，在中-重度 CKD 患者中，应强化降脂治疗，使 LDL 控制在 1.82 mmol/L

（70 mg/dl）以下。2014 年美国脂质协会也将 CKD 3b 或 4 期患者定义为心血管疾病高危患者，建议积极使用他汀类药物，建议将非 HDL-C 降低至＜3.4 mmol/L（130 mg/dl），LDL-C＜2.6 mmol/L（100 mg/dl）。

透析人群使用他汀类药物可以分别降低 TC、LDL-C，降低 TG 和升高 HDL-C。其调脂作用与肾功能正常人群相似。但是针对透析患者的四个大型 RCT 研究，包括 ALERT 研究、4D 研究、AURORA 研究和 SHARP 研究，显示强化降脂治疗对于改善预后的作用并不确切。Deutsche 糖尿病透析研究结果表明，对于已经进入透析的糖尿病患者，使用阿托伐他汀较安慰剂虽然显著降低了 LDL-C 水平达 8%，但对减少主要心脏终点事件的发生并无显著效果。最近对 14 项共 2086 例透析患者的临床研究进行 meta 分析显示，他汀治疗后血清 TG、LDL 和甘油三酯均显著降低，减少非致死性心血管事件的发生率，但他汀治疗未能降低透析患者的全因死亡率和心血管死亡率。他汀类药物对 ESKD 患者获益有限的原因可能与透析患者心血管病理基础与冠心病不同，除了动脉粥样硬化，尚存在其他心血管病危险因素，如贫血、炎症状态、CKD-MBD、血管钙化、氧化应激等。而他汀类药物对血管钙化作用有限。KDIGO 血脂管理指南建议，透析依赖性 CKD 成年患者，不提倡使用他汀类药物或他汀/依折麦布联合用药（2A）。但是，如果开始透析时患者已经在服用他汀或他汀/依折麦布，则继续使用（2C）。这也再一次提示 CKD 患者的降脂治疗应该及早进行。由于透析患者他汀类药物治疗缺乏明确证据，因此降脂目标值不详。

大多数研究显示，CKD（包括透析）患者使用他汀类药物未导致副作用增加，总体安全性良好。在 CKD 1～2 期患者中，均可使用一般人群批准剂量。但是 CKD 患者因肾排泄功能降低，多重用药，合并多种并发症可增加降脂药不良反应风险。鉴于高剂量他汀类药物毒性风险，KDIGO

推荐 eGFR<60 ml/(min·1.73 m²)者给予中等剂量他汀类药物治疗，CKD 患者应避免贝特类药物与他汀类药物联合使用。部分他汀类药物在肾功能下降的患者中应减量使用（见表 20-5-1）。

表 20-5-1　他汀类药物在 CKD 患者中的剂量调整

药物	药物清除途径	CKD 调整剂量
辛伐他汀	肝	CKD 4～5 期患者起始剂量 5 mg/d
阿托伐他汀	肝	不超过 20 mg/d
普伐他汀	肝/肾	不推荐超过 40 mg/d
瑞舒伐他汀	肝	CKD 4～5 期患者起始剂量 5 mg/d，不超过 10 mg/d
氟伐他汀	肝	不超过 40 mg/d
匹伐他汀	肝	不超过 2 mg/d

（王　芳）

第 6 节　慢性肾脏病的营养治疗

民以食为天。对各种肾脏病导致的 CKD 而言，饮食和营养问题贯穿始终。在药物治疗的基础上，对 CKD 患者的营养管理，有助于延缓 CKD 进展和肾功能的恶化，减轻 CKD 各时期的并发症；对 CKD3 期以上的患者，及时检出其营养不良并给予适当的干预措施，可减少因营养不良导致的死亡及各种并发症发生。本节着重介绍低蛋白饮食和 CKD 的关系，其他如低钠饮食、低嘌呤饮食等见相关章节。

【低蛋白饮食延缓 CKD 进展】

1. 低蛋白饮食（LPD）的定义　LPD 是由肾脏科医生和营养师处方并监控下实施的，通过限制饮食中的蛋白质，补充或不补充酮酸/氨基酸，同时保证足够能量摄入的饮食治疗方法。LPD 主要针对 CKD 3～5 期非透析患者。其目的在于延缓 CKD 进展，推迟进入 ESRD，并保证营养状态良好，从而节约卫生资源和财政投入。

2. LPD 延缓 CKD 进展的机制　LPD 治疗延缓 CKD 进展的机制分为血流动力学因素和非血流动力学因素（表 20-6-1）。

表 20-6-1　低蛋白饮食延缓 CKD 进展的机制

血流动力学因素	非血流动力学因素
降低肾小球高滤过和跨膜压	减少尿蛋白
	减轻肾小球硬化和肾间质纤维化
	减轻炎症反应
有利于控制血压	减少多种蛋白质代谢产物的副作用
	改善代谢性酸中毒
	改善血脂紊乱
	改善代谢紊乱（包括胰岛素抵抗和氧化应激）
	降低磷摄入，从而减轻甲状旁腺功能亢进和肾性骨病

3. LPD 治疗的实施和监控

（1）LPD 实施：LPD 治疗有三种方式（A 级）：①GFR $25 \sim 60$ ml/(min · 1.73 m²) 时，每日蛋白质摄入量（DPI）$0.6 \sim 0.75$ g/(kg · d)；GFR < 25 ml/(min · 1.73 m²) 时，DPI 0.6 g/(kg · d)。其中蛋白质应是高生物价蛋白质（必需氨基酸种类齐全、数量充足、比例适当，容易被人体所消化吸收）；②极低蛋白饮食（VLPD），DPI $0.3 \sim 0.4$ g/(kg · d)，加必需氨基酸混合物；③VLPD 加不含氮的必需氨基酸类似物（如 α 酮酸），后者于体内可与代谢废物中的氮结合转化为必需氨基酸。后两种方法中因添加必需氨基酸或必需氨基酸类似物，对蛋白质生物价的要求相对较低。三种方式的 LPD 治疗均应保证充足的热量摄入，即每日热量摄入（DEI）35 kcal/(kg · d)（60 岁以下）或 $30 \sim 35$ kcal/(kg · d)（60 岁或以上）。

以上 DPI 和 DEI 单位中的体重指标准体重。即应将 DPI 推荐量乘以患者的标准体重，计算出每日总蛋白质和能量摄入，以及高生物价蛋白质所占比例，营养师再结合个体饮食喜好，制订 LPD 处方。典型的 LPD 处方包括低蛋白米/面、麦淀粉、低脂奶、蛋、少量瘦肉和豆类、蔬菜、水果。

实施 LPD 时需注意：LPD 延缓透析并不能替代透析，即便 LPD 实施良好，当 GFR$<10\sim15$ ml/$(\min \cdot 1.73 \ m^2)$ 时，也可能出现营养不良表现，伴或不伴尿毒症症状及各种水、电解质、酸碱失衡表现，这时就应进行肾替代治疗；机体合并感染、创伤、出血、手术、心脑血管急性合并症等时，蛋白质分解代谢增强，应适时增加蛋白质能量摄入量，度过这一时期后可继续实施 LPD。

（2）LPD 监控：LPD 是一种规范的、严格的治疗方法，但在实践中却难以真正实施，需要加强对患者健康教育，辅以规范的营养评估和指导，来保证其依从性。评估依从性的参考标准是氮平衡法，即假设 CKD 患者处于氮平衡状态，那么患者尿便中尿素氮和非尿素氮形式的氮排出量就等于实际的氮摄入量。评价氮平衡的简便方法是测定尿尿素氮。可通过公式估算，氮排出量＝尿尿素氮（g）＋0.031×体重（kg），估算的氮排出量约等于实际氮摄入量。而推荐氮摄入量＝推荐蛋白入量（g）×16%。一般认为实际氮摄入量不超过推荐氮摄入量的 20% 为饮食依从性好。需要注意，当 CKD 患者处于各种高分解状态或临床情况不稳定时不能使用此方法，另外此公式在中国人群中的可靠性尚需验证。

4. LPD 延缓 CKD 进展的临床试验　目前，在人群中也进行了大量的随机或非随机对照试验以研究 LPD 对延缓 CKD 进展的作用。多数 meta 分析都显示 LPD 可延缓糖尿病肾病和非糖尿病肾病患者肾功能进展，并且不会导致人体营养状况的恶化。但是，部分在 CKD 人群中进行的研究并未证实 LPD 可延缓 CKD 进展。研究结论的不一致可能与饮食干预因素的复杂性，研究人群的依从性，随访中 LPD 实施情况不详等有关。

　　VLPD 加上必需氨基酸或 α 酮酸与单纯 LPD 相比，从理论上因动物蛋白质摄入更低，蛋白质代谢产物的毒性作用和代谢性酸中毒产生的副作用更小。但实际上哪种方案延缓肾功能进展的效益更大，目前仍没有肯定结论。

【ESRD 的蛋白质能量消耗】

　　CKD 4～5 期常出现蛋白质能量消耗（PEW），俗称营养不良。其发生率在血液透析患者中为 10%～70%，在腹膜透析患者中为 18%～50%。发生率的不同主要和人种、年龄、透析时间、治疗方式及并发症不同有关。PEW 导致患者的免疫功能和体力活动能力下降，患者的内脏和肌肉蛋白质消耗，感染和心血管并发症多，患者生活质量差，住院率和死亡率增加。

　　PEW 的诊断基于四个方面的证据：一是血清白蛋白、前白蛋白，或胆固醇水平下降；二是身体重量下降（体重或脂肪重量低或下降，或体重下降）；三是肌肉重量下降（肌肉消耗或萎缩，臂中肌周径减少）；四是饮食蛋白质、热量摄入不足。

　　1. PEW 的发生机制　PEW 的发生主要通过蛋白质能量摄入不足、营养物质丢失过多及蛋白质分解代谢增强这三个环节进行（见表 20-6-2）。其中，一个病理生理因素可能通过多个环节发挥作用，而一个环节又可由多个因素造成，引起 PEW 的因素如此错综复杂，为攻克这一难题的障碍。

　　2. 营养状况的评估　定期、规范地评估 CKD 患者的营养状况至关重要。营养评估首要的原则是采用综合方法评估营养状态。具体包括蛋白质能量摄入情况、生化参数（血白蛋白、前白蛋白、转铁蛋白、肌酐及肌酐指数等）、人体测量（透后标准体重%、体重指数、三头肌皮褶厚度、臂中肌直径、周径和面积）、身体组成测定（脂肪及瘦肌肉重量）、功能状态（总淋巴细胞计数、迟发的皮肤敏感实验、握力）、主观综合性营养评估法及其各种派生版（见表 20-6-3）。多种方法相结合使营养不良的判断更具敏感性和特异性。

3. PEW 的治疗　PEW 的治疗强调个体化和全方位治疗。

（1）个体化治疗：即营养不良的发生机制非常复杂，常常是全身疾病状况的表象，每个个体发生营养不良的原因不尽相同，故营养不良的治疗也应针对其特殊情况给予相应的措施。

（2）全方位治疗：即要针对营养不良的多种原因，譬如对透析前患者适时透析、提高已经透析患者的透析充分性、改善代谢性酸中毒、各种感染和非感染性的急慢性合并症的治疗，同时还要努力增加营养物质的补充。单纯一个措施常常没有效果。以下就其中几点举例说明：

1）增加营养物质的补充：首选口服营养补充制剂（A级）。能有效增加蛋白质能量摄入，可使血白蛋白上升 0.23 g/dl，但限制这类制剂使用的主要原因是患者不愿服用和价格昂贵。透析中全胃肠外营养依从性比口服补充营养物质好，但更昂贵，且未被证明更有效。

其次是管饲，又分为经鼻胃管、胃造口和空肠造口管饲。目前在成人中应用经验较少。

腹膜透析患者可经腹腔补充必需氨基酸，需同时摄入碳水化合物以增加其利用。但有升高血尿素氮、同型半胱氨酸水平和发生代谢性酸中毒的风险。

2）抗炎治疗：首先应避免导致炎症反应的诸多因素，如积极治疗全身各部位的急慢性感染、使用生物相容性更好的透析器和透析液等；IL-1 受体拮抗剂和 TNFα 受体阻滞剂等尚处于实验研究阶段，未被推荐用于临床应用。

3）促进合成代谢：尚处于临床应用探索中，如重组生长激素、胰岛素样生长因子-1、甲地孕酮、雄激素等，虽有应用前景，但副作用不少见，且缺乏大规模的临床研究结果。

表 20-6-2　CKD 患者（包括透析和非透析）蛋白质能量
消耗的发生机制

作用环节分类	蛋白质能量摄入不足	营养物质丢失过多	蛋白质分解代谢增强
尿毒症相关	尿毒症毒素蓄积 系统性炎症 内分泌激素水平紊乱 代谢性酸中毒 病理生理因素 社会心理因素 药物副作用	蛋白尿 合并胃肠道疾病	尿毒症毒素蓄积 系统性炎症 内分泌激素水平紊乱 代谢性酸中毒
透析相关因素	透析不充分 腹透液影响胃肠蠕动 腹透液葡萄糖吸收	经透析丢失蛋白质和氨基酸	透析不充分 透析液内毒素 透析膜和透析液生物不相容性
其他治疗相关	CKD 患者的饮食干预不当，包括过度低蛋白饮食，能量摄入不足，低钠、低磷、低脂、低嘌呤饮食过度	不恰当地增加透析剂量或使用高通量透析	服用糖皮质激素、甲状腺激素等

表 20-6-3　推荐用于未透析患者（GFR<20 ml/min）和维持
透析患者的营养指标及检测频度

分类	营养指标	最小检测频度（透析患者）	最小检测频度（未透析患者）
常规检测的营养指标	透前或稳定的血白蛋白	每月	每 1～3 个月
	体重/通常的透后体重（血透）（%）	每月	——
	体重/通常的排液后体重（腹透）（%）		

表 20-6-3　推荐用于未透析患者（GFR＜20 ml/min）和维持
透析患者的营养指标及检测频度（续表）

分类	营养指标	最小检测频度（透析患者）	最小检测频度（未透析患者）
	体重/标准体重（NHANES Ⅱ）（%）	每 4 个月	每 1～3 个月
	主观综合性营养评估（SGA）	每 6 个月	每 1～3 个月
	饮食记录	每 6 个月	每 3～4 个月
	标准化氮表现率蛋白相当量（nPNA）	血透患者每月，腹透患者每 3～4 个月	每 3～4 个月
特殊检测的营养指标	透前或稳定的血前白蛋白	根据需要	根据需要
	皮褶厚度	根据需要	根据需要
	臂中肌直径、周径和面积	根据需要	根据需要
	双能 X 线吸光测定法	根据需要	根据需要
临床有用的营养指标（若低则提示需要进行更详尽的蛋白质能量营养状态的评估）	透前或稳定的		
	——肌酐	根据需要	根据需要
	——尿素氮	根据需要	根据需要
	——胆固醇	根据需要	根据需要
	肌酐指数	根据需要	根据需要

（杨志凯　董　捷）

血液净化治疗

第 21 章

第 1 节　急性肾损伤的透析治疗

危重的急性肾损伤（AKI）患者可能需要肾替代治疗（RRT）。可供使用的 RRT 模式有多种。这些包括间歇性血液透析（IHD）、连续性肾替代治疗（continuous RRT，CRRT），以及介于二者之间的杂合治疗，称为延长的间歇性肾替代治疗（prolonged intermittent RRT，PIRRT），如延长的每日透析（extended daily dialysis，EDD）、延长的低效透析（sustained low efficiency dialysis，SLED）等。腹膜透析（PD）也可用于 AKI 患者治疗，尽管临床应用较少，但是新近研究显示高剂量 PD 与 IHD 比，对 AKI 患者预后无显著差别，且 PD 治疗者肾功能恢复更快（表 21-1-1）。

尽管有这些技术可用，但 AKI 患者的死亡率仍然很高，在重症患者中死亡率超过 40%～50%。RRT 开始的时间、模式和（或）剂量的变化可能对临床结局、尤其是对生存产生影响，但目前研究尚未能明确回答这些问题。

AKI 患者需进行 RRT 的合理指征通常包括：严重高容量负荷；重度高钾血症（血钾＞6.5 mmol/L）；严重代谢性酸中毒（pH 值＜7.1）；尿素＞40 mmol/L；尿毒症危象，如心包炎、脑病或其他原因无法解释的精神状态衰退；少尿超过 72 h 或无尿。其他指征取决于患者炎症和血流动力学不稳定的严重程度，代谢分解压力和内环境紊乱程度；目前体内液体负荷状况与后续治疗的液体需求量；基础慢

表 21-1-1　AKI 的不同 RRT 治疗模式及特点

参数	RRT 治疗模式			
	IHD	PIRRT	CRRT	PD
时长（h）	4~6	6~16	24	24
频率	每日/隔日	每日/隔日	每日	每日
血流速 ml/min	200~300	100~250	100~250	—
透析液/置换液流速	300~500 ml/min	200~300 ml/min	25~50 ml/(kg·h)	25~40 ml/min
通路	中心静脉导管/内瘘	中心静脉导管	中心静脉导管	腹透管
渗透压波动	++	+	+/-	—
容量波动	++	+	+/-	+/-
血流动力学稳定性	差	较好	好	—
急性脑损伤时对颅内压影响	增高（不利）	可能增高	无影响	无影响
液体治疗满足能力	弱	强	很强	较弱
药物清除	清除少，但浓度波动大；建议治疗结束后给药	清除多，浓度波动较少；建议治疗后给药并补充清除剂量	清除多，浓度波动较小；建议补充清除剂量并监测浓度	清除少

IHD：间歇性血液透析；PIRRT：延长的间歇性肾替代治疗；CRRT：连续性肾替代治疗；PD：腹膜透析

性脏器疾病对液体与内环境紊乱的可耐受程度等。

一、间歇性肾替代治疗在急性肾衰竭中的应用

间歇性肾替代治疗（IRRT）包括 IHD 及 PIRRT。对于发生 AKI 的患者，如果病情相对轻、血压稳定、对容量波动及渗透压变化耐受性好的患者，可以考虑进行每日或隔日 IHD 治疗。AKI 患者的 IHD 治疗相比维持性慢性透析患者，可通过增加透析频率、较低的血流速与透析液流速增加患者循环稳定性。对溶质清除要求每次 Kt/V 达到 1.2 以上。

那些病情更危重、血流动力学不稳定、对容量及渗透压波动耐受差、容量负荷重或治疗液体量大者，进行每日或隔日 PIRRT 具有更好的耐受性。PIRRT 每次长达 8～16 h 的治疗及低血流速、低置换液流速治疗模式使血流动力学稳定性及溶质、液体清除量可与 CRRT 相接近，更容易达到治疗目标。IRRT 相对于 CRRT 来说，更方便患者进行其他治疗如输血制品、脂肪乳制剂（透析治疗中输注容易发生透析器凝血），及外出进行 CT 等大型影像学检查，且有体外循环凝血发生率低、节约医护资源、节约医疗成本等优点。

重症 AKI 患者 RRT 治疗模式可以根据病情及医疗资源进行转换，如初始进行 CRRT 治疗一段时间后，在病情相对稳定或好转时换为 IRRT 治疗。不能耐受 IRRT 或病情加重者也可以改为 CRRT 治疗。

二、连续性肾替代治疗在急性肾衰竭中的应用

连续性肾替代治疗（CRRT）是近 40 余年来血液净化技术的一项重要发展，指采用每天持续 24 h 或接近 24 h 的一种长时间连续的体外血液净化疗法以替代受损的肾功能或清除过多的水分、炎症介质等。它不仅使 AKI 的重症患者治疗出现了新局面，也为其他危重症的救治带来了新途

径。其临床应用意义已远远超出肾脏病范畴，主要用于在 ICU 发生 AKI 的重症患者，如合并其他重要脏器衰竭、多脏器衰竭、脓毒症等患者。

CRRT 与 IRRT 相比较，其优势是通过连续缓慢的治疗模式，以最接近生理状态的方式进行毒素、水分清除、和维持体液、电解质和酸碱平衡，使危重患者血流动力学更稳定；能清除更多液体，可以更好地满足患者大量静脉药物及胃肠外营养治疗需求；通过对流机制清除分子量较大的炎症因子，从而降低患者体内的促炎因子浓度，减轻脏器衰竭程度并降低死亡率。临床上重症 AKI 患者使用 CRRT 治疗的比例在不同地区和医院存在很大差别，使用率 25％～90％不等，取决于医疗条件及医生的执业习惯。

（一）CRRT 治疗模式

CRRT 常用的治疗模式有 CVVH（连续静脉静脉血液滤过）、CVVHDF（连续静脉静脉血液透析滤过）、CVVHD（连续静脉静脉血液透析）、缓慢持续超滤（SCUF）等。因近 10 年来中心静脉透析导管的普遍使用，最初使用动静脉穿刺作为血管通路的 CAV（连续动脉静脉）模式已经不再使用。

重症监护病房的危重 AKI 患者往往伴有显著的炎症状况或多脏器衰竭，因此以对流清除中分子物质（包括多种炎症因子）的 CVVH 模式被最普遍使用，其次为 CVVHDF。在 CRRT 治疗模式下，前、后稀释模式对溶质清除效率差异变得不显著，可以选择前稀释模式来降低滤器内血液浓缩带来的凝血风险，或同时使用前后稀释的混合模式。

CRRT 通常用专门设计的 CRRT 机进行治疗。治疗中使用生物相容性膜制作的高通量血液滤过器，采取低血流速（80～200 ml/min）、低透析液或置换液流速 [20～50 ml/(kg·h)]、缓慢清除毒素和水分（通常 100～250 ml/h）、持续 24 h 以上的治疗方法。尚无证据显示用何种生物相容性材料制作的透析器治疗对预后更好。AN69 膜因有大量负电荷而被认为能更多吸附炎症因子，但也未证明能进一步改善预后。

CRRT 通常在床边进行，置换液及透析液采用静脉输注级别的成品置换液，或者用注射用生理盐水进行配置。其中的离子、碳酸氢钠浓度根据患者的病情需要配置成相应浓度。为了避免钙离子与碳酸氢离子反应形成沉淀，钙溶液与碳酸氢钠溶液需要分别配置。

（二）CRRT 剂量

CRRT 治疗通常能满足对小分子溶质清除的需求，没有具体要求达到的剂量。CRRT 剂量通常指流出剂量（透析液量加上置换液量）。对于接受 CRRT 的非危重 AKI 患者，2012 年 KDIGO-AKI 指南建议处方剂量为 $25\sim30$ ml/(kg·h) 流出量，以达到合理损耗后仍有 $20\sim25$ ml/(kg·h) 的流出量。大多数研究发现，与此标准剂量相比较，更高强度的剂量 $[>35\sim40$ ml/(kg·h)$]$ 并不会提高生存率及肾功能恢复率。

重症脓毒症患者合并 AKI 时，建议 CVVH 的治疗剂量不低于 $35\sim45$ ml/(kg·h)，即高容量血液滤过（high-volume haemofiltration，HVHF）。针对重度脓毒症或心脏手术后的休克患者进行的 2 项研究评估了更高剂量的 CVVH $[70\sim80$ ml/(kg·h)$]$ 对生存的影响，结果发现进一步增大剂量没有增加临床获益。荟萃分析也显示重症 AKI 时更高透析剂量未能带来获益。

对于在治疗初期存在严重电解质紊乱、酸中毒或代谢毒素的患者，可以短期内给予较高的剂量，以利于快速纠正上述异常。但是长时间给予高剂量除了不能带来临床获益，还有增加蛋白质丢失、水溶性维生素和微量元素丢失、电解质紊乱（如低磷血症）风险，以及抗生素清除导致药物浓度不足等问题。治疗中需要定时反复监测血离子与酸碱指标并调整置换液或透析液离子浓度，尤其需要注意低磷血症、钾、钠、钙离子异常及碱中毒等并发症。

行 CVVH 或 CVVHDF 时，为了避免滤器内血液过度浓缩，建议超滤分数（超滤液流量/血浆流量）＜20%。不同治疗剂量时需要根据超滤量调整血流速，并建议采用前稀释方式。

（三）CRRT 的抗凝

CRRT 治疗持续时间长，因此对抗凝的要求更高，既要满足长时间治疗的需要，又要避免增加患者出血风险，抗凝治疗方案必须权衡体外循环凝血与患者出血风险。抗凝方法包括局部枸橼酸抗凝（RCA）、全身系统性抗凝（肝素、低分子肝素、阿加曲班等）。存在凝血功能障碍的患者可以不给予任何抗凝剂进行治疗，但是凝血风险增加，往往需要改成 PIRRT 进行间断性治疗。

进行 CRRT 治疗患者通常病情危重并常存在活动性出血或凝血功能障碍，系统性长时间抗凝会增加出血事件。目前多个 RCT 比较了 RCA 与肝素全身抗凝方法在 CRRT 治疗中的疗效与安全性，结果均显示 RCA 比肝素具有延长滤器使用寿命、减少治疗相关不良事件的优势。鉴于 RCA 抗凝更有效、更安全，KDIGO 指南建议 CRRT 首选 RCA。

RCA 抗凝存在操作复杂及容易发生代谢性碱中毒、血钙异常、高钠血症等缺点，在治疗中需要密切监测。虽然肝衰竭患者行 RCA 抗凝存在枸橼酸蓄积的风险，但是在合理制订方案及密切监测下，仍然成功用于活动性肝病及肝移植术围术期患者的 CRRT 抗凝，而并非重度肝病患者绝对禁忌。具体方法见慢性肾衰竭血液透析抗凝章节。

三、急性肾损伤患者的肾替代治疗（RRT）开始时机

关于重症 AKI 患者开始 RRT 最佳时机，目前尚无定论。2005 年的回顾性研究提示在 RIFLE AKI 2 期或之前开始 CRRT 可以降低症状 AKI 患者死亡率。但是新近的两个 RCT 研究得到不一致的结果。AKIKI 研究是一个多中心 RCT 研究，纳入 620 例需要机械通气和血管活性药物治疗

的重症 AKI 患者，治疗包括 IRRT 与 CRRT。结果显示早开始 RRT 组（KDIGO AKI 3 期诊断后 6 h 内开始）与晚治疗组（AKI 3 期诊断后至少发生下列其中一项才开始：血 BUN＞40 mmol/L，血 K$^+$＞6 mmol/L，pH＜7.15，肺水肿，少尿＞72 h）相比，住院 60 日死亡率无差别（51.5% 比 50.3%），且晚治疗组有 49% 患者避免了 RRT 治疗。而另一项单中心纳入 231 个重症 AKI 患者的 RCT 研究 ELAIN 试验，治疗方式主要是 CVVH。早 CRRT 组（诊断 KDIGO AKI 2 期 8 h 内开始）比晚 CRRT 组（诊断 KDIGO AKI 3 期 12 h 内开始，或发生以下情况：尿素＞36 mmol/L；K$^+$＞6 mmol/L，Mg^{2+}＞4 mmol/L；尿量＜200 ml/12 h，器官水肿并对利尿剂抵抗），住院 90 天死亡率显著降低（38.4% 比 50.4%），且早治疗组需要 RRT 天数及住院天数缩短、有更多患者恢复肾功能。因此目前开始 CRRT 的最佳时机尚不明确，但是两个研究中在 AKI 3 期后开始 RRT 治疗的患者死亡率皆达到 50% 左右，而 AKI 2 期开始 RRT 者死亡率降低。因此从目前的证据看，重症 AKI 患者在诊断 AKI 2 期时开始 RRT 治疗应该是比较好的选择，而非危重 AKI 患者早进行 RRT 治疗并未获得生存获益，且可能增加透析导管相关感染的风险。需要更多临床研究获得更有说服力的证据。

四、连续性肾替代治疗（CRRT）与间歇性血液透析（IHD）、延长的间歇性肾替代治疗（PIRRT）对急性肾损伤患者预后影响的比较

目前多项前瞻性随机研究的结果提示，重症 AKI 患者采用 CRRT、IHD 或 PIRRT 的生存期和肾功能恢复均相近。一项纳入 21 个 RCT 研究的 meta 分析比较了 CRRT、IHD、SLED 对 AKI 预后的影响，结果提示在住院死亡率、肾功能恢复率方面无差别，低血压的发生率也相似。且

CRRT 更容易发生凝血、导管感染，花费更加昂贵。但是与 IHD 相比，CRRT 在存在血流动力学不稳定、治疗液体需求大、炎症状态重、多脏器衰竭危重患者治疗中有更大的优势。急性脑损伤或暴发性肝衰竭的患者行 IHD 治疗可能导致因渗透压的过快变化而使颅内压进一步增高，而 CRRT 治疗中渗透压的稳定也更有利于病情恢复。总之，CRRT 更适合于 ICU 中那些不能耐受液体快速清除或渗透压、溶质快速变化以及同时进行体外循环生命支持治疗的重症 AKI 患者。此外，CRRT 治疗似乎更有利于患者摆脱透析。PIRRT 显示出与 CRRT 相似的血流动力学和代谢调控优势。

因而，对于大多数病情相对非危重的 AKI 患者，采用 IHD 或 PIRRT 治疗可能有更佳的卫生经济学效应，也为患者进行其他治疗及检查提供便利。而更危重患者采用 CRRT 治疗可能更有利于疾病管理和恢复。因此在临床实践中需要结合患者病情、当地的医疗资源、医疗习惯和医疗费用等因素来个体化选择、转化。

AKI 接受 RRT 治疗并存活的患者仍然存在较高的远期死亡率及 CKD 风险。90 天存活的患者中约 1/3 在随访 3～4 年内死亡；约 50% 患者发生进展性 CKD；2%～29% 患者肾功能没有恢复，需要长期维持性透析。

五、急性肾损伤血液净化新技术

（一）高截留膜透析

高通量透析膜锐截点范围为 20～30 KD，对分子量大于 20～30 KD 的溶质清除能力很差或完全不能清除。基于临床上对介于 20～50 KD 的中分子毒素及大多数细胞因子清除的需求，开发出了高截留透析膜（high cut-off membrane，HCO）。HCO 膜孔径 > 0.01 μm，大于一般高通量透析膜一倍左右。其锐截点分子量高达 60～80 KD，可以高效清除包括多种中分子尿毒症毒素、细胞因子（如 IL-6、IL-8、IL-10、IL-18、TNFα 等）、游离轻链等溶质，但同时也会导致白蛋白丢失。有研究报道在置换液或透析液流量 1 L/h 时，每天大约丢失 8 g 白蛋白；随着流出液量的增加，白蛋白丢失也会明显增加。需要在治疗后补充白蛋白或血浆。分子量范围 60～69 KD 的凝血因子如蛋白 C、蛋白 S、抗凝血酶Ⅲ浓度在治疗中未观察到明显变化，不需要补充。

1. 脓毒症伴 AKI　在前瞻性观察性研究及小样本的 RCT 研究中，发现脓毒症伴有多脏器衰竭的重症 AKI 患者使用 HCO 进行 CVVHD［25～40 ml/(kg·h)］治疗，比高通量血滤器患者 APACHE Ⅱ评分下降更多、血流动力学更稳定、血管活性药物剂量需求量减少。但是能否降低脓毒症伴 AKI 患者死亡率尚无充分证据。

2. 多发性骨髓瘤肾病导致 AKI　轻链在肾小管内形成大量管型是骨髓瘤发生 AKI 的最常见原因。轻链分子量较大（κ 分子量 22.5 KD，λ45 KD），高通量透析器清除极少，不适合作为清除血液中轻链的治疗方法。既往多采用血浆置换方法，在 10 天内进行 6～10 次置换可以移除大约 30%～40% 的轻链。而研究显示骨髓瘤发生管型肾病的患者在有效化疗同时用 HCO（锐截点 65 KD）进行每日 8～18 h PIRRT 透析，对轻链的对流清除率达到 60%～90%。在血流速 150～250 ml/min、透析液流速 300～500 ml/min 时，κ 与 λ 清除率分别为 35 ml/min 和 32 ml/min，4 h 即可清除体内 94%～95% 轻链蛋白，3 次治疗即可使血游离轻链浓度从 10 g/L 下降至 0.5 g/L 以下，从而加速肾功能恢复。

（二）血浆滤过吸附偶联法 （coupled plasma filtration adsorption，CPFA）

CPFA 联合以下两个步骤进行：血液先通过血浆过滤器，分离出的血浆通过树脂吸附柱进行吸附清除某些物质后，再与血液混合进入高通量透析器进行透析或滤过治疗（图 21-1-1）。与单纯透析或滤过相比，此方法可以吸附清除更多细胞因子与炎症介质。

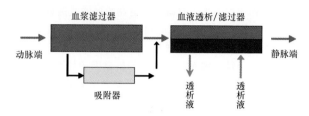

图 21-1-1　CPFA 系统工作示意图

与 CRRT 相比，CPFA 可以用内毒素吸附柱更好地改善脓毒症患者血流动力学指标，或用胆红素吸附柱更有效地降低重症急性肝损伤患者的血胆红素水平。但是一项纳入 330 例脓毒性休克患者的多中心 RCT 显示，与常规 CRRT 治疗相比，CPFA 并不能降低患者的死亡率（45% vs. 47%），也不能阻止新发器官衰竭数或缩短 ICU 住院时间。而多个在脓毒症危重患者中使用多黏菌素 B 吸附柱吸附内毒素而进行的 RCT 与对照组相比也未能降低死亡率。

（三）生物人工肾-肾小管辅助系统（renal tubule cell assist device，RAD）

此系统是将肾小管上皮细胞培养在覆有细胞外基质的透析器膜内侧，在面积为 0.7 m² 的透析器上达到细胞数量为 10^8 的肾小管单层细胞层。这些细胞具有重吸收、代谢、分泌、内分泌和水盐代谢等功能。在 CRRT 治疗中，将从普通血滤器流出的超滤液的一部分（900 ml/h）流经 RAD 透析器的纤维膜内（肾小管细胞侧），而血液流经 RAD 的膜外。超滤液与血液隔着肾小管细胞与透析膜，经过重吸收、再分泌等加工后，450 ml/h 流出液被丢弃，其余重吸收至血液中（图 21-1-2）。

在 Ⅰ 期临床试验中，预计死亡率高达 80%～95% 的 10 个重症 AKI 伴有多脏器衰竭的患者接受了人肾小管 RAD 系统治疗，其中 6 例患者在 28 天时存活并恢复肾功能。随

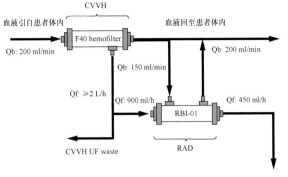

图 21-1-2　RAD 系统进行 CRRT 治疗

后的Ⅱ期试验为纳入 52 例重症 AKI 患者的多中心 RCT，研究组接受 72 h RAD 后转成常规 CRRT，对照组仅接受常规 CRRT，两组住院 28 日死亡率分别是 33% 与 61%，180日死亡率及透析依赖率也是 RAD 组显著低于对照组。RAD在重症 AKI 治疗中具有很好的应用前景。

（程叙扬）

第 2 节　药物过量与中毒的血液净化治疗

意外和故意的合法物质及非法物质中毒仍是世界各地疾病发病率和死亡率的一个主要原因。美国、欧洲发达国家成人中最常见的中毒原因是解热镇痛药（对乙酰氨基酚最常见）、镇静安眠药、抗精神病药及抗抑郁药、阿片类、乙醇等。在非洲和东亚，农药及除草剂中毒比药物中毒更常见。

并不是只要中毒就需要进行血液净化治疗。在美国2004 年收到的超过 2 百万次中毒事件中，7000 多例需要碱化尿液治疗，仅 1700 多例进行了血液透析、29 例进行了血液灌流。

一、中毒的一般处理

治疗中毒患者的临床医生应采用系统且一致的方法来进行评估和处理。药物中毒可引起一系列症状和临床表现，具体表现取决于摄入的药物、急性还是慢性摄入、患者可能在使用的基础处方药，以及摄入了一种药物还是几种药物同时摄入。病史和体格检查对于识别是否已发生中毒具有重要意义。初始处理应着重于急性期稳定，处理旨在提供支持性治疗、阻止毒物吸收，以及适当时候使用解毒药和强化毒物清除技术。

中毒首先需要进行：①评估生命体征、精神状态、瞳孔大小、皮肤温度和湿度，并进行脉搏血氧测定、持续心脏监测和心电图检查。②立刻建立静脉通路，并测定指尖血糖以识别低血糖或高血糖导致的意识障碍。③评估患者气道，如果严重怀疑患者保护自身气道和避免误吸的能力时则应进行气管插管。如有必要，应提供高级心脏生命支持措施。④进行病史及可疑药物信息的收集，必要时进行毒理学检查。⑤尿液、生化及血气分析检查。

二、去污染处理

患者初步稳定后，如需要可对患者进行去污染处理。去污染越早进行，防止毒物吸收的效果越好。外部暴露用大量清水或盐水冲洗，口服毒物给予活性炭是去污染的首选方法。某些情况下，可能需要其他胃肠道去污染方法，如洗胃、全肠灌洗、内镜检查、手术、稀释和导泻。

三、改变尿液 pH 值和利尿

对于主要以药物原型从肾排泄的弱酸性或弱碱性药物，改变 pH 值可使药物解离，不易被肾小管重吸收。碱化尿液可促进解离常数为 $3.0\sim7.5$ 的弱酸性毒物（水杨酸、苯巴比妥、二氯苯氧乙酸等）的解离，通过输注碳酸氢钠提高尿液 pH 值至 7.5～8.0 可促进药物经肾排泄；对于解离常数为 7.5～10.5 的弱碱性物质如奎宁、苯环己哌啶等，酸性尿液有利于其排泄，可以用氯化铵或抗坏血酸使尿液 pH 降低至 5.5 以下。

大量输液（300～500 ml/h）同时使用利尿剂，可协助毒物排出。但是要注意大量利尿可能改变尿液 pH 值，反而更不利于某些毒物排泄，应同时监测和纠正尿液 pH 值。

四、血液净化指征

大部分中毒者经上述保守治疗可使病情稳定，随着毒素的排出而痊愈，只有一少部分中毒需要血液净化。出现下面情况至少一项时需要考虑血液净化治疗：①保守治疗无效，患者病情持续恶化；②严重中毒抑制大脑功能；③昏迷持续不缓解，或出现肺炎、败血症；④存在心、肝、肾功能不全，导致毒物排泄障碍；⑤毒物的代谢物仍然有毒，或患者虽然临床有缓解但后续有迟发效应或慢性毒性导致长期功能障碍（例如甲醇、乙二醇、百草枯等中毒）；⑥血液净化治疗对毒物的清除速度快于肝和肾的内源性清除速度；⑦持续高血浆渗透压。

在血液净化过程中，应定期监测血液中的中毒药物浓度，以及毒物多室分布致治疗后的药物浓度反跳问题。

五、血液净化模式的选择

如果患者经过以上保守治疗效果不佳、或累及重要脏器，并且药物或毒物机体内源性清除率远低于血液净化清除时，可以用血液净化增加清除，从而有利于机体恢复。中毒的血液净化治疗方法包括血液透析、血液滤过、血液灌流及血浆置换。其中约 90% 是通过血液透析清除。但是药物或毒物高脂溶性和（或）紧密的组织结合不集中于细胞外液时，血液透析/滤过和血液灌流的效用有限。腹膜透析清除效率低，极少用于中毒时的清除治疗。

选用何种体外血液净化模式，与毒物的特性有关。选用不同血液净化模式清除的原则是：①小分子水溶性毒素或药物可以通过低通量透析膜，用血液透析清除。有些高蛋白结合率的金属离子，使用螯合剂使其变为小分子游离状态，即可使用普通血液透析技术清除，例如铝中毒和铁中毒。②分子量大于 500 D 的药物或毒物不易通过低通量透析膜，可采用高通量透析膜采用血液滤过或透析滤过的方式清除。③蛋白结合率高的毒物，应采用全血灌流模式。④血浆置换方式适用于蛋白结合率极高的毒物，例如铬酸、铬酸盐。血浆置换也常用于婴儿中毒的救治。⑤全血置换应用的比较少，常用于毒物导致溶血或高铁血红蛋白血症，例如氯酸钠或次氯酸钠中毒。

这几种模式不是割裂的，例如可以结合使用血液透析和全血灌流，以纠正存在的酸中毒和电解质紊乱。

如果毒物的分布容积大，说明毒物已大量与组织结合，较低的血液浓度不能反映毒物负荷，此时需要增加血液净化治疗的强度，包括增加治疗的频率、延长每次治疗时间、增加治疗次数等。急性中毒血液净化治疗无法计算治疗剂量，而应根据患者对治疗的反应及病情严重程度决定治疗强度和停止治疗时间。

（一）血液透析

药物或毒物符合以下特点时，适合用低通量血液透析进行清除：①低分子量（<500 D）；②分布容积小（<1 L/kg）；③蛋白结合低；④水溶性高；⑤内源性清除率低 [<4 ml/(min·kg)]。

可经低通量血液透析清除的药物或毒物

- 巴比妥类
- 锂
- 溴化物
- 普鲁卡因胺
- 醇类
- 茶碱
- 乙醇
- 水杨酸盐类
- 异丙醇
- 重金属

- 丙酮
- 甲醇
- 乙二醇
- 丙烯乙二醇
- 三氯乙醇/水合氯醛
- 阿替洛尔
- 索他洛尔
- 双胍类伴有乳酸酸中毒

(二) 血液滤过

采用高通量透析器可对流清除分子量不超过 30 KD 的药物或毒物（取决于透析膜的孔径）。血液滤过已用于强化氨基糖苷类、万古霉素及金属螯合复合物的清除，但该技术不能有效地清除蛋白结合率高的药物。持续性血液滤过（CVVH 或 CAVH）也可能对分布容积较大、组织结合紧密或室间转运缓慢（如普鲁卡因胺）的药物中毒有用。

血液滤过时药物或毒物清除的主要决定因素不再仅仅是其分子量，更取决于其与血浆蛋白的结合情况（表 21-2-1）。当药物与血浆蛋白结合率高时，超滤液中药物浓度远低于血浆中药物浓度，即使分子量不大的药物筛系数也低。多种因素可以影响药物与蛋白质的结合程度，包括 pH 值、药物与蛋白质摩尔浓度、胆红素、尿毒症抑制物质、肝素、游离脂肪酸和存在置换性药物。

表 21-2-1　可通过血液滤过清除的药物或毒物

药物	MW	S	未结合比例	药物	MW	S	未结合比例
抗菌药物				抗菌药物			
阿昔洛韦	225.2	0.9	0.9	哌拉西林	539.5	0.7	0.7
阿米卡星	375.6	0.9	0.9	磺胺甲噁唑	253.3	0.9	0.6
两性霉素 B	924.1	0.3	0.1	万古霉素	1485.7	0.8	0.9
氨苄西林	371.4	0.7	0.8	其他药物			
头孢哌酮	645.7	0.3	0.1	环孢素	1202.6	0.6	0.1
头孢西丁	449.4	0.6	0.5	地西泮（安定）	284.7	0.02	0.02
头孢他啶	546.6	0.9	0.9	洋地黄毒苷	765.0	0.9	0.8
环丙沙星	375.8	0.8	0.7	地高辛	780.9	0.9	0.8

表 21-2-1　可通过血液滤过清除的药物或毒物　（续表）

药物	MW	S	未结合比例	药物	MW	S	未结合比例
更昔洛韦	255.2	0.9	1.0	法莫替丁	337.5	0.7	0.8
庆大霉素	477.6	0.8	0.9	格鲁米特	232.3	0.02	0.5
亚胺培南	240.3	1.0	0.8	利多卡因	234.3	0.2	0.4
左氧沙星	370.4	0.8	0.8	安乃近	351.4	0.4	0.4
利奈唑胺	337.4	0.8	0.7	奥沙西泮	286.7	0.1	0.1
甲硝唑	171.2	0.8	0.8	苯巴比妥	232.2	0.8	0.6
美洛西林	561.6	0.7	0.7	苯妥英钠	274.3	0.4	0.2
氧氟沙星	361.4	0.3	0.7	普鲁卡因胺	271.8	0.9	0.9
苯唑西林	423.4	0.02	0.05	雷尼替丁	350.9	0.8	0.8
青霉素	334.4	0.7	0.5	茶碱	180.2	0.9	0.9

MW：分子量；S：筛系数

（三）血液灌流

蛋白结合率高的药物或毒物需要用血液灌流来吸附清除。血液灌流临床效果的证据基于有利的药代动力学数据、动物研究、个案报道、病例系列研究及非对照性回顾性研究。与支持治疗相比，血液灌流是否会减少中毒患者的并发症发病率或死亡率这一点，尚未有临床对照试验来证实。基于临床研究回顾性对比研究的结果尚无法得出严格的结论。

血液灌流对巴比妥以及安定类药物中毒的抢救效果最好，为此类药物中毒时的首选。巴比妥类药物脂溶性高，治疗后药物浓度反弹可能导致再次昏迷，应监测药物浓度、观察神志变化，必要时重复血液灌流治疗。有机磷中毒除了使用阿托品、解磷定等药物外，在发生呼吸肌麻痹前及时进行血液灌流可以提高抢救成功率，降低死亡率。因吸附剂对阿托品和解磷定也有吸附作用，应增加这些药物的剂量。百草枯中毒死亡率极高，即使早期进行血液灌流治疗也很难改善预后（表 21-2-2）。

表 21-2-2　适用于血液灌流清除的药物和毒物

药物类别	具体药物
安定类	苯海拉明、地西泮、甲丙氨酯（眠尔通）、甲喹酮（安眠酮）、乙琥胺、异丙嗪
巴比妥类	苯巴比妥、环乙巴比妥、硫喷妥钠、戊烯巴比妥
非巴比妥类催眠镇静药	二乙溴乙酰脲、水合氯醛、氯丙嗪
解热镇痛/抗风湿药	对乙酰氨基酚（扑热息痛）、阿司匹林、秋水仙碱、保泰松、水杨酸
抗菌/抗癌药	氯霉素、克林霉素、氨苄西林、庆大霉素、阿霉素、氯喹、异烟肼、氨甲蝶呤
杀虫剂/除草剂	乐果、甲基对硫磷、氯丹、硫氧内吸磷、百草枯、敌草快、毒伞素
心血管疾病用药	地高辛、地尔硫䓬、美托洛尔、普鲁卡因胺、奎尼丁
溶剂	四氯化碳、环氧乙烷、三氯乙醇
其他	卡马西平、茶碱、西咪替丁（甲氰咪胍）、氟乙酰胺、苯环己哌啶、酚类、咖啡因、丙戊酸钠、鹅膏菌类

六、几种常见药物中毒

（一）对乙酰氨基酚

食用后应在 4 h 内口服大量活性炭。当 4 h 时血浓度超过 1.0 mmol/L 则发生肝毒性的可能性大，当合并使用乙醇时其肝毒性更进一步升高。乙酰半胱氨酸可对抗其肝毒性。对乙酰氨基酚中度水溶性，蛋白结合率不高，血液透析和血液灌流都有效。

（二）阿司匹林

成人阿司匹林中毒表现为代谢性酸中毒和呼吸性碱中毒，中枢神经系统症状的出现表示中毒。活性炭口服、利尿、碱化尿液是常规治疗手段。阿司匹林蛋白结合率 50%，可被血液透析有效清除。如果血浓度超过 4.4 mmol/L，或保守治疗无效，可考虑血液透析治疗。

（三）巴比妥盐

血浓度超过 130 $\mu mol/L$ 即可出现中毒症状，超过 260 $\mu mol/L$ 即可昏迷。大量活性炭、利尿、碱化尿液等治疗不能奏效时，血液透析或血液灌流可有效清除毒物。

（四）地高辛

地高辛浓度达到 2.5 ng/ml 和 3.3 ng/ml 时，诱导出心律失常的概率分别是 50% 和 90%。纠正低钾血症、低镁血症和碱中毒，使用大剂量活性炭是基本的保守治疗措施。可使用地高辛特异性抗体结合地高辛使之进入循环。虽然地高辛的蛋白结合率很低，但其分布容积很大，血液滤过清除只占全部中毒量的一小部分，因此建议 CVVH 持续清除。

（五）乙二醇和甲醇

乙二醇和甲醇本身毒性并不大。乙二醇可代谢出乙醇酸、甲酸和草酸，草酸可引起急性肾损伤。乙二醇自胃肠道吸收很快，口服活性炭常常效果不好，奥美拉唑或乙醇可与乙二醇竞争脱氢酶，从而阻止乙二醇代谢为下游产物。当中毒症状轻微、肾功能良好时，可通过输注乙醇和奥美拉唑来解救乙二醇和甲醇中毒。但当肾功能不好、中毒量大时，血液净化是必需的。因这些代谢产物的水溶性好、分子量小、蛋白结合率不高，HD 清除乙二醇、甲醇或其代谢产物的效果良好。

（六）碳酸锂

常常是由于肾功能不好、使用利尿剂、脱水、与血管紧张素转化酶抑制剂或非甾体抗炎药联合使用等原因导致慢性蓄积。浓度超过 1.5 mmol/L 表现为轻度中毒，超过 2.5 mmol/L 可表现为中度中毒，超过 3.5 mmol/L 表现为重度中毒。患者抽搐、木讷、昏迷，并可导致永久性神经损伤。碳酸锂几乎不与蛋白结合，血液透析效果良好。

（七）百草枯

近年来我国报道的百草枯中毒案例增多。百草枯中毒延迟效应是肺间质纤维化。服用 10 ml 百草枯，或血浓度达到 3 mg/L 即可引发多脏器功能衰竭和死亡。发现后要尽快进行洗胃、导泻、大量多次口服活性炭以减少百草枯的吸收。只要血浓度超过 0.1 mg/L，就应进行血液灌流治疗。百草枯的药物分布容积很大，导致血液灌流效果不佳，但确实有经灌流后康复的患者。

（九）精神类药物

吩噻嗪类药物和三环类抗抑郁药物的蛋白结合率高，体液分布容积大，因此单次血液灌流清除的药物量很少，虽然可一过性降低血液浓度并控制急性症状，但药物浓度反跳和症状反跳很常见。针对这些药物的治疗方案主要是支持治疗，包括酸中毒纠正、内环境稳定的维持等。当苯妥英钠血浓度超过 79 mmol/L 时出现眼球震颤和共济失调。苯妥英钠的蛋白结合率是 90%，分布容积相对较小，最佳的清除方式是血液灌流。丙戊酸钠蛋白结合率高，但超量的药物呈游离状态，高通量透析可有效清除之。

（程叙扬）

第 3 节　慢性肾衰竭的透析

一、慢性肾衰竭的肾替代治疗时机及透析前准备

终末期肾脏病（ESRD）是开始维持性肾替代治疗（RRT）的指征。适当的 RRT 可以帮助纠正尿毒症导致的内环境紊乱，改善症状，延长生命，并可提高生活质量和有助于回归社会。RRT 包括血液透析、腹膜透析和肾移植。

ESRD 患者何时开始透析取决于多方面因素，包括患者的疾病严重程度、经济和医疗保险状况、患者对透析的认识和态度、医疗资源是否充足以及医生的态度。血肌酐

和尿素水平通常不是判断患者是否需要透析的很好指标，因为二者影响因素众多，尤其对于老年人和女性，在同样 GFR 时血肌酐水平往往偏低。常用的评估指标有 eGFR、尿素清除率 Kt/V。

常用的测定和计算肾功能的方法有：

（1）eGFR

①MDRD 简化公式：GFR $[ml/(min \cdot 1.73 \ m^2)]$ = $186.3 \times [Scr \ (\mu mol/L) \times 0.0113]^{-1.154} \times$ 年龄$^{-0.203} \times 0.742$（女性）$\times 1.212$（黑人）。

②2009 年发表的 CKD-EPI 公式更适合 GFR 较高的人群，应用于肾功能接近透析的人群时其准确性的优势并不大。其与 MDRD 公式相比更适合中国人。

（2）每周尿素清除率 Kt/V

①每日 $Kt/V = \dfrac{24 \ h \ 尿量（ml）\times 尿尿素}{血尿素 \times V（ml）}$

②Watson 总体内水分计算公式

成年男性 V（L）= $2.447 + 0.3362 \times$ 体重（kg）+ $0.1074 \times$ 身高（cm）$- 0.09516 \times$ 年龄

成年女性 V（L）= $-2.097 + 0.2466 \times$ 体重（kg）+ $0.1069 \times$ 身高（cm）

③每周 Kt/V = 每日 Kt/V $\times 7$

2006 年 K/DOQI 建议患者在 CKD 5 期，eGFR < 15 $ml/(min \cdot 1.73 \ m^2)$，或每周尿素 Kt/V < 2.0 时，肾脏病医生应该评价患者开始肾替代治疗的好处、风险和不利因素，并开始准备透析治疗；但通常建议非糖尿病患者 eGFR < 10 $ml/(min \cdot 1.73 \ m^2)$ 开始透析，糖尿病患者在 eGFR < 15 $ml/(min \cdot 1.73 \ m^2)$ 时开始透析。对于一些有特殊合并症的肾衰竭患者可能需要提早开始透析治疗：

- 容量负荷过重导致肺水肿或药物难以控制的高血压；
- 不易纠正的高钾血症或严重代谢性酸中毒；
- 高钙或低钙血症，高磷血症；

- 不易纠正的贫血；
- 尿毒症神经病变和脑病；
- 尿毒症胸膜炎或心包炎；
- 持续的严重胃肠道功能异常；
- 严重营养不良；
- 不能解释的器官功能或全身状况下降。

上述指标并不是开始透析治疗的唯一指征，KDOQI 也同时建议，即使每周的 Kt/V 已经小于 2.0，如果患者尿量正常、无水肿/体重稳定、营养良好、经非透析治疗患者没有不适症状，仍可延迟进入透析阶段。目前研究显示这些患者的透析时机可以推迟到 eGFR4.5～9 ml/(min·1.73 m²)，依然不会增加死亡风险。

二、维持性透析方式选择

CKD 4 期［eGFR＜30 ml/(min·1.73 m²)］的患者，以及他们的亲属和护理者，应定期接受肾衰竭和相关治疗的教育，包括移植、血液透析和腹膜透析，并提前建立相应的透析通路。

对于全身情况较好的患者，如果没有禁忌证，可以根据自己的喜好、便利程度和经济情况选择透析方式。如居住地远离血液透析中心的患者可以选择腹膜透析。生活自理能力差、家庭卫生条件不佳的患者选择血液透析更合适。同时医生对患者病情的了解也有助于帮助患者选择适宜的透析方式。

更适合血液透析的情况包括：患者曾因疾病或手术导致腹腔内粘连；未治疗的腹壁疝；腹部肿瘤；多囊肾；限制性肺通气功能障碍；血小板或凝血功能异常等。

更适合腹膜透析的情况包括：婴幼儿；伴严重心血管疾病；建立血管通路有困难（如糖尿病）；出行不方便者；经常旅行者。此外，随着家庭自动腹膜透析机的普及，全职工作者选择腹膜透析也在增多。

（程叙扬）

三、血液透析

（一）血液透析概述

透析是利用人工肾-透析膜和透析机，清除肾衰竭时患者体内过多的水、毒素，纠正电解质和酸碱紊乱。透析膜构成的透析器是血液透析的关键。它们是半透膜，允许水和小分子溶质如尿素、肌酐、离子通过，大分子物质如蛋白质不能通过，介于小分子和大分子之间的中分子溶质可以部分通过。利用透析膜将血液和透析液分开，通过扩散和对流的原理从血液中清除水和毒素，从透析液中补充缺乏的物质如碱性离子和钙离子等。透析不能代替肾的内分泌功能和肾小管功能。早期的透析膜是纤维素膜，近年合成膜的使用逐渐增加。虽然改良的纤维素膜与合成膜相比对小分子溶质的清除率相似，但是后者对中分子毒素如 β_2-MG 有更好的清除能力。新近出现的 Vit-E 包被合成膜可以进一步减少氧自由基的产生，具有更好的生物相容性。AN69 膜修饰结合了聚乙烯亚胺（AN69-ST）后，膜内部可以通过电荷结合肝素，因此可以大大减少透析治疗中肝素的用量。

（二）基本原理

1. **扩散** 是指在分子不规则热运动下溶质顺浓度梯度通过半透膜的运动过程，是透析的最基本原理。扩散是小分子物质的主要转运方式，如血液中尿素和肌酐的清除以及从透析液中补充碳酸氢离子。同样条件下溶质分子量越小、浓度越高，扩散越快。扩散不能清除分子量 1000 Da 以上的中分子毒素。

2. **超滤与对流** 在透析膜内外侧的压力梯度作用下水的跨膜运动叫作超滤，是体内水分的清除方式。超滤发生时水中的溶质被水拖拽，同时发生跨膜运动叫作对流。对流不仅可以清除小分子物质，更是中分子物质的主要清除方式。

3. 吸附　一些新型的合成膜对血液中的蛋白质有吸附作用，可以吸附部分炎症介质，适用于重症感染患者进行持续缓慢的透析治疗。

（三）血液透析的组成部分

1. 透析膜/透析器　透析膜是影响血液透析质量和患者预后的关键因素。与透析膜质量与性能密切相关的因素有膜材料、膜的生物相容性、通透性、溶质清除率和筛选系数。

（1）透析膜生物相容性：透析膜与血液中的细胞或蛋白成分接触后会产生多种反应。生物相容性膜在与血液接触时产生炎症反应很小，不会激活补体、缓激肽、白细胞、血小板和凝血因子，与血液中蛋白的相互作用很小，对内皮细胞没有损伤。提高透析膜生物相容性可以减少 β2 微球蛋白的产生，降低过敏反应，减少透析中低血压的发生，减轻慢性炎症反应，改善营养状况，保护残肾功能，降低心血管疾病发生率，从而降低死亡率。

（2）透析膜通透性：指透析膜对水的通透能力，以超滤系数 Kuf 表示。

$$Kuf = \frac{Quf}{TMP}$$，即在每 mmHg 跨膜压下每小时的超滤量。

根据 Kuf 将透析器分为三类：

Kuf<10 ml/(mmHg·h) 为低通量透析器，用于普通血液透析，以扩散机制清除小分子毒素为主；Kuf 10～20 ml/(mmHg·h) 为中通量透析器，可用于高效透析；Kuf>20 ml/(mmHg·h) 为高通量透析器。高通量膜孔径大，在对流机制下可以清除中分子，适用于高通量透析和血液滤过治疗。

（3）溶质清除率：用 K 表示，指在特定的透析液流速与血流速下，透析器每分钟能清除多少毫升血液中的某种特定毒素。K 值主要反映小分子毒素如尿素、肌酐等的弥散清除效率。影响 K 值的因素有溶质分子量、透析膜面积及扩散能力、血流速、透析液流速及是否有超滤。如在透析液流速固定时，血流速越快，尿素的K值越高。KoA又叫溶质转运系数，指通过计算得到的当透析液流速与血流速都无穷大时尿素的K值。

（4）透析膜溶质筛系数：指在对流作用下透析膜对溶质的透过能力，与溶质的分子量大小有关。某溶质的筛系数用溶质超滤液中与血液中的浓度比表示，即$S = Cuf/Cb$。$S = 1$，表示溶质可以100%通过透析膜，$S = 0$，即100%不能通过。各种膜对小分子溶质尿素、肌酐的筛系数通常为1，但是对中大分子的筛系数存在很大差别。低通量膜对β_2-MG的筛系数常<0.1，而高通量膜可>0.6，因此后者可以更好地清除中分子毒素和炎症因子。筛系数为0.1时所对应的溶质分子量叫作截留分子量，透析膜对大于其截留分子量的物质几乎无法清除。高通量透析器的截留分子量通常小于30 KD。新近开发的中截留透析膜其截留分子量可以达到45～50 KD，可以清除更大分子量范围的中分子毒素。各种膜对白蛋白的筛系数要求<0.01，以避免治疗中丢失白蛋白。

透析器由数千根透析膜构成的中空纤维丝及其支撑结构组成，血液流经纤维膜内侧，透析液流经膜外侧。纤维丝内径仅200 μm左右，透析器面积可达0.8～2.0 m²，大大增加扩散面积，同时血液与透析液逆向流动也增加小分子溶质扩散效率。

目前透析器常用的消毒方法有三种：环氧乙烷气体、γ射线和蒸汽消毒。残留的环氧乙烷容易引起过敏反应。γ射线和蒸汽消毒方法相对更安全。

2. 水处理与透析液　透析用水必须经过一系列特殊的水处理方法，去除对人体有害的物质包括细菌、病毒、内毒素、游离氯和氯胺、重金属和离子等。城市管道用水制备成透析用水的处理过程包括砂滤（去除颗粒）、活性炭吸附（吸附游离氯、氯胺、有机物）、水软化（用钠离子交换树脂去除钙、镁、铁、锰等离子）、反渗透（用截点大约是 300 Da 的反渗膜去离子、微生物及内毒素）。进行高通量透析和血液透析滤过要求使用超纯水。超纯水可以通过二次反渗，或用中空纤维滤器在线生成。

纯化后的水用来配置透析液，其内含有生理浓度的钠、氯、镁离子，钾离子浓度 $0 \sim 4$ mmol/L 以利于纠正高钾血症，钙离子浓度为 $1.25 \sim 1.5$ mmol/L。透析液中可以不含糖或含生理浓度葡萄糖。含糖透析液有利于防止透析失衡与低血糖发生。用于纠正酸中毒的碱基有醋酸根离子或碳酸氢根离子，前者因容易导致透析中急性合并症而逐渐被后者取代。透析液中碳酸氢根的浓度为 $30 \sim 35$ mmol/L。透析液中所需要的离子与碳酸氢钠可以分别制备成浓缩液（二者提前混合会产生碳酸盐沉淀），后者也可以是粉剂，经透析机将浓缩液与透析用水配比混合后配制成透析液供血液透析使用。

3. **透析机**　血液透析机主要由三部分组成：①透析液供给系统：将透析浓缩液与透析用水按一定比例混合形成透析液并加温、除气泡，监测其电导率（反映钠离子浓度）和 pH 值。②血循环控制和监测系统：通过血泵驱动并调节体外循环的血流速，监测动、静脉端的压力，监测静脉端空气以防止空气进入体内，监测漏血。③透析液流量及超滤控制系统：分为压力控制和容量控制。由于压力控制对超滤的控制很不准确，目前新的透析机都采用容量控制系统。

（四）血液透析的基本方式

根据治疗中毒素清除主要机制不同，以及是否使用透析液或置换液，可以将广义的血液透析进一步具体分为血液透析、血液滤过、血液透析滤过和单纯超滤。随着透析膜的不断发展，按透析膜对水、小分子和中分子物质清除能力的不同，血液透析又有高效透析和高通量透析等新的概念。按透析间隔与持续时间，又分为间断血液透析

（IHD）和连续肾替代治疗（CRRT）。

1. 血液透析（HD）　传统的血液透析使用低通量透析器，主要通过扩散机制清除小分子毒素，又称为低通量透析（LFHD）。血液中的尿素、肌酐、钾离子、磷酸根等小分子溶质顺浓度梯度扩散至透析液侧，透析液中较高浓度的碳酸氢盐、钙离子等扩散至血液中，从而清除小分子尿毒症毒素，纠正酸中毒和电解质紊乱。血液泵转动产生的正压和透析液泵转动引起的负压在膜内外侧造成跨膜压（TMP），促使患者体内过多的水分排出体外产生超滤。虽然超滤时有对流发生，但受限于超滤量低，及低通量膜孔径小、对中分子毒素的筛系数为零，因而不能清除中分子毒素。通常血流速（BFR）$200 \sim 400$ ml/min，透析液流速（DFR）$500 \sim 800$ ml/min。

2. 血液滤过（HF）　血液滤过采用高通量透析器（血滤器），在治疗中从体外循环管路持续补充一定量的置换液，与血液充分混合后再以相同的速度进行超滤。一次治疗总置换液量可达 $20 \sim 30$ L，从而使对流量增加数十倍；同时因膜孔径大、对中分子毒素的筛系数大，可以有效清除分子量 $20 \sim 30$ KD 以下的溶质，包括 β_2-MG、瘦素、白介素、肿瘤坏死因子等。HF 时尿素与水分同比清除，血渗透压变化小，因而与血液透析相比血流动力学更稳定。

HF 的置换液成分与透析液相同，其可以从血路中血滤器之前或之后不同位置补充进入血液，前者称为前置换（又称前稀释）血液滤过，后者称为后置换（又称后稀释）血液滤过。后置换优点是对流清除效率高，但是因血滤器内与置换液等量的水分被超滤，导致血液浓缩而容易发生凝血，通常比血液透析需要更高的抗凝剂量。为了避免置换液与血液流量比例不适当导致透析器内血液过度浓缩发生凝血，后置换液最大流量应当按照以下公式确定：

$$Qs \leqslant Qb\left(1 - \frac{Hct}{100}\right)\left(1 - \frac{7 \times TP}{100}\right) - \frac{Quf}{60}$$

Qs：置换液流速（ml/min）

Qb：血流速（ml/min）

Hct：血细胞比容（%）

TP：血浆总蛋白浓度（g/dl）

Quf：超滤率（ml/h）

临床上大致估算后置换液流量的方法是其不超过血流速的 25%～30%。

前置换模式因为置换液在透析器前进入血液，透析器内血液稀释而使对流清除效率相对降低，但优点是不易发生透析器内凝血，适用于高凝或抗凝剂量受限的患者。为了弥补清除效率的降低，前置换液流量可以提高至血流速的 50%～100%。

因血液滤过超滤量大，要求透析机有精确的容量控制系统。

3. 血液透析滤过（HDF）　采用高通量血滤器，将血液透析和血液滤过二者结合，既有透析液在透析器膜外流动，通过扩散清除小分子毒素；又有置换液进入血液增加对流，增加中分子毒素的清除。因此 HDF 是较为理想的血液净化方式。研究显示 HDF 通过清除中分子毒素，可以改善患者营养指标、增加血白蛋白和血红蛋白水平、减少 EPO 用量、减轻瘙痒症状和腕管综合征发生率。在观察性研究中发现高剂量 HDF（置换液＞20 L）降低患者死亡风险，但是目前在 RCT 研究中尚未得到 HDF 改善预后的明确结论。通常 BFR300～400 ml/min，DFR 500 ml/min，置换液流速按照血流速及前或后置换模式进行调整。

4. 单纯超滤（UF）　单纯超滤既没有透析液也没有置换液，以清除患者体内过多的水分为主要治疗目的，通常用于肾功能正常或仅轻度受损的顽固性心力衰竭患者和严重水肿的肾病综合征患者。

5. **高效透析**　为针对小分子毒素清除而言。指透析器的尿素 KoA＞600 ml/min，透析中尿素清除率＞210 ml/min。要求 BFR＞300 ml/min，DFR500～800 ml/min。适用于体重大的患者。

6. **高通量透析（HFHD）**　高通量透析指应用高通量透析器进行血液透析时，因超滤清除体内水分时需要的 TMP 低，在透析器血液流出口附近发生透析液侧压力高于血液侧现象，使一定量透析液反向超滤进入血液中，从而起到置换液的作用。HFHD 治疗中膜孔径大且对流量显著增加，因此可较好清除中分子毒素。与 LFHD 比，长期进行 HFHD 可降低患者血 β_2-MG 水平及腕管综合征发生率、改善营养指标等，但在患者生存方面尚未得到有益的临床证据。

（五）血液透析方案

1. **透析单元时间、频率及透析模式的选择**

（1）透析单元时间和频率：目前公认的标准透析方案是每周 3 次、每次透析时间 4 h，适用于大多数患者。尿素清除率＜2 ml/(min·1.73 m^2) 的患者每周至少透析 3 次；残肾功能好的患者［尿素清除率＞3 ml/(min·1.73 m^2)］可以考虑每周透析 2 次的方案，但是应当至少每 3 个月重新测量尿素清除率并进行调整。某些存在特殊病情患者可能通过短期或长期增加透析频率和（或）延长透析单元时间获益，如基础心功能差对容量变化耐受范围窄、顽固性高血压、频繁发生透析相关低血压、顽固高磷血症、不明原因消耗等。

国外有多种增加每周总时间的透析方案用于维持性透析的一般患者，比如每天短时透析［(5～7) 次×(2.5～3) h，高效透析器，BFR300～400 ml/min，DFR500～800 ml/min］、日间或夜间长时透析［(3～4) 次×(6～8) h，BFR200～250 ml/min，DFR500 ml/min］，家庭夜间透析［(5～7) 次×(6～8) h，BFR200～300 ml/min，DFR200～300 ml/min；采用家庭单机反渗水装置进行自我透析的方法］。每周延长透析总时间有利于患者维持心血管健康和有效控制高磷血症，如减少透析相关低血压、更好地清除容量和控制高血压、逆转左心室肥厚。顽固高磷血症患者在改成家庭夜间透析后血磷降至正常低值且几乎都停用了磷结合剂。但这些患者通路并发症的发生率相应增加。

具体的透析方案选择需要结合患者病情需要、当地医疗资源、医保政策和个人经济情况综合考虑。

（2）透析模式：大多数常规维持性透析患者采用低通量透析器，主要通过扩散机制清除小分子毒素（肌酐、尿素等）和纠正电解质紊乱的 LFHD 模式。在逐渐认识到中分子尿毒症毒素带来的并发症和生存不利影响后，越来越多的患者部分或全部治疗采用 HFHD 或 HDF 模式，拟通过对流机制清除传统低通量透析不能清除的中分子毒素（如 β_2-MG 等）并带来临床获益。

2. 干体重的设定　干体重指透析后体内多余的水分被基本清除、又没有脱水症状时的体重。透析后达到干体重可以降低患者的容量负荷、有效控制高血压、减少心血管合并症，同时也不易发生透析相关低血压和组织缺血。但是透析患者失去自我容量调节能力，干体重是通过临床症状、体征和多种客观指标估计得到的，可能与实际值存在很大偏差。是否合理地设定患者的干体重很重要，直接影响合并症的发生频率和预后。干体重的评估方法有以下几种。

（1）临床判断：医生根据患者有无外周水肿、体腔积液、透析间期心功能不全等表现，透析前后以及透析中血压变化，透析后有无乏力、口渴等症状来进行判断，是临床上多数患者判断干体重的常用方法。但是不够敏感，常在发生严重高容量或低容量事件后才被发觉。

（2）影像学方法：超声测定下腔静脉（IVC）直径及吸气末塌陷指数，右房压。用胸部 X 线测定心胸比＞0.6 提示体内水过多。

（3）生物电阻抗方法：生物电阻抗值可以反映体内细胞内、外液的量，比对健康人的干体重参考值数据，可以得到透析患者当前干体重的参考范围。此方法指导干体重调整具有方便、直观的优点。

（4）在线血容量监测（BVM）：利用透析机的血容量监测设备监测透析治疗中患者的血容量下降情况。透析中 BVM 下降＜5％通常认为体内水过多，需要下调干体重。透析中发生低血压患者伴有 BVM 下降＞20％考虑存在容量过低，需要上调干体重。

以上各种方法都存在准确度不足的问题，需要密切结合临床表现。此外患者的干体重会随季节变化、饮食变化及发生合并症而变化，应定期（建议一般情况良好患者每 4～8 周，病情不稳定患者每 1～4 周）重新评估、调整。

3. 设定透析中水分的清除量　透析中水分清除量取决于患者透析间期的体重增加量。透析前患者应该在相对固定的衣着与饮食情况下、排出大小便后称体重，其与干体重的差值为透析间期的体重增加值，即为此次透析中需要清除水分的目标值。还应考虑透析管路中的预冲盐水以及透析结束时的回水量，在处方脱水量时加上这些水分（约 0.3～0.5 L）。透析间期体重过度增长与心血管事件及死亡风险增加相关，控制体重增长使目标超滤量＜40 ml/kg 可降低全因死亡率。

4. 透析液的处方　透析液的成分应根据不同患者的血电解质和酸碱紊乱程度进行个体化选择，并经常监测透析前后的数值，以达到纠正电解质和酸碱紊乱的最佳效果（表 21-3-1）。常用的透析机可以通过调节透析液的电导值在一定范围内改变透析液的钠离子浓度。碳酸氢根的浓度也可以适量增减。常用的透析液离子和糖浓度如表 21-3-1。透析液温度通常设置为 35.5～36.5℃，以避免透析中产热导致体温增高和血管收缩不良发生低血压。

表 21-3-1　常用的透析液离子和糖浓度

离子和糖	浓度（mmol/L）
碱基	碳酸氢根 35，醋酸根 3
Na$^+$	135～145
K$^+$	2.0～3.0
Ca^{2+}	1.25～1.75
Mg^{2+}	0.5
Cl$^-$	109
葡萄糖	0～6

5. 血流速与透析液、置换液流速　血液透析 BFR 常用范围 200～400 ml/min，此时适用的 DFR 为 500 ml/min。高效透析、血液透析滤过要求血流速较高，应当＞300 ml/min。当 BFR＞400 ml/min 时，DFR 可增高至 800 ml/min 以匹配。诱导透析时血流速与透析液流速应当降低以避免失衡综合征。

行 HDF 治疗时 DFR 同上，置换液流速按前述原则进行处方。

6. 透析抗凝　抗凝是防止血液在体外循环中凝固、保证血液透析顺利进行的重要环节。抗凝剂的使用既要保证治疗中充分抗凝，又要避免过度抗凝导致机体出血。故应在治疗前对患者的凝血功能和有无出血倾向进行全面评估，然后选择适宜的抗凝方法，并在治疗过程中密切观察体外循环中有无凝血征象（表 21-3-2）。

表 21-3-2　血液透析发生凝血的常见因素

技术性因素	非技术性因素
透析器冲洗时有气泡残留	低血流量
未用肝素盐水正确冲洗管路	高血细胞比容
治疗中反复透析机报警、停止血泵	高超滤率
治疗前肝素首剂没有足够时间充分全身化	严重再循环
肝素剂量不正确	血管通路血流量不足

常用的抗凝方法有：

（1）常规肝素抗凝法

①持续给药法：于透析开始前 3～5 min 通过穿刺针或透析导管给予首次负荷剂量 25～50 IU/kg 进行全身肝素化，随后用肝素泵以 10～20 IU/(kg·h) 速度追加，至透析结束前 30～60 min 停止。治疗中监测活化凝血时间（ACT），使其维持在基础值的 180%（200～250 s），透析结束时为基础值的 140% 为宜。或治疗中 APTT 维持于基础值的 2～2.5 倍。

②间歇给药法：于透析开始前给予肝素 2000～4000 IU，使 ACT 达到基础值 180%。监测 ACT 恢复至基础值的 150% 时（通常在首次剂量后 1～2 h），再给予肝素 1000～2000 IU。此后根据 ACT 数值大约每小时追加 500～1500 IU。

持续给药法对凝血时间的影响较平稳，出血并发症相对较间歇给药法少，目前较常用。

（2）小剂量肝素抗凝法：对于有出血风险的患者可以采用。先给予小剂量的负荷量肝素 10～25 IU/kg，追加剂量 5～10 IU/(kg·h)，使 ACT 维持于基础值 140%。可以减少出血风险。

（3）低分子肝素（LMWH）：LMWH 是从普通肝素（分子量 2～25 KD）筛选或降解得到的小分子成分（分子量 4～6 KD），抑制因子 Xa 活性大于抑制 Ⅻa 的活性，对血栓素、因子 Ⅸ 和 Ⅺ 的抑制作用很小，对 APTT 与 TT 时间仅轻度延长，可降低出血风险。LMWH 半衰期相对长，4～5 h 血液透析可给予单次负荷剂量，通常为 60～80 IU/kg（3000～5000 IU）。延长的透析可在进行 4 h 后追加。治疗中抗 Xa 活性要求达到 0.4～0.6 IU/ml。

肝素类抗凝剂相关的常见合并症有脂代谢紊乱、肝素相关血小板减少（HIT）、过敏、高钾血症等。

(4) 阿加曲班：是人工合成的精氨酸衍生物，为凝血酶直接抑制物，作用快、可逆，抗凝活性可通过活化部分凝血活酶时间（APTT）或 ACT 监测。其半衰期大约 $18\sim40\ min$，停用后迅速代谢，减少迟发性出血风险。发生 HIT 的患者首选该药物用于抗凝。

(5) 体外局部枸橼酸抗凝：在透析管路的动脉端输入枸橼酸，其与血液中的钙离子结合，阻止凝血酶原活化而达到抗凝作用，同时在静脉端输入钙溶液以补充钙离子。枸橼酸仅在体外有抗凝作用，不影响体内凝血功能，故适用于出血高危患者，常用于危重患者 CRRT 抗凝，常规维持性透析的高出血风险患者同样适用。常见不良反应有高钙血症、低钙血症、高钠血症、代谢性碱中毒。严重肝功能不全时容易导致枸橼酸蓄积，应当慎用并密切监测。

(6) 枸橼酸液抗凝：用小剂量的枸橼酸代替浓缩透析液 A 液中的醋酸，使最终的透析液中含有 $0.8\ mmol/L$（$2.4\ mEq/L$）的枸橼酸。枸橼酸与血液中的钙结合后干扰凝血及透析器局部对血小板的激活。这种方法可以降低透析肝素的用量，或者作为无肝素透析的一种方法，降低中、低危出血患者的透析器凝血风险。由于此方法枸橼酸的用量很小，轻度降低血液离子钙的浓度但通常不会发生低钙症状，因此不需要常规监测血离子钙浓度，亦不增加碱中毒的风险。

(7) 无抗凝剂透析：透析器及管路用肝素盐水（$3000\sim5000\ IU/L$）预冲，使部分肝素结合在透析膜上，随后用盐水冲洗后进行透析。适用于大部分高出血风险患者。治疗中尽量提高血流速至 $300\ ml/min$ 以上，定时用盐水冲洗透析器，避免治疗时间过长，有利于减少透血。部分患者仍会发生体外循环凝血而被迫提前结束透析。切记发生抗体介导的 HIT 时，预充透析器和管路的盐水中不能加肝素，并禁止经其他途径接触肝素或低分子肝素（如透析导管及输液用套管针的封管液等）。

（六）血液透析充分性评估和调整

小分子毒素清除与患者预后密切相关，是透析充分性的最基本指标，用尿素清除效率来表示。

1. 尿素清除充分性指标

（1）尿素动力模型

1）单室尿素模型（single pool-Kt/V，spKt/V）：spKt/V 是目前最常用的判断小分子清除充分性的指标，常用 Daugirdas 公式：

$$spKt/V = -\ln (R - 0.0008 \times t) + (4 - 3.5 \times R) \times UF/BW$$

［R：透后血尿素/透前血尿素浓度，t：透析时间（h），UF：透析中的超滤量（L），BW：透析体重，0.0008×t：透析时间内尿素产生量］

spKt/V 是假设透析时身体内尿素浓度和转移是在一种均质体的情况下，透析过程中尿素的变化呈指数下降；此时一个透析单元时间相当于清除了多少倍的尿素分布容积内的尿素量。大量的研究显示每周透析 3 次的患者，spKt/V 达到 1.2 以上死亡风险最低。

2）平衡的 Kt/V（equilibrated-Kt/V，eKt/V）：因体内尿素实际分布于多个室内（细胞内液、组织间液、血液），导致透析初始，尿素丢失主要发生在血液及组织间液，血尿素下降比预期快；透析中后期，细胞内液与组织内、血液之间尿素浓度梯度产生，尿素向血液转移，此时血尿素下降速率变缓；停止透析后，这些部位的尿素继续弥散到血液中导致发生血尿素浓度反弹。eKt/V 是用透析结束尿素反弹稳定后（大约 30~60 min）的血尿素水平来计算得到的 Kt/V（通常比 spKt/V 低 0.2 左右），能更准确反映尿素的真实清除率。

3）标准化的 Kt/V（standardized Kt/V，std-Kt/V）：随着透析频率和（或）时间增加，透析前后尿素浓度的差异会逐渐减小，每次的 spKt/V 会降低，但是总充分性实际在增加。此时需要一个能标准化、不受透析频率影响的反映透析充分性的方法。std-Kt/V 即把一周内间断的数次透析剂量转化成相当于持续进行的尿素清除当量。其优势是可用于不同透析方式之间透析清除的比较，比如夜间透析、每日透析与常规透析之间的比较；可与腹膜透析进行比较；可加上残肾功能的清除当量。

（2）尿素清除率（urea reduction rate，URR）：为透析后血尿素浓度与透析前浓度比较的下降百分比。其缺点是随着超滤量增加，与 spKt/V 的差距会增加；透析频率增加时趋向变小，且不能计算每周的标准剂量。可作为常规透析时充分性的补充指标。

2. **尿素清除充分性目标** 2015 年 KDOQI 透析充分性指南更新中，对于无残肾功能、每周透析 3 次患者的充分性目标是：男性 spKt/V 至少达到 1.2，目标值为 1.4；女性至少达到 1.4。所有患者每周 std-Kt/V 至少达到 2.1，目标值为 2.3。有残肾功能的患者，可以根据残肾功能适当降低单次 spKt/V 目标，每周 std-Kt/V 可以加上残肾 Kt/V 后达到以上目标。

3. **透析充分性的监测与调整** 透析充分性应当每 1～3 个月进行透析前后血样抽取、血尿素测定，计算 spKt/V。基于患者残肾功能制订透析处方和频率后应达到的最低 spKt/V 却不达标者，应查找原因并处理。最常见的原因有：血流速不足（处方量不足或血管通路功能不良导致有效血流速不足）；抗凝不充分导致透析器凝血，减小有效透析膜面积；透析中反复机器报警导致有效透析时间缩短；透析中各种并发症导致血流速降低、提前结束透析，或患者主观要求缩短透析时间等。

对因有充足残肾功能而减少透析频率或降低单次 spKt/V 目标的患者，应当每 3 个月或在患者出现尿量明显较少时复测残肾尿素清除率并及时修订治疗处方，以避免透析不充分。

除了小分子毒素清除充分性外，其他与预后相关的充分性因素还包括中分子毒素清除、每周透析总时间等。在保证 Kt/V 达标的基础上，可以根据当地医疗资源及经济状况增加能清除中分子毒素的治疗模式，如高通量透析或血液透析滤过，可能有益于患者预后。每周透析总时间也是与预后相关的独立因素，无残肾功能的患者，标准透析单元时间不得低于 3 h。在医疗资源及经济状况允许的情况下，增加透析总时长可以更好地控制高磷血症、高血压、逆转左心室肥厚，降低心血管事件发生率及死亡风险。

（程叙扬）

血液透析的急性并发症及其处理

在血液透析过程中或在血液透析结束时发生的与透析治疗本身相关的并发症为血液透析急性并发症，包括低血压（发生率为 25%～55%）、肌肉痛性痉挛（5%～20%）、恶心及呕吐（5%～15%）、头痛（5%）、胸痛（2%～5%）、背痛（2%～5%）、瘙痒（5%）和发热及寒战（<1%）等。

根据其可能相关因素，大致可分为如下几类：①与体外循环有关的并发症：例如失血、首次使用综合征、内毒素血症和空气栓塞等。②与血液透析中体内成分剧烈变化有关的并发症，例如高血压、低血压、失衡综合征、低血糖和心律失常等。③与血液透析治疗使用的药物有关的并发症，例如药物过敏、抗凝引起的出血等。

以下将按照不同系统的急性并发症进行介绍。

（一）神经系统急性合并症

1. 透析失衡综合征　透析失衡综合征是一种中枢神经系统异常，可能由脑水肿引起，常发生于新透析的患者。表现为透析后半程或透析刚结束时出现头痛、恶心、躁动和视物模糊等，一般是自限性的，数小时后可自行缓解。然而，一些患者可以比较严重，出现癫痫发作、昏迷甚至死亡。

（1）发生机制：认为可能与透析中细胞内外液渗透压不同步变化所致。透析中血浆尿素的快速清除导致脑细胞相对于血浆为低渗透状态，水分从血液内流入脑细胞造成脑组织水肿。另一种假说认为，通过不确定的机制发生的脑细胞内 pH 的下降是至关重要的。过量的氢离子置换结合的钠和钾，以及增强有机酸的产生，都能增加细胞内渗透压并促进水进入大脑，产生细胞毒性水肿。大多数研究显示第一种假设为发生透析失衡的主要原因。

（2）高危因素：①新近进入透析的患者；②明显升高的透前血尿素浓度，大于 175 mg/dl 或 60 mmol/L；③严重代谢性酸中毒；④老年或儿童；⑤既往有中枢神经系统疾病（头部外伤、卒中、癫痫发作）；⑥合并存在其他导致脑水肿的情况（低钠血症、肝性脑病、恶性高血压）；⑦其他增加血脑屏障通透性的情况（如败血症、血管炎、脑炎等）。

（3）处理措施：透析失衡综合征必须与脑出血或硬膜下血肿、低钠血症或低血糖、高钙血症等鉴别。

对于有失衡综合征高危因素的患者，应当采取下列措施预防失衡综合征的发生：①最重要的是经过缓慢的诱导透析逐渐降低尿素水平，减慢单次透析尿素的下降速度。可以通过选择减慢血流速（可低至 150 ml/min）、使用小面积的透析器（0.9~1.2 m²）、缩短透析时间（2 h）等措施来实现；②对经常发生失衡综合征的患者，透析前可适当使用镇静剂。

一些研究表明，静脉注射高张盐水或甘露醇等有助于更快地缓解伴有癫痫发作的严重失衡综合征症状，无效时可使用镇静、降压等对症处理。

2. 肌肉痛性痉挛　肌肉痛性痉挛出现于 5%～20% 患者的透析治疗过程中，常常出现在透析后半程，最常发生痉挛的部位是下肢。约 15% 的患者不得不提前终止透析，是透析不充分的重要原因。

（1）发生机制：尚不清楚，过多、过快的容量清除以及低渗透性是常见的诱发因素，可伴或不伴低血压。某些情况下，发生肌肉痉挛提示已达到干体重。但是，并非所有的肌肉痉挛都表示已达到合理的干体重，比如，低镁血症和卡尼汀缺乏也可导致肌肉痉挛的发生。

（2）预防和处理措施：肌肉痛性痉挛的预防着眼于降低透析导致的血容量剧烈下降和渗透压的剧烈改变。具体措施包括：①减少透析间期的体重增长；②怀疑干体重不合适者，适当提高干体重；③试用 ACEI 抑制渴感中枢；④试用可调钠曲线/可调超滤透析。

另有报道显示进行伸展运动，补充镁、肌氨酸（透前补充 12 mg）、维生素 E、左卡尼汀对于肌肉痉挛有效。

3. 抽搐

（1）发生机制：如果抽搐同时有神经系统定位体征，需要考虑脑出血的可能。其他引起抽搐的原因包括：透析失衡综合征、尿毒症脑病、急性铝中毒、高血压脑病、低血糖、低血压脑灌注不良和酒精戒断等。

（2）处理措施：抽搐发生时，需立即终止透析，保持呼吸道通畅，维持循环稳定。立即采血进行电解质和血糖检测，同时使用镇静剂终止抽搐。根据发生过程、体征和随后回报的化验检查分析原因，决定下一步治疗方案。

（二）心血管系统合并症

1. 血液透析中低血压

（1）发生机制：①管内容量过快下降；②血管张力下降；③透析中的心脏收缩和舒张功能异常。

（2）预防和处理措施：预防血液透析相关低血压的发生要从合理评价干体重、透析间期限盐控水、降低血管内容量下降速度、提高外周血管张力和减少透析对心脏的影响入手：①合理评估患者的干体重；②控制透析间期体重增长；③降低脱水速率；④透析过程中进行血容量监测，当血容量下降过多时终止超滤脱水；⑤使用拟交感活性药物，提高外周血管张力；⑥可调钠和（或）可调超滤透析；⑦降低透析液温度有助于提高外周血管张力，从而维持透析中的血压稳定；⑧纠正贫血，增加组织灌注。

2. 血液透析中高血压

（1）发生机制：①容量负荷过重；②硬水综合征或使用高钙透析液；③脱水可能导致血液中某些缩血管活性物质浓度增加；④低钾或无钾透析液；⑤失衡综合征；⑥降压药物的清除。可以被透析清除的药物包括多数 ACEI 和 β 受体阻滞剂，而钙通道阻滞剂、ARB 和 α 受体阻滞剂一般不被透析清除。

（2）预防和处理措施：对透析中发生高血压的患者，要仔细寻找原因，首先要评估干体重，以预防为主。对于服用抗高血压药物的患者，将抗高血压药物改为透析前服用，或根据情况增加透析前抗高血压药物剂量。如果透析中发生高血压，可舌下含服硝苯地平或卡托普利，必要时使用静脉抗高血压制剂，以防透析中发生心脑血管意外。

3. 心律失常　血液透析过程中出现心律失常比较常见，报道的发生率范围很广（5%～75%），室上性心律失常也很常见，病因是多方面的。

（1）发生机制：透析过程中的急性容量、电解质和酸碱平衡变化是心律失常的重要原因。另外，对于平时存在心律失常并正在使用抗心律失常药物的患者，可能会由于透析清除而出现心律失常。存在心脏基础疾病的患者更容易出现心律失常，例如缺血性心脏病、心肌肥厚、充血性心力衰竭、心包炎和传导系统钙化等。

（2）预防措施：①使用碳酸氢盐透析液；②避免透析前血钾过高和透析中血钾过低，对于正在口服地高辛的患者，更应注意避免血清钾的过度波动；③透析液钙浓度过高可引起异位搏动，而过低可引起 QT 间期延长。

（三）血液系统急性合并症

1. 急性溶血　如果没有可以引起溶血的基础疾病，血液透析过程中的溶血少见。急性溶血可能表现为胸痛、胸部紧迫感或背痛。对于有这些主诉的患者，特别是多个患者同时出现这些症状时，需要考虑溶血可能。

（1）发生机制：①化学污染：包括透析用水中甲醛、漂白剂、氯胺或硝酸盐的污染以及铜质管路或管道中铜的污染，透析器消毒剂例如甲醛（福尔马林）或过氧乙酸等的污染；②浓缩液和水的比例不足造成低渗透析液；③透析液过热；④透析机压轮不正常运转、血液管线扭曲；⑤氧化应激使红细胞膜脆性增加；⑥穿刺针过细或血管通路功能不良导致出血不畅和管路动脉压过低。

（2）处理措施：透析过程中少量溶血不易被观察到，需密切关注跨膜压的变化、透析机漏血报警等。大量溶血时可见管路血液为葡萄酒样外观。一旦疑似发生溶血，应立即停止透析，夹闭透析血管管路（丢弃管路中的血液以避免增加高钾血症的风险）；检测血钾和血红蛋白水平并进行相关治疗；调查发生溶血的原因。

2. 出血

（1）发生机制：血液透析患者出血问题较常见，与尿毒症患者血小板功能障碍、血小板-血管内皮异常相互作用、继发于贫血的血液流变学、一氧化氮的异常产生以及尿毒症毒素等有关。

（2）处理措施：一旦发生出血，要根据部位给予相应的止血措施。对于有严重出血的患者，为避免使用抗凝剂加重出血，可考虑无抗凝剂透析、枸橼酸透析液或体外枸橼酸抗凝等方法进行透析。

（四）透析技术相关急性合并症

1. 空气栓塞　现代透析机设计的进步使空气栓塞的发生大大减少，以致十分罕见。

（1）发生机制：①泵转动产生负压，空气从体外循环管路缺陷处进入体外循环。②颈内静脉或锁骨下静脉中央静脉插管。当导管开放，深吸气时由于胸内压力下降，低于大气压时，空气可进入导管，从而进入体内。③空气从静脉输液处进入体内，尤其是开放式静脉输液系统。④透析液中的少量空气弥散入患者体内。⑤不正规操作如透析结束空气回水方法等导致空气进入患者体内。正常情况下，在预冲结束后，就应将静脉管路置入空气探测器后的静脉夹中，这样一旦空气探测器报警，血泵将立即停止，并夹闭静脉夹，从而防止空气进入体内。所以，在整个透析过程中不能提前将管路从静脉夹中取出，透析结束也不能用空气驱赶血液回人体。

少量缓慢的空气进入，患者症状较少甚至没有症状。大量空气快速进入患者体内，患者可出现明显症状，甚至死亡。①如果患者当时是坐位，空气常常进入脑静脉系统而不进入心脏，引起脑循环栓塞。患者在没有任何先兆的情况下失去意识和癫痫发作，应当怀疑空气栓塞的可能。②如果患者是平卧位，则空气循静脉系统首先进入右心室，在右心室形成泡沫，泡沫阻断血液循环，导致肺循环和体循环衰竭；空气可进一步进入肺部，引起肺血管床空气栓塞，患者可首先出现气短、咳嗽、胸痛、胸部紧缩感、发绀；空气可循肺循环进入左心房和左心室，并进入体循环的动脉系统，此时，可出现脑循环栓塞、内脏、四肢血管空气栓塞，并在体外循环管路中可见到气泡。③如果患者当时是头低脚高位，则空气直接进入下肢静脉，导致下肢血管循环不良。

（2）处理措施：空气栓塞诊断不难，关键是要勤观察患者的管路情况是否正常，空气栓塞发生时医护人员甚至可以看到空气正在进入患者体内。如果怀疑或确诊空气栓塞，应立即夹闭静脉管路，并停止血泵的运行。使患者左侧卧位、头部和胸部放低，抬高下肢（头低脚高）。通过面罩给予高浓度吸氧，必要时气管插管给予 100%的氧行机械通气。继之给予高压氧舱治疗，需尝试经皮抽出右心房、右心室和静脉系统的空气。

（3）预防措施：一旦发生空气栓塞病情凶险，重在预防；一是透析机检测和报警系统的良好维护和运行，二是透析操作中一定要严格遵守规范的技术操作流程。

2. 失血

（1）发生机制：透析中失血最常见的原因是体外循环连接处发生脱落，例如穿刺针脱落、动脉和静脉管路与透析器连接处脱落和中心静脉插管脱落。部分原因是产品质量问题，例如泵管磨损破裂。其他常见原因还有因抗凝不充分发生管路及透析器凝血。

（2）预防措施：必须制订严格的透析室工作人员职责，规范操作，避免损失。充分抗凝，有出血风险而不使用或减少抗凝剂的患者可以通过提高血流速降低凝血风险。

3. 温度监测失常　透析液加温的目的是除气，使透析液中的电解质充分溶解；患者体温稳定、感觉舒适。

（1）发生机制：当透析液温度过高时，例如达到42℃以上，可引起血管内溶血，溶血可发生于透析后1~2天，如果透析液温度达到51℃，溶血可立即发生，伴随一系列症状，溶血引起的高钾血症可危及患者生命。

（2）预防措施：平时定期进行机器检修，及早发现并处理温度监测系统故障。透析过程中，密切关注血路中的血液颜色和温度报警，如发现异常，及时处理。

（五）过敏反应

1. 透析器反应　透析器反应是指因血液成分与透析膜之间相互作用而导致的一组临床症候群。根据主要标准和次要标准将透析器反应分为 A 型和 B 型（见表21-3-3）。具备 3 条或以上主要标准即为 A 型，具备 2 条主要标准和 1 条次要标准也为 A 型；其他表现定义为 B 型。A 型较 B 型罕见，但比 B 型严重。根据透析器反应临床表现的轻重程度将其分成 3 个等级：1 级，症状轻，不需要特殊处理，能继续完成透析治疗；2 级，症状严重，需要处理症状才能缓解，部分患者甚至必须立即结束透析；3 级，导致患者死亡。A 型反应常常在透析开始后数分钟内发生，症状严重。B 型过敏反应表现较轻，往往在透析开始后几分钟到 1 小时发生。两者主要区别见表 21-3-4。

（1）发生机制：①透析器消毒剂环氧乙烷残留；②透析器的生物相容性不好；③合用带负电荷的透析膜或者服用 ACEI。

（2）处理措施：发生透析器反应时，轻症者对症处理即可缓解；重症者需要立即停止透析，丢弃体外血液，同时使用糖皮质激素。对于发生低血压者，按照过敏性休克处理。

表 21-3-3　透析器反应的主要和次要诊断标准

主要标准	次要标准
1. 透析开始后 20 min 内出现症状	1. 荨麻疹
2. 呼吸困难	2. 流鼻涕
3. 血管神经性水肿	3. 流眼泪
4. 内瘘部位或全身烧灼感	4. 皮肤瘙痒
	5. 胃肠道痉挛

表 21-3-4　A 型和 B 型透析器反应的鉴别

	A 型	B 型
发生率	4 次/100 000 次血液透析治疗	常见，3%～5% 的患者可发生
发生时间	通常在血液透析的最初几分钟内开始，在血液从透析管路回流至患者体内后立即发生；然而，偶尔可延迟至开始治疗后 30 min 时出现	通常在开始透析后 15～30 min 内出现，但偶尔可能延迟很长时间
临床表现	瘙痒、血液透析入路处灼热感、荨麻疹、潮红、咳嗽、打喷嚏、喘鸣、腹部绞痛、腹泻、头痛、背痛和胸痛、恶心、呕吐、发热和寒战。更严重的反应可导致呼吸困难、濒死感、低血压，还可能导致心搏骤停和死亡	最常见的症状是胸部和背部疼痛、呼吸困难、恶心、呕吐和低血压。全身性过敏性反应极为罕见

表 21-3-4　A 型和 B 型透析器反应的鉴别（续表）

	A 型	B 型
程度	症状可能较轻微。也可能很严重	通常较轻
发病机制	由于从透析器中浸出的物质或细菌肽污染导致的急性过敏反应。一个典型原因是使用环氧乙烷对中空纤维透析器进行消毒	透析膜或残存消毒剂激活补体的旁路途径
处理	应立即停止透析治疗，且不再将血液回输至患者体内。随后根据症状的严重程度，使用抗组胺药、类固醇、肾上腺素、支气管扩张剂和（或）升压药对患者进行治疗	通常是支持性的，症状随透析的进行可逐渐缓解，可继续完成透析
预防	增加透析器预冲循环盐水量，对透析器进行充分灭菌、透析器复用通常可预防 A 型反应。接受 ACEI 药物的患者避免使用聚丙烯腈透析膜。对于具有 A 型反应既往史的患者，避免使用经环氧乙烷灭菌的透析器，并使用抗组胺药和（或）类固醇进行预防	重复使用透析器可防止该反应或使其程度降至最轻

2. 药物反应　肝素是血液透析使用的常规药物，过敏者极罕见。但当从猪肝素转而使用牛肝素时，或者相反，可能出现过敏反应。

现在静脉铁制剂的使用越来越多，而且常常是透析过程中缓慢静脉点滴。虽然静脉铁过敏发生较少，但后果严重。因此，建议第一次使用右旋糖酐铁静脉制剂时应当进行过敏试验，试验前准备好一切抢救药品和物品，然后静脉注射 0.5～1.0 mg，如果患者没有反应，可开始常规使用。静脉铁制剂中蔗糖铁发生过敏最少。

（刘　莉　左　力）

四、腹膜透析

当前全球的透析患者迅速增加，已成为公共健康领域的挑战之一。腹膜透析（腹透）是肾替代治疗的一个重要选择，是居家透析治疗的方式，能够手工操作（即持续不卧床腹膜透析）或机器操作（被称作自动化腹膜透析）。

（一）腹透概述

腹透实质上是两个单独的液体系统通过一层半透膜实现溶质和水的跨膜转运。其中一个系统是指腹膜毛细血管，内含尿素、肌酐和其他溶质等尿毒症毒素；另一个就是灌入腹腔的透析液，内含电解质成分、缓冲剂和渗透剂；利用腹膜作为生物性透析膜，依赖弥散和超滤作用，清除体内代谢废物和纠正水、电解质失调。透析液在腹腔内停留一段时间后，将已含有毒素的液体引流出来，再注入新的透析液，即完成了一次腹透的液体交换。反复进行透析液的注入、存腹和引流的循环过程，实现尿毒症毒素和人体多余水的清除，即为腹透。腹透系统主要组成包括腹膜和腹膜腔、腹透液和透析液连接管路、腹透导管。

1. 腹膜和腹膜腔 腹膜为覆盖于腹、盆腔壁内和腹、盆腔脏器表面的一层薄而光滑的浆膜，由间皮和少量结缔组织构成，呈半透明状。腹膜的超微结构复杂，溶质通过腹膜在血浆和透析液之间进行交换时，主要有以下几层屏障：毛细血管内表面的液体滞留层、毛细血管壁、毛细血管基底膜、腹膜间质、浆膜、浆膜表面液体滞留层。目前临床上应用最广泛的描述溶质跨腹膜转运过程的数学模型是三孔模型，三孔分别是超微孔道（本质是水通道蛋白，孔径 $0.3\sim0.5$ nm，仅供水分子通过）、小孔道（为上皮细胞间隙，孔径为 $4\sim6$ nm，可通过水和小分子溶质）和大孔道（为细胞间裂隙，孔径为 20 nm，可通过大分子溶质）。

腹膜腔和腹腔在解剖学上是两个不同而又相关的概念。腹腔是指骨盆上口以上，腹前壁和腹后壁之间的腔；骨盆上口以下与盆膈以上，腹前壁和腹后壁围成的腔为盆腔。

而腹膜腔则指脏腹膜和壁腹膜之间的潜在性腔隙，腔内仅含少量浆液。腹透操作时，腹透液出入的腔隙正是腹膜腔。

2. **腹透液**　标准腹透液以葡萄糖作为渗透剂（表21-3-5），葡萄糖安全、有效、代谢快且价廉，但葡萄糖吸收快，腹透液在腹腔中存留4 h后，其中60%～80%的葡萄糖被腹膜吸收，腹腔内渗透压梯度维持时间相对较短，另外还有加重代谢紊乱的可能（高血糖、高胰岛素血症、高血脂和肥胖），临床上应避免过多高糖透析液的使用。国际上尚有不含糖的腹透液（如艾考糊精、含氨基酸的腹透液等）。

值得注意的是，腹透液中通常不含K^+，当血清K^+在4 mmol/L左右时，每日透析液流失约35 mmol。必要时可在透析液中加入氯化钾纠正低钾血症（如在2 L透析液中加入15%氯化钾4 ml可使腹透液K^+浓度提升至4 mmol/L）。此外，由于刚进入透析的患者常表现为低钙血症，所以早期透析液Ca^{2+}浓度为1.75 mmol/L。随着患者透析龄的延长，高磷血症发生率增加，常需使用含钙的磷结合剂降血磷，很易发生高钙血症，可应用1.25 mmol/L的低钙透析液（即生理钙透析液）。

腹透液是腹透患者用药途径之一。在某些临床情况下，一些其他成分可以被添加至腹透液中。常用的添加成分包括：钾、肝素、胰岛素以及抗生素等。加药过程必须遵守无菌原则，即在将针插入进药端口之前，应在端口涂抹碘伏以消毒，然后用70%酒精棉签擦拭，或是将氯己定（洗必泰）放在进药端口处5 min。

3. **腹透导管**　腹透导管用以实现腹透液的灌入及引流，是腹透患者的生命线。功能良好的腹透导管是进行腹透治疗的基础。腹透导管通常可以分为急性管路和慢性管路两种。急性腹透导管主要应用于无法接受常规手术置管，且需要在床旁置管的急性损伤患者，其材质较硬，因此置管后渗透风险较高。慢性腹膜导管的材料为硅胶或聚氨酯，在其上通常有两个涤纶（聚酯）材料的涤纶套，在其腹内段具有一定数量的侧口。国际上有很多不同设计的腹透导管，其中经典的腹透导管为Tenckhoff管，目前无研究表明哪种腹透导管更优。

表 21-3-5　目前国内主要使用的葡萄糖乳酸盐透析液的成分

| 含水葡萄糖 ($C_6H_{12}O_6 \cdot H_2O$)(g/100 ml) | 渗透压 (mOsmol/L)(理论值) | 离子浓度 (mmol/L) | | | | | pH 值 |
		钠	钙	镁	氯化物	乳酸盐	
1.5% 葡萄糖腹膜透析液 1.5	346	132	1.75 或 1.25	0.25	96	40	5.2 (4.5~6.5)
2.5% 葡萄糖腹膜透析液 2.5	396						
4.25% 葡萄糖腹膜透析液 4.25	485						

（杨志凯　董　捷）

（二）腹膜透析的临床应用

【腹膜透析的适应证和禁忌证】

1. 适应证　腹膜透析的应用可大致分为慢性腹膜透析和急性腹膜透析。

慢性腹膜透析的主要适应证为慢性肾衰竭。没有绝对/相对禁忌的患者均可将腹膜透析作为初始选择，其具有简便、经济、无血源性疾病传播风险、血流动力学稳定、更好保护残余肾功能的优势，与血液透析相比远期生存率相当。腹膜透析同样适用于不能维持血透的患者，如血管通路衰竭、有明显出血倾向不适合长期抗凝者、心脏情况不能耐受血液透析者。另外，腹膜透析可作为慢性充血性心力衰竭的辅助治疗方法，特别适合高容量负荷导致心力衰竭患者。腹膜透析也适用于因肝衰竭导致顽固性腹水（合并/不合并毒素蓄积）的患者，有助于减少腹水，兼顾毒素清除。

急性腹膜透析的主要适应证为各种原因导致的急性肾损伤（AKI），以及急性起病的情况，如中毒、急性胰腺炎等。腹膜透析治疗 AKI 尤其适合血流动力学不稳定、严重凝血功能障碍、难于建立血管通路患者，或在医疗资源相对紧缺地区进行。可选择 B 超引导下穿刺置管法，常用的透析方式包括慢性平衡式腹透，高容量自动化腹透，潮式自动化腹透和持续流式腹透。

2. 禁忌证　绝对禁忌证包括已证实的腹膜功能丧失或广泛腹部粘连、不可修补的腹部机械缺损、腹部皮肤广泛感染、严重烧伤或其他皮肤疾病的急性期，以及严重的精神障碍和认知功能障碍。腹腔内存在持续引流管时也无法进行腹膜透析。腹膜透析的相对禁忌证包括慢性阻塞性肺疾病、呼吸功能障碍、新近的腹部大手术 3 日内、炎症性或缺血性肠病或反复发作的憩室炎、全身性血管疾病、晚期妊娠、腹腔内巨大肿瘤、局限性腹膜炎等。

多数研究表明多囊肾不是腹膜透析的禁忌证。国外多项研究提示,多囊肾患者总体生存率和技术生存率与非多囊肾患者接近,但需警惕渗漏、疝气、鞘膜积液和盆腔脏器脱垂等问题。对于有既往盆腹腔手术史的患者,其腹腔内粘连发生率与患者年龄、开腹次数、手术复杂程度呈正比,故而在腹透置管手术前,需仔细评估患者症状及体征,必要时可行腹部 CT 或 MRI 协助了解腹腔内情况,并首选腹腔镜或外科直视下开腹置管。

【腹膜透析的基本方式】

1. 持续不卧床腹膜透析(CAPD)是慢性腹膜透析的基本方式,为 24 h 持续治疗,根据患者体表面积、残余肾功能、腹膜转运类型,结合毒素水平和容量负荷程度,并考虑到工作和生活习惯,设定每日透析总量、换液次数、存腹时间(一般为日间 2～3 次交换,每次 4～6 h;夜间 1 次留腹 8～10 h)和透析液葡萄糖浓度。CAPD 的方式接近正常肾生理特点,几乎适合所有慢性腹膜透析的患者,但需根据定期评估患者临床和透析充分性指标来定期调整透析处方。

2. 自动化腹膜透析(APD)是使用腹透机进行腹透操作的各种腹膜透析模式。使用 APD 的患者最常使用的是持续循环式腹膜透析(CCPD)模式,即夜间进行短期交换的自动透析(每晚 3～5 次循环,每次 2～3 h),日间进行留腹透析。在一些特殊情况下,也可进行间歇性腹膜透析(IPD),包括夜间间歇性腹膜透析(NIPD)和日间间歇性腹膜透析(DIPD);或潮式腹膜透析(TPD),即腹腔内保存一定的透析液残余量,从而达到产生不间断溶质清除的作用。

IPD 也可以与手工腹膜透析相结合,夜间或日间用腹透机进行 IPD,其余时间进行手工腹透,达到全天持续透析或间断透析,尽可能最大程度保证溶质及水分清除,同时又能体现腹膜透析在适应工作和社交活动方面的优势。

【腹膜转运评估】

腹膜平衡试验（PET）是用于评估腹膜透析患者腹膜转运功能的一种半定量评估方法。根据标准 PET 结果可将腹膜转运特性分为四种类型：高转运、高平均转运、低平均转运和低转运。溶质转运功能与腹膜超滤功能呈负相关，如高转运患者对溶质转运能力快，但透析液中与血液中的溶质很快达到平衡，从而出现超滤功能下降。针对这类患者，需适当缩短存腹时间，在透析方式选择时可考虑 APD，如 NIPD、DAPD。反之，低转运患者对溶质清除慢，需适当延长存腹时间、进行大剂量 CAPD。高平均转运和部分低平均转运患者可选择标准 CAPD 或 CCPD，低平均转运组部分患者需考虑大剂量 CAPD。

【腹膜透析充分性评估】

相对"充分透析"，是指在满足患者基本营养需求前提下，机体内环境适应一定毒素水平而达到的"相对稳态"，在评估透析充分性时要参考患者饮食蛋白质能量摄入水平、临床症状、容量负荷情况、生化指标测定结果。在患者每日饮食蛋白质摄入 0.8～1.2 g/kg 理想体重时，每周 Kt/V 可达到 1.7～2.0，这其中需要同时评估患者残余肾功能。建议对于病情稳定的患者至少每 3 个月评估一次每周 Kt/V。患者在达到足够小分子和较大分子溶质清除的同时，还需有足够的超滤量（残余肾功能较好的患者需结合每日饮水量、尿量探索目标超滤量范围）。同时，血压控制情况良好，改善贫血，控制钙、磷代谢及维持 PTH 在目标范围，控制炎症状态及减少心血管并发症，才能达到综合的"腹透充分性"概念。

（曲　贞　董　捷）

（三）腹膜透析的并发症

【感染性并发症】

1. 腹膜透析相关腹膜炎　腹膜透析相关腹膜炎是腹透患者最常见的并发症，是导致技术失败的常见原因。腹膜炎重在预防，同时，遵守规范的临床诊疗路径也是确保患者诊疗成功的重要条件，每个腹透中心应至少每 3～6 个月监测腹膜炎感染率，根据病原菌分布特点制订诊疗常规。

（1）诊断：以下三个条件中至少符合两条，包括腹膜炎的症状和体征，如腹痛、腹透液混浊或发热；腹透液常规提示白细胞增高 >100/mm³，其中中性粒细胞 >50%；腹透液革兰氏染色或细菌培养证实存在细菌或真菌感染。对于像结核分枝杆菌这样培养周期较长、阳性率低的病原菌，也可使用细菌 DNA 定量 PCR 分析的方法早期诊断。留取腹透液化验应在使用抗生素之前，并且留腹 >2 h。一旦确定腹膜炎诊断，应立即开始经验性抗生素治疗。

（2）治疗：腹膜炎的治疗包括初始经验治疗和后续治疗。初始治疗应在诊断腹膜炎即刻开始，应同时覆盖革兰氏阳性菌和革兰氏阴性菌。各个中心需根据中心感染病原学特点和药敏来选择初始抗生素，例如针对革兰氏阳性菌可选择一代头孢或万古霉素；针对革兰氏阴性菌可选择三代头孢菌素或氨基糖苷类。当有了腹透液细菌培养及药敏结果之后，需对抗生素方案进行相应调整。

腹腔内应用抗生素治疗腹膜炎效果优于静脉或口服给药；对于大多数抗生素而言，间歇给药和连续给药同样有效。使用万古霉素时必要时可根据血药浓度间断给药。为确保药物吸收，加药腹透液存腹时间应至少 6 h。万古霉素、氨基糖苷类和头孢菌素类药物可混于一袋腹透液中留腹，而不会失去药物的生物活性；但氨基糖苷类不可与青霉素混加于同一袋。不同药物加入同一袋腹透液时，需使用不同注射器吸取。但当患者出现全身败血症表现时应静脉注射抗生素。

在诊疗过程中需要严密监测患者腹痛变化、腹透液常规中白细胞计数变化、是否合并外口或隧道感染，是否合并腹腔内脏器外科疾病等。我们设开始用药当日为 D0，在 D1、D3 及 D5 腹透液白细胞数变化趋势与腹膜炎预后相关，需严密监测。多数患者在用药 12～24 h 内临床症状开始改善，若患者在用药 72～96 h 后仍无明显临床改善，必须进行重新评估。腹膜炎期间还需关注患者透析液中是否形成纤维蛋白凝块，堵塞导管导致引流不畅，此时可予腹透液中加入肝素盐水对症处理。腹膜炎期间还会因腹膜通透性增加导致超滤下降，此时应仔细评估患者容量情况，必要时可使用高浓度葡萄糖透析液和缩短存腹时间来保证超滤，但过多使用会增加葡萄糖负荷，恶化患者血糖控制，加速腹膜硬化。此时使用艾考糊精透析液可改善超滤。腹膜炎期间可能发生电解质代谢紊乱、蛋白质丢失增加导致低蛋白血症等并发症，需及时对症纠正。极少数严重感染病例可发生败血症，多脏器衰竭。

对于无并发症的表皮葡萄球菌、凝固酶阴性葡萄球菌以及治疗反应较好的培养阴性腹膜炎，抗生素疗程可为 2 周。对于金黄色葡萄球菌、革兰氏阴性菌感染或多种细菌混合感染腹膜炎，使用敏感抗生素治疗至少 3 周。真菌性腹膜炎一经诊断应立即拔管，拔管后给予至少 10 天的抗真菌治疗。

对于合适的抗生素治疗 5 天后腹透液仍不清亮的患者诊断为难治性腹膜炎，此时应考虑拔除导管，以减少患者病死率和保护腹膜。拔管后仍需继续有效抗生素治疗至少 2 周，术后定期复查腹部 B 超，若有较多腹腔积液需穿刺引流。

2. 腹透管外出口及隧道感染　外出口感染指出口处出现脓性分泌物，伴或不伴透析管周围皮肤红肿，出现硬结或压痛提示预后不良。单纯发红可能是，也可能不是感染。隧道感染为导管皮下隧道处出现疼痛、压痛、发红、硬结等表现，一些隐匿性隧道感染需通过超声检查明确。外出口感染伴有脓性分泌物的治疗需基于革兰氏染色和培养结果，通常需要局部消毒剂护理同时联合使用全身抗生素。外出口和隧道感染的病原菌以金黄色葡萄球菌和铜绿假单胞菌最常见。疗程最短 2 周，铜绿假单胞菌感染疗程需 3 周，至出口外观完全正常。对于隧道感染患者需定期复查隧道超声以评估疗效，当感染累及内涤纶套时应拔除导管。

3. 预防　在置管手术前，腹膜透析操作污染后，以及其他侵入性操作（如结肠镜、宫腔镜）期间预防性使用抗生素可能有益。导管适当固定、合适的出口位置、避免外伤等可减少外出口感染风险。对于鼻腔培养金黄色葡萄球菌持续阳性的患者，鼻腔内使用莫匹罗星软膏可预防外出口和隧道感染。有经验的护士对患者进行重点突出的培训也是减少腹膜炎和外口隧道感染的关键。

【非感染性并发症】

1. 导管功能障碍

引流障碍：腹透液的引流主要靠重力作用。可行快速交换试验：正常情况下，灌入一袋 2000 ml 腹透液，立即予以引流，约需 15～20 min，引流量应达到灌入量的 90% 以上。引流障碍指透析液引流量明显少于灌入量，或速度明显减慢。引流障碍多发生在腹透管置入后 1 个月，尤其在 2 周内，也可发生在长程治疗的任何时刻。其常见原因见表 21-3-6。

表 21-3-6　引流障碍的常见原因及处理措施

原因	处理
管路打折	松解
尿潴留	导尿
便秘	通便
管内堵塞	肝素、抗凝剂
导管移位	导丝复位、腹腔镜下复位或再次置管
大网膜包裹	松解，或再次置管

1）管路打折常表现为腹透液灌入和引流均有障碍，可分为腹透管皮下隧道段打折和腹透管体外段打折两种情况。

前者需术者在术中规范进行引流试验即可及时发现；后者依靠对患者的培训而尽量避免。

2）管外受压包括便秘、尿潴留致的肠管、膀胱对腹透管压迫及盆腹腔巨大占位压迫导管，而发生引流障碍。大多数管外受压导致引流障碍可通过增加活动和通便得到改善。

3）管内堵塞包括纤维蛋白、血凝块等造成管内堵塞，常表现为灌入困难。针对前两种情况可予肝素钠封管（250～1000 U/L）或局部尿激酶溶栓（5000 U尿激酶溶于20 ml生理盐水封管），1～2 h后引流，若无效可再重复一次，严禁抽吸。或50 ml注射器加压灌入法。

4）导管移位和大网膜包裹导管移位主要表现为灌入正常而引流缓慢或不足，常发生于术后2周内，盆腹平片多显示导管尖端移出真骨盆或导管走行异常。若引流良好，但拍片时腹透管末端位置欠佳时，可能与患者体格、腹腔形状以及拍片时位置有关，此时无需特殊处理。80%以上的导管移位可通过通便、灌肠、增加活动或按摩腹部得到改善，少数患者需导丝复位或腹腔镜下复位。大网膜包裹表现为腹透液灌入和引流均缓慢，且呈渐进性加重。可行CT腹膜成像以评估包裹情况，明确诊断后需腹腔镜下或外科开腹手术分离网膜，将腹透管末端重置在合适位置。

2. 腹腔压力增高并发症　腹透液灌入腹腔将升高腹腔内压力，导致的并发症也称为腹腔压力增高相关并发症，包括渗漏、疝气、胸腔积液等。腹腔内压力与灌液量和体位相关，坐位时压力最高，平卧位时最低；患者咳嗽、用力排便、弯腰等动作可使腹腔内压力短时快速升高。危险因素包括腹部手术史、高龄、肥胖、营养不良、多囊肾等。在腹膜透析全程均可发生，但多发生于腹膜透析早期。

（1）渗漏：包括腹壁皮肤或腹透管周围渗液、胸腔积液、阴囊或会阴部水肿等。表现为受累部位水肿，同时可伴超滤量下降，体重增加。此时需与导管引流障碍、腹膜超滤功能下降鉴别。

1）腹壁或腹透管周围渗漏：明显的渗液可观察到腹壁皮肤局部或弥漫水肿，或腹透管周围见清亮液体流出（可用尿糖试纸检测糖浓度明显升高）。部分患者若出现站位或立位时腹部不对称隆起，或皮肤呈橘皮样改变或存在压痕，也应怀疑渗液的存在。可行 B 超或 CT 腹膜成像来协助诊断。确诊后可停止腹透液灌入 1～2 周，部分患者局部缺损可自行恢复，此间可血透过渡，或酌情尝试减少灌入量或于卧位使用 APD。若保守治疗无效，可尝试手术修补缺损部位。

2）胸腔积液：与先天或后天膈肌缺陷有关，在增加腹腔内压力后发生。胸腔积液可发生于长程腹透的任何时期。多发生于右侧，可能与左侧膈肌为心脏和心包所包绕有关。少量胸腔积液时可无明显自觉症状，积液量逐渐增加后可表现为咳嗽、气短、憋气等症状。胸液性质常为漏出液，腹透液葡萄糖浓度往往较高，但若胸膜腔液体存留时间过长，其葡萄糖浓度可正常。影像学方面可行 CT 腹膜成像或同位素扫描协助诊断。确诊后根据患者病情轻重采取相应措施。轻症者可适当减少灌液量，腹透液存腹期间尽量采取坐位，个别病例可能自愈。重症者须立即停止腹透，必要时胸腔穿刺引流缓解症状，明确缺损部位后行膈肌异常通道手术修补或胸膜固定术，期间根据肾功能状态酌情予血透过渡。

3）生殖器水肿：腹透液通过睾丸鞘膜突进入阴囊，或通过腹壁薄弱部位进入外阴，导致阴囊积液和外阴周围组织水肿。B 超和 CT 腹膜成像可协助确诊。治疗原则同其他部位渗漏。先天性缺损需行手术修补，后天性手术损伤者可通过减少灌液量、抬高阴囊等缓解症状，腹透液存腹期间尽量取卧位以降低腹腔内压力；部分患者可血透过渡待其自愈。

（2）疝气：在腹膜透析的过程中可能发生多部位的疝气，包括腹股沟疝（斜疝和直疝）、脐疝、腹壁疝、腹透管周围疝、股疝、子宫脱垂、阴道后穹窿疝等。其中，脐疝和腹股沟斜疝最为常见。体格检查多可见局部腹壁膨出或阴囊肿大，可行 B 超或 CT 等影像学检查与腹腔内包块、单纯鞘膜积液及其他疾病进行鉴别。确诊疝气后应尽量避免腹内压力增高的因素，对于轻度的脐疝、腹壁疝和腹股沟疝可试戴疝囊带，适当减少每次灌液量，腹透液留腹期间尽量采取卧位，或使用 APD，若保守治疗效果不佳可考虑手术修补，术后 1 周内建议停止腹透，酌情血透过渡。1～2 周后从低剂量开始灌入腹透液，2～3 周内逐渐增加恢复至原透析方案。

3. 代谢相关并发症

（1）与含糖透析液相关并发症：由于腹膜透析液是含糖透析液，留腹过程中的糖被吸收可能加重胰岛素抵抗、高血糖、动脉粥样硬化、内脏脂肪聚集、体重增加、脂代谢紊乱等并发症。通过督促患者减少日常水盐摄入，减少容量负荷可减少使用高浓度透析液，从而减少糖负荷；另外可选用非葡萄糖为渗透剂的透析液，如艾考糊精透析液。对于糖尿病的腹透患者，应将糖化血红蛋白控制在 8% 以下。

（2）心血管合并症：心血管疾病是腹透患者的最常见致死病因，而透析患者心血管病风险是普通人群的 10～30 倍。心血管疾病包括冠心病、动脉粥样硬化、动脉及心脏瓣膜钙化、周围血管疾病及心力衰竭。腹透患者发生心血管疾病的危险因素包括：矿物质骨代谢紊乱导致的高磷血症、继发性甲状旁腺功能亢进、炎症状态、贫血、高血糖、高血压、胰岛素抵抗等。

（3）蛋白质能量消耗（PEW）综合征：PEW 综合征表现为人体蛋白质质量及能量储备的流失，可能与饮食摄入不足、残余肾功能下降、腹透液内蛋白丢失、各种原因导致的炎症及并发的高分解代谢疾病相关。PEW 综合征在腹透患者中患病率约为 18%～55%，会增加感染及心血管疾病风险，最终导致死亡率升高。PEW 综合征的诊断标准包括生化指标（主要是血清白蛋白）；低体重、总体脂减少或体重下降；肌肉质量减少；饮食低蛋白质及低能量摄取。根据患者的体型、体力活动量和基础代谢状况，保持充足的蛋白质（每日 0.8～1.2 g/kg 理想体重）和能量摄入（每日 25～35 kcal/kg 理想体重），是预防 PEW 综合征的重要手段。部分患者可加用口服营养补充剂，以补充每日所需蛋白质及热量。

4. 包裹性腹膜硬化（EPS）　EPS 是长程腹膜透析治疗中出现的一种严重并发症，以持续或反复肠梗阻，伴全身营养耗竭为表现，伴腹膜超滤功能下降，影像学可证实弥漫腹膜增厚和钙化，广泛肠粘连和肠梗阻。虽发生率低（0.7%～3.3%），但确诊 1 年内死亡率可高达 50%。EPS 的发生与长程透析，使用生物相容性较差的腹透液，反复或严重的腹膜炎病史，以及其他非腹透因素（如使用 β 受体阻滞剂、肾移植后抗排异药物、肿瘤的腹膜转移、腹腔手术后等）有关。EPS 早期诊断较为困难且缺乏特异性诊断标准，大多数患者直到发生肠粘连或肠梗阻才得以诊断。EPS 的治疗以对症支持为主，包括营养支持治疗，采取口服营养制剂或全胃肠外营养，肠梗阻对症处理（留置胃管及胃肠减压），维持水、电解质平衡，手术解除肠梗阻和肠粘连。糖皮质激素和他莫昔芬用于早期 EPS 证据较少，可能有效，需进一步研究证实。必要时可行手术治疗 EPS，松解多发肠袢粘连。

【其他导管相关并发症及处理】

1. 涤纶套脱出　涤纶套与周围组织形成紧密联结，可起到固定腹透管和预防外界细菌感染的作用。当皮下涤纶套周围组织发生组织反应，可导致其被推挤而脱出到皮外，此过程易发生外口感染。日常应加强护理，避免对腹透管牵拉和外口损伤，若外口感染合并皮下涤纶套完全脱出，可予削除。

2. 腹透管损伤　锐利器物划伤腹透管，在导管上形成裂口；反复使用含酒精的消毒液也会腐蚀腹透管导致其容易发生渗漏。腹透管损伤后，若无法在严格无菌操作下切除损伤部位，则只能重新置管。反复的患者教育和培训是预防的重要措施。

3. 灌液或引流腹痛　灌液腹痛与腹透液的高糖、加热后温度较高、低 pH 值或压力过大刺激局部组织有关，而引流腹痛则和引流时腹腔内轻微负压或周围组织反应有关。多数在置管 1～2 周后可逐渐适应。适当减慢灌液或引流速度，或留腹少量液体，也可缓解疼痛。

4. 脏器损伤　属于腹透导管并发症的少见情况，如腹透管损伤大网膜毛细血管导致血性腹水，罕见病例也可损伤内脏器官如膀胱、结肠、直肠等。

（曲　贞　董　捷）

第 4 节　维持性透析患者的管理和持续质量改进

随着 ESRD 患者群的增长，社会经济的进步和透析技术的提高，使得透析患者生存期延长，维持性透析患者群体日渐庞大。这一群体给国家和家庭带来巨大压力，使得肾内科医生不得不面临从个体治疗到群体管理的根本转变。本节介绍维持性透析患者管理的概念、实施条件和策略、效果评价与改进。

【维持性透析患者管理的概念】

尿毒症的维持性透析，属于慢性疾病范畴。依据美国慢性疾病管理的概念，维持性透析患者的管理指采用全面系统的方法来诊断和治疗透析患者；需要加强团队合作和患者自我管理；强调利用循证医学证据预防疾病进展和合并症的发生；不断进行总体健康水平和医疗支出的全面评价。

通过规范的透析患者管理，要使透析充分，营养状态良好，贫血、高血压、肾性骨病及急性心血管并发症等控制满意，减少血管通路或腹透管路相关并发症，减少透析相关并发症，使患者心理状态和生活质量得到提高，社会功能尽可能康复，最终降低住院率和死亡率，减少医疗花费。

相对于其他慢性病，维持性透析患者的管理给我们带来的挑战更大，其源于随透析龄延长，各种并发症发生率增加，某些 CKD 并发症尚缺乏诊治指南，患者老龄化趋势明显，同时经济和社会支持水平较低。

【维持性透析患者管理的实施条件和策略】

1. 实施条件　有一支业务精湛的专业化队伍，有设施齐全的血透和腹透中心，有系统完整的医疗和护理规范，有合理的工作流程和岗位责任制度，有科学的质量管理体系等，都是管理好透析患者的先决条件。

2. 实施策略　维持性透析患者管理的实施策略，是着眼于保障我们在"正确"的时机，对"正确"的患者，采取"正确"的治疗而提出的。虽然我们永远不能确信什么是绝对"正确"的，但是通过下述管理策略，有助于我们的认识处于一个不断更新、循环往复的螺旋式上升过程，从而体现持续质量改进的质量管理精髓。

（1）掌握正确的时机

1）以责任护士或医生为核心的即时反馈体系：维持透析患者的治疗和护理是一个漫长而艰巨的过程，间或发生的各种急性并发症又增加了诊治的难度。掌握正确的时机，不能仅满足于及时诊断和治疗，而应本着慢性病管理的目标，做到预防进展和并发症的发生。

这就要求我们有一个完善的疾病即时反馈体系，这个体系需要一个责任者，作为患者、家属和医护人员的信息中枢，可以及时察觉患者的问题，及时给予纠正，并把所有信息记录、保存、传递到相关责任人那里，又负责把所有处理意见反馈到当事人手中。为了节约医疗开支，责任者通常由护士来担任，她/他同时担负着采集和传递信息、实施教育的职责，可以说是整个治疗团队的"眼睛"和

"耳朵"。这种模式可以解放医生的时间和精力，使后者更加专注地投入到持续质量改进的管理程序中。在这种体系中，医生的职责是帮助甄别需处理的问题和培训责任护士，领导治疗团队不断提高治疗质量，确保所有的治疗均基于证据并反映最新的改善预后的信息，参与并领导持续质量改进。

2）多学科团队合作的综合随访体系：应调动多学科团队合作优势，加强信息收集和处理功能。笔者认为，综合随访体系和传统的常规随访的差别在于，前者的主体是多学科的医生、护士、营养师、理疗室和社工，客体是患者、家属及其他护理人员，后者的主体是医生，客体是患者；前者随访途径多样，有门诊、电话、网络和家访，后者仅门诊；前者随访频度不定，可按需随访而后者一般较固定。

综合随访体系的优点是显而易见的：节约医生的时间，随访更加密切，有助于建立良好的医患关系；发挥不同团队成员的优势，满足透析患者不同层面的需要；有不少证据，包括我们自己的经验已经显示由多学科人士共同随访患者带来了各项临床指标和生存率方面的益处。

（2）追求正确的治疗：追求正确的治疗，意味着将循证医学融入常规治疗和护理。

1）各透析中心都应积极参与全国性的肾脏病和透析登记工作，利于规范化的临床资料收集，为我国肾脏临床流行病学研究和卫生政策的制订提供依据。

2）建立一个易于分析和总结的数据库。这个数据库应记录透析中心的所有临床诊治和随访信息，便于开展临床科研和实施患者教育，最好实现全国大型透析中心的资源共享。数据库是透析中心的中枢，它捕捉、贮存信息的能力，决定了它能否为重要的临床决策提供依据。

3）以临床路径为行动指南并不断改进。针对任何一个临床问题，都应在临床实践指南的基础上，结合专家经验和患者的实际情况，建立临床路径。临床路径可加快透析室主治医生和责任护士的规范化培训进程，从而保证治疗质量的持续性提升，节约卫生资源。

（3）正确转化患者

1）健康教育的重要性：维持性透析患者的管理是否成功，一定程度上有赖于对透析患者的教育是否成功。而通过对患者的授权和教育，将其转化为具有较高自我管理和自我效能水平的患者，应成为我们的最高理想。这个过程应从 CKD 早期开始，通过渐进性地渗透式教育，最后成功地实现转化。而目前肾内科医护人员教育患者的状况，不论从教育时机，还是教育方式及内容，均亟待改善。

2）健康教育的实施技巧：维持性透析患者的教育由责任护士承担，教育前通常根据患者的社会文化背景、社会心理和认知特点进行评价。然后制订教育计划和不同治疗阶段的教育内容。和透析患者一起分解整体计划，确定短期目标和长期目标。教育对象最好包括透析患者本人及家属，帮助患者逐步改变行为方式，和教育对象建立伙伴关系。运用自我管理和自我效能理论，使患者成为健康教育中的决策者、计划者和实施者，医护人员仅提供技术指导。教育形式多样化，授课道具丰富有趣，教育同时注意考核。

【维持性透析患者管理的效果评价和改进】

有了维持性透析患者管理的实施条件和策略，仅仅是具备了成功管理的基石，还要靠一个循序渐进的持续质量管理改进过程来实现对"正确的时机，正确的治疗，正确的患者"的永不停息追求。

实施持续质量改进程序的第一步就是选定特殊的反应过程和预后的指标，这些指标必须与临床治疗质量和预后密切相关，譬如临床指标（透析充分性，营养状态，贫血和血管通路管理等），预后指标（住院率，死亡率，就业率及生活质量等）；反映医疗差错的指标（如血透患者内瘘穿刺不当、漏血，腹透患者的严重手术并发症）。第二步就是确保数据的收集，尤其要反映数据的变化趋势，尽量使数据的表达规范，便于交流；第三步就是定期召开团队的持续质量改进会议，力争明确患者预后的趋势以及影响这种趋势的治疗因素，从而通过改善治疗过程来改善患者预后。

可见，持续质量改进不仅仅是个概念，更多地应该融入临床实践中，变成可操作的管理工具。通过持续质量改进，不但患者的治疗质量得到提高，同时通过医护人员的积极参与和投入，使他们倍受鼓励，自身价值得到最佳体现。每一个肾内科医生都应该掌握持续质量改进这个武器，以适应不断增长的透析人群临床治疗质量和预后提升与改进的需求。

（杨志凯　董　捷）

第 5 节　其他血液净化技术

血浆净化指利用体外循环装置分离血液成分以清除血液中不能通过透析清除的异常成分或致病因子、药物等，包括血液灌流、血浆置换、免疫吸附和白细胞净化等。

一、血液灌流（HP）

血液灌流是利用灌流器中吸附剂的吸附作用，来达到清除血液中透析所不能清除的外源性或内源性的毒素、药物以及代谢废物等有害物质，是临床上抢救急性中毒的常用方法。

常用的吸附剂有活性炭、树脂等，要求具有无毒、无过敏反应、稳定、良好的机械强度、不发生微粒脱落、生物相容性好等特点。

【吸附剂材料及原理】

1. 活性炭　活性炭多为椰子壳、木材、石油副产品等原料经过特殊加工而成，具有疏松多孔的结构和很强的吸附活性。活性炭具有表面积大、孔隙大、孔径分布范围宽的特点。比表面积要求达到 1000 m^2/g 以上，孔径分为微孔、中孔和大孔，以直径 2 nm 的微孔分布最多，是吸附的主要部位。活性炭的吸附作用是非特异性的，对多种物质有吸附作用，如内源性的肌酐、尿酸、胍类及中分子物质，外源性药物、毒物，如安定、巴比妥等。早期的活性炭容易引起血细胞的破坏，尤其是血小板下降非常常见。同时炭微粒容易脱落而发生微血管栓塞。目前用于血液灌流的活性炭经过白蛋白、火棉胶、醋酸纤维素等物质的包裹形成微胶囊，不仅生物相容性得到提高，又减少了炭微粒脱落的危险。

2. 合成树脂　合成树脂是具有网状结构的高分子聚合物，比表面积在 500 m^2/g 左右，易吸附脂溶性物质，如胆红素、有机磷等。近年来研制的合成树脂不仅化学性质稳定、不易脱落、机械强度高、生物相容性好，还可以通过调节孔径分布增强其吸附特异性。大孔、中性树脂的吸附作用是通过与被吸附物分子之间的范德华力引起的，或与高分子聚合物之间形成的化学键连接。树脂吸附剂也有导致血小板下降的不良作用。

3. 特异性吸附剂　多黏菌素 B 为一种碱性、亲脂性肽类抗生素，为阳离子表面活性剂，可以破坏革兰氏阴性杆菌的外膜、增加通透性。其带有的阳离子对内毒素有很强的吸附能力，并有中和内毒素生物活性的作用，且具有较好的生物相容性。多黏菌素 B 与甲基聚苯乙烯纤维共价交联制作成的吸附柱结合稳固，用于治疗脓毒症。

其他吸附剂还包括高分子的过渡金属络合物、固载氧化 β 环糊精等。

【血液灌流的方法】

1. 灌流器　消毒好的一次性灌流器，使用前用大量的生理盐水冲洗冲出可能会脱落的微粒。

2. 设备　可以用普通血液透析机、CRRT 机进行。无条件时也可以用输液泵，甚至患者自身动脉压推动血液流动经过灌流器。也可以将灌流器串联在透析器前，与透析同时进行。

3. 抗凝　因吸附剂表面较粗糙，与血液透析相比，需要更多的抗凝剂。

4. 血流速与治疗时间　通常为 $100\sim200$ ml/min，持续 $2\sim4$ h。血流速加快反而会降低吸附率，但是也应该避免太慢引起凝血。治疗 2 h 后吸附剂的吸附能力常达到饱和，如果需要继续治疗应该更换新的灌流器。

5. 疗程　一般药物中毒经过 1 次治疗即可被清除。中毒量大或胃内残留药物继续吸收、脂溶性药物从脂肪组织释放入血等因素可以导致治疗后药物浓度反弹并再次出现症状，需要重复治疗 $2\sim3$ 次。

【血液灌流的合并症】

1. 过敏　寒战、发热，严重者伴循环不稳定。

2. 活性炭微粒脱落栓塞　胸闷、呼吸困难，常见于未包裹的活性炭。

3. 血小板、白细胞减少　因吸附剂生物相容性差导致血小板凝集、白细胞破坏。

4. 血压下降　体外循环，容量不足，中毒药物引起血管扩张，生物相容性差等。

5. 凝血因子丢失　活性炭吸附纤维蛋白原。

【血液灌流的临床应用】

1. 急性药物、毒物中毒　药物、毒物中毒患者经洗胃、输液、利尿和使用拮抗剂等措施无效时，可以通过血液净化方法来清除血液中的药物。对于脂溶性、大分子和高蛋白结合的物质，需要用血液灌流来清除。药物中毒应用血液灌流的指征包括：药物浓度达到或超过致死剂量；药物/毒物有继续吸收的可能；严重中毒导致呼吸衰竭、循环衰竭、低体温，经积极治疗病情仍在恶化；中度以上脑功能不全；严重肝、肾功能不全导致药物排泄能力下降；能够产生代谢障碍或延迟效应的严重药物中毒，如甲醇、百草枯（具体见"药物过量与中毒的血液净化治疗"章节）。

2. 肝性脑病与黄疸型肝炎　血液灌流可以清除血液中的氨、假性神经递质、芳香族氨基酸等导致肝性脑病的毒素，并调节支链氨基酸与芳香族氨基酸的比例，提高脑脊液中的 cAMP 浓度，因而用来治疗肝性脑病。经血液灌流治疗后肝性脑病患者神志恢复，死亡率下降。某些树脂吸附柱对胆红素有很好的吸附能力。各种原因导致的高胆红素血症通过苯乙烯二乙烯苯聚合树脂（Plasorba Brs-350）进行血液或血浆灌流，单次治疗可以降低血液中胆红素与胆汁酸浓度 50%；常用于重症肝炎、术后肝衰竭。血液灌流与血液透析联合适用于治疗肝肾综合征。重症肝炎患者存在出凝血异常，血液灌流治疗后应注意补充凝血因子、监测血小板变化。

3. 脓毒症　革兰氏阴性杆菌败血症治疗棘手，易发展为脓毒症导致多脏器衰竭和高死亡率。细菌内毒素脂多糖（LPS）活化免疫系统，产生大量炎症因子如 IL1、IL6、TNFα 等导致全身炎症反应综合征（SIRS），发展到脓毒症时发生休克、脏器衰竭。活性炭、树脂通过微孔吸附与疏水作用吸附 LPS，但是吸附效率较低。LPS 带有大量负电荷，可与阳离子吸附剂大量结合被清除。带有大量阳离子的多黏菌素 B 制作的吸附柱不仅可以吸附 LPS，还可以抑制 LPS 的生物活性。多个临床研究显示 SIRS 或已经发展为脓毒症伴多器官衰竭的患者经多黏菌素 B 吸附柱进行血液灌流治疗后不仅体温下降，循环与氧合亦明显好转，存活率得到提高。血液灌流与 CRRT 联合治疗可进一步提高患者的生存率。此外，白蛋白、考来烯胺（消胆胺）树脂、聚乙烯亚胺包被的纤维素微粒都有较好的吸附 LPS 作用。

二、血浆置换（TPE）

血浆置换是一种用来清除血浆中大分子物质的体外循环血液净化技术。按血浆分离的技术分为离心式和膜式血浆置换。近年膜式技术应用更为广泛。

【原理】

　　TPE 是通过离心或膜分离技术分离并清除患者体内的血浆，补充以同等体积的新鲜冰冻血浆或白蛋白溶液或盐水，从而达到快速清除血浆中大分子的致病因子，阻断或逆转这些因子造成的病理学进程。这些致病因子包括自身抗体（抗 GBM 抗体、抗鞘磷脂抗体、抗 H 因子抗体等）、免疫复合物、冷球蛋白、骨髓瘤轻链蛋白、单克隆球蛋白、致血栓因子、含胆固醇脂蛋白等。此外有证据显示 TPE 还有免疫调节的作用，通过调节网状内皮系统功能来加速抗体和免疫复合物的内源性清除。TPE 对其他可能参与炎症过程的大分子物质，如补体、纤维蛋白原、细胞因子等的清除也有利于疾病的控制。此外，TPE 治疗中输入的正常血浆可以补充患者体内缺乏的血浆成分，如 H 因子及 vWF 剪切酶，并可能是 TPE 治疗 HUS 或 TTP 的主要机制。

表 21-5-1　　血浆置换治疗的常见疾病与主要机制

治疗机制	疾病	清除/补充物质
清除异常循环因子	抗 GBM 病	清除抗 GBM 抗体
	ANCA 相关性小血管炎	清除 ANCA
	吉兰-巴雷综合征	抗鞘磷脂抗体
	重症肌无力	乙酰胆碱抗体
	多发性骨髓瘤，华氏巨球蛋白血症	清除单克隆蛋白
	SLE，RA，冷球蛋白血症	清除 dsDNA，循环免疫复合物
	TTP/HUS，	清除抗体或补充缺乏的因子
	FSGS	清除通透因子
	家族性高脂血症	清除 LDL-C
补充缺乏血浆因子	TTP	补充 ADAMTS-13

　　SLE：系统性红斑狼疮；RA：类风湿关节炎；TTP：血栓性血小板减少性紫癜；HUS：溶血尿毒症综合征；FSGS：局灶节段性肾小球硬化；LDL-C：低密度脂蛋白胆固醇

对于免疫性疾病，TPE 的治疗必须结合免疫抑制剂的使用，通常为糖皮质激素和细胞毒类药物如环磷酰胺，以抑制致病抗体的产生和调节相关的细胞免疫功能。对于致病性很强的自身抗体导致的疾病如抗 GBM 病，由于抗 GBM 抗体的半衰期长（大约为 21 天），TPE 治疗是否及时会显著影响治疗效果和疾病预后，应在患者血清肌酐 $<$ 500 $\mu mol/L$ 前开始治疗。

【血浆置换具体方法】

1. 血浆置换技术　常用的血浆置换技术分为离心式和膜式血浆分离。

（1）离心式方法：利用血液中不同成分的比重和密度不同，在离心力的作用下将血浆与血液细胞成分分离。其优点是可以进行某种血液细胞的清除。缺点是①容易丢失血小板导致血小板减少，②使用枸橼酸抗凝，易发生低血压和低钙血症，③需要特殊的机器。

（2）膜式血浆分离：利用中空纤维血浆分离器分离血浆，其孔径大，对白蛋白、免疫球蛋白、胆固醇的筛系数介于 0.8～0.9，允许大部分血浆成分滤过，而血细胞不能通过。其优点是不会丢失血细胞成分，并可进一步进行双重血浆置换。

2. 置换液（表 21-5-2）

（1）新鲜冰冻血浆（FFP）：FFP 优点是其成分和渗透压与生理水平一致，可以补充凝血因子、白蛋白、免疫球蛋白，可以补充患者缺乏的"有益"血浆成分，不易引起低血压、出血等问题。最大缺点是易发生过敏反应和传染性疾病，以及血浆中的枸橼酸导致低钙血症。需要与患者的 ABO 血型相一致的 FFP。

（2）人白蛋白溶液：常用生理盐水配置成浓度为 4%～6% 的溶液。如果进行 1 个 EPV 置换量的治疗，对于血白蛋白浓度较高的患者可以采取更经济的方法，即用生理盐水或林格液置换前 20%～30% 的量后，再换用白蛋白溶液。

使用白蛋白置换传播感染性疾病的概率减小，也很少发生过敏反应，但是价格昂贵，而且易发生凝血因子和免疫球蛋白缺乏。治疗后可以输注适量新鲜血浆以补充丢失的凝血因子。

表 21-5-2　不同置换液的优缺点

置换液	优点	缺点
新鲜冰冻血浆	含有凝血因子	感染病毒性肝炎、HIV 等疾病风险
	含有免疫球蛋白	过敏反应
	补充"有益"血浆因子	溶血反应
	补充补体	必须冰冻保存
		必须 ABO 血型相符
		含有枸橼酸
		供给不稳定甚至缺乏
白蛋白溶液	感染疾病的风险很小	没有凝血因子
	很少出现过敏反应	没有免疫球蛋白
	没有炎症介质	价格昂贵
	不受血型限制	
	供给较稳定	

（3）其他：生理盐水、林格液、右旋糖酐、羟乙基淀粉等都可作为置换液，但是不良反应较多，不适于连续使用。

通常置换液补充量与清除的血浆量相等，最低可以为后者的 85%。低于此值常导致血管内容量显著下降和血流动力学不稳定，应予避免。

3. TPE 剂量　计算估计的血浆容积（EPV）

①EPV（ml）=（1−血细胞比容 Hct）[b+c×干体重（kg）]

$$b=1530（男），864（女）$$
$$c=41（男），47.2（女）$$

②Kaplan 公式　EPV（ml）＝体重（kg）×（1－Hct）×65

③简化公式：EPV（ml）＝体重（kg）×35（Hct 正常）

　　　　　　　EPV（ml）＝体重（kg）×40（Hct 低于正常）

单次治疗前的某血浆蛋白浓度为 Co，使用的置换剂量为 Ve，单次治疗后的蛋白浓度 C 计算公式为 $C = Coe^{(-Ve/EPV)}$。

表 21-5-3　血浆置换剂量与血浆中免疫球蛋白或其他物质清除的关系

置换剂量/EPV	置换量（ml）	血液中免疫球蛋白等物质清除率（%）
0.5	1250	39
1.0	2500	63
1.5	3750	78
2.0	5000	86
2.5	6250	92
3.0	7500	95

从表 21-5-3 中可以看到不同的置换量对血浆物质的清除率变化。随着血浆置换量的增加，每份置换液对物质清除效率下降，超过 2 倍于 EPV 的置换量时效率下降更显著，因此每次采用 1～2 倍 EPV 的置换剂量为宜。

4. 血管通路　离心式分离技术需要的血流速低，可经外周静脉穿刺进行。膜式分离要求血流速＞50 ml/min，常为 100～150 ml/min，需要使用中心静脉透析导管以提供充足的血流。

5. 抗凝　由于 TPE 治疗中肝素也被清除，需要的肝素或小分子肝素量大于普通透析时。肝素可以给予首剂 50 IU/kg，随后追加 1000 IU/h，监测并维持 ACT 于 180～220 s（正常值的 1.5～2.0 倍）。枸橼酸常被用于离心式 TPE，也可用于膜式 TPE，低钙血症发生率可高达 60%～70%，严重时可导致致命性的喉痉挛或心律失常。在血液回体内之前补充钙溶液可以减少低钙血症的发生。枸橼酸抗凝还容易发生代谢性碱中毒。

6. 血流速　膜式血浆置换理想的血流速为 $100\sim150\ ml/min$，此时血浆滤过的速度可以达到 $30\sim50\ ml/min$。血浆分离速度不仅与血流速相关，还受患者 Hct 和 TMP 的影响。常用的血浆分离器要求 $TMP<150\ mmHg$。过高的血浆分离速度容易导致溶血，或高 TMP 而发生破膜。

【治疗频率与疗程】

致病性物质的血管内外分布比以及其半衰期（$T_{1/2}$）决定了每次 TPE 治疗后的浓度变化，从而决定治疗频率与总疗程（见表 21-5-4）。

表 21-5-4　常见血浆蛋白的分布特点和半衰期

血浆物质	分子量（Kd）	血管内分布比例%	半衰期（d）	正常血清浓度（g/L）
白蛋白	67	40	19	$35\sim45$
IgG	180	50	21	$6.4\sim14.3$
IgA	150	50	6	$0.3\sim3.0$
IgM	900	80	5	$0.6\sim3.5$
LDL	1300	100	$3\sim5$	$1.4\sim2.0$

IgG 血管外分布高达 50%，每次进行一个血浆容积的 TPE 治疗后，IgG 浓度降至治疗前的 35% 左右。间隔 $24\sim36\ h$ 后，血管外的 IgG 转移回血管内，浓度回升至治疗前的 $60\%\sim65\%$。经过约 5 次的治疗，IgG 浓度维持在初始浓度的 $10\%\sim20\%$ 水平。因此清除 IgG 型致病抗体的 TPE 可以间隔 $24\sim48\ h$ 进行以达到较好的清除效率。血管外分布少的免疫球蛋白如 IgM 则通常经过 $1\sim2$ 次治疗即可充分清除。

【双重滤过血浆置换】

双重滤过血浆置换（DFPP）的第一步与传统 PE 相同，用血浆分离器将血浆与血细胞成分分离开；第二步是将血浆用第二个滤器——血浆成分分离器进一步分离。血浆成分分离器的孔径较前者小，可以按分子量大小将血浆中需要清除的大分子致病物质如免疫球蛋白、免疫复合物、脂蛋白等与白蛋白分开并丢弃，白蛋白回输至体内。可以选用膜孔径 $0.01 \sim 0.02\ \mu m$ 的血浆成分分离器清除免疫球蛋白，孔径 $0.03 \sim 0.04\ \mu m$ 的血浆成分分离器清除更大分子物质如 LDL 脂蛋白。治疗中丢弃的血浆量通常为置换量的 $10\% \sim 20\%$，故需要的置换液量也仅为传统 PE 的 $10\% \sim 20\%$，特别适用于巨球蛋白血症和家族性高脂血症治疗，以及血浆缺乏情况下的紧急治疗，如抗 GBM 病和血栓性微血管病。DFPP 治疗时丢弃的血浆中不仅有免疫球蛋白，还有大分子的凝血因子如纤维蛋白原、vW 因子等，治疗后应进行监测。治疗后可给予 2 单位的 FFP 补充丢失的凝血因子。

【血浆置换的并发症】

TPE 的并发症分为三大类：血管通路相关性、抗凝剂相关性和 TPE 过程相关性合并症。前二者的发生机制与其他血液净化治疗相同，在此不详述。后者与 TPE 治疗本身有关，发生率为 $4\% \sim 25\%$，大多数与 FFP 的使用有关。常见有低血压、过敏、感染等。严重合并症发生率很低，约为 3%，与 FFP 导致的过敏反应有关。因血浆置换并症导致的死亡率为 $0.3\% \sim 0.5\%$，多见于使用 FFP 者，可能与低钙血症发生心律失常以及严重过敏导致肺水肿有关（表 21-5-5）。

表 21-5-5　血浆置换常见合并症和处理原则

TPE 合并症	原因	预防和处理
低血压	体外循环量过大（离心式）；蛋白丢失导致胶体渗透压快速下降；使用低渗置换液；置换液补充量低于血浆丢弃量；血管迷走反射	采用膜式分离；补充白蛋白或血浆；等渗置换液；置换液速度与血浆丢弃速度相同；暂停治疗，平卧

表 21-5-5　血浆置换常见合并症和处理原则（续表）

TPE 合并症	原因	预防和处理
呼吸困难	过敏（FFP，消毒剂）；生物不相容膜；容量过多	抗过敏治疗；使用生物相容膜；控制置换液与弃浆量平衡
过敏	常发生于使用 FFP 治疗	预防性使用糖皮质激素和抗过敏药物
低钙血症	使用 FFP 作为置换液时，大量枸橼酸结合钙离子	治疗开始后补充钙离子（5％氯化钙或 10％葡萄糖酸钙缓慢静脉推注）
代谢性碱中毒	FFP 中的枸橼酸代谢为碳酸氢根，肾功能不全时易发生	
血小板减少	常见于离心式技术；使用生物相容性差的血浆分离膜	使用生物相容性的膜进行膜式分离
凝血异常	置换液不含凝血因子，凝血因子如 FIB、AT-Ⅲ 丢失	使用 FFP，或治疗后补充 2 个单位 FFP；治疗结束 48～72 h 后可恢复
感染	使用非 FFP 导致免疫球蛋白丢失	使用 FFP；补充免疫球蛋白
感染病毒性疾病	使用大量血浆后血液传播	减少或不使用血浆；采用 DF-PP 方法；已输注感染血浆后，给予丙种球蛋白 100～400 mg/kg 输注

【血浆置换新技术】

1. 冷滤过　用于清除冷球蛋白。用更大孔径的血浆分离器分离血浆（不易被冷球蛋白堵塞滤孔），血浆经过 4℃冷处理的管路和冷滤器时冷球蛋白被清除，滤过的血浆被加热至体温后与血细胞混合回到患者体内。置换液使用 5％白蛋白液。治疗安全、有效。

2. 热滤过　用于清除 LDL 胆固醇。当分离出的血浆被加热到 37～42℃ 时，大量的 LDL 容易沉淀并被清除，而

HDL 被清除量很少。用于治疗家族性高脂血症安全、简单、有效。但是需要额外的血浆加热装置。

3. HELP 分离（肝素诱导的体外 LDL 沉淀）　利用肝素的多个负电荷，结合血浆中带正电荷的多种心血管疾病高危因子：LDL-C 和 VLDL-C、apoB、Lp（a）与纤维蛋白原。这些因子与肝素的共沉淀物被滤器清除，滤过的血浆经过肝素吸附和透析纠正 pH 与电解质后回到体内。

三、免疫吸附

免疫吸附（IA）是近年来发展的血浆净化新技术。利用抗原和抗体等致病物质与吸附剂之间的理化和生物亲和性制成吸附柱。血浆经过吸附柱时，选择性地清除血液中的致病因子。优点是清除特异性高，不损失血浆，因此也不需要补充置换液。通常采用膜式血浆分离技术。

【免疫吸附剂类型】

根据吸附原理，将免疫吸附剂分为 5 类。

1. 抗原-抗体结合型

（1）固定抗原：将特异性抗原结合在吸附柱的载体上，可以吸附血浆中相应的抗体。如用乙酰胆碱受体多肽制备的抗原作为吸附剂，可以特异性地结合重症肌无力患者血液中的抗乙酰胆碱抗体。类似方法还用于吸附抗 ABO 血型抗体、类天疱疮患者血液中的自身抗体。

（2）固定抗体：将抗体结合在载体上，可以吸附血液中的抗原。将羊抗人 IgG 抗体结合在载体上，可以高效清除血液中的 IgG，而对 IgM、IgA 的清除很少。吸附柱饱和后可以用洗脱液洗脱后重复使用。

2. Fc 结合型蛋白 A 是金黄色葡萄球菌细胞壁上的一种蛋白组分，其氨基末端有 4 个 Fc 结合区，可以结合人血清中 IgG_1、IgG_2 和 IgG_4 的 Fc 段中的 CH_2-CH_3 残基与 IgG_3 的 Gm3（s+）位点，对 IgG_3、IgM 和 IgA 通过非免疫方式也有部分结合。对 IgG_1、IgG_2 和 IgG_4 结合率可达 100%，对

IgG_3 结合率 35%，对 IgM 结合率 51%，对 IgA 结合率 14%，对 IgE 结合率 7%。其羧基端可与琼脂糖珠、硅胶等载体交联结合制成吸附柱。在酸性环境下，蛋白 A 与免疫球蛋白的结合被解离，因此吸附柱可以被反复洗脱复用。通常用两个蛋白 A 吸附柱并联交替使用。血浆以 15～35 ml/min 的速度被分离后，进入其中一个吸附柱。当吸附柱饱和后，换用另一个吸附柱继续治疗，同时用 pH2.2 的洗脱液对第一个吸附柱进行洗脱并再生复用。

3. 补体结合型　C1q 是补体经典活化途径成分之一，其胶原区可以吸附含 IgG、IgM 的免疫复合物，以及 DNA、纤维蛋白原和 CRP 等分子，也可以清除 C1q 抗体。

4. 静电结合型　吸附剂结构富含的阴离子与被吸附物以静电结合。如硫酸葡聚糖的多聚阴离子结构可以静电结合抗 ds-DNA 抗体、抗磷脂抗体、LDL 和循环免疫复合物（CIC），但是对白蛋白、总蛋白和补体的影响很小。白蛋白的阴离子可以结合 LPS、细胞因子等，可用于吸附脓毒症患者血液中的内毒素与炎症因子。

5. 疏水结合型　疏水性氨基酸苯丙氨酸和色氨酸交联固定在聚乙烯醇凝胶上，通过疏水性结合血液中的抗体。苯丙氨酸可以吸附抗 DNA 抗体、类风湿因子和 CIC。色氨酸与 IgG 的铰链区结合，对抗乙酰胆碱受体抗体有很好的吸附效率，处理 2 L 血浆，抗体浓度可下降 70%。对抗GQ1b 神经节苷脂抗体、纤维蛋白原的清除也很好。

【免疫吸附治疗原理】

1. 清除致病性抗体和 CIC。

2. 调节异常的细胞免疫，减少活化的 T 细胞，从而减少自身抗体产生。

3. 清除炎症因子等。

【免疫吸附与血浆置换的比较】（见表 21-5-6）

表 21-5-6 吸附与血浆置换的比较

	免疫吸附	血浆置换
选择性	高，不影响白蛋白、凝血因子、药物浓度	低，丢失较多正常血浆成分，影响药物浓度
清除效率	高	低
置换液	不需，避免过敏与疾病感染等合并症	需要
价格	昂贵，但是可以复用的吸附柱则经济	相对较便宜

四、血浆置换及免疫吸附技术在肾脏病中的应用

适用 TPE/IA 治疗的肾脏病占所有血浆净化适应证的 25% 左右。常见的肾脏病如下：

（一）抗 GBM 病

抗 GBM 病可以表现为 I 型急进性肾炎和（或）肺出血，已明确致病因子为抗 GBM 抗体。大量研究已证实在强化免疫抑制剂治疗的基础上进行血浆置换治疗，可以迅速降低循环中抗 GBM 抗体浓度，改善肾预后并极大程度地降低病死率。肾预后与血浆治疗开始时机有关，治疗开始时 Scr<600 μmol/L 和新月体<85% 与肾功能恢复相关，而 Scr>600 μmol/L 或无尿，则肾功能恢复可能性很小。因此在确诊后应尽早进行血浆置换治疗。血浆置换可使 90% 患者的肺泡出血症状得到控制，肺部浸润影消散。以下患者有血浆置换适应证：

（1）合并肺出血患者；

（2）肾受累程度还没有达到透析依赖的患者；

（3）肾活检细胞新月体小于 85% 的患者。

治疗剂量与频率以尽快清除循环中的抗 GBM 抗体为原则，采用 TPE 或 DFPP 同样有效。推荐的治疗方案是每次置换 1~2 倍血浆量，每日连续治疗 3~4 次后改为隔日治疗，共 7~10 次，直至抗体转阴。用蛋白 A 或抗人 IgG 吸

附柱进行免疫吸附同样可以快速、有效清除循环中的抗体并改善肾功能和肺部病变。血浆净化必须同时配合免疫抑制剂治疗，以抑制抗体产生。

（二）ANCA 相关性小血管炎

临床表现为急进性肾小球肾炎，约 70%～80% 患者伴有 ANCA 阳性；以糖皮质激素联合环磷酰胺等免疫抑制剂为基础治疗。对于肾功能快速恶化需要透析的重症患者，在免疫抑制剂治疗基础上接受血浆置换治疗者，肾功能改善明显好于单用免疫抑制剂治疗者。但是在肾功能受损轻的患者中，免疫抑制剂加血浆置换组与单用免疫抑制剂治疗组相比并没有获得更大益处。如果患者同时合并肺血管炎导致肺出血，也应该尽快进行血浆置换。同时血清抗GBM 抗体阳性者也是进行血浆置换的指征。治疗方案为每次置换 1～1.5 倍血浆量，在第一周内至少置换 4 次，以后根据病情改为隔日一次，直至病情缓解。

（三）溶血尿毒症综合征（HUS)/血栓性血小板减少性 紫癜（TTP）

HUS 和 TTP 同属于血栓性微血管病，致病因素对血管内皮损害导致微血栓形成，临床表现为微血管性溶血、血小板减少和肾衰竭。TTP 还常伴有发热与神经系统症状。先天性 vWF 剪切酶缺乏（家族性），或其抗体产生（散发性）导致血液中出现巨大的 vWF 多聚体与 TTP 发病有关；不典型 HUS 多数与补体调节蛋白异常有关，如调节补体替代途径的 H 因子既可因基因突变造成表达减少，也可因自身抗体抑制 H 因子活性。治疗上基因突变者可输注 FFP，有自身抗体者可行血浆置换和免疫抑制治疗。血浆置换疗效可能与补充了大量患者体内缺乏的血浆因子有关，又不会增加患者容量负荷。不主张使用白蛋白或晶体液进行治疗。治疗方案为每日用 FFP 置换 1.5～2 倍血浆量，连续 7～10 天，至血小板恢复到 150×10^9/L，血清 LDH＜400 u/L。约 10%～20% 患者血浆置换无效，用冷沉淀血浆置换可能有效。对于体内有抗自身抗体的 TTP 患者免疫吸附治疗可能有效。

（四）狼疮性肾炎

自身抗体对组织器官的损害和免疫复合物在脏器的沉积是 SLE 的主要发病机制之一。血浆置换可以清除狼疮患者循环中的自身抗体如抗 DNA 抗体和 CIC，输入的 FFP 还可以补充补体成分。血浆置换还有免疫调节和使网状内皮系统功能正常化的作用。但是目前没有血浆置换用于常规治疗狼疮性肾炎的有益证据。TPE 或免疫吸附适用于重症狼疮性肾炎和狼疮危象（中枢神经系统、血液系统受累），经免疫抑制治疗效果不佳，或因为合并症不适于使用免疫抑制剂治疗的患者。免疫吸附对清除抗 DNA 抗体、抗磷脂抗体和 CIC 有很好的效果，且特异性和效率较 TPE 更高。多个小样本的临床研究显示，传统治疗无效的重症狼疮性肾炎患者用硫酸聚糖纤维素进行免疫吸附治疗 2～4 次后，抗 ds-DNA 抗体和 CIC 水平迅速下降，90% 以上的患者病情得到缓解，肾功能与尿蛋白好转，血管炎得到控制，并取得良好的 1 年预后。

（五）局灶性节段性肾小球硬化（FSGS）

循环中存在通透因子是部分 FSGS 患者的主要发病机制，细胞因子过渡活化和持续高脂血症也加速肾小球硬化。FSGS 对糖皮质激素联合细胞毒药物治疗往往无效或易复发。对于难治性 FSGS，在一些小样本的研究中显示用 5% 白蛋白溶液进行血浆置换治疗可以显著降低蛋白尿、缓解肾病综合征，机制可能与清除通透因子和 LDL，增加机体对免疫抑制剂的敏感性有关。蛋白 A 可以吸附 FSGS 患者血液中的通透因子。对糖皮质激素和细胞毒药物治疗无效的原发性或移植后复发的 FSGS 患者用蛋白 A 吸附柱进行 8～10 次的免疫吸附治疗后，多数患者尿蛋白下降大于 50%。但是治疗前通透因子水平正常的患者则无效。每次处理 1.5～2 个血浆量，每周 2～3 次，共 7～14 次为一个疗程。但是停止后易复发。定期进行 TPE 或免疫吸附巩固治疗的患者有利于获得持续缓解。

（六）冷球蛋白血症

冷球蛋白血症患者如果出现明显的临床症状或 AKI 时，应该进行血浆净化治疗。这些情况包括：血小板减少（$<5\times10^9$/L）、高黏滞综合征、冷球蛋白浓度$>1\%$、患者需要进行低温手术以及出现 AKI。可以用传统 TPE 或 DFPP 方法。推荐的治疗方案是每次置换 1 个血浆量，每周 2~3 次，共 2~3 周。IgM 型冷球蛋白浓度反弹快，可能需要每周 1 次的长期治疗。血浆置换的管路和置换液需要加热，以避免冷球蛋白沉淀堵塞血浆分离器。

（七）肾移植

移植前体内存在 HLA 特异性细胞毒抗体以及 ABO 血型不合的同种异体肾移植，移植后数天至数周内容易发生体液免疫介导的超急性排异，表现为移植肾的小血管纤维素沉积，血管内皮细胞肿胀、脱落和管壁中性粒细胞浸润。发生超急性排异后进行免疫抑制剂强化加上 TPE 治疗与单纯免疫抑制治疗相比并没有更好疗效。但是对于那些存在高水平的 HLA 特异性 PRA 抗体以及 ABO 不合移植的患者在移植前进行预防性 TPE 或 IA 可以使 90% 以上的患者顺利接受肾移植并达到 50% 以上的 1 年肾存活率。抗 GBM 病患者移植前抗体仍阳性者也需要进行 TPE 治疗。对于移植后复发的肾脏病，如抗 GBM 病，应及时强化免疫抑制和 TPE 治疗直至抗体消失。FSGS 患者移植后约 30% 患者复发，TPE/免疫吸附联合环孢素 A 或环磷酰胺治疗可以降低蛋白尿、保护肾功能。

（八）血浆净化的肾外疾病适应证

神经系统疾病如急性 Guillain-Barré 综合征、重症肌无力，血液系统疾病如原发性血小板减少性紫癜、华氏巨球蛋白血症、多发性骨髓瘤导致的高黏滞综合征，自身免疫性疾病如重症类风湿关节炎，家族性高脂血症，重症肝炎，炎症性肠病等。

（程叙扬）

第6节　介入肾脏病学

一、血液透析动静脉内瘘通路

1. 动静脉内瘘的类型

（1）血液透析动静脉内瘘分为两种类型：自体动静脉内瘘和移植物动静脉内瘘。

（2）自体动静脉内瘘是在皮下将动脉和邻近的表浅静脉进行吻合，动脉血流经吻合口直接进入静脉。常见的吻合部位为腕部、鼻烟窝、前臂、肘部甚至上臂。自体动静脉内瘘一般需要至少4~6周成熟。一旦成熟之后使用寿命长、并发症发生率低，目前认为是首选的血液透析通路。

（3）移植物内瘘是用一段移植物将患者的动静脉连通并植入皮下，透析时穿刺移植物获得体外循环所需的血流，目前多用高分子材料制作的人造血管，所以也叫作人造血管内瘘。人造血管内瘘建立后，也要经过2~3周的"成熟期"才可使用。近年来也有建立后24 h即可穿刺使用的新型人造血管。

2. 动静脉内瘘的术前准备及评估

（1）术前准备：慢性肾脏病患者应避免双侧上肢动静脉穿刺和留置导管、避免锁骨下静脉穿刺和留置各种导管包括 PICC 导管，充分保护上肢血管。eGFR<30 ml/min 的患者应开始考虑肾替代治疗方式的选择。预计将要行血液透析的患者，应至少6个月前进行自体动静脉内瘘手术，以预留充分内瘘成熟的时间以及针对成熟不良原因的纠正时间，避免需要透析时不得不行深静脉置管。

（2）评估内容

1）病史：患者既往有无中心静脉插管史、心脏起搏器置入、PICC 管、血管外伤史；有无糖尿病、心功能不全、周围血管疾病。评价心功能状况能否耐受动静脉内瘘建立后心脏负荷的增加。

2）体格检查：双上肢血压是否对称，Allen 试验评估桡动脉和尺动脉血供，既往有中心静脉置管的患者有无上肢不对称性水肿、侧支静脉建立等中心静脉狭窄的体征。

3）影像学检查

①多普勒超声：患者手术前应常规行多普勒超声检查了解肱动脉、桡动脉和外周静脉的流速和内径、有无局限性狭窄、动脉和静脉的可扩张能力。动脉内径＞2.0 mm、静脉内径＞2.5 mm 手术成功率和术后动静脉内瘘成熟机会更高。腋下肱动脉血流＞80 ml/min 提示动静脉内瘘成功率高。

②静脉造影：病史和体格检查提示可能有中心静脉狭窄的患者术前应行静脉造影明确诊断。

3. 自体动静脉内瘘的建立

（1）手术部位：非优势侧腕部桡动脉-头静脉是首选的手术部位。其次可以选择鼻烟窝、尺动脉-贵要静脉等前臂血管。如果前臂血管条件太差，可以选择肘部肱动脉-头静脉或转置的肱动脉-贵要静脉。

（2）手术技术：手术一般在局麻下进行。行表浅静脉和动脉的端端、端侧或侧侧吻合。多数采用端侧吻合。

（3）术后护理和自体动静脉内瘘成熟过程：

1）术后避免敷料包扎过紧。

2）术后应检查伤口有无渗血及动静脉内瘘震颤和杂音是否正常存在。

3）伤口愈合后嘱患者加强前臂运动可促进内瘘及早成熟。自体动静脉内瘘成熟一般至少需要 4 周时间，血管条件差的患者甚至经过超过半年的时间获得成熟。

4）不成熟的内瘘过早穿刺容易造成穿刺点渗血，血肿可能压迫甚至导致内瘘闭塞。

5）内瘘成熟的标准：静脉内径＞5 mm；静脉距皮肤深度＜6 mm；穿刺部位血流速＞500 ml/min。

6）动脉血流量不足、吻合口或动静脉狭窄及静脉分支是导致动静脉内瘘成熟不良的主要原因。

7）介入技术中的球囊扩张狭窄部位或静脉流出道分支结扎可促进内瘘的成熟。

4. 移植物动静脉内瘘的建立

（1）不能建立有效的自体动静脉内瘘的患者，可考虑行移植物动静脉内瘘。移植物动静脉内瘘较自体动静脉内瘘使用寿命短、并发症发生率高，但成熟时间短、更容易穿刺、可供穿刺的部位相对较长。

（2）移植物种类：目前使用最多的移植物材料是人工合成材料，如 PTFE。

（3）人造血管移植物手术技术

1）根据患者的血管条件并遵循尽可能先远后近的原则，在前臂选尺、桡动脉或肘部的肱动脉做人造血管的动脉流入道与人造血管行端侧吻合，静脉流出道可选择头静脉、贵要静脉或腋静脉等，还可以选择人造血管连接腋动脉-颈内静脉、腋动脉-腋静脉、锁骨下动-静脉、股动脉-股静脉等部位。

2）人造血管的走行可以是直形或者袢形，一般认为袢形优于直形。

3）手术可在局部麻醉下进行，术前可以预防性使用抗生素，术中行人造血管和自体动静脉端侧吻合。

（4）人造血管移植物内瘘的成熟过程

1）术后 2～3 周，手术范围内皮肤及皮下组织无明显水肿或红肿，人造血管可清晰触及的内瘘可以试行穿刺透析。

2）近年来，有一种带硅胶层的人造血管问世，可以在建立后数小时至一天左右进行穿刺。

3）如果患肢仍有明显肿胀，应检查有无血清肿或者中心静脉狭窄等原因。

5. 内瘘的使用和维护

（1）穿刺技术

1）局部皮肤无菌消毒。

2）绝大多数患者可直接穿刺。疼痛敏感的患者，可局部涂抹麻醉药膏；初次穿刺的患者，可局部注射利多卡因。

3）可使用止血带使穿刺部位的血管扩张便于穿刺。

4）新近使用的内瘘或血流速低时，可选用 17 G 或更细的穿刺针；充分成熟的内瘘或需要较高血流速行高效透析时，可选用 16 G 甚至 15 G 穿刺针。有条件的可选择透析专用套管针。

5）动脉穿刺针距吻合口＞3 cm，可采取顺血流或逆血流的方向，当可用的穿刺点离吻合口较近时，顺血流方向穿刺是较好的选择。动静脉穿刺针间距＞5 cm，以减少血液再循环。静脉穿刺针应顺血流方向。

6）穿刺人造血管动静脉内瘘必须充分了解手术吻合血管部位，避免动静脉穿刺部位颠倒。

7）不同的穿刺方法影响动静脉内瘘的使用寿命。常见的穿刺方法包括：阶梯式（绳梯式）和纽扣式（扣眼式）。阶梯式穿刺法反复穿刺通路的不同部位，纽扣式穿刺法沿同一针道进行穿刺，能够避免血管瘤的形成，但纽扣式穿刺法有可能增加菌血症的风险。

（2）透析结束后的压迫止血：透析结束，拔除穿刺针后，最好的止血方法是手指在穿刺点部位直接压迫止血，至少压迫 10 min。20 min 后仍有出血提示可能存在静脉流出道狭窄。

6. 内瘘的并发症

（1）感染

1）自体动静脉内瘘感染发生率较低，致病菌常常是葡萄球菌。出现局部炎症的表现后应留取局部分泌物做培养，局部抗生素使用可能有效。但如果局部抗生素无效甚至有发热等全身感染表现,立即抽取血培养,并开始抗感染治疗,疗程一般 6 周。

2) 人造血管动静脉内瘘感染发生率相对较高,下肢的人造血管内瘘更易感染。使用人造血管内瘘的患者在进行某些容易感染的手术操作如拔牙、泌尿生殖系统检查治疗时应预防性使用抗生素。经验性抗生素治疗应覆盖革兰氏阳性菌和革兰氏阴性菌甚至肠球菌。最好基于培养选择敏感抗生素。人造血管局部感染可经抗生素治疗和局部切除感染的血管得以治愈,感染范围较大的人造血管往往需要全部切除。

(2) 血栓形成

1) 易感因素包括低血压、低血容量、高凝状态。动静脉内瘘狭窄是大多数血栓形成的基础。

2) 预防:目前并无充分的证据表明抗凝药和抗血小板药可有效预防人造血管或自体血管动静脉内瘘的血栓形成。

3) 治疗:一旦发现血栓形成应立即采取治疗措施,以尽可能避免深静脉置管透析。治疗方法包括溶栓、介入治疗机械性取栓和外科手术切开取栓。血栓可发生于手术后或成熟的内瘘使用过程中。应教育患者避免无意中压迫动静脉瘘,学会自我检查以便及时发现血栓形成。血栓形成继发于内瘘流量不足往往提示存在内瘘狭窄,溶栓或取栓成功后需进行内瘘狭窄的介入治疗或手术治疗。

(3) 狭窄

1) 临床表现:透析时血流量不足、滤器容易发生凝血、穿刺困难、透析结束后穿刺点止血困难、持续上肢肿胀和透析充分性下降往往是内瘘狭窄的表现。触诊和听诊表现为震颤增强和高调杂音。

2) 通路血流测定和监测:使用超声稀释法测定的自体动静脉内瘘的血流量一般为 500～800 ml/min,移植物动静脉内瘘血流量约 1000 ml/min。自体动静脉内瘘血流量低于 200 ml/min 也可能保持内瘘的功能并满足透析时流量要求。

中国血管通路专家共识认为狭窄干预的指征是狭窄超过周围正常血管管径 50% 并伴以下情况：内瘘自然血流量 <500 ml/min；不能满足透析处方所需血流量；透析静脉压升高，穿刺困难；透析充分性下降；以及内瘘出现异常体征等。

3）通路再循环：以尿素氮和非尿素氮（如超声稀释法）为基础的方法用于通路再循环测定。

4）影像学检查：彩色多普勒超声能直接测定动静脉通路的血流模式、检测是否存在狭窄，价格便宜，适用于临床常规监测；临床高度怀疑存在通路狭窄的患者可行血管造影检查并进一步行介入治疗。

5）通路狭窄的治疗方法包括经皮血管成形术（percu-taneous transluminal angioplasty，PTA）（球囊扩张术）、支架置入术和外科手术修复。PTA 可在放射介入或超声引导下进行，是治疗各种血管通路狭窄的主要手段。

（4）血管瘤

1）自体动静脉内瘘：多数血管瘤不需要临床处理。如果血管瘤过大，影响了有效的穿刺部位或血管瘤瘤壁过薄有出现大出血危险，需及时外科处理。

2）人造血管动静脉内瘘：假性血管瘤瘤体快速增大、直径 >12 mm、限制穿刺部位、患者出现明显症状（疼痛）需切除瘤体并置入一段新的人造血管。

（5）透析通路相关性肢端缺血综合征

1）是指内瘘建立后，局部血流动力学发生变化，造成远端肢体供血减少，出现缺血性改变的一组临床症状综合征，主要表现有肢体发凉、苍白、麻木、疼痛等症状，严重者可出现坏死。超声检查、CTA、血管造影、内瘘限流后血供改善情况、指肱指数（DBI<0.6）等可用于其客观评价。

2）依据临床缺血程度将其分为 4 级：

Ⅰ级：手部苍白、发绀和（或）发凉，但无疼痛感觉。

Ⅱ级：运动和（或）透析时上述症状加重伴疼痛。

Ⅲ级：静息痛。

Ⅳ级：肢体出现溃疡、坏死、坏疽等组织缺失表现。

3）治疗：症状较轻、临床分级为Ⅰ级或Ⅱ级（较轻）者，手部保暖及功能锻炼及改善血液循环的药物治疗；缺血症状严重、临床分级Ⅱ级（较重）、Ⅲ级及Ⅳ级者需手术治疗，可采用吻合口远端桡动脉结扎术、PTA、内瘘限流术、流入动脉重塑术或结扎内瘘。

（许 戎）

二、中心静脉双腔导管

血液透析用中心静脉双腔导管可以作为肾衰竭患者的临时或长期的透析通路。但因常合并导管相关的血流感染、导管功能不良、中心静脉狭窄等并发症，导致患者透析不充分，死亡率高。KDOQI 指南及我国血管通路专家共识均推荐应尽量减少中心静脉导管的使用。

（一）导管的种类

1. 无袖套无隧道血液透析用中心静脉双腔导管 也称临时导管，由于不需要建立隧道，操作相对容易，适用于临时和紧急状态的透析患者。但不易固定，感染发生率较高，原则上颈部静脉无袖套无隧道导管使用不得超过 4 周；股静脉无袖套无隧道导管使用不超过 1 周，长期卧床患者可以延长至 2～4 周。

2. 有袖套有隧道血液透析用中心静脉双腔导管 也称长期导管。由于该导管带有袖套并通过皮下隧道固定，因此导管的感染发生率相对较低，且不易脱出。适用于预计依赖导管透析时间较长的患者。

（二）导管种类的选择

1. 无袖套无隧道血液透析用中心静脉双腔导管 多用于以下患者的紧急或短时过渡血液透析的血管通路，包括：急性肾衰竭；药物过量或中毒；终末期肾脏病患者需紧急透析但缺乏成熟的长期透析通路；维持性血液透析患者长期透析通路出现并发症，预计短期内可以解决；腹膜透析患者，新置入的腹膜透析管尚不能使用或并发腹膜炎需行血液透析；肾移植患者出现严重的急性排异反应。

2. 有袖套有隧道血液透析用中心静脉双腔导管　对于难以建立动静脉内瘘的维持性血液透析患者，有袖套有隧道导管可作为长期血管通路。包括：儿童；糖尿病患者伴有严重的周围血管病变；过度肥胖；因多次建立动静脉内瘘已经没有可供使用的血管资源；严重心功能不全不能耐受动静脉内瘘带来的心脏负荷增加；预期生命有限；短期内可以进行肾移植。此外，当预计过渡通路需要留置 4 周以上时，应选择有袖套有隧道导管。

（三）导管置入

1. 总则　当患者需要中心静脉置管时，医生需认真查看患者了解病情；是否有心力衰竭、严重心律失常、休克、呼吸困难等危重情况；能否平卧或 Trendelenburg 体位配合中心静脉穿刺；既往是否有中心静脉置管史及并发症；有无严重出血倾向。根据患者身高和体型选择导管的长度，对于高危患者需提前处理并制订应急预案。

2. 导管置入的静脉选择　右侧颈内静脉是首选的置管部位。

锁骨下静脉置管易出现气胸、血胸、穿刺锁骨下动脉、臂丛神经损伤和中心静脉狭窄等并发症，应尽量避免。

预计肾替代治疗时间短（＜1 周）、合并心力衰竭肺水肿的患者，可首选股静脉无袖套无隧道导管。卧床、其他部位建立透析通路困难的维持性血液透析患者也可选用股静脉有袖套有隧道导管作为长期血管通路，导管尖端应尽量达下腔静脉水平，以保证足够的血流量并减少再循环的发生。因可能损伤髂静脉，对有肾移植预期的患者，应权衡选择经股静脉置管的利弊。

3. 置管方法要点

穿刺前行超声血管检查，选择合适的穿刺点。有条件尽量选择超声引导下静脉穿刺，可提高穿刺成功率，减少穿刺相关并发症的发生，建议穿刺置管过程中全程心电监护，以及时发现心律失常并处理。穿刺过程中应遵循无菌操作技术，操作者戴口罩、帽子、穿手术衣、戴无菌手套。操作区域充分消毒，穿刺点利多卡因局部浸润麻醉，超声引导下用带注射器的穿刺针边穿刺边抽吸，有回血后沿穿刺针置入导丝。

（1）无袖套无隧道血液透析用中心静脉双腔导管：沿导丝顺序置入内径较小和较大的扩张器扩张皮下组织和静脉，扩张过程中应手法轻柔，导丝在扩张器内应能自由移动，避免粗暴操作扩张器穿出血管壁甚至误入纵隔或腹腔。扩张后沿导丝置入临时管。穿刺成功后应常规行 X 线检查明确插管位置是否正常，检查有无气胸、血胸等穿刺并发症。

（2）有袖套有隧道血液透析用中心静脉双腔导管：置入导丝后，根据导管长度和类型确定外口和皮下隧道位置，使导管尖端能达到右心房入口水平，涤纶套距外口约 2～3 cm。在外口及沿隧道走行部位行局部麻醉，外口处和穿刺点各行约 1 cm 左右横切口，钝性分离皮下组织。经外口至穿刺部位置入隧道针，沿隧道针将导管从穿刺部位脱出。沿导丝经扩张器依次扩张皮下组织和静脉后，沿导丝置入撕脱鞘，拔除导丝和撕脱鞘内扩张器后，手指堵塞撕脱鞘避免出血和空气进入（目前多数导管的撕脱鞘已经带有防止漏血的安全阀门），迅速将导管置入撕脱鞘，边撕裂撕脱鞘边将导管推入静脉。导管置入后检查动静脉端出血是否通畅，必要时调整导管的位置。缝合穿刺部位和皮肤外口，固定导管，以无菌敷料覆盖损伤部位。

（四）导管的使用和维护

1. 透析治疗　每次使用导管透析均应观察导管位置有无变化，有无扭曲、打折、脱出，固定缝线有无断开，置管外口及皮下隧道有无出血及渗液。透析治疗前后应遵循无菌操作的原则，操作人员和患者均应戴口罩和帽子，充分消毒操作区域皮肤及透析导管，导管外口应始终有肝素帽或注射器封堵，不应将外口直接暴露于空气中。透析间期禁止经导管输液治疗。

2. 封管液

（1）肝素透析结束后，根据透析导管上标注的容量将 $1000\sim5000$ U/ml 的肝素分别注入导管的动静脉端。没有研究显示更高浓度的肝素封管液能更好地预防导管血栓形成。而且部分肝素封管液会经导管尖端入血，浓度过高或注入量超过管腔容积将造成系统性抗凝，增加高危患者出血的风险。透析前应先抽吸管腔内的肝素封管液，用肝素盐水（100 U/ml）冲洗管腔后再开始透析。

（2）枸橼酸：对于存在活动性大出血、肝素诱导性血小板减少症（HIT）等肝素使用禁忌的患者，可使用枸橼酸封管。枸橼酸通过螯合血浆中的钙离子，阻止凝血级联的形成，从而发挥抗凝作用。枸橼酸封管在预防导管血栓形成方面与肝素相当。枸橼酸浓度越高，抗感染效果越好，但高浓度的枸橼酸可能导致低钙血症，诱发心律失常甚至心脏停搏，目前临床上常使用的枸橼酸浓度为 $4\%\sim10\%$。

3. 日常导管护理

不能将导管浸泡在水中。应在透析管外口和隧道充分愈合后才可开始进行淋浴。最好用较大的密闭敷料封闭导管全部体外部分。淋浴后在导管外口涂抹抗生素药膏并更换新的敷料。穿脱衣物及活动时注意保护导管，防止脱出。定期监测皮肤外导管长度。导管敷料应当保持清洁、干燥，更换频率应综合考量，至少一周一次。

（五）导管相关并发症及防治

1. 即刻并发症　多与置管操作相关，包括出血、误穿动脉、气胸、血胸、纵隔出血、心脏压塞、气管丛神经损伤、心律失常等。完善术前准备，超声引导下穿刺等可有效降低即刻并发症的发生率。

2. 远期并发症

(1) 导管相关感染: 感染是导致导管拔除的首要原因, 感染途径包括皮肤表面菌落经外口迁移, 导管连接部位污染, 透析或输液过程中管腔污染, 菌血症时菌落在导管集落形成。置管及使用过程中严格无菌操作, 尽可能缩短导管留置时间均可降低感染率。2019 年 KDOQI 血管通路指南建议导管外口愈合前, 局部使用杀菌剂或抗生素以减少感染风险。目前尚不推荐常规预防性应用全身抗生素或抗生素封管液。导管相关感染包括外口感染、隧道感染和导管相关血流感染 (catheter related blood stream infection, CRBSI)。其治疗包括抗感染治疗和导管的处理两大方面。诊治流程如图 21-6-1 所示。

1) 外口感染: 表现为外口皮肤局部红肿、硬结、脓性分泌物, 一般无全身症状, 多数情况下经局部用药或口服抗生素可控制, 不需拔管。

2) 隧道感染: 表现为沿导管隧道明显的红肿、压痛和硬结。治疗上均应在局部治疗基础上联合全身抗生素, 常需移除导管, 部分患者需要脓肿切开引流。

3) 导管相关血流感染: 发热和 (或) 寒战是非特异性的, 但却是 CRBSI 最敏感的临床表现。相比之下, 合并插管部位化脓或外口感染更具特异性, 但敏感性不高。其他临床表现包括血流动力学不稳定、神志改变、导管功能障碍和其他的脓毒症症状和 (或) 体征, 如低体温、酸中毒和低血压。血流感染相关的并发症如化脓性血栓性静脉炎、心内膜炎、化脓性关节炎、骨髓炎和 (或) 脓肿, 也可能是存在 CRBSI 的最初线索。对于怀疑 CRBSI 者, 应在抗生素使用前于导管和外周静脉抽取配对血样进行培养, 典型阳性结果为导管和外周静脉同时获得相同微生物血培养, 并且导管比外周静脉菌落计数定量结果≥5:1, 导管培养阳性时间比外周静脉提前 2 h。

导管相关血流感染的治疗主要包括抗生素治疗和导管的处理两大方面。

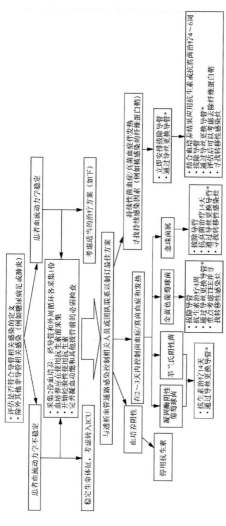

图 21-6-1 导管相关感染处理流程（2019KDOQI 血管通路指南）

注：如果必须保留原导管，必须考虑抗生素封管联合全身抗感染。

* 经原穿刺点更换导管仅适用于无化脓性感染及其他导管外口或隧道感染的表现时。如果存在以上表现时，可选择未受累的穿刺点更换导管，同时尽量在同侧更换导管以保护未来的通路。

TEE；经食管超声心动图

- 抗生素治疗：包括初始的经验性治疗和后续的针对性治疗。常规选择抗生素的基础是药物代谢动力学特性允许或便于每次透析中和（或）透析后给药。在大多数导管相关血流感染研究中凝固酶阴性葡萄球菌和金黄色葡萄球菌在病例中占比共计 40%～80%，次之为肠球菌和革兰氏阴性杆菌。因此对于疑似感染的透析患者，经验性治疗需同时覆盖革兰氏阳性菌和革兰氏阴性菌，如万古霉素联合庆大霉素/头孢他啶等。选择初始用药时需考虑当地中心的感染病原菌分布和耐药情况。对于疑似血液透析导管相关性菌血症的患者，如果两套初始血培养结果均为阴性、无其他确定的感染源，以及菌血症的体征和症状已消除，则可停止经验性治疗。为减少抗生素耐药菌株的出现，应尽早根据血培养的结果调整为针对性抗生素。没有导管相关血流感染并发症的病例，通常抗生素的疗程为 2～3 周；出现转移性感染，如心内膜炎或骨髓炎，抗生素要使用更长的时间（6 周），疗程结束 1 周后要重复进行血培养。

- 导管的处理：原则上一旦高度怀疑 CRBSI，无袖套无隧道的血液透析导管应立即予以拔除。而对于有袖套有隧道的血液透析导管，虽然立即拔除导管通常是治愈感染的最佳选择，但该方法有时会给透析的实施带来严重的后续问题。因此，是否拔除感染的导管取决于致病菌的类型、败血症病情的轻重和患者是否存在其他可供选择的插管部位。如果患者经系统性抗生素治疗，败血症症状不缓解或血流动力学不稳定，应尽早拔除感染的透析管。而抗生素治疗有效，临床情况稳定，无隧道受累的患者可原位经导丝更换导管，既移除了感染的导管、有效控制了感染又保留了同一静脉通路。

　　若患者无立即拔除感染的有袖套有隧道血液透析导管的指征，需将抗生素封管作为全身抗生素的辅助治疗。该方法的目标是杀死存在于导管管腔生物膜中的细菌，导管封管液通常是由抗凝剂（肝素或枸橼酸盐）和高浓度抗生素组成的小容量混合液。抗生素-肝素封管有效率革兰氏阴性菌为 87%，表皮葡萄球菌为 75%，金黄色葡萄球菌为 40%。常用药物的封管浓度：万古霉素 10～25 mg/ml，头孢他啶 10～25 mg/ml，头孢唑啉 10～50 mg/ml，头孢哌酮 20～50 mg/ml。

（2）导管功能不良：2014 年我国血管通路专家共识认为血流量低于 200 ml/min 即为导管功能不良。根据发生时间分为早期和晚期导管功能不良，早期（置管 2 周内）导管功能不良主要与机械因素有关，如导管位置异常，导管打折、导管固定太紧等。晚期（置管 2 周后）导管功能不良的可能原因为导管内血栓形成、管周纤维蛋白鞘形成、导管所在的中心静脉狭窄等。

1）导管内血栓：导管内血栓的发生率为 2%～3%。经导管腔内注射溶栓药物如尿激酶等是目前最有效且安全的治疗方法。

2）纤维蛋白鞘：纤维蛋白鞘是晚期导管功能不良的主要原因。几乎所有的透析管在置入后 1 周至数周内都会在管周形成纤维鞘，多认为其形成与导管血栓相关。通常纤维鞘和附壁血栓形成所谓的"活瓣"效应，经导管抽吸困难但注入通畅。经导管造影可明确诊断。治疗方法包括经导管腔内溶栓，经导管套扎剥脱纤维鞘，原位更换更长的导管，球囊扩张纤维鞘后原位更换导管，从纤维鞘外置入新导管。

3）中心静脉狭窄：经导管透析的患者中心静脉狭窄发生率 25%～40%。反复置管、导管留置时间过长、合并感染是中心静脉狭窄的高危因素。此外置管的位置，导管的直径、材质也有影响。临床表现为中心静脉压逐渐升高，透析血流量进行性下降，动静脉内瘘静脉高压。部分患者早期可无明显症状，在行动静脉内瘘术后回心血流量增加后才出现相应表现。对于此类患者结扎外周动静脉通路是缓解症状最快速有效的方法，但要以牺牲通路为前提。低分子肝素继以华法林抗凝治疗和抬高患肢可使患者临床症状部分缓解。介入治疗，包括球囊扩张和（或）支架置入是首选的治疗方法，球囊扩张后狭窄部位明显弹性回缩或单纯球囊扩张后 3 个月内出现再狭窄的病例可考虑行支架置入。但支架置入后仍可发生再狭窄。

（郑苪子　金其庄）

三、血液净化用血管通路的介入治疗

随着我国维持性血液透析患者人数的不断增长、透析龄延长、透析生存期增加以及终末期肾脏病疾病谱的改变（以糖尿病肾病、高血压肾损害为代表的代谢相关肾脏病比例增高），血液透析用血管通路（以下简称"血管通路"）的并发症亦呈增高趋势，对从事血液净化专业的医护人员提出了更多的挑战。

自 1964 年 Dotter 医生首次成功应用同轴导管技术治疗股动脉病变以来，介入治疗技术在心血管疾病、周围血管疾病和脑血管病的诊治领域取得了长足的进步。在 20 世纪 80 年代，Beathard 教授首次将介入技术应用于血管通路并发症的诊治并取得了令人满意的效果。近年来，由于介入治疗具有技术成熟、创伤小、安全性高、最大程度保留患者血管资源等特点，已被包括我国在内的多个国家的血管通路指南/专家共识推荐为治疗血管通路并发症的首选方案之一。

介入技术在血管通路中的应用通常包含以下内容：经皮腔内血管成形术（PTA）、血管支架置入术、溶栓术和取栓术等。本部分将对与介入技术有关的血管通路常见并发症做简要介绍。

（一）血管狭窄

狭窄是动静脉内瘘最常见的并发症，女性、高龄、糖尿病、高血压、静脉穿刺（特别是同一部位的反复穿刺）等均是血管狭窄的危险因素。狭窄可发生于动静脉内瘘的任何部位，包括流入道、吻合口、流出道甚至中心静脉。PTA 是国内外指南或专家共识推荐的血管狭窄的首选治疗方案。

1. PTA的适应证　狭窄超过周围正常血管管径50%伴如下情况：①内瘘自然血流量<500 ml/min或不能满足透析处方所需血流量；②透析静脉压升高；③穿刺困难；④透析充分性下降；⑤体格检查异常等。

2. PTA的禁忌证　①造影剂过敏（DSA）；②重要脏器功能严重衰竭，如严重的心力衰竭等；③凝血机制严重异常；④靶病变伴有严重钙化等。

3. PTA的引导方式　①放射引导：即数字减影血管造影（DSA）技术，该方式具有技术成熟、显示范围广泛、受操作者影响较小等优点，可用于诊断和处理全身各部位的血管病变，是目前公认诊断和治疗血管疾病的"金标准"。②超声引导：近年来国内外逐渐开展彩色多普勒超声引导的介入治疗；该方式具有设备简单、无辐射不需特殊防护、不使用造影剂等优点，在血管通路的介入治疗方面取得了较好的效果。但应注意由于受到超声波物理特性的限制，目前尚无法使用超声引导诊治中心静脉疾病。

4. 入路的选择　①外周血管：外周血管狭窄可根据病变部位和病变类型，选择便于操作的穿刺入路，穿刺点应指向狭窄侧，通常优先选择距病变处有一段较直血管的穿刺点。②中心静脉：中心静脉造影可选择上肢瘘静脉入路，但受限于上肢瘘静脉的内径，介入治疗时可选择股静脉入路或联合入路。

5. 器械的选择　PTA手术应选择与靶病变相适应的器械，包括型号匹配的血管鞘、导丝、球囊及其他辅助器械等。导丝应具有较好的通过性和支撑性。球囊直径应与靶病变附近的参考血管相适应，球囊长度应选择能覆盖靶病变的最短型号，推荐选择爆破压不低于16～20 atm的高压或超高压球囊以提高技术成功率。

6. 手术用药　如无禁忌，在球囊扩张前可使用适当剂量的抗凝剂（如肝素钠）减少术后急性血栓形成的风险。术后一般不需常规抗凝，如有血管夹层等并发症可适当延长抗凝时间。

7. PTA 技术成功的判定　PTA 技术成功的解剖学标准通常定义为术后残余狭窄<30%，同时也应关注术后的体格检查以及血流动力学是否能够满足透析需求。

8. 操作相关并发症　①内皮撕裂：内皮撕裂通常是PTA 成功的基础，但如撕裂的内皮影响血流量，可考虑使用球囊在受累区域进行轻柔的扩张并留置数分钟以恢复血流。②静脉破裂：0～I 级血肿通常不需特殊处理，密切观察，多可自行吸收；II～III 级血肿有持续增大压迫周围组织甚至造成组织坏死的风险，应积极处理，如使用球囊封堵血管破口、使用覆膜支架等，必要时可行开放手术处理。③静脉痉挛：该并发症较少见，基于 DSA 引导的手术操作应注意区分静脉痉挛与狭窄。静脉痉挛多可自行缓解，静推硝酸甘油可能有助于痉挛的缓解，但尚无充分循证证据。

9. 再狭窄　PTA 术后再狭窄是常见的远期并发症，文献报道术后 1 年的初级通畅率仅为 50%，使用药物洗脱球囊等可能有助于减少再狭窄的发生率。

10. 血管支架　目前尚无证据证实在外周瘘静脉内置入血管支架可以得到额外的获益，因此不推荐常规使用血管支架治疗外周静脉狭窄。在复发型中心静脉狭窄病变中置入血管支架可能获益，目前的证据提示覆膜支架可能优于金属裸支架，但无论如何静脉支架的置入必须在充分评估获益与风险后进行。

（二）血栓形成

1. 急性血栓形成　①溶栓治疗：急性血栓形成的溶栓治疗窗通常为血栓形成后 48～72 h 内，可使用尿激酶或 tPA 溶栓，建议提高局部溶栓药物浓度以增强溶栓效果。②取栓：溶栓效果不理想或有溶栓禁忌证的患者可考虑取栓治疗，双腔取血栓导管为常用的取栓器械，取栓操作中应注意充分肝素化以避免再发血栓形成。如果血栓体积较大，导管取栓往往需配合血管切开。治疗血栓的同时应注意探查是否同时存在血管狭窄病变。

2. 陈旧性血栓或血管闭塞病变　形成超过 7 天的血栓常机化为附壁血栓，溶栓或双腔取血栓导管取栓效果常常不佳。陈旧的附壁血栓可考虑使用特制的陈旧性血栓取栓导管或开放手术治疗。血管闭塞常为大量血栓机化的后果，可尝试使用导丝通过闭塞段病变并辅以球囊开通血流，但闭塞病变开通的远期预后尚无明确证据。

四、动脉瘤和假性动脉瘤

1. 假性动脉瘤　多见于 AVG，常与对移植物的同一部位进行反复穿刺相关。假性动脉瘤的治疗指征包括自发性出血、皮肤变薄、溃疡、感染、新发的假性动脉瘤、快速进展的假性动脉瘤、穿刺部位局限和外观丑陋等。手术是治疗假性动脉瘤最有效的方法。介入治疗方法包括覆膜支架置入术和超声引导下凝血酶注入术，后者应特别注意注入凝血酶时切勿使凝血酶进入血管内进而导致血管内血栓形成。

2. 动脉瘤　常见于 AVF，其处理原则与假性动脉瘤大致相同。动脉瘤的治疗方法包括手术治疗和血管内治疗，应充分评估患者病情后选择最恰当的治疗方案，包括两者结合的治疗方案。对于与静脉狭窄相关的动脉瘤，后者是一线治疗模式，PTA 是首选的手术方式。

（尹彦琪）

参考文献

[1] Chionh CY. Use of peritoneal dialysis in AKI：a systematic review. Clin J Am Soc Nephrol，2013，8（10）：1649-1660.

[2] Li P. High-dose versus low-dose haemofiltration for the treatment of critically ill patients with acute kidney injury：an updated systematic review and meta-analysis. BMJ Open，2017，7：e014171. doi：10.1136/bmjopen-2016-014171.

[3] Bell M. Optimal follow-up time after continuous renal replacement therapy in actual renal failure patients stratified with the RIFLE criteria. Nephrol Dial Transplant，2005，20（2）：354-360.

［4］ Gaudry S. Initiation Strategies for Renal-Replacement Therapy in the Intensive Care Unit. N Engl J Med, 2016, 375 (2): 122-133.

［5］ Zarbock A. Effect of Early vs Delayed Initiation of Renal Replacement Therapy on Mortality in Critically Ill Patients With Acute Kidney Injury: The ELAIN Randomized Clinical Trial. JAMA, 2016, 315 (20): 2190-2199.

［6］ Luo K. The optimal time of initiation of renal replacement therapy in acute kidney injury: A meta-analysis. Oncotarget, 2017, 8 (40): 68795-68808.

［7］ Nash DM. Systematic review and meta-analysis of renal replacement therapy modalities for acute kidney injury in the intensive care unit. Journal of Critical Care, 2017, 41: 138-144.

［8］ J Harrison. Efficient Removal of Immunoglobulin Free Light Chains by Hemodialysis for Multiple Myeloma: In Vitro and In Vivo Studies. J Am Soc Nephrol, 2007, 18: 886-895.

［9］ Humes HD. Initial clinical results of the bioartificial kidney containing human cells in ICU patients with acute renal failure. Kidney Int, 2004, 66: 1578-1588.

［10］ Tumlin J. Efficacy and Safety of Renal Tubule Cell Therapy for Acute Renal Failure. J Am Soc Nephrol, 2008, 19 (5): 1034-1040.

［11］ Watson WA, Litovitz TL, Rodgers GC, et al. 2004 Annual report of the American Association of Poison Control Centers Toxic Exposure Surveillance System. Am J Emerg Med, 2005, 23 (5): 589-666.

［12］ 张高魁, 夏结来, 姚晨. 相对率的非劣效性试验检验效能及样本量的模拟计算方法及 SAS 实现. 中国临床药理学与治疗学, 2004, 9 (2): 234-237.

［13］ Chyka PA, Seger D. Position statement: single-dose activated charcoal. American Academy of Clinical Toxicology: European Association of Poisons Centres and Clinical Toxicologists. J Toxicol Clin Toxicol, 1997, 35 (7): 721-741.

［14］ Chyka PA. Multiple-dose activated charcoal and enhancement of systemic drug clearance: summary of studies in animals and human volunteers. J Toxicol Clin Toxicol, 1995, 33 (5): 399-405.

[15] Palmer BF. Effectiveness of hemodialysis in the extracorporeal therapy of phenobarbital overdose. Am J Kidney Dis，2000，36（3）：640-643.

[16] Barceloux DG，Krenzelok EP，Olson K，et al. American Academy of Clinical Toxicology Practice Guidelines on the Treatment of Ethylene Glycol Poisoning. Ad Hoc Committee. J Toxicol Clin Toxicol，1999，37（5）：537-560.

[17] Dargan PI，Colbridge MG，Jones AL. The management of tricyclic antidepressant poisoning：the role of gut decontamination，extracorporeal procedures and fab antibody fragments. Toxicol Rev，2005，24（3）：187-194.

[18] Rocco MV. Disease management programs for CKD patients：the potential and pitfalls. Am J Kidney Dis，2009，53（s3）：s56-s63.

[19] Finkelstein FO. Structural requirements for a successful chronic peritoneal dialysis program. Kidney Int，2006，70：s118-s121.

[20] Xu Y，Dong J，Zuo L. Is frequency of patient physician clinic contact important in peritoneal dialysis patients? Perit Dial Int Supplement，2009，29：S83.

[21] Mason J，Khunti K，Stone M，et al. Educational interventions in kidney disease care：a systematic review of randomized trials. Am J Kidney Disease，2008，51（6）：933-951.

[22] Finkelstein FO，Story K，Firanek C，et al. Perceived knowledge among patients cared for by nephrologists about chronic kidney disease and endstage renal disease therapies. Kidney Int，2008，74：1178-1184.

[23] 王海燕. 肾脏病学. 第 4 版. 北京：人民卫生出版社，2020.

[24] Voroneanu L，Covic A. Arrhythmias in hemodialysis patients. J Nephrol，2009，22：716-725.

[25] Buemi M，Coppolino G，Bolignano D，et al. Arrhythmias and hemodialysis：role of potassium and new diagnostic tools. Ren Fail，2009，31：75-80.

[26] Arora P，Kausz AT，Obrador GT，et al，Hospital utilization among chronic dialysis patients. J Am Soc Nephrol，2000，11（4）：740-746.

［27］National Kidney Foundation. KDOQI Clinical Practice Guideline for Hemodialysis Adequacy: 2015 update. Am J Kidney Dis, 2015, 66 (5): 884-930.

［28］中国医院协会血液净化中心管理分会血液净化通路学组. 中国血液透析用血管通路专家共识（第 1 版）. Chin J Blood Purif, 2014, 8 (13).

［29］Lok CE, Rajan DK, Clement J, et al. Endovascular Proximal Forearm Arteriovenous Fistula for Hemodialysis Access: Results of the Prospective, Multicenter Novel Endovascular Access Trial (NEAT). Am J Kidney Dis, 2017, 70 (4): 486-497.

［30］Lars Kamper, Patrick Haage. Endovascular treatment to boost AV fistula maturation. J Vasc Access, 2017, 18 (Suppl 1): 15-18.

［31］Aitken EL, Jackson AJ, Kingsmore DB, et al. Early cannulation prosthetic graft (Acuseal) for arteriovenous access: a useful option to provide a personal vascular access solution. J Vasc Access, 2014, 15 (6): 481-485.

［32］Wakabayashi M, Hanada S, Nakano H, et al. Ultrasound-guided endovascular treatment for vascular access malfunction: results in 4896 cases. J Vasc Access, 2013, 14 (3): 225-230.

［33］Gorin DR, Perrino L, Potter DM, et al. Ultrasound-guided angioplasty of autogenous arteriovenous fistulas in the office setting. J Vasc Surg, 2012, 55 (6): 1701-1705.

［34］Bojakowski K, Góra R, Szewczyk D. Ultrasound-guided angioplasty of dialysis fistula-technique description. Pol J Radiol, 2013, 78 (4): 56-61.

［35］Nikam MD, Ritchie J, Jayanti A, et al. Acute arteriovenous access failure: long-term outcomes of endovascular salvage and assessment of co-variates affecting patency. Nephron, 2015, 129 (4): 241-246.

［36］National Kidney Foundation KDOQI Work Group. KDOQI clinical practice guidelines and clinical practice recommendations for vascular access. Am J Kidney Dis, 2006, 48: S176-S322.

［37］Allon M. Treatment Guidelines for Dialysis Catheter-Related Bacteremia: An Update. Am J Kidney Dis, 2009, 54 (1): 13-17.

肾移植

第**22**章

肾移植是终末期肾脏病的有效治疗手段，具有治疗效果好，生活质量高，长期治疗费用低等优点。近年来随着外科手术技术的提高、组织配型的应用、免疫抑制药物的改进以及器官保存技术的进步，肾移植的存活率日益提高。根据美国联合器官共享网（UNOS）报告，截至 2008 年年底，全球 521 个移植中心共施行肾移植 843 318 例。最长存活纪录，活体亲属供肾移植 44 年；尸体供肾移植 37 年。1954 年 Murray 在波士顿实施了世界第一例成功的肾移植，受供者为同卵双胞胎兄弟。我国肾移植起步较早，1960 年吴阶平等在北京大学第一医院实施了国内首例尸体肾移植。1972 年，广州中山大学第一医院成功施行了我国第一例活体亲属肾移植。20 世纪 70 年代中后期，国内开始大规模开展肾移植。中国肾移植科学登记系统（CSRKT）资料显示：截至 2013 年 12 月我国已实施肾移植总数 110 738 例次，2013 年 6471 例次，其中活体肾移植 1885 例次，占 29.1%，每年肾移植总数仅次于美国。肾移植的长短期效果都在不断改善，目前尸体肾移植 1 年、5 年、10 年存活率分别为 93%、73%、46%；活体肾移植 1 年、5 年、10 年存活率分别为 97%、84%、61%。

第 1 节　肾移植受、供者选择

一、肾移植受者评估及选择

【适应证与禁忌证】

原则上绝大部分终末期肾脏病均可行肾移植。移植等待列表上患者肾衰竭的最常见病因包括：所有类型的肾小球肾炎、糖尿病肾病、高血压肾病、肾囊性病变、间质性/肾盂肾炎和泌尿外科疾病等。肾移植的选择应个体化，根据患者年龄、原发病种、机体状态和供肾因素等多方面具体情况而定。

1. 年龄　年龄虽不是选择受者的绝对指标，但受者年龄是影响肾移植效果的一个非常重要因素。小于 2 岁的婴幼儿受者肾移植的效果较差。主要原因是婴幼儿肾移植的手术较困难，外科并发症、血管栓塞发生机会较多。肾移植没有具体的年龄上限，只要患者的机体状态能够耐受手术，就可以接受肾移植。

2. 原发疾病　在评价慢性肾衰竭患者是否适合行肾移植时，还应考虑其原发病。因为某些原发病可以在移植肾复发。在这种情况下，有必要采取相应的措施来预防或治疗原发疾病的复发。易于在移植肾上复发的疾病有：

（1）局灶节段性肾小球硬化（focal segment glomerular sclerosis，FSGS）：FSGS 行肾移植后原发病在移植肾的复发率较高，据报道复发率为 30%～50%。约半数复发会导致移植肾的功能丧失。如果第一次移植肾由于复发而失功，那么第二次移植肾复发 FSGS 的危险性更高。

移植肾复发 FSGS 的危险因素有低年龄发病、病程进展迅速（3 年内发展到尿毒症）及患肾病理检查有系膜增生。FSGS 复发的临床表现为移植后立即出现大量蛋白尿或移植术后稍晚些出现中等量的蛋白尿。对于 FSGS 复发的治疗目前尚无公认有效的一致治疗方法。

尽管存在着原发病复发问题，但普遍观点认为 FSGS 并不是肾移植的禁忌证。

（2）膜增生性肾小球肾炎（membranoproliferative glomerulonephritis，MPGN）：Ⅰ型 MPGN 移植后发生组织学上的复发比较常见，复发率可以达到 70%，其中约 1/3 造成移植肾丧失功能。移植后几乎所有的 II 型 MPGN 都有组织学上的复发，但是有临床表现者少见。

（3）IgA 肾病（IgA nephropathy）：尽管 IgA 在移植肾上沉着的比率达 25%～50%，但 IgA 肾病的临床复发少见。

（4）过敏性紫癜性肾炎（henoch-schonlein purpura nephritis）：该病组织学复发率可达 1/3～3/4，但临床复发率比较低。一般建议在新的紫癜停止出现至少 6～12 个月后进行肾移植。

（5）溶血尿毒症综合征（hemolytic uremic syndrome）：该病移植后复发率为 1%～25%。在原病的症状完全消失前行肾移植、亲属活体供肾、使用环孢素等药物因素可能与复发率增高有关。

（6）狼疮性肾炎（lupus nephritis）：虽然系统性红斑狼疮是一种全身性疾病，但是移植肾狼疮性肾炎的复发率很低。

（7）高草酸尿症（oxalosis）：高草酸尿症肾移植后的效果较差，因为术后一旦复发，草酸盐将沉积在移植肾上造成移植肾失功。大剂量维生素 B6 可能会延缓草酸盐在移植肾上的沉积。对原发性高草酸尿症可采用肝肾联合移植。

3. 恶性肿瘤　活动的或复发的恶性肿瘤是肾移植的绝对禁忌证。大量证据指出，免疫抑制治疗会促进肿瘤的生长。手术切除肿瘤后的移植安全等待时间根据肿瘤的种类和相关的复发风险而不同。对于预后良好的癌症患者，2 年的最短等待期较为合适。淋巴瘤，大部分乳腺癌，结肠癌或较大的（>5 cm）有症状的肾癌需等待 5 年。对于偶然发现的小肾癌、原位癌及小的局灶性肿瘤可以不用等待。

肾移植的禁忌证见表 22-1-1。

表 22-1-1　肾移植的禁忌证

绝对禁忌证	相对禁忌证
未治愈的恶性肿瘤	肥胖或营养不良
活动性肝炎	既往有恶性肿瘤病史
严重血管性疾病	精神病
近期有心肌梗死发生者	重度慢性阻塞性肺疾病
活动性结核	难治性尿路感染
艾滋病或 HIV 携带者	某些复发率较高的原发性肾脏病
预期寿命小于 5 年者	控制欠佳的糖尿病
未治愈的消化道溃疡	年龄限制（>70 岁或<2 岁）

【术前检查】

1. 病史和体格检查　肾移植受者术前要完成详细的病史和体格检查，特别要注意口腔、腹膜透析管、血透插管或动静脉瘘处有无炎症现象。成人巨大多囊肾者，应估计其下腹部是否有足够空间置入移植肾。直肠指诊可初步排除前列腺癌和直肠肿瘤。对女性应常规行妇科检查。

2. 实验室和特殊检查（表 22-1-2）

表 22-1-2　肾移植受者术前实验室和特殊检查项目

常规项目	选择性项目
血尿常规和血生化	泌尿道造影，膀胱镜，尿流动力学检查
出凝血功能筛查（PT，APTT，Fg）	心血管系统特殊检查
感染筛查（HBsAg，HBsAb，HBeAg，HBeAb，HBcAb，抗 HCV，抗 HIV，VDRL，抗 CMV，抗 EBV）	肺功能测定 盆腔检查和巴氏涂片
胸片，心电图，超声心动图	乳腺照相
腹部超声，髂血管超声	上消化道造影和上消化道内镜
血型、HLA 分型，群体反应性抗体（panel reactive antibody，PRA），淋巴细胞毒试验（交叉配合试验）	钡灌肠和下消化道内镜 前列腺特异抗原（PSA） 结核菌素试验（PPD）

二、尸体供者的评估及选择

尸体供者分为有心跳的脑死亡尸体供者和无心跳的心死亡尸体供者两种。对于尸体供者必须详细了解病史、进行体格检查和实验室诊断。首先要排除可能传播给受者的感染性疾病和恶性肿瘤，其次应详尽评估肾的解剖和功能状态。尸体供者的禁忌证见表 22-1-3。

表 22-1-3　尸体供者的禁忌证

绝对禁忌证	相对禁忌证
慢性肾脏病	年龄＞60 岁或＜5 岁
有转移的恶性肿瘤	已治愈的感染性疾病
细菌性败血症	抗 HBV 和抗 HCV 阳性
HBsAg 阳性	小肠穿孔，肠内容物外溢
热缺血时间过长	轻度高血压
年龄＞70 岁	非少尿性 ATN
严重的高血压	内科疾病（糖尿病、SLE 等）
静脉吸毒者	冷缺血时间过长
HIV 阳性	

由于供肾短缺原因，很多移植中心也被迫采用边缘供肾移植。边缘供肾属于临界合格供肾，其判断标准为：
- 血管、尿路畸形
- 高血压
- 近期血肌酐升高
- 年龄＞60 岁或＜5 岁
- 轻度肾病、糖尿病
- 中毒肾
- 热、冷缺血时间较长

边缘供肾移植 1 年存活率可能低于常规供肾移植 10%～20%，应该尽量选择高龄受者接受边缘供肾移植。

三、活体供者的评估及选择

活体供肾肾移植是将健康人的一对正常肾中的一只取出，并植入符合免疫学配型的终末期肾脏病患者体内。活体供肾肾移植的开展情况因各国的宗教信仰、经济状况、传统观念等不同而有很大的差别。在日本活体供肾肾移植占肾移植总数的 60% 以上，欧美等国家也在 30%～50%。我国活体供肾肾移植数的比例仍低于国际水平。

活体供肾肾移植具有如下优点：①长短期效果均优于尸体供肾肾移植；②供肾缺血时间短，移植物功能延迟恢复的发生率很低，肾功能平稳，易于管理；③患者不必长期等待尸体供肾，可以选择时间安排手术；④亲属活体供肾肾移植容易获得理想的组织配型，术后排斥反应的发生率较低，免疫抑制剂的使用量较少，从而也降低了免疫抑制剂的毒性；⑤有助于缓解尸体供肾不足的现状。

【活体供者的选择标准】

（1）健康成年人，我国器官移植条例规定活体器官捐献人必须是①活体器官接受人的配偶；或者②直系血亲或三代以内旁系血亲；或者③有证据证明与活体器官接受人存在因帮扶等形成亲情关系。与我国不同的是在国外也接受无亲缘关系的活体器官捐献人进行自愿利他捐献。

（2）ABO 血型相合。

（3）无慢性感染（如 HIV 或肝炎）。

（4）无恶性肿瘤。

（5）社会心理状态稳定。

（6）在完全知情的情况下，自愿无偿捐献。

（7）没有可能导致将来肾功能损害的疾病。

【活体供者的禁忌证】

（1）ABO 血型不合。

（2）T-淋巴细胞毒性试验阳性。

（3）年龄＜18 岁或＞70 岁。

（4）严重高血压。

（5）糖尿病，糖耐量异常。

（6）慢性活动性感染，如 HIV 或乙型肝炎。

（7）微量白蛋白尿或明显蛋白尿。

（8）持续镜下血尿。

（9）明显肾病、2 型糖尿病或高血压家族史。

（10）GFR＜60 ml/min。

（11）复发性肾结石。

（12）供肾有明显解剖异常。

（13）有手术禁忌证，如心肺疾病，恶性肿瘤，或其他系统疾病。

（14）血栓栓塞病史。

（15）过度肥胖（体重指数＞30 kg/m²）。

（16）精神异常。

【活体供者评估步骤】（图 22-1-1）

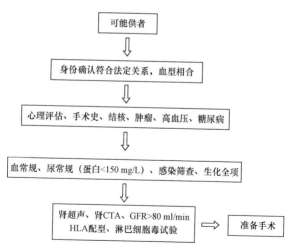

图 22-1-1 活体供肾评估步骤

第 2 节　肾移植手术前后处理

一、术前处理

【移植前透析】

终末期肾脏病患者移植前多经透析治疗。肾移植前的透析方式对移植肾存活率没有影响，腹膜透析者以往曾并发腹膜炎对移植肾存活率也没有影响。如果末次血透距手术前时间较长，应该在手术前一天增加一次透析脱水并纠正电解质紊乱和酸碱失衡。必须在手术当天增加血透时，应该采用无肝素透析或局部肝素化抗凝。

腹膜透析者一般持续腹膜透析至术前，手术前应将腹膜透析液尽量放出。手术前应常规检查腹膜透出液，必要时进行细菌学检查，除外无症状腹膜炎的存在。如发生腹膜炎，应在腹膜炎治愈 6 周后再行肾移植术。

透析并非是肾移植受者术前必经的治疗阶段，只要患者一般情况好，并且有合适的供肾能够立即进行移植时，完全可以不进行透析治疗而直接行肾移植。有资料表明患者在需要进行肾透析之前抢先进行肾移植，能降低患者肾移植后并发症和死亡率。

但是无透析肾移植并不是对每个患者都适合，如当患者有难治性高血压、严重蛋白尿或难以控制的泌尿系感染时，需切除原病肾，这些患者需透析等待供肾来源；某些少尿型的肾衰竭患者需立即行透析治疗；还有一些特殊的原发病如抗肾小球基底膜抗体阳性肾炎、SLE 等，在肾移植前需要一定阶段的透析治疗作准备，待病情稳定后再做移植。

【术前输血】

随着重组促红细胞生成素的广泛应用，输血的必要性在降低。输血的两个主要缺点是可能诱导细胞毒抗体的产生和使病毒感染的危险性增加。

以往认为给肾移植受者进行供体特异性输血，可以调节受者的免疫系统，增加免疫耐受的机会。但这样做有可能给受者造成供者特异性致敏，目前多数学者认为在很多强效免疫抑制剂临床应用以后供者特异性输血已经没有必要。

【控制感染】

终末期肾脏病患者容易并发各种感染，移植前需清除潜在感染病灶。感染相关检查应包括皮肤、口腔牙齿、耳鼻咽喉、肝胆、胃肠、呼吸系统和泌尿生殖道等处的检查。

预防性使用抗生素能减少肾移植物及伤口感染的发生率，应在手术开始前使用广谱抗生素预防感染。

【解除下尿路梗阻】

肾移植受者可能存在下尿路梗阻，下尿路梗阻引起的梗阻性肾病是其中部分患者肾衰竭的原因。在受者存在下尿路梗阻时，会造成肾后性移植肾功能障碍。在肾移植受者中常见的下尿路梗阻原因有尿道狭窄、后尿道瓣膜、前列腺增生症、神经源性膀胱和由于泌尿系统结核等引起的膀胱挛缩等。对于有下尿路梗阻病史的患者和存在下尿路症状的患者需要做全面的泌尿系统检查，包括泌尿系统超声、膀胱尿道造影、膀胱镜检以及尿动力学检查等。尿道狭窄和后尿道瓣膜应在肾移植术前得到处理。尿道狭窄可以行直视下尿道内切开术、尿道狭窄段切除尿道吻合术和各种方式的尿道成形术。后尿道瓣膜可行经尿道瓣膜切开（或切除）术。良性前列腺增生症下尿路梗阻严重者应在移植前行经尿道前列腺切除术。如果受者在移植前未能得到前列腺手术治疗，需要在肾移植术后留置尿管至移植肾功能稳定后行经尿道前列腺切除术。低张性神经源性膀胱可在肾移植手术时将移植肾输尿管与受者膀胱直接行抗反流吻合，术后患者应间歇自家导尿（每日 4～6 次）。高张性膀胱可以在肾移植术前 6 周行肠扩大膀胱术，肾移植术中和术后处理同低张性膀胱。对于各种原因不能进行自家导尿的患者，可在移植手术前 6 周行回肠膀胱术，在移植手术时将移植肾输尿管吻合于回肠通道近端；对于这类患者的另外一个选择是在移植手术时直接行移植肾输尿管皮肤造口。

【病肾切除】

由于病肾切除手术可能会给患者造成明显的并发症，因此目前不常规在移植前行原病肾切除。只有在患者有持续性严重尿路感染（通常伴有膀胱输尿管反流、上尿路梗阻和结石），肾癌，肾结核，重度蛋白尿或药物难以控制的高血压等情况下才需要移植前将病肾切除。

对于巨大多囊肾，为了给移植肾提供空间，可能有必要事先切除准备要进行移植手术侧的多囊肾。多囊肾如果有严重出血和感染也应行单侧或双侧肾切除。实际临床工作中大部分多囊肾患者并不存在以上情况，无需在移植前行多囊肾切除。

【致敏患者处理】

那些对人群中的多种 HLA 抗原存在抗体（PRA＞50％）的患者被认为是被致敏的，HLA 致敏的原因包括：输血史，病毒感染，妊娠或移植史。这些患者很难找到交叉配型阴性的供体，即使得到交叉配型阴性的供体，移植后发生急性抗体介导的排斥反应风险也很高。在肾移植术前需要对致敏患者进行预处理，以减少排斥反应。临床上常用的预处理方法主要有免疫吸附、血浆置换、静脉注射大剂量免疫球蛋白（IVIG）、抗 CD20 单克隆抗体、抗胸腺细胞球蛋白诱导、预先口服免疫抑制剂等。目前国际上一般采用以血浆置换/免疫吸附为基础的联合治疗方案。

二、术后处理

【一般处理】

1. 卧床 48 h，以后每天下床活动。

2. 术后禁食，排气后可进半流食，1～2 天后可改为普食。

3. 注意消毒隔离。

4. 伤口 12～14 天拆线。

【观察项目】

1. 观察生命体征和出入量，术后 24 h 内每小时一次，以后每 4 h 一次。

2. 每天早晨测体重。

3. 术后 48 h 内监测中心静脉压（CVP）。

4. 每 4 h 检查透析用通道一次。

5. 每天检查伤口及移植肾情况。

【引流管的处理】

1. 观察记录引流液的量、颜色及形状。

2. 保持引流管通畅，防止脱出、堵塞和扭曲打折。

3. 肾窝引流管一般于术后 3～5 天拔除，如果引流量较多应延迟拔管。

4. 导尿管于术后 10～14 天拔除。

5. 输尿管内支架管于术后 4 周拔除。

【实验室检查】

1. 血尿常规，肾功能和电解质，术后 24 h 内每 6 h 一次，以后每天一次。

2. 环孢素和他克莫司血药浓度监测，每周 2 次。

3. 肝功能，每周 2 次。

4. 尿培养和药敏试验，每周 1 次。

【静脉补液及药物治疗】

1. 不显性失水用 5% 葡萄糖 30 ml/h 补充。

2. 尿量用林格液和葡萄糖盐水以量出为入的原则补充。

3. 根据电解质监测结果适当补钾、钙和碳酸氢钠。

4. 静脉用广谱抗生素预防感染。

5. 常规使用更昔洛韦预防巨细胞病毒感染，磺胺预防耶氏肺孢子虫感染。

6. 常规使用保肝和抗酸药物。

第 3 节　免疫抑制治疗

肾移植的免疫抑制治疗方法可分为诱导治疗、维持治疗和抗排斥反应治疗。

一、诱导治疗

诱导治疗指在围术期短期应用较大剂量较强的免疫抑制药物来有效预防急性排斥反应的发生，通常情况下用于诱导治疗的药物是单克隆或多克隆抗体。目前使用抗体诱导治疗有逐渐增多的趋势，诱导治疗常用方案包括：①抗胸腺细胞球蛋白（ATG），1～3 mg/kg，静脉滴注，每天一次，连用3～10 天，这种多克隆抗体可快速造成淋巴细胞减少或"耗竭"，免疫抑制作用较强，适用于高排斥风险患者（致敏患者、HLA 错配较多、二次移植）的诱导治疗。副作用包括发热、寒战、异种蛋白相关的关节疼痛，以及细胞因子释放。这些副作用可以通过事先给予皮质类固醇及抗组胺类药物来减轻。更多的严重副作用包括更容易发生感染（尤其是病毒感染）及肿瘤。②巴利昔单抗，20 mg，静脉注射，手术当天及术后第 4 天各 1 次。这种单克隆抗体的选择性作用靶点是 IL-2 受体（CD25），结合后抑制 T 细胞的活化，不引起淋巴细胞减少，适合低排斥风险患者的诱导治疗。这种单抗给药时细胞因子释放效应很弱，移植后感染和肿瘤发生率较低，使用相对安全，但在治疗已经发生的排斥反应中几乎无效。在可能发生移植肾功能延迟恢复的患者，使用抗体诱导治疗期间可以使用较小剂量有肾毒性的环孢素（CsA）或 FK506，这样有利于移植肾功能较快恢复。

二、维持治疗

维持治疗指自移植后开始使用免疫抑制药物，并且长期维持给药使移植受者达到一定的免疫抑制状态，以预防急性和慢性排斥反应的发生。维持治疗早期要求给药要足量，以后逐渐减量，在后期需要一定剂量长期维持。肾移植后的免疫抑制治疗应根据供受者情况、受者免疫状态、移植肾功能恢复情况、药物毒副作用和并发症等情况采用个体化给药方案。CNI类药物的药代动力学在个体间变异很大，并且与许多其他药物存在明显的药代动力学相互作用，因此这类药物需要治疗药物检测，根据血药浓度来调整给药剂量（表 22-3-1）。

表 22-3-1　CNI 类免疫抑制剂目标血药浓度

术后时间	环孢素（C0）(ng/ml)	环孢素（C2）(ng/ml)	他克莫司(ng/ml)
1 个月内	250～350	1200～1800	10～15
2～5 个月	150～250	1000～1500	8～12
6 个月后	100～200	800～1000	5～10

临床使用的免疫抑制剂常常需要联合使用以提高治疗效果，同时可以减少毒副作用。目前肾移植术后最为常用的组合是：他克莫司（Tac）或环孢素（CsA）＋吗替麦考酚酯类药物或硫唑嘌呤（Aza）＋激素（Pred）。

在 20 世纪 80 年代中期至 90 年代中期，CsA＋Aza＋Pred 三联免疫抑制药物方案作为基础免疫抑制治疗方案广泛应用于临床。该方案使急性排斥反应的发生率明显降低，使移植肾的急性排斥反应由大于 50%减至小于 30%，移植肾 1 年存活率上升至 85%～90%。20 世纪 90 年代中期后，日益广泛采取 CsA＋吗替麦考酚酯＋pred 新三联免疫抑制方案。该方案有利于移植肾功能的早期恢复、较稳定地维持移植肾功能。使急性排斥反应发生率明显下降。在 1994

年另一个钙调磷酸酶抑制剂 Tac 被美国 FDA 批准用于肝移植临床，1997 年被批准用于肾移植临床。目前 Tac 代替 CsA 联合吗替麦考酚酯和激素三联方案已被广泛应用于各种实质器官的临床移植，是目前免疫抑制作用应用最为广泛的抗排斥治疗方案。

三、抗排斥反应治疗

目前的免疫抑制治疗并不能预防所有排斥反应的发生，很多因素可以诱发急性排斥反应，如患者停用或不当减少免疫抑制剂，而慢性排斥反应则是现有免疫抑制治疗方法难以完全预防的。排斥反应出现时往往需要一些强力的抗排斥药物和措施，同时加大原来免疫抑制剂的用量或者调整原有免疫抑制方案，以逆转排斥反应，挽救移植肾功能，详见第 4 节。

第 4 节　急性排斥反应的诊断和治疗

排斥反应是宿主针对异型移植物抗原的特异性免疫应答，现代医学技术手段尚不能完全避免和控制这种反应，排斥反应目前仍然是导致移植肾丧失功能的主要原因。根据发生时间、发病机制、病理及临床进展的不同，可分为超急性、急性和慢性排斥反应三种类型。超急性排斥反应临床极少见，一般发生在移植肾手术血管开放后即刻至 24 h 内，是由体内预存抗体介导的体液排斥反应，一旦发生往往会造成移植肾失功。慢性排斥反应一般发生在移植术后 3～6 个月，是由体液免疫和细胞免疫共同介导的慢性进行性免疫损伤，慢性排斥反应虽然临床进展缓慢，但是发生率很高，目前无有效治疗方法，是影响移植肾长期存活的重要因素。

急性排斥反应（acute rejection，AR）是各类排斥反应中临床最常见的一种，发生率 10%～30%，一般常发生在术后 1 周至 3 个月内，但也可发生在其后任何阶段。急性排斥反应可以由 T 淋巴细胞、抗体，或者二者共同介导发生。急性排斥反应如能得到及时诊断和正确处理，大部分可被逆转。

【临床表现】

典型的 AR 表现为体温升高，可达 38℃ 以上，尿量减少，移植肾肿大、质硬、压痛以及血压升高，常伴有不同程度的乏力、腹胀、头痛、心动过速、食欲减退、情绪不稳定、烦躁不安。近年来随着新型免疫抑制剂的大量运用，典型的临床表现已不多见。

【诊断】

1. 实验室检查

（1）血肌酐及肌酐清除率：有时急性排斥反应可无任何临床症状，仅表现为肾功能减退。所以血肌酐升高、肌酐清除率下降是急性排斥反应的主要诊断依据。一般认为血肌酐升高超过 25% 提示急性排斥反应。

（2）尿常规检查：蛋白尿和血尿、尿比重降低应疑有急性排斥反应。

（3）血常规检查：急性排斥反应早期可见血中性粒细胞升高，常有贫血和血小板减少。

（4）淋巴因子和 T 淋巴细胞亚群监测：定量测定尿淋巴因子和血 T 淋巴细胞亚群，可作为诊断急性排斥反应的参考依据。

（5）供者特异性抗体检测：血供者特异性抗体检测对于急性抗体介导排斥反应的诊断有重要意义。

2. 影像学检查

（1）超声：急性排斥反应时超声可显示移植肾肿大，前后径与长径之比增加，肾实质增厚，回声增强，皮髓质分界模糊，肾血流减少和肾内血管阻力指数（RI）增大。

（2）放射性核素检查：急性排斥反应核素肾图可显示肾有效血浆流量（ERPF）和排泄指数（EI）同步下降。

（3）磁共振成像（MRI）：排斥反应时的典型 MRI 表现是肾皮髓对比度（CMD）消失及肾内仅见 0～1 级血管。

除此以外还可显示肾体积增大，肾窦脂肪减少或消失，肾轮廓模糊，整个肾信号降低等改变。近年来血氧水平依赖的功能磁共振成像（BOLD-MRI）也开始应用于无创性急性排异的诊断。

3. 经皮穿刺活检（percutaneous core needle biopsy）：肾穿刺活检能够及时准确地对排斥反应进行诊断和疗效判断，是目前公认的诊断肾移植术后排斥反应的金标准，可以准确区分急性排斥反应与 CNI 肾毒性，还可以确诊急性肾小管坏死、多瘤病毒感染和新发或复发肾小球疾病等。

应用穿刺活检对移植肾进行定期监测（计划性或程序性活检）可以发现"亚临床排斥反应"（subclinical rejection），亚临床排斥反应约占排斥反应的 30%，患者没有任何症状，血清肌酐的变化幅度小于 10%，仅活检发现有排斥反应的病理改变。对这种亚临床排斥反应进行早期治疗有利于移植肾的长期存活。

目前移植肾穿刺病理诊断分类标准采用的是国际统一的 Banff 标准，如下：

一、正常

二、抗体介导的病变（可与三、四、五和六类同时存在）

（一）急性/活动性抗体介导排斥反应（需具备以下 3 个条件）

1. 有急性组织损伤的组织学证据（包括以下 1 个或多个）

（1）微血管炎；

（2）内膜或透壁性动脉炎；

（3）急性微血栓性血管病，无其他病因存在；

（4）急性肾小管损伤，无其他明显病因。

2. 存在目前/近期抗体与血管内皮细胞相互作用的证据（包括以下至少 1 项）

（1）管周毛细血管线性 C4d 染色（冰冻切片免疫荧光 C4d2 或 C4d3 阳性，或石蜡切片免疫组化 C4d 阳性）；

（2）中度及以上微血管炎；

（3）内皮细胞相关转录因子表达增加。

3. 供体特异性抗体的血清学证据（HLA 或其他抗原）

（续表）

（二）慢性/活动性抗体介导排斥反应（需具备以下3个条件）

1. 慢性组织损伤的形态学证据（包括以下1个或多个）

（1）移植肾肾小球病，无慢性血栓性微血管病；

（2）管周毛细血管基底膜多层化（需电镜诊断）；

（3）新发动脉内膜纤维化，排除其他原因。

2. 目前/近期抗体与血管内皮细胞相互作用的证据（包括至少以下一项）

（1）管周毛细血管 C4d 线性沉积（冰冻切片免疫荧光 C4d2 或 C4d3 阳性，或石蜡切片免疫组化 C4d 阳性）；

（2）中度及以上微血管炎；

（3）内皮细胞相关转录因子表达增加。

3. 供体特异性抗体的血清学证据（HLA 或其他抗原）

（三）无排斥反应证据的 C4d 沉积（需具备以下3个条件）

1. 管周毛细血管 C4d 线性沉积（冰冻切片免疫荧光 C4d2 或 C4d3 阳性，或石蜡切片免疫组化 C4d 阳性）。

2. 无微血管炎，无慢性肾小球病（光镜和电镜），无动脉炎；无血栓性微血管病，无管周毛细血管基底膜多层化，无急性肾小管损伤（在没有其他明显病因的情况下）。

3. 无 T 细胞介导的急性排斥反应（Banff 分级 1A 或更高）或交界性改变。

三、临界病变，指可疑的 T 细胞介导的急性排斥反应（可与二、五和六类同时存在）

无动脉内膜炎，但有灶性肾小管炎伴轻度间质炎，或中度及以上间质炎伴轻度肾小管炎

四、T 细胞介导的排斥反应（可与二、五和六类同时存在）

（一）急性/活动性 T 细胞介导的排斥反应，类型/分级如下

ⅠA 级：肾间质明显细胞浸润（肾实质累累>25%），灶性中度肾小管炎；

ⅠB 级：肾间质明显细胞浸润（肾实质累累>25%），灶性重度肾小管炎；

ⅡA 级：轻-中度动脉内膜炎；

ⅡB 级：重度动脉内膜炎；

Ⅲ级：透壁性动脉炎和（或）动脉纤维素样变性及中膜平滑肌细胞坏死伴淋巴细胞浸润。

（二）慢性活动性 T 细胞介导的排斥反应

慢性移植物动脉病变（动脉内膜纤维化伴单核细胞浸润、新生内膜形成）

(续表)

五、肾小管萎缩-间质纤维化（无特异性病因），可包括非特异性血管和肾小球硬化，但仅根据肾小管-间质改变来进行分级。
Ⅰ级：轻度肾小管萎缩-间质纤维化（<25％肾皮质）；
Ⅱ级：中度肾小管萎缩-间质纤维化（26％～50％肾皮质）；
Ⅲ级：重度肾小管萎缩/消失-间质纤维化（>50％肾皮质）。
六、其他类型
指与急性和（或）慢性排斥反应无关的病变，可单独出现，或与二、三、四和五类同时存在

【治疗】

对于急性排斥反应的治疗，关键是早期及时处理。由于使用大量免疫抑制剂，在治疗过程中应注意预防感染。

1. 激素冲击治疗（pulse steroids）　急性排斥反应首选大剂量糖皮质激素冲击治疗。一般用甲泼尼龙 5000～1000 mg 静脉滴注，连用 3 天。以后再次发生的急性排斥反应，还可以使用激素冲击治疗。

2. ATG　约有 20％～40％的急性排斥反应激素治疗无效，称为耐激素的急性排斥反应，此时需要使用 ATG。剂量为 1～1.5 mg/(kg·d) 静脉滴注，7～10 天为 1 疗程。在应用过程中注意以下问题：①每天静脉滴注 ATG 前给予地塞米松 5～10 mg 以防不良反应；②将 ATG 溶于 0.9％氯化钠注射液 100 ml 中缓慢静脉滴注 4～6 h；③在应用 ATG 过程中可以将 CNI 适当减量减少肾毒性，同时加用抗生素及抗病毒药物预防感染。

3. 静脉输注免疫球蛋白（intravenous immunoglobulin, IvIg）　IvIg 抗排斥反应的机制目前还不十分清楚。大剂量 IvIg 治疗耐激素的急性排斥反应的效果与 ATG 相似，但不良反应轻微。剂量为 500 mg/(kg·d)，连用 7 天。

4. 急性抗体介导排斥反应的治疗　急性抗体介导排斥反应经上述治疗较难完全逆转，还需要使用抑制或清除抗体、B 淋巴细胞、浆细胞和补体的措施，尽管有以下多种方法，但急性抗体介导排斥反应总体预后较差。

（1）去除抗体措施：有血浆置换和免疫吸附，血浆置换应每日或隔日一次，可结合 IVIG 同时应用，血浆置换至少 4 次。免疫吸附是一种选择性清除受者外周血中免疫球蛋白的方法。

（2）抗 CD20 单克隆抗体：能够长时间清除外周血中 B 淋巴细胞，利妥昔单抗（rituximab）标准剂量为每次 375 mg/m²，静脉滴注。

（3）蛋白酶体抑制剂：硼替佐米（bortezomib）作用于浆细胞，可以减少抗体的产生。

（4）补体抑制剂：依库丽单抗（eculizumab）是补体 C5 单克隆抗体，最近被用于治疗难治型急性抗体介导排斥反应。

第 5 节　肾移植并发症

与一般外科手术患者相比，肾移植受者由于存在不同程度的器官功能受损和代谢紊乱，并且长期使用免疫抑制剂，因此术后并发症较多。肾移植并发症归纳起来可分为三大类：①外科并发症；②感染并发症；③其他非感染性长期并发症。

一、外科并发症

移植术后的外科并发症主要有血管和尿路并发症。血管并发症包括肾动脉血栓形成，吻合口出血、狭窄或真菌性动脉瘤，肾静脉血栓形成或吻合口出血。尿路并发症包括尿瘘或输尿管狭窄。还有盆腔淋巴囊肿或血肿；阴囊水肿或脓肿；切口脓肿、裂开或切口疝等并发症。积极的预防措施如精细的手术操作、可靠的无菌技术和术前常规应用广谱抗生素能够在很大程度上防止这些外科并发症的发生。

（一）血管并发症

在移植后早期，血管问题可以严重影响移植肾功能，如影像学检查提示有血管并发症，通常需要手术探查。吻合口出血需要立即修复，血管扭折或受压需要重新吻合血管或重新安置移植肾，血栓形成一般需要行移植肾切除。早期较大血肿需要进行手术引流并确实止血。

移植肾动脉狭窄的发生率约 1%～5%。可能原因有：手术技术差，器官摘取时血管内膜损害，动脉粥样硬化或纤维性疾病，或免疫损伤。临床表现有控制不佳的高血压，肾功能损害（尤其是在使用 ACEI 或 ARB 后），及移植肾部位出现血管杂音。治疗上应选用经皮腔内血管成形术，有效率为 60%～90%。放置血管内支架可降低再狭窄的发生率。

肾动脉或髂动脉的假性动脉瘤及活检后动静脉瘘通常有必要进行栓塞或放置血管内支架。较大的（>5 cm）或真菌性动脉瘤，无法扩张的血管狭窄需要开放性手术修补，无法修补时可以行移植肾切除术。

（二）尿路并发症

肾移植术后尿路并发症发生率约 2%～10%，尿路并发症经及时处理通常不引起移植物丧失。常规留置输尿管支架将有助于尿路恢复，减少早期输尿管瘘或梗阻。对于长期透析少尿废用的膀胱，建议保留尿管 10～14 天。输尿管瘘及输尿管狭窄的常见原因是手术分离损伤血管、过度电凝或免疫损伤引起的输尿管远端缺血。尿路的巨细胞病毒（CMV）及 BK 病毒感染与也与输尿管狭窄有关。

对于较大的瘘，应立即手术修补及引流。手术方式可选择输尿管-膀胱再植术，或移植肾输尿管-受者输尿管吻合术，或移植肾肾盂-受者输尿管吻合术。较小的瘘有时经过长时间放置支架可自行愈合，可同时进行肾造瘘术或膀胱留置尿管引流尿液。

　　输尿管狭窄时可行逆行或顺行输尿管狭窄切开或球囊扩张并放置支架管，腔内治疗失败者需行开放手术处理。

　　患前列腺增生症的老年男性肾移植受者如果需要行前列腺切除术，建议等待数月确保移植肾功能恢复后再手术。

　　肾移植后鞘膜积液通常位于移植同侧，常与术中切断精索有关。如果导致阴囊不适或鞘膜积液较大，可以行鞘膜切除翻转术。

（三）切口并发症

　　移植受者术后切口并发症较常见，发病原因有贫血、低蛋白血症、肥胖、机体抵抗力低下等，免疫抑制剂的使用也可能会延缓伤口愈合，尤其是西罗莫司和皮质激素。此外，可能的器官污染、术后层外渗、淋巴液渗漏、局部血肿等因素也容易造成切口感染和切口预后不良。

　　预防措施有充分做好术前准备，纠正贫血及低蛋白血症；术中严格无菌操作，完善止血，筋膜层缝合应用不可吸收线，采用封闭负压盆腔引流；围术期使用预防性抗生素。根据伤口局部情况做相应处理，加强支持疗法。早期的筋膜缺损或晚期切口疝需要手术修补。

　　淋巴囊肿形成的主要原因是术中漏扎切断的髂血管周围淋巴管和移植肾肾周淋巴管而造成渗漏淋巴液；影响因素有肥胖、免疫抑制剂（西罗莫司和皮质激素）及排斥反应治疗。

　　大部分淋巴囊肿无症状，有些可在数月后吸收。较大的淋巴囊肿根据受压的盆腔结构不同，可以出现腹胀、同侧下肢水肿、肾功能减退或下尿路等症状。

　　淋巴液渗漏需要延长导管引流时间。较小的无症状淋巴囊肿可不处理，等待其自行吸收。对于较大或有症状的淋巴囊肿，可先试行穿刺抽液，囊内注入硬化剂治疗，无效者经腹腔镜或开放手术行腹膜开窗将淋巴液内引流至腹腔。

二、感染并发症

(一) 细菌感染

肾衰竭及免疫抑制剂的应用使得患者在肾移植后容易发生感染，包括细菌、病毒、真菌或机会致病菌感染。因为移植后早期免疫抑制剂量较大，感染在移植后最初 6 个月内发生率最高。肾移植后通常给予受者针对最常见的感染病原的预防性治疗。细菌性尿路感染最为常见，在术后第 1 年可每日口服甲氧苄啶-磺胺进行预防。甲氧苄啶-磺胺在预防耶氏肺孢子菌性肺炎方面尤为有效。耶氏肺孢子菌性肺炎属于机会感染，通常仅见于移植受者，以及获得性免疫缺陷综合征 (AIDS)、肿瘤化疗等导致免疫缺陷的患者，推荐预防方案：口服 SMZ-TMP 2 片 (每片含 SMZ 400 mg、TMP 80 mg)，1 次/天。疗程 3 个月。肾移植受者发生的脓毒血症，致病菌多从尿路进入血液，出现脓毒血症或移植肾盂肾炎时需要进一步检查以发现尿路梗阻、反流、异物、结石或排尿功能障碍，在积极抗感染治疗的同时，进行相应的外科处理。

(二) 结核菌感染

结核菌的感染率近年来在世界范围内有增高趋势。肾移植受者结核的发病率比一般人群高，活动性结核的发病率为 1%～4%。

肾移植术后的结核感染仍以肺结核最为多见，但播散性感染远较一般人群高，可发生多个器官系统结核，并且病情发展迅速，死亡率较高。大部分患者无典型临床症状，可能仅表现为低热或持续高热。由于处于免疫抑制状态，结核菌素试验可为阴性。

肾移植受者结核病的治疗与普通患者的用药方案一样，在治疗开始的最初 2 个月口服利福平、异烟肼和吡嗪酰胺，以后口服利福平和异烟肼连续 6～10 个月。需要注意的是，抗结核药物对免疫抑制剂代谢有影响，利福平和异烟肼都可以明显降低 CsA 与 FK506 的血药浓度，在抗结核治疗时须严密监测。

术前胸片提示有肺部陈旧性结核的移植受者，术后还需要预防性使用异烟肼 6 个月。

（三）病毒感染

近年来在移植后病毒感染的控制方面取得了显著的进展，在过去，疱疹病毒（CMV、EBV、VZV 及 HSV）感染常导致严重后果甚至是死亡。这些 DNA 病毒可以从供者器官传给既往没有感染过病毒的受者，导致受者原发感染；既往曾经感染过病毒，因移植后免疫抑制，受者体内潜伏病毒可以再激活导致继发感染（复发）。

没有病毒暴露史的受者（移植时病毒血清学阴性）具有更高的感染风险。我国成人巨细胞病毒（CMV）潜伏性感染率非常高，供者及受者 CMV 血清学状态（抗 CMV-IgG）决定了感染风险（感染风险由高到低为供者阳性受者阴性＞供者阳性受者阳性＞供者阴性受者阳性＞供者阴性受者阴性）及防治方案。

活动性 CMV 感染可以无症状，仅表现有病毒复制。CMV 病指有症状的或侵袭组织器官的活动性 CMV 感染，包括 CMV 综合征（发热伴有白细胞减少、CMV-IgM 滴度增高或 CMV 抗原阳性）和侵袭性 CMV 病（除有 CMV 综合征的表现外，还有间质性肺炎、肝炎、消化道炎症或溃疡、脑炎、视网膜炎或传染性单核细胞增多症等）。

核苷类抗病毒药更昔洛韦能够有效抑制疱疹病毒的复制。缬更昔洛韦为更昔洛韦的左旋缬氨酰酯（前体药物），其生物利用度比更昔洛韦高 10 倍。接受 CMV 阳性供者器官的受者，或之前有过病毒暴露史的受者，常规推荐进行 3 个月的普遍预防，口服缬更昔洛韦 450～900 mg/d，每日一次。对于最高危的供者阳性受者阴性，推荐预防治疗延长到 6 个月。在应用 ATG 进行诱导或抗排斥反应治疗时常合并静脉应用更昔洛韦。

（四）真菌感染

肾移植受者念珠菌尿路感染或食管炎并不少见，尤其是在糖尿病患者中。在移植后早期可以口服氟康唑或克霉唑片用于预防。需要注意的是，唑类抗真菌药物可以升高移植受者 CNI 类药物的血药浓度，应加强药物浓度监测，及时调整免疫抑制药物剂量。

肾移植受者全身性深部真菌感染少见，但死亡率高，有散发的曲霉菌病、隐球菌病、组织胞浆菌病、毛霉菌病等报道。侵袭性真菌感染通常需要两性霉素 B 或其脂质体制剂及棘白菌素类治疗。

三、其他非感染性长期并发症

（一）肾移植后糖尿病

肾移植后新发糖尿病与 2 型糖尿病特征相似，是胰岛素生成受损及外周胰岛素抵抗共同作用的结果，病因主要与 CNI 类药物（他克莫司的作用强于环孢素）及糖皮质激素使用有关，家族史、高龄、肥胖、高脂血症、缺乏运动及病毒感染等都是可能的影响因素。

肾移植后新发糖尿病的处理遵循美国糖尿病学会关于 2 型糖尿病的指南。在安全的前提下适当减少激素的用量甚至停用，能够显著降低糖尿病的发生率。应用 FK506 的移植受者，如果血糖很难控制，可以考虑将他克莫司转换为环孢素。应当注意的是激素减量/停用或 CNI 转换有可能增加排斥反应的风险。

（二）肾移植后肿瘤

肾移植后免疫抑制治疗将损害免疫监视机制，使患者并发恶性肿瘤的机会增多，发生率为 4%～8%。那些本应被正常免疫功能 T 细胞清除的致癌病毒（EBV、HHV-8、HPV 及乙肝、丙肝病毒）是移植后诱发特定肿瘤的主要危险因素。

研究发现，相较于一般人群，肾移植受者非霍奇金淋巴瘤（包括移植后淋巴增殖性疾病）、非黑色素瘤皮肤肿瘤和卡波西肉瘤发生率增加 20 倍；肾癌发生率增加 15 倍，黑色素瘤、白血病、肝胆肿瘤、宫颈肿瘤、外阴阴道肿瘤发生率增加 5 倍；睾丸及膀胱肿瘤发生率增加 3 倍；常见肿瘤如结肠、肺、前列腺、胃、食管、胰腺、卵巢及乳腺癌发生率增加 2 倍。

移植后淋巴增殖性疾病（PTLD）是包括一系列以淋巴样增殖为特点的疾病，从良性淋巴样增殖到高级别侵袭性淋巴瘤。大部分 PTLD 是由于免疫抑制引起的 B 细胞淋巴瘤，且大部分与 EBV 感染有关。使用淋巴细胞耗竭性抗体作为诱导疗法是 PTLD 的显著危险因素。

由于肾移植后大部分恶性肿瘤发生率明显高于普通人群，严重影响了肾移植受者的长期存活，肿瘤的筛查预防应当作为肾移植随访工作的重点。

（韩文科）

常用药物的应用原则及合理用药

第 23 章

第 1 节 肾上腺糖皮质激素

正常人的肾上腺每天分泌大约 10～20 mg 皮质醇，称为糖皮质激素，呈脉冲式释放，具有昼夜节律，夜间睡眠时最低，入睡后 3～5 h 开始上升，清晨醒后达到高峰，此后又趋于下降。糖皮质激素分泌受下丘脑和垂体调控，下丘脑分泌促肾上腺皮质激素释放激素（CRH）促进垂体前叶分泌促肾上腺皮质激素（ACTH），后者促进肾上腺皮质分泌皮质醇，而皮质醇反过来又抑制下丘脑分泌 CRH 和垂体分泌 ACTH。这样，通过下丘脑垂体肾上腺内分泌轴负反馈机制来完成皮质醇分泌的严格调控。

糖皮质激素发挥效应分为基因途径和非基因途径。基因途径通过糖皮质激素与胞质内的糖皮质激素受体 α（GRα）结合后进入细胞核，与染色体上的糖皮质激素反应元件结合，启动或抑制其下游的基因表达（如炎症因子），发挥生物效应，通常糖皮质激素起作用是通过这一途径；非基因途径可能与其影响受体后特定的细胞内第二信使或脂质膜结构有关，见于大剂量糖皮质激素的快速抗炎作用（几分钟内）。

【药物代谢】

口服糖皮质激素进入血液后大部分与类固醇结合球蛋白（CBG）及白蛋白结合，只有少量游离状态的糖皮质激素具有药效。不同的糖皮质激素具有不同的抗炎强度、药物清除半衰期以及药效维持时间等特点（表 23-1-1）。

表 23-1-1　临床上常用的糖皮质激素的药物特点

名称	等效剂量（mg）	相对抗炎活性	水钠潴留	血浆半衰期（h）	血浆结合蛋白	药效维持时间（h）
醋酸可的松	25	0.8	2	0.5	CBG、白蛋白	8～12
氢化可的松	20	1	2	1.7～2.1	CBG、白蛋白	8～12
泼尼松	5	4	1	2.9～4.1	CBG、白蛋白	18～36
泼尼龙	5	4	1	2.7～4.1	CBG、白蛋白	18～36
甲泼尼龙	4	5	0	1.6～3.4	白蛋白	18～36
地塞米松	0.75	27	0	4.1～5.4	白蛋白	36～54

注：CBG，类固醇结合球蛋白

糖皮质激素主要经肝代谢，以非活性代谢产物由肾排出，仅有很少一部分以原形从肾排出。某些无活性的糖皮质激素，如泼尼松，需要在肝经 11β-羟化类固醇脱氢酶-1 转变为有活性的皮质醇和泼尼龙。肝功能异常时，应注意选择泼尼龙才能获得适当的疗效；慢性肝病时泼尼龙、地塞米松的清除减缓，可适当减少剂量。

甲状腺功能亢进可以加快糖皮质激素的体内代谢。

肾衰竭时泼尼龙清除减慢，甲泼尼龙不变，地塞米松清除则略加快。

药物间的相互影响也是糖皮质激素使用时需要特别关注的方面。糖皮质激素代谢需要肝酶中细胞色素 P450（CYP3A4），影响该酶的药物会影响糖皮质激素的代谢（表 23-1-2）。

表 23-1-2　影响糖皮质激素血药浓度的药物

分类	药物	影响机制
增加糖皮质激素血药浓度的药物	非二氢吡啶类钙通道阻滞剂（地尔硫䓬和维拉帕米）	抑制 CYP3A4，可使甲泼尼龙的 AUC 上升 150%，但仅使泼尼龙的清除略有减慢
	克拉霉素和红霉素	抑制 CYP3A4，使甲泼尼龙清除率下降约 40%～65%，但对泼尼龙影响不大
	抗真菌药物（咪唑、伊曲康唑、氟康唑、酮康唑、咪康唑）	抑制 CYP3A4，可使甲泼尼龙的 AUC 上升 135%～300%，但对泼尼龙影响不大
	环孢素 A	使泼尼龙的清除率略有下降
	雌激素和孕激素（避孕药）	可刺激肝合成 CBG，使得糖皮质激素更多地与之结合，血浆中的总浓度可提高一倍，但游离的糖皮质激素量多保持不变（一般不需要调整剂量）
降低糖皮质激素血药浓度的药物	氨鲁米特（氨基导眠能）	缩短地塞米松的血浆半衰期
	抗酸类药物	降低口服糖皮质激素的吸收
	巴比妥类	诱导 CYP3A4，使泼尼龙、甲泼尼龙的代谢速度提高 40%～200%
	胆汁酸结合剂（消胆胺）	在肠道内结合口服的糖皮质激素，减少其吸收
	利福平	诱导 CYP3A4，可使泼尼龙的 AUC 下降 60%
	卡马西平	诱导 CYP3A4，可使泼尼龙及甲泼尼龙的半衰期缩短一半

注：AUC，药物曲线下面积；CBG，类固醇结合球蛋白；CYP，细胞色素 P450

糖皮质激素还可以影响其他药物的代谢动力学：①可以使环孢素 A、他克莫司（FK506）、西罗莫司（雷帕霉素）的清除加快，合用时应注意监测血药浓度，随时调整剂量；

②降低约 1/3 的异烟肼血药浓度；③明显降低水杨酸的血药浓度。

糖皮质激素的体内代谢速率与年龄呈负相关，老年人的清除率比年轻人减少 1/3；男女间虽有差别，但无须药物剂量的调整；不同人种间存在差别。糖皮质激素可以通过胎盘影响胎儿，一般可用于先兆流产促进胎儿肺成熟。还可以进入乳汁，哺乳期妇女禁用或应在终止母乳喂养后使用。

【适应证】

是原发性和继发性肾小球肾炎治疗的基础药物。

1. 微小病变　儿童患者通常给予 4~8 周的短疗程、每日中等剂量的泼尼松治疗，就能够取得满意疗效。50% 的患者获得缓解，并且长期不会复发。另有 50% 的患者，疾病反复复发，需要多个疗程的治疗。需要长期使用糖皮质激素治疗的成年患者、老年人、肥胖个体和有糖尿病家族史的患者，应该考虑替代方案。

成人应用足量糖皮质激素 [1 mg/(kg·d)，最大剂量 60 mg/d] 超过 3 个月肾病综合征不缓解，称为激素抵抗，常见原因有：①肾病类型对糖皮质激素反应差，如膜性肾病单用糖皮质激素常无效、膜增生性肾小球肾炎及部分 FSGS 激素治疗反应差；②存在影响疗效的合并症，如感染、甲状腺功能减退、血栓和栓塞；③存在影响激素代谢的因素，如重度水肿的患者，胃肠道的吸收功能明显减退，应在一段时间内改用静脉制剂；肝功能异常者应选用泼尼龙；是否同时使用了降低糖皮质激素药物浓度的其他药物；④患者本身的特殊体质，如其受体基因异常，可为家族性或散发，较为罕见。

2. FSGS　初始治疗给予泼尼松的方案，在达到缓解或者是判定无效之前，需要 3~4 个月的每日大剂量的泼尼松治疗。副作用需要引起特别关注。达到并维持蛋白尿的部分缓解，就能够使肾的 10 年存活率从 40% 翻倍到 80%。如果实现部分缓解能够平衡增大激素用量所累积的风险，部分缓解是可以接受的。如果患者接受了 6～8 周的激素治疗后，没有蛋白尿好转的任何迹象，就应该考虑备选的治疗方案。

3. 膜性肾病 尽管已经证实单独使用激素的疗效并不优于安慰剂，但是激素作为联合治疗方案中的一部分还是有效的。激素与烷化剂的联合方案需要使用中等剂量到足量的激素。钙调磷酸酶抑制剂的治疗方案优势就在于其只需要使用低剂量的激素，甚至完全不需要使用激素。降低尿蛋白的水平能够显著改善肾脏预后，但是往往需要长时间的治疗，因此要慎重考虑多个疗程重复治疗所累积的风险。

4. IgA 肾病 目前按照 KDIGO 指南，在以 RAAS 阻滞剂为主的支持治疗基础上，如果尿蛋白仍然持续大于 1 g/d，可采用第 1、3、5 个月大剂量的甲泼尼龙（1 g/d，连续 3 天）冲击，之后低剂量隔日给药；或者采用泼尼松 0.8～1.0 g/d，6～8 周，逐渐减量，糖皮质激素治疗总疗程 6～8 个月。在应用激素治疗时，应根据 IgA 肾病进展的风险，充分评估激素的治疗获益以及药物的风险。对于大部分仅有血尿或者少量蛋白尿的 IgA 肾病患者，其病情不会进展，没有必要使用糖皮质激素。

5. 系统性红斑狼疮和血管炎 糖皮质激素的使用方法是相似的。诱导缓解治疗中通常给予足量激素治疗，应注意感染的风险。长期的维持缓解治疗，通常都会采用以免疫抑制剂为主，而使激素减量或停用的疗法，从而减少激素的副作用。

【不良反应及其防止措施】

糖皮质激素的不良反应与剂量和时间密切相关。口服泼尼松 5～10 mg/d 及 10～15 mg/d 一年以上的患者出现不良反应的相对危险度分别为 4.5 和 32.3，说明即使是接近生理的很小剂量，若长期服用也会带来不良反应。应积极制订策略来防止或减少糖皮质激素的不良反应，其中首要的策略就是减少激素的总用量。①可以采用泼尼松隔日服药的方法，来替代传统的每日给药疗法。②通过使用免疫抑制剂，缩短疗程或者快速减量来减少激素总用量，并维持疾病的缓解状态，减少复发。

糖皮质激素常见的不良反应包括：

1. 感染　糖皮质激素使用量超过相当于泼尼松每日口服 10 mg 或累积量超过 700 mg，感染概率明显增加，条件致病菌感染常见，病毒和真菌感染也增加。预防性用药包括使用抗生素，例如用甲氧苄啶-磺胺甲基异噁唑预防伊氏肺孢子虫肺炎。在高危人群中使用多种免疫抑制剂治疗时，应该使用抗病毒药物，例如伐昔洛韦，预防巨细胞病毒感染，在实体器官移植领域非常有效。

2. 糖耐量下降或糖尿病　原有糖尿病患者在应用糖皮质激素后常出现血糖进一步升高，需要调整降糖药物。原来糖代谢正常者因使用糖皮质激素而出现的糖尿病被称作类固醇性糖尿病，停用后部分患者能恢复正常。

3. 骨质疏松　在使用激素的第 1 年内，骨质快速流失达 6%～12%，随后进入缓慢期，每年流失约 3%。但是75% 的骨折都发生在激素使用的前 3 个月内。骨折的风险与激素的用量呈现剂量依赖性。在接受大剂量糖皮质激素冲击的患者中出现股骨头坏死的概率更高。2010 年美国风湿病学会建议：在开始激素治疗前，应检测患者的 25 羟维生素 D、血肌酐和血钙水平。口服相当于 ≥7.5 mg/d 的泼尼松超过 3 个月的患者，每年应检查一次骨密度和脊柱 X线平片。在随访过程中应询问患者有无髋关节疼痛，可疑者应及时行 CT 或 MRI 检查。成人每日应用糖皮质激素 0.5～1 mg/kg，预计将会持续 8～12 周以上者，就应在使用激素期间，给予维生素 D 1000 国际单位/日联合元素钙 1000 mg/d 进行预防性治疗。对于有骨折高危因素的患者，只要接受激素治疗，无论剂量和时间，均应给予预防性治疗。如果患者已经发生了激素导致的骨质疏松，二膦酸盐是一线的治疗选择。以阿仑膦酸钠为例，每周 1 次 70 mg 口服，应注意副作用，如对胎儿具有致畸作用，GFR＜30 ml/min 者不推荐使用。

4. 心血管系统的不良反应　可引起高脂血症，增加动脉粥样硬化的发生。高血压常见。若使用糖皮质激素后出现高血压或原有高血压患者血压升高，应注意使用并调整降血压药物，加用利尿剂常可以起到良好的效果。对于控制不理想的重度高血压患者，应避免大剂量糖皮质激素冲击。

5. 消化系统的不良反应　可增加消化性溃疡、上消化道出血的发生率，与非甾体抗炎药合用发生率明显增加。

6. 肌肉的不良反应　可导致肌病，易出现在老人及负氮平衡的患者中，典型表现为四肢近端肌肉进行性乏力、萎缩，下肢常比上肢重。一般没有肌痛，血清肌酶检测正常或略降低，肌电图也大多正常，肌肉活检仅见肌纤维萎缩，没有炎症性病变。肌病多出现在每日口服相当于 10 mg 以上泼尼松的患者中，一般出现在使用糖皮质激素数周至数月内。地塞米松比泼尼松、泼尼龙更易发生。一旦出现较严重的肌病，应停用糖皮质激素。若疾病的治疗不允许停药，应尽可能将剂量减到最低，同时注意改善患者的蛋白质营养状态。通常在停用或减量后 3～4 周，患者的情况会逐渐好转。

7. 肾上腺皮质功能不全　糖皮质激素能抑制下丘脑垂体肾上腺轴，导致肾上腺皮质分泌内源性糖皮质激素减少，长期大量使用的患者，若突然停药，可以出现肾上腺皮质功能不全的表现，甚至危象。易患因素：①口服相当于 20 mg/d 以上剂量的泼尼松 3 周以上；②晚上服药者；③已出现库欣（Cushing）面容者。因此，糖皮质激素应缓慢减量，有条件者可测定血中皮质醇浓度。应教育患者突然停用糖皮质激素的危险性。

8. 眼的不良反应　包括：白内障、青光眼、突眼（罕见）、中心性浆液性脉络膜视网膜病变（罕见）。白内障、青光眼患者禁用糖皮质激素，使用中若出现应停药。

9. 中枢神经系统的不良反应　表现为失眠、欣快感、焦躁，少数患者出现谵妄、躁狂，极少数患者出现抑郁。精神症状较重的患者应停用糖皮质激素。

10. 生殖系统的不良反应　可造成月经不调、男性及女性生育能力下降。在早期妊娠妇女中使用，可能使胎儿发生腭裂的危险性增加。在妊娠后期，短程使用糖皮质激素虽然可以促进早产儿的肺成熟、降低早产儿死亡率，但也可能会对胎儿的脑发育有一定影响，并可能增加产后婴幼儿的胰岛素抵抗及下丘脑垂体肾上腺皮质内分泌轴的异常。

11. 过敏　包括极为罕见的速发型过敏反应和相对略多的迟发型过敏反应。前者见于静脉注射糖皮质激素，可以表现为荨麻疹、血管神经性水肿、气管痉挛，甚至休克。由于糖皮质激素通常被用作抗过敏药物，因此在发生急性过敏时，易被忽视而导致严重后果。高敏反应者，建议进行皮肤测试。迟发型过敏反应出现在静脉、口服、局部涂药 2 天以上，主要表现为红色斑疹，停用或改用其他类型的糖皮质激素后可能缓解。

12. 其他不良反应　白细胞增多一般对患者没有太大影响，但易使感染引起的白细胞升高被忽视，耽误诊断。当白细胞 $>15 \times 10^9/L$ 时，应主动排查潜在感染的可能。皮肤及软组织的不良反应包括：痤疮、紫纹、皮肤变薄、伤口愈合延缓、脱发、多毛、鳞癌、日光性紫癜、Cushing 外貌。此外还包括水钠潴留（应加强限盐并适当利尿）、儿童生长发育迟缓、低钾血症、影响疫苗接种效果、抑制各种皮肤测试（药物过敏测试、PPD 等）、抑制促甲状腺激素分泌及甲状腺素 T4 转换为 T3 等。

13. 大剂量糖皮质激素静脉冲击治疗的注意事项　静脉点滴甲泼尼龙 0.5～1 g 过程中，应控制点滴速度（超过 1 h），同时应密切观察患者的心脏情况，必要时进行心电监护。冲击后尿量减少、水钠潴留、高血压较为常见，应加强限盐及利尿。应高度警惕胃黏膜损伤，定期检测便潜血。感染也易于发生，应做好口腔及皮肤护理，关注感染的征象。少数患者会出现严重的精神异常，糖皮质激素应尽快减停，并对症处理。

（崔　昭）

第 2 节　免疫抑制剂

近年来，各种免疫抑制剂和具有免疫调节作用药物的应用进展迅速。随着器官移植的进展，新的药物不断出现并逐渐开始应用到肾脏病领域。临床上各种治疗方案的制订倾向于汲取循证医学的证据。

本节重点阐述目前在原发性与继发性肾脏病中常用的免疫抑制剂和免疫调节剂及其临床应用。其中包括环磷酰胺、硫唑嘌呤、氨甲蝶呤、吗替麦考酚酯、来氟米特和亲免素结合剂（包括环孢素、他克莫司和西罗莫司）等。

一、环磷酰胺

环磷酰胺及相关氮芥衍生烷化剂异环磷酰胺由 Norbert Brock 的研究组开发，第一个临床试验发表在 20 世纪 50 年代末，1959 年获得 FDA 的批准。20 世纪 60 年代环磷酰胺开始用于治疗血管炎、类风湿关节炎和系统性红斑狼疮（SLE），继而于 20 世纪 70 年代用于原发性肾病综合征。环磷酰胺在上述疾病的治疗中具有划时代的意义，但其相关的毒副作用也限制了其长期应用。

【作用机制】

环磷酰胺属于烷化剂。进入体内可迅速转化为活性代谢产物磷酸酰胺氮芥并主要通过与 DNA 交联，少数与 RNA 交联而破坏细胞的转录与翻译过程。它主要通过杀伤多种免疫细胞而抑制机体的免疫功能。它能抑制初次和再次体液和细胞免疫应答、迟发型超敏反应、组织排斥反应和移植物抗宿主反应。环磷酰胺能选择性杀伤抗原敏感淋巴细胞，抑制其转化为淋巴母细胞，杀伤增殖期淋巴细胞，而且能影响某些静止细胞，故使循环中淋巴细胞数目减少。B 细胞对环磷酰胺可能较 T 细胞敏感，T 细胞不同亚群对其敏感性不同；环磷酰胺亦可以明显抑制天然杀伤细胞的功能。

【药代动力学特点】

环磷酰胺既可静脉也可口服应用，其生物利用度至少为 75%。一旦吸收将迅速被肝酶代谢为活性产物 4-醛磷酰胺、丙烯醛和氮芥。约 95% 的环磷酰胺从肾清除。丙烯醛也从肾清除并与环磷酰胺引起的膀胱毒性有关。

【不良反应】

环磷酰胺的不良反应与剂量相关。较轻的不良反应有脱发、恶心和呕吐，但其引起的骨髓抑制、膀胱毒性、性腺毒性和致癌危险则较为严重。

骨髓抑制常见且呈剂量依赖性。骨髓抑制使患者易发生病毒和细菌、真菌感染。患者应经常监测血常规，白细胞计数小于 3.0×10^9/L 就应调整剂量。有研究显示，应用糖皮质激素联合环磷酰胺治疗的患者，其白细胞减少，感染联合外周血淋巴细胞减少更易发生，因此除了需要监测外周血白细胞总数之外，监测外周血淋巴细胞计数更为重要。

出血性膀胱炎和移行上皮癌是环磷酰胺治疗的严重合并症，由其毒性代谢产物丙烯醛所致。应用静脉环磷酰胺冲击的患者应在用药前后注意水化，同时可静脉给予 MESNA（巯乙磺酸钠，美司钠）以中和丙烯醛。口服患者则应每日多饮水。

致癌的危险也呈剂量依赖性，特别是累计超过 80 g 的患者。治疗期间需要每个月监测尿常规，停药后则需每 3～6 个月监测尿常规以除外非肾小球源性血尿。新发生的非肾小球源性血尿均应行膀胱镜检查除外膀胱肿瘤。

性腺功能抑制比较常见，男女均可发生，其发生率随着年龄的增大和环磷酰胺累积剂量的增加而增加。有研究显示，在应用静脉环磷酰胺冲击的女性患者中，当累积量达 5 g/m² 时，半数患者会闭经，当累积量达 12 g/m² 时，发生闭经概率则上升到 90%。

【应用原则】

根据不同疾病和患者的个体情况，环磷酰胺可以采用间断静脉点滴或每日口服的方法给药。每日口服的剂量为 50～150 mg/d，间断静脉点滴的剂量一般为每月 0.5～0.8 g/m²。相对于每日口服环磷酰胺，间断静脉点滴环磷酰胺较少发生骨髓抑制、感染和出血性膀胱炎，但胃肠道症状较重。肾功能不全者应减量。GFR 在 10～50 ml/(min·1.73 m²) 时应减至正常的 75%；GFR<10～50 ml/(min·1.73 m²) 时则减半。透析患者其静脉冲击剂量为 500 mg/m²，并建议用药后 12 h 血液透析。

应用环磷酰胺治疗时需充分水化。对于静脉应用环磷酰胺的患者，可应用 MESNA 预防出血性膀胱炎，其每次剂量为环磷酰胺剂量的 20%，分别为应用环磷酰胺之前 1 次，之后每 3 h 一次共 4 次。出现肉眼血尿或非肾小球源性血尿应及时进行膀胱镜检查。用药时应每 2～4 周监测血常规并根据白细胞计数调整用药剂量（表 23-2-1）。

表 23-2-1　环磷酰胺的特点与治疗原则

特点	治疗
烷化剂 胃肠道和血液系统毒性较为常见 性腺毒性依赖于累积剂量和年龄的增加 增加血液系统恶性肿瘤的风险 潜在的出血性膀胱炎和膀胱肿瘤风险	口服剂量：1～2 mg/(kg·d) 静脉冲击剂量：0.5～1.0 g/m² 体表面积 需监测血常规、肝功能，终身监测尿常规 非肾小球源性血尿需进行膀胱镜检查

应用环磷酰胺的患者也应筛查血液系统恶性肿瘤。如有必要，男性患者还可在精子库保存精子以防止不可逆的性腺损害。用药期间严禁妊娠和哺乳。

【疗效】

环磷酰胺可以用于肾病综合征的治疗，特别是微小病变肾病和膜性肾病（详见相关章节），有助于改善糖皮质激素抵抗和减少复发。此外，环磷酰胺还广泛用于自身免疫性疾病肾损害特别是系统性红斑狼疮以及原发性小血管炎的治疗，具有里程碑式的意义。具体详见相关章节。

二、硫唑嘌呤

硫唑嘌呤于1957年合成，1964年开始用于类风湿关节炎并于1981年得到美国FDA的批准用于治疗类风湿关节炎。目前主要用于器官移植和部分免疫炎症性疾病。

【作用机制】

硫唑嘌呤在细胞内可以迅速转换为其活性代谢产物6-巯基嘌呤。既可干扰嘌呤的从头合成途径，又可与DNA结合。最后抑制DNA和RNA合成，造成细胞死亡。硫唑嘌呤可以减少T和B淋巴细胞的数量及抑制抗体产生，还可抑制NK细胞活性、减少中性粒细胞迁移和抑制内皮细胞增殖。

【药代动力学特点】

硫唑嘌呤吸收后迅速分布到全身，其血浆半衰期为3 h，口服生物利用度45%，约30%与血浆蛋白相结合。主要代谢物包括6-巯基嘌呤，去氧硫鸟嘌呤单磷酸盐和硫鸟嘌呤单磷酸盐。但这些代谢物多被黄嘌呤氧化酶转换为无活性的代谢产物6-硫尿酸。如果同时应用别嘌呤醇引起黄嘌呤氧化酶活性下降，或酶缺乏如Lesch-Myhan综合征和硫嘌呤甲基转移酶缺乏均可大量增加硫唑嘌呤代谢产物而蓄积中毒。绝大多数硫唑嘌呤以6-硫尿酸形式从肾排出，约10%以原形从肝排泄。

【不良反应】

硫唑嘌呤一般耐受性良好。常见不良反应包括胃肠道反应、骨髓抑制和感染。

类风湿关节炎患者中肝毒性不足 1%，但在其他疾病患者群中报道为 3%～10%。肝毒性包括胆汁淤积、肝性紫癜、肝窦周间隙纤维化、静脉闭塞性疾病和结节性再生性增生。停药后多可恢复。

过敏多见于男性，多发生于开始治疗的 2～3 周。

骨髓抑制为剂量依赖性的，减量或停药可恢复。三系均可受累，但以白细胞减少更常见。此外还可见嗜酸性粒细胞计数升高。硫唑嘌呤引起的白细胞减少可增加感染机会，除一般致病微生物以外，还可见巨细胞病毒、单纯疱疹病毒和人乳头瘤病毒感染。

很多药物可影响硫唑嘌呤的代谢。如与 ACEI 合用可增加白细胞减少和贫血的危险，与华法林合用可降低后者疗效。应尽量避免与别嘌呤醇合用，否则硫唑嘌呤的剂量应减少 50%～75%（表 23-2-2）。

表 23-2-2　硫唑嘌呤的特点与治疗原则

特点	治疗原则
嘌呤类似物 消化系统和血液系统 　毒性较为常见	肾移植抗排斥剂量 3～5 mg/(kg·d)，自身免疫性疾病剂量 1～2.5 mg/(kg·d) 禁忌与别嘌呤醇合用 定期监测血常规和肝功能 与糖皮质激素合用以减少激素用量或用于维持治疗 可用于妊娠妇女

【给药原则】

硫唑嘌呤可静脉用药也可口服用药。肾移植患者的起始剂量为 3～5 mg/(kg·d)。对于自身免疫性疾病，起始剂量 1 mg/(kg·d)，然后每 4 周增加 0.5 mg/(kg·d)，理想的有效剂量为 2.5 mg/(kg·d)。患者 GFR 大于 50 ml/(min·

1.73 m²）者不需调整剂量；而 GFR 在 10～50 ml/（min·1.73 m²）之间则应用正常剂量的 75%；GFR 小于 10 ml/（min·1.73 m²）者剂量减半。硫唑嘌呤不应与烷化剂合用，不然可增加血液系统严重副作用和增加恶性肿瘤发生的危险。由于尚无明确致畸作用的证据，考虑到获益与风险，在有选择的妊娠患者中可安全使用硫唑嘌呤。

治疗的头 4 周应每 2 周监测血常规和肝功能，以后则每 4 周监测一次。如白细胞小于 3.0×10⁹/L 则应停药。

【疗效】

硫唑嘌呤可用于移植后的抗排异治疗和各种自身免疫性疾病。在肾脏病领域，硫唑嘌呤尤其适用于系统性红斑狼疮和 ANCA 相关小血管炎的维持缓解治疗。在 ANCA 相关小血管炎中，硫唑嘌呤 1～2 mg/（kg·d）是在维持缓解治疗阶段能够替代环磷酰胺证据最强的药物（1B）。在经糖皮质激素和环磷酰胺诱导治疗缓解的狼疮性肾炎中，硫唑嘌呤可用于维持期治疗。

三、氨甲蝶呤

氨甲蝶呤于 1950 年研制成功并开始应用于治疗白血病，1951 年开始用于实体肿瘤的治疗，1956 年用于治疗绒毛膜上皮癌以及恶性葡萄胎并使患者获得完全缓解，1960 年用于治疗蕈样肉芽肿。目前氨甲蝶呤被广泛应用于类风湿关节炎和其他自身免疫性疾病和炎症性疾病。

【作用机制】

氨甲蝶呤可以竞争性抑制二氢叶酸还原酶（DHFR），从而抑制 DNA、RNA、胸苷酸和蛋白质的合成。此外，氨甲蝶呤还参与嘌呤代谢酶的抑制导致腺苷聚集、抑制 T 细胞的活化和抑制 T 细胞间黏附分子的表达、增加活化的 T 细胞 CD95 敏感性、抑制甲基转移酶活性等。

【药代动力学】

氨甲蝶呤给药途径多样，可口服、肌内注射、皮下注射和静脉注射。剂量小于 30 mg 时在胃肠道吸收良好，非肠道给药可完全吸收。约 50% 与血浆蛋白相结合，半衰期为 6～12 h，主要从肾排泄。老年人和 GFR 下降的患者应减少剂量以避免药物不良反应。GFR 在 10～50 ml/(min·1.73 m²) 的患者建议使用正常剂量的 50%，且应严格监测血常规以避免骨髓抑制。氨甲蝶呤也具有肝毒性，因此肝功能不全的患者也应该减少剂量。

【不良反应】

虽然长期用药过程中多数患者都经历过该药的不良反应，但减少剂量或暂时停用多可逆转，因此对氨甲蝶呤耐受性较好。多数不良反应较轻，包括乏力、不适、恶心、呕吐（多发生在用药 24 h 内）、脱发、黏膜溃疡和类风湿结节加重。用药同时每日补充叶酸可显著减少不良反应且不影响疗效。较为严重的不良反应是肝毒性、肺毒性和骨髓抑制。

开始治疗前应检测血常规、肝功能和病毒性肝炎的指标。对于类风湿关节炎患者，治疗期间应每 4～8 周检测肝功能，如果 1 年内 9 次以上检查中超过一半转氨酶升高或者血清白蛋白降低，则应行肝活检。

应用氨甲蝶呤的患者中 5% 可发生药物相关性肺炎且与剂量和治疗时间无关。临床上可有发热、干咳、呼吸困难，胸片可有浸润影。危险因素包括高龄、糖尿病、类风湿性肺和胸膜病变、既往应用改善病情的抗风湿药物（DMARDs）和低白蛋白血症。诊断该病应首先除外细菌或其他机会性感染，如卡氏肺囊虫感染。如胸片无异常应行 CT 检查，可发现弥漫性病变。一旦怀疑该病，应及时停用氨甲蝶呤，多数患者可缓解。

血液系统受累较为少见，多为巨红细胞症，可伴或不伴有贫血。少见的还有全血细胞减少和血小板减少，其危险因素包括肾功能不全、低白蛋白血症和应用磺胺类药物。氨甲蝶呤并不增加淋巴增殖性疾病的危险。

【用药原则】

氨甲蝶呤开始的口服剂量为每周 7.5 mg，以后每周逐渐加量，最高可达每周 30 mg。如胃肠道吸收困难或不能耐受口服剂量，也可每周肌内注射。如存在胃肠道反应，也可以将口服剂量分为两次，间隔 12～36 h。老年和肾功能不全者应减少剂量。疗效多在治疗的第 3 周至第 8 周出现。治疗时建议同时补充叶酸可减少不良反应而不影响疗效。治疗开始之前应全面检测血常规、肝肾功能和病毒性肝炎指标，治疗过程中应每 4～8 周复查一次。妊娠和哺乳期妇女禁忌使用（表 23-2-3）。

表 23-2-3　氨甲蝶呤的特点与治疗原则

特点	治疗原则
腺苷的间接激动剂 二氢叶酸还原酶抑制剂 可有胃肠道、血液系统和皮肤黏膜的一般不良反应 肝、血液系统和肺可有罕见但严重的不良反应	剂量：每周 5～30 mg 每日应用叶酸 1～2 mg 或每次应用氨甲蝶呤后给予醛氢叶酸 2.5～5 mg 可以部分减少不良反应发生率或减小其严重程度 GFR 下降或应用乙醇的患者应减少剂量 每 4～8 周检测白细胞计数、肝肾功能 治疗前拍胸片

【疗效】

由于氨甲蝶呤的应用受到肾功能的局限，所以在肾脏病领域，氨甲蝶呤的应用受到很大的限制。氨甲蝶呤可以用于 ANCA 相关小血管炎的治疗。在诱导缓解治疗中，氨甲蝶呤联合糖皮质激素可以用于治疗轻症的血管炎。在 ANCA 相关小血管炎的维持缓解治疗阶段，氨甲蝶呤是继硫唑嘌呤之后又一重要的可选方案。来自法国的随机对照研究表明，氨甲蝶呤［起始剂量 0.3 mg/(kg·w)，之后逐渐增加到 25 mg/w］用于维持缓解治疗，其疗效与安全性与经典的硫唑嘌呤 2 mg/(kg·d) 方案相仿。

在应用氨甲蝶呤期间需要注意补充叶酸。

四、吗替麦考酚酯

Gosio 于 1896 年就在青霉培养物中描述了霉酚酸（MPA），1913 年 Alsberg 和 Black 从匍匐茎青霉菌的发酵产物中分离了 MPA。20 世纪 80 年代开发了吗替麦考酚酯（MMF），众多研究证实其可用于预防急性排斥反应，包括肝、心和肾的难治性移植排斥反应。1995 年美国 FDA 已经批准其用于器官移植。

【作用机制】

MMF 在肝被水解成为有活性的 MPA。MPA 为肌醇单磷酸脱氢酶（IMPDH）抑制剂。IMPDH 是鸟嘌呤核苷酸从头合成的关键酶，抑制 IMPDH 可导致细胞内鸟嘌呤核苷酸耗竭。

体内多数细胞增殖时其嘌呤核苷酸的来源有从头合成途径和补救途径，但增殖的淋巴细胞主要依赖从头合成途径。因此，MPA 可以选择性抑制淋巴细胞的增生而对其他类型细胞的抑制相对较小。MPA 可以抑制 T 淋巴细胞和 B 淋巴细胞，加入鸟嘌呤则其效应可以逆转。MMF 的其他作用机制包括：MPA 可以诱导活化的淋巴细胞发生凋亡；MPA 通过耗竭鸟嘌呤核苷酸而抑制糖基化和某些黏附分子的表达，从而减少炎症部位的淋巴细胞和单核细胞的募集；第三，通过耗竭鸟嘌呤核苷酸，MPA 可以耗竭四氢生物蝶呤，减少一氧化氮的合成，从而减少过氧亚硝基阴离子介导的组织损伤。此外，MMF 对抗原抗体反应也有抑制作用。

【药代动力学】

经胃肠道迅速吸收后，MMF 可被完全水解成为有活性的 MPA。正常志愿受试者口服 1.5 g 药物后 1 h 其血药浓度达到峰值，8～12 h 出现第二个峰值。其生物半衰期为 17 h，生物利用度约 94％。MPA 基本上完全与血清白蛋白相结合。MPA 主要在肝代谢，经尿嘧啶核苷二磷酸葡萄糖醛酸转移酶形成葡萄糖醛酸化霉酚酸（MPAG），约 87% 的 MPAG 从尿液中排泄。约 6% 的 MPAG 从胆道清除，胆道中的 MPAG 在肠道菌群产生的 β-葡萄糖醛酸酶的作用下又可以恢复为 MPA，而 MPA 又可以被重吸收。血药浓度的第二个峰值就是与肝肠循环相关。肾功能受损的患者在应用 MMF 后，因 MPAG 不能从肾顺利清除，可能增加其从胆道清除而增加肝肠循环并最终增加血药浓度。

【不良反应】

胃肠道的不良反应较为常见且为剂量依赖性，包括恶心、呕吐、便秘、腹痛和消化不良，减少药物剂量或停药可缓解。出血性胃炎和胰腺炎罕见，停药后可缓解。预防器官移植排异反应和治疗牛皮癣时曾有报道可出现泌尿道感染症状、血尿、肾衰竭、阴道烧灼感或出血，所有上述症状在用药 1 年后可减轻或减少发作频率。应用 MMF 还可以出现白细胞减少、贫血和血小板减少，严重者可发生严重贫血。目前尚无诱发恶性肿瘤的报道。

上述多数不良反应在减少剂量、分次服用或停药后缓解。对长期用药患者的安全性研究证实，经过长期服药其不良反应也可逐渐减轻。肝、肾毒性罕见。药物剂量较大或者因肾功能不全而出现药物蓄积者可发生骨髓抑制和继发感染。

【用药原则】

口服制剂分为 0.25 g 和 0.5 g 的片剂和 0.2 g/ml 的液体剂型，也有静脉制剂。开始时一般每日 1.5～2.0 g，分两次服用。对于肾移植患者不需要调整剂量，而对于慢性肾功能不全患者则应减少每日剂量，或者监测血药浓度以免药物蓄积。轻度肝功能不全则不需要调整剂量（表 23-2-4）。

表 23-2-4　MMF 特点与用药原则

特点	用药原则
肌醇单磷酸脱氢酶（IMPDH）抑制剂 胃肠道和血液系统毒副作用常见	剂量：$1\sim2$ g/d，分次服用 GFR 下降者可减小剂量 用药第 1 个月每周监测血常规，随后 2 个月内每 2 周监测一次，以后 1 年内每月监测一次 器官移植中疗效略好于硫唑嘌呤

【疗效】

循证医学证据证实 MMF 联合环孢素 A 或他克莫司和糖皮质激素是预防器官排斥的一线药物。MMF 在预防器官移植急性排异反应方面好于硫唑嘌呤，但在移植物长期存活上则与硫唑嘌呤疗效相当。

近年来 MMF 已广泛用于自身免疫性疾病和肾小球疾病。国内外的多中心对照研究均证实 MMF 联合糖皮质激素可用于狼疮性肾炎的诱导缓解和维持缓解治疗，其疗效与安全性均与环磷酰胺相当。在原发性小血管炎的治疗中，吗替麦考酚酯可以用于维持治疗，有大型 RCT 研究显示，其疗效逊于硫唑嘌呤，多作为二线方案使用。国内外的多中心非对照临床观察也证实 MMF 对于难治性肾病综合征（如糖皮质激素抵抗和依赖的患者）有一定疗效，特别是微小病变肾病和系膜增生性肾小球肾炎。

五、来氟米特

来氟米特是一种新型免疫抑制剂，属于异唑衍生物。已经成功用于类风湿关节炎、自身免疫性疾病和器官移植。

【作用机制】

来氟米特的活性代谢产物为 A77 1726，可抑制二氢乳清酸脱氢酶（DHODH）。该酶为嘧啶从头合成中的第四个限速酶。体外研究发现 A77 1726 可以抑制淋巴细胞增殖，在细胞培养液中加入尿嘧啶或胞嘧啶则可逆转。此外，A77

1726 还可抑制酪氨酸激酶，干扰细胞内信号途径而影响细胞生长和转化。研究发现 A77 1726 抑制 DHODH 的浓度较低而抑制酪氨酸激酶活性的药物浓度相对较高，因此目前认为其体内发挥抗淋巴细胞增殖的作用主要通过抑制 DHODH 介导，而其抗肿瘤的作用则主要通过抑制酪氨酸激酶介导。

【药代动力学】

口服来氟米特约 80% 被胃肠道吸收，与进食无关。吸收后可被迅速转变为其活性代谢产物 A77 1726。99% 以上的 A77 1726 与血浆蛋白结合，半衰期为 11（4～28）天。主要排泄器官为肾（43%）和肝（48%）。肾衰竭患者不需要调整剂量。肝功能不全有可能影响来氟米特转化为 A77 1726 并影响其清除。

服用利福平可使 A77 1726 的水平增加多达 40%，与氨甲蝶呤联合使用可使转氨酶水平上升。

【不良反应】

常见的不良反应为腹泻、腹痛、恶心、口腔溃疡、脱发、皮疹、感染以及肝酶上升。来氟米特引起的肝酶上升为剂量依赖性并可恢复。应用来氟米特者不应使用活疫苗，妊娠和哺乳期妇女禁忌使用。少数患者可发生严重高血压，停药后可缓解。

【给药原则】

口服来氟米特的片剂分为 10 mg、20 mg。来氟米特的负荷剂量为 50～100 mg/d 连续 3 天，维持剂量 20～30 mg/d。如不良反应不能耐受，可降为 10 mg/d。老年人和肾功能不全者不需调整剂量。但由于来氟米特在肝代谢，应密切监测肝功能。该药可安全地与糖皮质激素或非甾体抗炎药合用。由于高血清蛋白结合率和存在肝肠循环，有时需要 2 年才能从血清中完全清除。如需快速 1～2 天降低血清 A77 1726 水平，可口服考来烯胺（消胆胺）。如女性患者准备妊

娠，则应连续 11 天服用考来烯胺，每 8 h 8 g，血清 A77
1726 的血清浓度可降至低于 0.02 mg/L。

用药之初应检测肝功能，以后每 4 周复查一次，稳定
后可延长监测周期。与氨甲蝶呤联合应用更应注意监测肝
功能。

【疗效】

来氟米特可用于器官移植、自身免疫性疾病和原发性
肾脏病。来氟米特可以用于 ANCA 相关小血管炎的维持缓
解治疗。有 RCT 研究对比了来氟米特（30 mg/d）与氨甲
蝶呤（开始时 8 mg/w，8 周后达到 20 mg/w）作为维持缓
解治疗的疗效与安全性，结果表明，来氟米特组复发较少，
但是副作用较多，包括高血压、白细胞减少等。一项全国
多中心前瞻对照研究发现：来氟米特与环磷酰胺联合糖皮
质激素在活动性狼疮性肾炎的诱导缓解治疗中疗效和安全
性相仿。来氟米特也已经成功用于多种原发性肾小球疾病
的治疗，但尚缺乏高质量的循证医学证据。

六、亲免素结合剂

亲免素是一组可结合一系列免疫抑制剂的蛋白质。其
可结合的免疫抑制剂包括环孢素 A、他克莫司（FK506）和
西罗莫司，后者又称为西罗莫司（雷帕霉素）。上述药物不
但成功用于器官移植，也用于自身免疫性疾病和原发性肾
小球肾炎的治疗。

【作用机制】

环孢素（CsA）是 20 世纪 70 年代从美国和挪威的土壤
中分离出来的真菌所分泌的 11 个氨基酸组成的环形肽。
CsA 的应用不但使移植医学发生了革命性的进步，同时也
为研究 T 细胞提供了极有价值的研究工具。FK506 也是从
真菌中分离出来的具有免疫抑制活性的药物。虽然结构各
异，其免疫抑制效果与 CsA 类似。CsA 和 FK506 通过抑制
钙调磷酸酶而发挥免疫抑制作用，故又称之为钙调磷酸酶

抑制剂。环孢素 A 结合于淋巴细胞特别是 T 淋巴细胞胞质中的亲环素（亲免素），从而阻滞活化的 T 细胞 NFAT 向细胞核内的移位，抑制白细胞介素 2（IL-2）的表达，从而发挥抑制 T 细胞的作用。环孢素 A 可以通过抑制 T 淋巴细胞激活后 Ca^{2+} 依赖性的信号转导过程，使 T 细胞不能由 G0 期转向 G1 期，影响 IL-2 基因的转录。环孢素 A 通过抑制线粒体通透性转换孔开放，从而抑制细胞色素 C 释放，对于细胞凋亡有重要作用。他克莫司作用的主要靶细胞是 T 淋巴细胞，进入 T 细胞后与胞质内 FK 结合蛋白-12 结合成复合物，该复合物与钙调蛋白竞争性地与钙调磷酸酶结合，从而阻止钙调蛋白与钙调磷酸酶的活化作用，使 NFATc 不能去磷酸，进而抑制 NFATc 向细胞内转移，影响炎症因子的转录，导致 T 细胞对抗原的反应能力降低。

雷帕霉素是从爱尔兰土壤中的吸湿链霉菌中分离出来的一种抗真菌的大环内酯类抗生素。最初的研究发现雷帕霉素既可抑制白色念珠菌，又可抑制小鼠肿瘤细胞的生长。以后又发现它可以抑制人外周血单个核细胞的增生，且较 CsA 为强，但并不改变 IL-2 和 IL-12 受体的表达。雷帕霉素与他克莫司结构相似，但雷帕霉素并不能抑制钙调磷酸酶，而是与哺乳动物雷帕霉素的结合靶点（mTOR）相结合。mTOR 为蛋白激酶，可使部分蛋白质磷酸化。一旦雷帕霉素和 mTOR 相结合则可抑制其酶活性并最终抑制蛋白质的翻译过程。

【药代动力学特点】

此类药物的特点为：①口服吸收不规则、不完全，个体差异较大；同一个体在不同的病程其药代动力学也会有变化（与血浆白蛋白浓度、肾功能变化和联合用药有关）。因此，当用药剂量较大时必须规律监测患者血药浓度。②此类药物治疗窗较小，这意味着在剂量或血药浓度上较小的变化即可导致药效或毒性的显著变化。

在应用微乳剂型之前，环孢素的口服吸收个体差异较大。其生物利用度通常在 20%～50% 的范围内。使用微乳剂型后降低了药代动力学的变异性，环孢素吸收加快，平均达峰时间提前 1 h，平均峰浓度提高近 60%。环孢素与血浆蛋白的结合率可高达 90%，主要与脂蛋白结合。口服达峰时间约为 3.5 h，全血浓度为血浆的 2～9 倍，成人血浆半衰期约为 19（10～27）h，而儿童仅为 7（7～19）h。环孢素在血液中约 33%～47% 分布于血浆中，41%～58% 分布于红细胞中。环孢素由肝代谢，经胆道排泄至粪便中排出，仅有 6% 经肾排泄，其中约 0.1% 以原形排出。

　　他克莫司在人体胃肠道吸收的变异很大。用药后的达峰时间为 1～3 h，在部分患者中持续一段时间的吸收可形成相对平坦的吸收曲线。当他克莫司和食物同服或进食含中等量脂肪的食物时，他克莫司的生物利用度会降低，吸收速度也会减慢。监测血药浓度可评估全身的吸收情况。他克莫司吸收后和红细胞强力结合导致其全血/血浆浓度分布为 20∶1。他克莫司几乎完全由肝代谢，且胆道为其主要排泄途径。他克莫司的半衰期长且不稳定。在健康志愿者中其半衰期约为 43 h。在儿童及成年肝移植中其平均半衰期分别为 12.4 h 及 11.7 h。在成年肾移植者中其半衰期为 15.6 h。

　　雷帕霉素口服吸收迅速。健康志愿者单剂量口服后的平均达峰时间约为 1 h。在肾移植受者中，多剂量口服后的平均达峰时间约为 2 h。雷帕霉素的生物利用度约为 14%。与食物同时服用或高脂肪饮食可延长达峰时间、降低血药峰浓度。为尽可能减少差异，雷帕霉素应恒定地与或不与食物同服。在稳定的肾移植受者中，雷帕霉素可广泛分布于血液的有形成分中，血液/血浆比的平均值（±SD）为 36（±17.9）。雷帕霉素主要由肝代谢，多由粪便中排出（91%），少数（2.2%）经肾排泄。在稳定的肾移植患者中，多剂量给药后终末清除半衰期的均值估计为（62±16）h。

【毒副作用与不良反应】

环孢素和他克莫司最为常见的毒副作用为肾毒性和神经毒性。钙调磷酸酶抑制剂（环孢霉素与他克莫司）的肾毒性分为急、慢性二种。急性肾损伤与药物的血管作用有关：药物损伤血管内皮细胞并引起肾素产生及释放增多，导致血管收缩，从而出现系统性高血压及因肾血管收缩而引起肾小球滤过率下降。个别患者尚可发生血栓性微血管病（TMA）。因此，在用药物后应监测血压及血肌酐。据报告，肝移植受者中超过75%可出现血肌酐上升。如发现肾小球滤过功能下降应及时减药或停药。慢性肾损伤与其肾血管上皮细胞上调 TGFβ 引起上皮细胞转分化、肾间质纤维化有关。这种慢性小管间质及血管病变发生在血肌酐上升之前。因此，临床上对于已有小管间质病变者应慎用此药物，如有可能（如 FSGS）应在用药半年至一年后作肾活检了解病变发展情况、决定是否继续用药。迄今的有限临床研究提示他克莫司的肾毒性少于环孢素，但仍需小心监测。老年人、同时应用 NSAIDs 或利尿剂者均是出现肾毒性的高危人群。对于"环孢素肾炎"目前尚无肯定的可应用于临床的预防/治疗药物。神经系统的毒副作用包括头痛、震颤、睡眠障碍，但最为严重的是发生脑病导致昏迷。其他常见的毒副作用还有胃肠道功能紊乱（食欲减退、恶心、呕吐、腹痛及腹泻等）、感染、肝损害、疲劳等。多数毒副作用在药物减量或停药后恢复，但也可能遗留永久性肾功能不全。

环孢素所特有的常见不良反应包括齿龈增生、痤疮和多毛。高血压常见。

他克莫司所特有的常见不良反应有血糖升高。

雷帕霉素的毒副作用不良反应与环孢素和他克莫司有较大区别，肾毒性、神经毒性和高血压不常见。其最为常见的毒副作用为高脂血症如高胆固醇血症和血液系统毒性，如白细胞和血小板减少。

【临床应用】

上述三种亲免素结合剂均已经由美国 FDA 批准用于治疗和预防器官移植排斥反应。针对环孢素和他克莫司的前瞻、随机对照研究认为二者在移植物和患者存活率上基本一致。

环孢素 A 用于预防器官移植急性排异反应时，应在移植前 4～12 h 给药，成人开始剂量 12～15 mg/(kg·d)，1～2 周后逐渐减量，一般每周减少开始用药的 5%，维持量约为 5～10 mg/(kg·d)。儿童器官移植初始剂量为 6～11 mg/(kg·d)，维持剂量 2～6 mg/(kg·d)。

他克莫司每日剂量分两次服用，最好是空腹或至少进食前 1 h 或进食后 2～3 h 服用以达到最大吸收。用于预防成人器官移植急性排异反应时，应在肝移植手术后约 6 h 以及肾移植手术后 24 h 内开始给药。成人肝、肾移植者首次免疫抑制剂量分别为 0.1～0.2 mg/(kg·d) 和 0.15～0.3 mg/(kg·d)。儿童则需要成人建议剂量的 1.5～2 倍。器官移植的维持期也可以口服他克莫司来达到连续免疫抑制作用以维持移植物的存活。在维持治疗中常可减量。主要是根据患者个体对于排斥及耐受性的临床评估而调整。

雷帕霉素每日口服 1 次，应在移植后尽早开始服用。对于新的移植受者，首次应用雷帕霉素的负荷剂量为其维持量的 3 倍。肾移植患者的建议负荷量为 6 mg/d，维持量为 2 mg/d。雷帕霉素应恒定地与或不与食物同服。

环孢素在自身免疫性疾病和肾小球疾病中也正在得到越来越广泛的应用。在针对糖皮质激素抵抗的膜性肾病患者的小样本前瞻、随机对照研究中，环孢素联合小剂量糖皮质激素可以使 75% 的患者得到部分或完全缓解，而安慰剂对照组只有 22%。同样针对糖皮质激素抵抗的局灶节段性肾小球硬化患者的前瞻、随机对照研究中，环孢素联合小剂量糖皮质激素则可以使70%的患者得到部分或完全缓解，而安慰剂对照组则只有4%。虽然停药以后还存在较高的复发率，但长期随访观察发现治疗组可以较好地保护肾功能，并未发现肾功能下降。但其主要问题是停药后容易复发。环孢素在狼疮性肾炎的治疗中也被证实有效。环孢素应从小剂量开始［2 mg/(kg·d)，分每日两次口服］，根据患者蛋白尿情况逐渐加量至最大量4 mg/(kg·d)，不应超过5 mg/(kg·d)（血药谷浓度100～200 ng/ml）。蛋白尿完全缓解后，环孢素A应缓慢减量（每月减量0.5 mg/kg）至最小有效剂量并维持1～2年。若环孢素A治疗6个月仍未缓解（尿蛋白降低至少50%），需要考虑换药或加用其他药物。

他克莫司近年来也应用于肾小球疾病尤其是膜性肾病的治疗。国外有RCT显示，单用他克莫司较保守治疗组有助于膜性肾病肾病综合征的缓解。在北大医院牵头的一项全国多中心随机对照临床研究中，他克莫司联合糖皮质激素较环磷酰胺联合糖皮质激素对膜性肾病肾病综合征有较高和较快的缓解率。

针对狼疮性肾炎和原发性肾病综合征的临床观察性研究及小样本随机对照研究发现他克莫司可迅速改善患者的低白蛋白血症，随后则可明显减少蛋白尿。用量建议0.05～0.1 mg/(kg·d)（约4～8 mg/d，血药谷浓度3～5 ng/ml），半年后减半量，维持用药1～2年。

虽然环孢素和他克莫司治疗肾小球疾病具有肯定的疗效，但其在肾脏病中的疗效和安全性还有待大宗病例的前瞻对照研究来进一步证实。针对难治性患者，如确需使用上述药物应尽量采用最小有效剂量并定期监测肾功能。

【应用原则和注意事项】

环孢素和他克莫司用于器官移植的局限性之一是其有效治疗浓度的范围较小。此外，由于环孢素和他克莫司均在肝代谢，任何影响肝细胞色素P450代谢系统的药物都可能进一步影响环孢素和他克莫司的血浓度。因此治疗期间应监测血浓度。此外，钙通道阻滞剂有可能影响环孢素和他克莫司的血药浓度。

雷帕霉素主要应用于肾移植受者以预防器官排异，由于雷帕霉素与环孢素的毒副作用存在较大不同，在预防器官排异上有人建议联合应用二者，并有可能减少糖皮质激素和环孢素 A 的用量。

（陈　旻）

第 3 节　生物制剂

对于自身免疫性肾脏病或与免疫炎症相关的肾小球疾病，传统的糖皮质激素和免疫抑制剂虽然极大地改善了患者的预后，但其所带来的副作用亦不容忽视。近年来出现了一批治疗自身免疫性疾病的生物制剂，由于其作用靶点明确而逐渐成为临床研究和应用的热点，一些药物在类风湿关节炎、系统性红斑狼疮以及原发性小血管炎等疾病的治疗中取得了良好的效果。这些生物制剂根据其治疗靶点，大致可以分为：针对 B 细胞的药物、针对 T 细胞的药物、针对细胞因子的药物、针对共刺激分子（co-stimulatory）的药物以及针对补体的药物等（见表 23-3-1）。

表 23-3-1　治疗自身免疫性疾病常用的生物制剂

分类	具体特性及药物
针对 B 细胞的药物	针对 B 细胞生长或存活因子的药物
	贝利木单抗（Belimumab）
	Atacicept
	Blisibimod
	Tabalumab
	针对 B 细胞表面分子的药物
	利妥昔单抗（Rituximab，针对 CD20 的嵌合型抗体）

表 23-3-1 治疗自身免疫性疾病常用的生物制剂（续表）

分类	具体特性及药物
针对 B 细胞的药物	Ocrelizumab（针对人源性的 CD20 抗体）
	依帕珠单抗（Epratuzumab，针对人源性的 CD20 抗体）
	诱导 B 细胞耐受
	阿贝莫司钠（LJP394）
	针对蛋白酶体
	硼替佐米（Bortezomib）
针对 T 细胞的药物	合成肽
	Edratide
	Rigerimod
	口服的免疫调节剂
	Laquinimod
针对细胞因子的药物	针对 IL-6 的药物
	托珠单抗（Tocilizumab）
	Sirukumab
	针对 I 型干扰素的药物
	Sifalimumab
	Rontalizumab
	针对肿瘤坏死因子 α 的药物
	英夫利昔单抗（Infliximab）
	依那西普（Etanercept）
	阿达木单抗（Adalimumab）
	阿伦单抗（Alemtuzumab）
	针对 IL-5 的药物
	美泊利单抗（Mepolizumab）
针对共刺激分子的药物	阿巴西普（Abatacept，抗 CD80/86）
	AMG 557（抗 B7RP-1）
针对补体的药物	依库珠单抗（Eculizumab，抗补体 C5）
	Avacopan

本章主要针对以上药物中一些具有代表性药物的作用机制以及临床应用做一概述。

一、针对 B 细胞的药物

（一）针对 B 细胞表面分子的药物

1. 利妥昔单抗　在针对 B 细胞的药物中，最具有代表性的是利妥昔单抗。利妥昔单抗是专门针对 B 细胞表面 CD20 分子的一种嵌合单克隆抗体。从前体 B 细胞到分化完全的 B 细胞均表达 CD20，它们可以被利妥昔单抗所耗竭，而浆细胞则不表达 CD20 分子。CD20 的功能尚未完全清楚，可能在钙离子跨膜内流、维持细胞内钙离子浓度和 B 细胞的激活中发挥作用。利妥昔单抗与 B 细胞上的 CD20 抗原结合后，启动介导 B 细胞溶解的免疫反应。利妥昔单抗的 Fc 部分负责 CD20 阳性的 B 细胞凋亡、抗体依赖性和补体介导的细胞毒作用。B 细胞的再生通常发生在应用利妥昔单抗治疗后的 6～9 个月，主要是天然和未经过抗原刺激的 B 细胞。

利妥昔单抗目前主要用于器官移植抗排斥反应、血液系统肿瘤以及自身免疫性疾病等的治疗。在 ANCA 相关小血管炎（AAV）患者中，已有大规模的 RCT 研究证实，糖皮质激素联合利妥昔单抗已成为继糖皮质激素联合环磷酰胺之后可以用于诱导缓解治疗的一线方案，对于复发性血管炎或抗蛋白酶 3（PR3）阳性者，疗效甚至优于传统的糖皮质激素联合环磷酰胺；此外，利妥昔单抗也可以用于 AAV 的维持治疗，其疗效甚至优于传统的硫唑嘌呤。近年来，利妥昔单抗用于膜性肾病的治疗已有成功的报道，治疗狼疮性肾炎的疗效还有争议。

在自身免疫性疾病以及肾脏病中，利妥昔单抗的最佳用药剂量、用药频度以及是否与其他免疫抑制剂如环磷酰胺、吗替麦考酚酯等合用，目前尚无定论。在一些大型的临床研究中，利妥昔单抗常用的给药剂量包括：375 mg/m²，每周一次共 4 次；1000 mg/次，每 2 周一次共 2 次；维持治疗的剂量通常是 375 mg/m² 每半年一次或根据外周血 B 细胞或自身抗体水平的变化来确定给药间隔。

利妥昔单抗常见的不良反应包括：输液反应、白细胞减少、低血压、带状疱疹、各种机会性感染以及血清病样反应等等；可以导致进行性多灶性白质脑病（PML），后者是一种罕见的、渐进性的而且通常致命的脱髓鞘性中枢神经系统疾病；此外，利妥昔单抗少见的不良反应还包括间质性肺炎等。

2. 依帕珠单抗（epratuzumab） 依帕珠单抗是一种人源化的针对 CD22 的 IgG1 型单克隆抗体，近年来开始应用于系统性红斑狼疮的治疗。CD22 抗原是 B 细胞特有的表面抗原，它参与 B 细胞的受体信号、细胞活性及存活的调节。与利妥昔单抗相比，依帕珠单抗的细胞毒性更低，对 B 细胞调节作用更强。体外试验发现依帕珠单抗能首先引起系统性红斑狼疮患者 B 细胞表面抗原 CD22、CD19、CD21、CD79b 明显下降。依帕珠单抗通过 CD22 抑制 B 细胞受体（BCR）的激活和上调 B 细胞黏附分子。依帕珠单抗还可呈剂量依赖性地影响其对细胞信号转导，且仅仅引起轻度的 B 细胞减少。它没有补体介导的细胞毒作用。依帕珠单抗可以介导 B 细胞受体的抗原从抗原呈递细胞转移至淋巴细胞，这种抗原呈递细胞和淋巴细胞之间的分子重组也被称为"免疫突触"。

在应用依帕珠单抗治疗系统性红斑狼疮的随机双盲安慰剂对照的多中心研究中，证实 360 mg/m² 的剂量（每 12 周应用 10 次，共 48 周）可以有效降低系统性红斑狼疮的 BILAG 评分、减少糖皮质激素的用量；患者对依帕珠单抗治疗的耐受性普遍较好，不良事件的发生率与安慰剂组相比没有显著差别，输液反应少见且轻。

（二）针对 B 细胞生长或存活因子的药物

这类药物中最具有代表性的是贝利木单抗，它是完全人源化单克隆抗体，它特异性结合可溶性 B 淋巴细胞刺激因子（BLyS）三聚体并阻止 BLyS 及其受体的相互作用，可以促使 B 细胞凋亡，防止 B 细胞分化为产生 IgG 的浆细胞。贝利木单抗可以使外周血 CD20$^+$ B 细胞数量减少，主要表现在幼稚 B 细胞、过渡性 B 细胞和活化的 B 细胞数量减少，前转换记忆性 B 细胞和核浆母细胞在 18 个月后减少，而后转换记忆性 B 细胞和 T 细胞则不受影响。血浆 IgM 水平可以轻度降低，而 IgG 的水平则不受影响。

2011 年 3 月，贝利木单抗获批治疗系统性红斑狼疮，其治疗类风湿关节炎和干燥综合征的临床试验还在进行中。治疗成年人的活动性狼疮，贝利木单抗的常用剂量是每次 10 mg/kg（静脉应用），前 3 次给药间隔时间为两周，之后间隔时间为 4 周。

从目前应用贝利木单抗治疗系统性红斑狼疮的临床研究中总体看来，治疗组较安慰剂组的不良事件和严重不良事件（包括恶性肿瘤和死亡）发生率没有显著性差别。应用贝利木单抗治疗组抑郁症的发生率高于安慰剂组，并且有自杀的病例报告。过敏和输液反应虽不多见，但是可以发生严重的延迟性输液反应。

（三）针对蛋白酶体的药物

这类药物中具有代表性的是硼替佐米。在系统性红斑狼疮患者中，存活期较长的浆细胞是主要产生自身抗体的细胞，这些细胞普遍对免疫抑制剂治疗耐药，包括针对 B 细胞的治疗。这些细胞的存留可能与长期的疾病活动度偏高以及疾病的复发相关。硼替佐米是一种 26 s 的蛋白酶体，首先引起产生自身抗体的浆细胞减少，并且抑制 Toll 样受体激活的浆细胞样树突状细胞产生干扰素 α。已有研究发现硼替佐米在系统性红斑狼疮患者中治疗有效，但其具有较高的神经系统、胃肠道及血液系统的不良反应发生率。

二、针对 T 细胞的药物

目前已在多种自身免疫性疾病中应用合成肽来抑制免疫炎症反应，这种治疗模式的优点是保留患者的免疫耐受性而不抑制免疫系统。

1. Rigerimod（Lupuzor） Rigerimod（P140 多肽）是一种由小核蛋白 U1-70k 和 Ser 磷酸化合成的线性肽，它是一种复杂的 MHC-Ⅱ类分子的结合物，由 T 细胞受体所识别。Rigerimod 可以抑制 T 细胞对 MHC 递呈肽的反应性，从而保持机体的免疫耐受性，但其具体机制尚待进一步研究。在动物研究中，Rigerimod 可以抑制抗 dsDNA 抗体的产生、降低蛋白尿、提高生存率。早期的一项纳入了 20 名活动性系统性红斑狼疮患者的Ⅱa 期临床试验提示，每 2 周皮下注射 Rigerimod（200 μg）是安全的，并可以降低疾病活动性和抗 dsDNA 抗体的浓度。另一项Ⅱb 期随机、安慰剂对照临床试验发现与安慰剂组相比，每周皮下注射 Rigerimod 200 μg（连续 12 周）联合标准化治疗可获得较高的疗效，且耐受性较好。Rigerimod 最多见的副作用为注射侧轻微红斑。FDA 已经批准了一项 Rigerimod 治疗系统性红斑狼疮的Ⅲ期临床试验。

2. Laquinimod

Laquinimod 是一种口服药，现有的研究已证实该药物可以用于反复发作的多发性肌炎的治疗。Laquinimod 可以下调炎性因子包括 IL-6、IL-12、IL-17、IL-23 和 TNF-α，同时可以上调 IL-1，从而发挥其对抗原递呈细胞和 T 细胞的作用。一项Ⅱa 期随机、安慰剂对照临床试验显示糖皮质激素、吗替麦考酚酯联合 Laquinimod 对改善肾功能和降低蛋白尿有积极作用。不良反应和严重不良反应的发生率在治疗组中未见明显升高。关于 Laquinimod 的大规模临床研究目前正在进行中。

三、针对共刺激分子的药物

针对共刺激分子的药物中，最具代表性的是阿巴西普（Abatacept），属于 IgG1 型融合蛋白，是由 CTLA4 细胞外功能区和人 IgG1 的 Fc 段组成，通过抑制共刺激分子 CD28

和 CD80/CD86 活化 T 细胞的第二刺激信号，从而抑制 T 细胞活化，其他机制包括减少自身反应性 B 细胞、抑制抗体亚型之间的转换、减少抗体的产生并减轻肾小球的炎症细胞浸润。

阿巴西普用于治疗类风湿关节炎已近 10 年，近年来也逐渐开始应用于系统性红斑狼疮的治疗。Ⅱ期临床试验显示对重症狼疮患者减少复发率方面应用阿巴西普组明显优于安慰剂组，其对于狼疮性肾炎有一定疗效。

从现有研究资料来看，阿巴西普的耐受性和安全性都较好，主要的副作用是胃肠炎和感染。

四、针对细胞因子的药物

(一) 针对肿瘤坏死因子 α 的药物

针对肿瘤坏死因子 α 的药物主要用于 ANCA 相关小血管炎的治疗。肿瘤坏死因子 α 在 ANCA 相关小血管炎的发病机制中发挥了重要的作用，因此成为 ANCA 相关小血管炎的治疗靶点。这类药物包括英夫利昔单抗和阿达木单抗等。英夫利昔单抗是单克隆嵌合型抗 TNF-α 抗体，用于治疗难治性血管炎，剂量通常是 $3\sim5$ mg/kg，开始时在第 0 天、第 14 天和第 42 天给药，然后每月用药一次。主要不良反应是增加感染的风险，包括结核病，流感嗜血杆菌性、肺炎克雷伯菌性尿路感染，金黄色葡萄球菌皮肤脓肿和诺卡菌眼内炎等。阿达木单抗是一种人源化抗 TNF-α 单克隆抗体，目前还在临床试验中。

(二) 针对 IL-6 的药物

IL-6 主要由活化的巨噬细胞和 T 细胞在其他细胞因子如 TNF 和 IFN-γ 等的刺激下产生，IL-6 可以与 Ⅰ 型干扰素协同作用激活 B 细胞、刺激自身抗体的产生。循环 IL-6 水平在活动期 SLE 患者中是升高的，并且与疾病活动度、抗 dsDNA 抗体水平相关。托珠单抗 (Tocilizumab) 的 Ⅰ 期临床试验针对轻中度的系统性红斑狼疮患者，每 2 周输注一次托珠单抗（2、4、或 8 mg/kg），共 12 周，半数以上的患者狼疮活动度评分（SLEDAI）改善超过 4 分，伴随抗 dsDNA 抗体水平下降，关节炎改善，实验室检查显示活化的 T 细胞和 B 细胞、浆母细胞以及后转换记忆 B 细胞的水平下降。托珠单抗的不良反应包括中性粒细胞减少、感染等。

（三）针对 IL-5 的药物

美泊利单抗是人源化抗白细胞介素 5（IL-5）单克隆抗体。IL-5 可以刺激嗜酸性粒细胞的生长，美泊利单抗可以减少外周血中的嗜酸性粒细胞，并减少肺和骨髓中的嗜酸性粒细胞，可减少哮喘发作次数，因此有学者将美泊利单抗应用于嗜酸性粒细胞肉芽肿性多血管炎（EGPA）的治疗。

（四）针对 I 型干扰素的药物

I 型干扰素、特别是干扰素 α，在系统性红斑狼疮的发病机制中发挥作用。含有 DNA 或 RNA 自身抗原的免疫复合物可以刺激未成熟浆细胞样树突细胞产生 I 型干扰素，这是通过 Fcr 受体将这些免疫复合物内化以及 Toll 样受体 7 和 9 实现的。针对 I 型干扰素的药物包括 Sifalimumab 和 Rontalizumab 等，目前都还处于早期临床试验阶段。

五、针对补体的药物

近年来，补体在自身免疫性肾脏病，例如狼疮性肾炎、ANCA 相关小血管炎、抗磷脂抗体综合征、非典型溶血尿毒症综合征，以及各种肾小球疾病例如 C3 肾小球病等发病机制中的作用日益受到重视，针对补体的生物制剂也应运而生，其中最具有代表性的药物是依库珠单抗（Eculizumab）和 Avacopan（即 CCX168）。

依库珠单抗除了成功应用于阵发性睡眠性血红蛋白尿的治疗，在肾脏病领域，依库珠单抗也成功地用于治疗非典型溶血尿毒症综合征。在 2 项前瞻性 II 期临床试验中共纳入 37 例患者，接受了依库珠单抗治疗后患者血小板计数增加，较早进行依库珠单抗干预可带来 eGFR 更显著的改善。在整个治疗期内，均未见治疗的累积毒性或严重感染等相关不良事件（包括脑膜炎球菌感染）的发生。有一些病例报道发现依库珠单抗治疗 C3 肾小球病有效，但尚需要大规模的前瞻对照研究来证实。

近年来的研究发现补体活化在 ANCA 相关小血管炎的发病机制中起重要作用，而其中发挥核心作用的是 C5a 及其受体，针对 C5a 受体拮抗剂的口服药物 Avacopan（即 CCX168）用于原发性小血管炎有很好的应用前景。近期一项应用随机对照研究（即 CLEAR 研究）显示，ANCA 相关小血管炎的诱导治疗阶段，Avacopan 联合环磷酰胺（或利妥昔单抗）相较于经典的糖皮质激素联合环磷酰胺（或利妥昔单抗）对于改善患者血管炎活动度、蛋白尿的水平等疗效相当，却有效避免了糖皮质激素相关的不良反应。

（陈　旻）

第 4 节　利　尿　剂

【常用的各类利尿剂】（表 23-4-1）

表 23-4-1　各类利尿剂

类别	代表性药物	作用机制	临床应用
渗透性利尿剂	甘露醇	药物进入血流后，扩散至组织间液，造成高渗状态，吸引细胞内液外流，造成细胞脱水。肾小球自由滤过，很少由肾小管重吸收，在近曲小管阻滞 Na^+ 及水的被动重吸收，营造渗透梯度将重吸收的 Na^+ 再吸回管腔之中，造成利尿	主要用于神经系统疾病，以减轻脑细胞水肿。用于血液透析患者可减轻透析失衡综合征。应用不当可导致急性肾损伤

表 23-4-1   各类利尿剂（续表）

类别	代表性药物	作用机制	临床应用
碳酸酐酶抑制剂（近曲小管利尿剂）	乙酰唑胺	使近曲小管中 H^+ 生成减少，抑制 Na^+、Cl^-、HCO_3^- 重吸收，出现钠利尿作用	利尿效果有限，副作用大，目前已较少作为利尿剂应用。用于降眼压治疗青光眼及增加 HCO_3^- 排泄治疗代谢性碱中毒
袢利尿剂	呋塞米（呋喃苯胺酸）利尿酸 布美他尼（丁尿胺）托拉塞米	抑制髓袢升支粗段的肾小管上皮细胞 Na^+-K^+-$2Cl^-$ 同向转运体的作用；减少髓质浓度梯度，减少溶质重吸收，使浓缩功能下降，最终排出大量低渗尿液而起利尿作用。具有强大的排 Na^+（提高 30%）、排 Cl^-（提高 40%）、排 K^+（提高 60%～100%）作用。同时增加 Ca^{2+} 和 Mg^{2+} 从尿液排出	利尿效果为噻嗪类药物的 6～8 倍。布美他尼及托拉塞米口服吸收稳定，呋塞米的口服吸收波动于 10%～100%（平均 50%），因此呋塞米以静脉给药为宜，半衰期 1.5～2 h
噻嗪类（远曲小管利尿剂）	氯噻嗪 氢氯噻嗪 吲达帕胺	作用于远曲小管的起始部，阻断噻嗪敏感 Na^+/Cl^- 共同转运蛋白，抑制约 40% Na^+ 及 Cl^- 的共同重吸收，调控尿稀释功能	由近曲小管排泌，肾功能损害时排泄时间延长。吲达帕胺较少受肾功能影响
皮质集合管保钾利尿剂	螺内酯 氨苯蝶啶（三氨蝶啶）阿米洛利	作用于皮质集合管、连接管起始部及远端小管后段的主细胞，干扰 Na^+ 通道，减少钠的重吸收，减少钾的排泌。螺内酯还有拮抗醛固酮的作用	利尿作用较弱，很少单独使用

【利尿剂的主要适应证】

1. **肾病综合征**　利尿治疗可改善由于肾潴钠储水引起的病理生理改变，是肾病综合征治疗的基本环节之一。肾病综合征时应加大用药剂量（为正常 $2\sim3$ 倍），建议呋塞米静脉滴注 $80\sim120$ mg/d，分次静脉滴入可提高利尿效果。对于是否需要同时给予人血白蛋白是有争议的。大部分对照研究未发现同时应用白蛋白的好处。然而临床经验显示，有节制地应用血浆白蛋白（$12.5\sim25$ g），可能达到满意的利尿效果，如无效则不必反复使用。肾病综合征时水肿的产生有两种病理生理状况：由于体液流向组织间液导致的循环血容量不足或由于肾潴钠导致容量过度。前者大量利尿后血容量进一步下降引起肾前性急性肾衰竭。因此，必须对患者的容量状况进行认真的评估才能给予正确的利尿治疗。

2. **慢性肾脏病**　利尿剂可能有助于调节机体水、电解质紊乱，控制高血压。但是由于肾血流量下降致使到达作用靶点的药量下降，原尿中 Na^+ 量减少，而且健存肾单位代偿性 Na^+ 重吸收增强，所以也需要增加呋塞米的剂量。具体患者的用药量有很大个体差异，一般 GFR $20\sim50$ ml/$(min \cdot 1.73 \ m^2)$ 时呋塞米静脉滴注 $80\sim160$ mg/d，GFR<20 ml/$(min \cdot 1.73 \ m^2)$ 时需 200 mg/d。而且常需几种利尿剂合用。噻嗪类利尿剂于 GFR<30 ml/$(min \cdot 1.73 \ m^2)$ 时作用差，不宜应用。

3. **心力衰竭**　利尿剂的使用取决于心力衰竭的类型及原因。慢性心力衰竭时利尿剂起着重要的治疗作用：排出潴留的钠和水可减轻心脏的前、后负荷，改善肺淤血，增强心脏的收缩能力。一般轻度心力衰竭的患者可在限盐 $6\sim7$ g/d（尿钠 $100\sim120$ mmol/d）的前提下，给予噻嗪类利尿剂；心力衰竭较严重时，需在严格限盐<2.5 g/d（尿钠<43.5 mmol/d）的同时，应用袢利尿剂；顽固性水肿的患者应考虑联用另一种利尿剂，以螺内酯（$25\sim100$ mg/d）

最为适宜。各种原因（如老年、心肌病）引起的心肌舒张功能不良时，应用利尿剂需小心，过度利尿引起循环血容量的明显下降也可损害右心功能。

4. 肝硬化、腹水　利尿后血液浓缩、血白蛋白相对浓度提高，有利于腹水的重吸收；又可通过降低体循环及门静脉的压力减少腹水的生成；增加静脉及淋巴液对腹水的重吸收。因此利尿剂可作为治疗肝硬化腹水的措施之一：轻症患者可使用螺内酯 25～50 mg/d；重症患者螺内酯与袢利尿剂联合，剂量可增至 400 mg/d 及呋塞米 160 mg/d（按血钾浓度分别调整两药用量）。

5. 肾小管酸中毒　袢利尿剂增加下游肾单位原尿中的水及 NaCl、刺激醛固酮的分泌及磷的排泌，从而使酸的排出增加，具有治疗肾小管酸中毒的作用。

6. 高钙血症和尿路草酸钙结石　袢利尿剂可以抑制尿钙的重吸收。在大量补充生理盐水的基础上静脉给予袢利尿剂能快速有效治疗各种原因引起的高钙血症。同时必须密切监测血容量及 K^+、Mg^{2+} 的浓度（每 2～4 h 测定一次），必要时静脉补充钾及镁盐。噻嗪类药物抑制尿 Ca^{2+} 及草酸的排泄，伴用碳酸氢钾抑制尿 Ca^{2+} 排泄，可应用于治疗和预防尿路草酸钙结石。

7. 高血压　利尿剂通过减少循环血容量而降低血压，是原发性高血压、肾实质疾病继发高血压的一线用药。其中噻嗪类利尿剂在高血压治疗中的获益是第一位的，但其代谢方面的副作用也应引起关注。

8. 急性肾衰竭　大量研究表明应用袢利尿剂对于急性肾衰竭患者的住院死亡率、需要肾替代治疗、对透析治疗次数的需求及少尿患者发生比例均没有任何益处，而且耳毒性发生率上升。目前已达到共识，不应在急性肾衰竭时应用呋塞米作为预防或治疗用药。

【利尿剂的临床应用原则】

1. 以限制 Na^+ 的摄入为基础　轻、中度水肿者给予低盐饮食（钠＜2000 mg/d）：允许每日进食盐 2～3 g（每克食盐含钠 393 mg）或酱油 10～15 ml，忌食一切盐腌制的食品。重度难治性水肿给予无盐饮食（钠＜1000 mg/d）：饮食中不允许另加食盐或酱油；甚至低钠饮食（钠＜500 mg/d）：在无盐饮食基础上忌用含钠量高的蔬菜及用碱做的食物。

2. 水肿应首先查明并治疗病因。利尿剂适用于心脏、呼吸功能受累、明显腹水或明显水肿又不能接受严格限盐者。

3. 小量、间断应用利尿剂，坚持缓慢利尿的原则。只有急性肺水肿的患者才有强化利尿的必要。过度利尿可因细胞外液容量下降引起心搏出量、血压及肾灌注下降；刺激 RAAS、前列腺素、精氨酸血管加压素的分泌及活性增强，引起交感神经兴奋性增加，通过血流动力学的改变影响肾功能、产生药物不良反应及用药抵抗。

4. 利尿过程中需密切监测不良反应，特别是血容量异常和电解质紊乱。

【利尿剂抵抗及其对策】

当利尿剂使用充分剂量（如呋塞米 80 mg/d）之后，水肿仍无改善，即为利尿剂抵抗。

1. 利尿剂抵抗的常见原因　①原发疾病的治疗不充分。如肾病综合征时低白蛋白血症及大量白蛋白尿均影响袢利尿剂的效果，积极治疗原发病后再利尿可有明显效果。②钠盐摄入过多。由于利尿后代偿性潴钠，即使在应用利尿剂时也必须严格限制钠盐的摄入量。可用 24 h 尿 Na^+ 排出量来估量摄入 Na^+ 的实际情况，如尿 $Na^+ \geqslant 100$ mmol/d 应高度怀疑利尿剂抵抗与 Na^+ 摄入过多有关，应控制盐摄入量在 3～5 g/d。③循环血容量不足。④同时应用非甾体抗炎药。非甾体抗炎药抑制前列腺素的生成，从而阻断了袢利尿剂通过环氧化酶、前列腺素引起钠利尿作用。⑤代谢性碱中毒。利尿剂抵抗常伴有代谢性碱中毒，给予 KCl 或合用集合管保钾类利尿药物，也可增强利尿效果。⑥低钠血症。患者长期无监测地盲目低盐饮食同时应用利尿剂可能引起低钠血症，特别是老年患者。

　　2. 利尿剂抵抗可参照一定的流程进行判断和处理（图 23-4-1）①应确认患者是由于肾性钠水潴留造成的水肿，

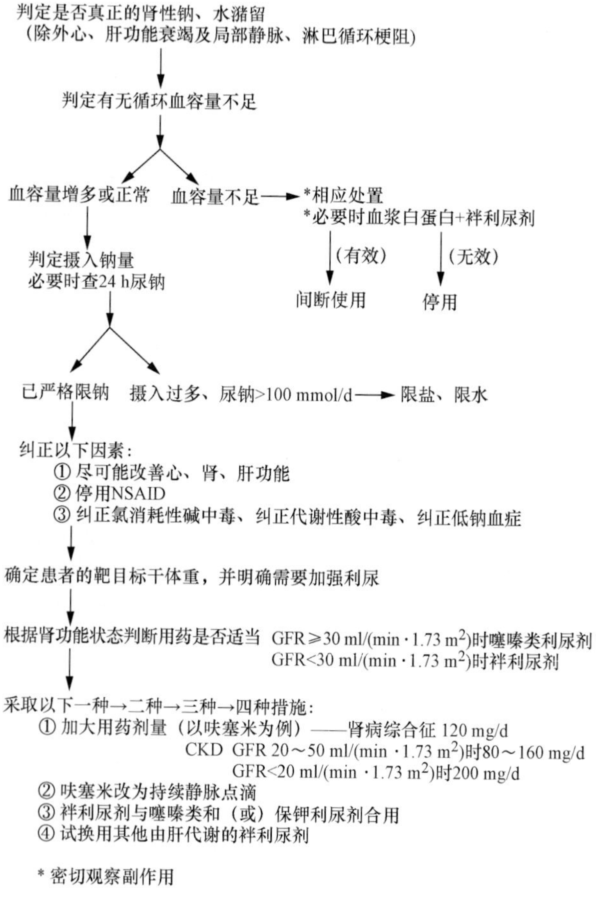

判定是否真正的肾性钠、水潴留
(除外心、肝功能衰竭及局部静脉、淋巴循环梗阻)

判定有无循环血容量不足

血容量增多或正常　　血容量不足 ——→ *相应处置
　　　　　　　　　　　　　　　　　　　　*必要时血浆白蛋白＋袢利尿剂

判定摄入钠量　　　　　　　　　　（有效）　　　　（无效）
必要时查 24 h 尿钠

　　　　　　　　　　　　　　　　间断使用　　　　停用

已严格限钠　　摄入过多、尿钠>100 mmol/d ——→ 限盐、限水

纠正以下因素：
　①尽可能改善心、肾、肝功能
　②停用 NSAID
　③纠正氯消耗性碱中毒、纠正代谢性酸中毒、纠正低钠血症

确定患者的靶目标干体重，并明确需要加强利尿

根据肾功能状态判断用药是否适当　GFR≥30 ml/(min·1.73 m²)时噻嗪类利尿剂
　　　　　　　　　　　　　　　　　GFR<30 ml/(min·1.73 m²)时袢利尿剂

采取以下一种→二种→三种→四种措施：
　①加大用药剂量（以呋塞米为例）——肾病综合征 120 mg/d
　　　　　　　　　　　　　　　CKD GFR 20～50 ml/(min·1.73 m²)时80～160 mg/d
　　　　　　　　　　　　　　　　　GFR<20 ml/(min·1.73 m²)时200 mg/d
　②呋塞米改为持续静脉点滴
　③袢利尿剂与噻嗪类和（或）保钾利尿剂合用
　④试换用其他由肝代谢的袢利尿剂

* 密切观察副作用

图 23-4-1　处理利尿剂抵抗的程序

而不是因静脉或淋巴管阻塞所致局部回流障碍。②尽可能逐一纠正上述可能影响利尿剂效果的因素。③调整袢利尿剂的种类、剂量、给药方式、联合使用。如肾功能正常，建议呋塞米静脉给药 40～80 mg/d，如肾功能损伤，应用呋塞米 250～400 mg/d 可改善利尿效果而无严重不良反应。为了避免袢利尿剂使用 6 h 后的代偿性潴钠（利尿剂阻断现象），袢利尿应尽可能于一日内分次给予或持续静点。布美他尼和托拉塞米口服吸收比较稳定，大部分由肝代谢排出，在肾功能受损时作用较好。长期使用袢利尿剂会导致耐受性，可与噻嗪类药物联合使用。呋塞米与阿米洛利合用较任何一种药单用的排钠、排尿效果均明显增强，但由于抑制 K^+ 及酸的排出，在肾衰竭时应警惕高钾血症及酸中毒。呋塞米不宜与氨苯蝶啶联合应用，因氨苯蝶啶可作用于肾小管抑制呋塞米向管腔液中分泌。在非高血钾的水肿患者中已广泛联合应用袢利尿剂/噻嗪类药物与集合管保钾利尿剂。④对于严重水肿、利尿剂抵抗的患者，也可用血液滤过的方法，不仅可以达到利尿剂难以达到的去除水和钠盐的效果，而且通过改善肾的血液供应和神经内分泌调节可增强患者对利尿剂的反应。

【利尿剂的药物不良反应】

1. 水、电解质、酸碱平衡紊乱

（1）血容量不足：常与过度利尿有关。临床上除急性左心衰竭之外，均不需要急骤利尿。血容量不足常可造成肾前性急性肾损伤，还有可能导致心、脑供血不足。

（2）低钾血症：袢利尿剂及噻嗪类利尿剂导致低钾血症很常见。一般情况下摄入高钾饮食可以预防低血钾的出现，必要时可给予口服 KCl 补充。如果伴有心律失常、服用洋地黄或碱中毒、原发或继发性醛固酮增多症、低镁血症时，单纯补钾不能纠正低钾，应同时应用集合管保钾类利尿剂或血管紧张素系统阻滞剂。

（3）低钠血症：噻嗪类利尿剂引起低钠血症的概率比

祥利尿剂高12倍。在原有肾小管稀释功能损害的老年人或雌激素增加噻嗪敏感共转运蛋白表达的女性患者，噻嗪类利尿剂引起低钠血症的发生率高。

（4）其他电解质平衡紊乱：如高钾血症、低镁血症、高钙或低钙血症，用药过程中应监测其变化、及时处置。

（5）酸碱平衡紊乱：祥利尿剂及噻嗪类利尿剂可通过大量排出 Na^+、Cl^-、K^+ 而减少 HCO_3^- 在尿液中的排泄，引起代谢性碱中毒。在肝硬化腹水患者中可使氨离子进入脑组织，诱发或加重肝性脑病。代谢性碱中毒反过来损伤祥利尿剂的利钠效应，引起利尿剂抵抗。碱中毒常与低钾血症相伴随，应给予含氯药物，如 KCl，必要时可应用保钾利尿剂。保钾利尿剂可以引起高血钾性代谢性酸中毒，特别好发于老年、原有肾损害及应用 KCl 治疗者。碳酸酐酶抑制剂阻断 H^+ 的排泌，从而引起代谢性酸中毒。

2. 代谢方面　噻嗪类利尿剂对糖、血脂蛋白及胆固醇及尿酸代谢的影响可以通过纠正血钾、严格控制血尿酸水平来预防或减轻。

3. 药物过敏　包括各种表现的过敏性皮损以及药物过敏性间质性肾炎和骨髓抑制。

4. 其他不良反应　祥利尿剂较大剂量冲击用药对肾功能损伤和（或）血浆白蛋白水平较低的患者易引起耳聋，早期发现及时停药大多数是可恢复的。对肾功能损害较严重的患者，应用祥利尿剂时应选择持续静脉给药，根据肾功能调整剂量，密切监测听力情况及时停药，也可换用不主要经肾代谢的祥利尿剂。

（崔　昭）

第5节　慢性肾功能不全时的用药调整

慢性肾脏病（CKD）的发病率在全球范围内逐渐增高。CKD患者常需要应用多种药物来治疗各种合并症或伴发疾病。据统计，平均每个 CKD 患者至少服用 7 种药物来治疗原发病（如慢性肾炎、糖尿病）与并发症（如贫血、高血压、矿物质骨代谢异常、心血管疾病等）。同时因 CKD 患者免疫功能相对下降，易受到病原微生物的感染，使用抗菌药物的频率也很高。

肾脏是药物代谢、排泄的重要器官，大约半数的药物或它们的代谢产物经肾排泄，约 30% 的药物不良反应与肾排泄功能障碍导致药物蓄积，或药物直接导致肾损伤有关。CKD 可影响肾小球血流与滤过、肾小管的分泌与重吸收、肾的生物活性与代谢而使药物代谢发生变化。随着患者年龄、肾功能损伤程度、合并用药的数量，以及伴随疾病的增加，药物不良反应的发生率也随之增加。如果对这些患者用药剂量未予适宜的调整，容易导致药物蓄积、中毒，引起严重不良反应、增加住院率、延长住院时间，甚至导致患者死亡。因此对肾功能不全患者进行药物治疗前，应充分了解药物代谢动力学特点以及根据患者肾功能损伤程度进行调整。

一、评价患者的肾功能

CKD 患者以及没有明确的 CKD 病史的低体重者和老年人，需要用 GFR 而非血清肌酐水平来评价肾功能。

目前临床上多用 eGFR 来代替 GFR。eGFR 的公式有肾脏病饮食调整研究（MDRD）公式及 CKD-EPI 公式，其与同位素测定的 GFR 相比，其符合率可以达到 78%，用来调整药物剂量的符合率达到 88%。两个公式在不同的人种需要进行校正。其中 CKD-EPI 公式与中国人的公式更接近，中国人需选择非黑人人种公式。

eGFR 用了标准体表面积进行标准化。但是，对于体重与标准体重差距大的患者，仍然建议使用 ml/min 为单位的 GFR 公式来调整药物剂量，或者用公式结果换算：eGFR（ml/min）＝eGFR $[ml/(min \cdot 1.73 m^2)] \times BSA$（体表面积，m^2）/1.73。

二、慢性肾脏病患者药物的选择与剂量调整

（一）一般原则

一旦确定患者存在 CKD，尤其是 eGFR＜60 ml/（min·1.73 m^2）时，医生需要慎重地选择治疗药物与适宜的剂量。因为一些药物可能会对肾脏造成进一步的损伤，如氨基糖苷类抗生素、万古霉素、含碘的 X 线造影剂等，在有可以替代的药物时应尽量避免使用；而另外一些药物因肾清除减少，容易发生蓄积造成其他器官损害，如青霉素、多数头孢菌素及喹诺酮类抗菌药物蓄积造成神经精神症状。应该根据患者 GFR、药物的代谢途径调整药物的剂量，评价各种药物之间的相互作用，并个体化治疗方案。这对保证疗效、避免肾毒性及避免发生药物蓄积中毒均很重要。

肾功能不全对药代动力学的影响复杂多样，使得对药物剂量调整难以用单一模式进行。美国医师学院出版的《成人药物剂量调整指南》、美国医院药师协会出版的《药物信息》、Brenner BM 主编的《肾脏病学》、Owen WF 主编的《透析与移植》，以及多个医学网站都提供了常用药物的常规剂量、代谢途径及肾功能不全时的剂量、给药频率等。查阅这些专著或网站是指导临床药物剂量调整的较好方法。但是应当注意，所有这些信息都应当结合患者具体病情和合并用药情况使用。

如果从现有资料不能获得推荐剂量，则可通过计算获得药物剂量调整数据。一般根据药物血浆半减期（$t_{1/2}$）和患者肌酐清除率，决定用药剂量和方法。

计算给药剂量调整因子（Q）：

$$Q = 1 - \left[fe \times \left(1 - \frac{1}{\text{患者 } Scr} \right) \right]$$

fe 是药物经肾排泄的百分数，可从药理学书籍中获得；Scr 的单位是 mg/dl。

（1）如果维持每次药物剂量不变，用药间隔调整为：肾功能正常时的用药间隔/Q。

（2）如果调整药物的单次剂量，而不改变用药间隔：肾功能正常时的剂量×Q。

（3）若同时选择更改剂量和间隔，假设已经选定用药间隔，则每次的剂量可以用下面公式计算：

$$每次用药剂量=\frac{肾功能正常时的剂量×Q×选定的用药间隔}{正常用药间隔}$$

上述计算公式受严格的适用条件限制，简单照搬而忽略监测的做法是不可取的；另外，参照教科书和文献资料推荐的药物剂量也不保证 100% 可靠，因为患者病情复杂多样，影响药代动力学的因素很多，例如药物-药物以及药物-食物相互作用等。肾脏病患者常伴有低蛋白血症，药物与蛋白结合率相应减少，药物游离部分增多，药物作用和副作用也相应增强。由于多数药物在肝灭活，在肾清除，肾衰竭时若伴有肝功能不全，则更应减量。基于上述原因，临床应用中应当特别注意监测疗效和副作用的发生，必要时进行血清药物总浓度或游离浓度监测，不断调整药物剂量。

通常按 eGFR 将药物调整分为 3 个级别进行 [GFR > 50 ml/(min·1.73 m^2)，10~50 ml/(min·1.73 m^2)，< 10 ml/(min·1.73 m^2)]，也可以分得更细。肾功能不全药物调整指南建议大多数药物的负荷剂量不需要调整，维持剂量的调整有以下方式：①减少单次剂量；②延长给药间隔；③上述二者同时采用。

（二）抗菌药物的剂量调整

抗菌药物是 CKD 患者最常见导致蓄积发生毒性的药物。CKD 患者免疫力受损，使用抗感染药物的概率大于普通人群。这些患者抗菌药物的剂量调整方式就需要同时结合药物代谢途径与药效学。抗菌药按药效与药物浓度关系可以分为①浓度依赖型，如氨基糖苷类与喹诺酮类；②时间依赖型，如 β 内酰胺类。

　　1. 首次剂量　CKD 患者在接受抗菌药物治疗时，不管是时间依赖型还是浓度依赖型抗菌药物，药物起始剂量对于尽快起效都很重要，因此首剂通常给予常规负荷剂量。

　　2. 维持性治疗剂量　①浓度依赖型抗药物如氨基糖苷类，采用单次剂量不变以保证峰浓度、延长给药间隔以避免药物蓄积的方法，会比减少单次剂量取得更好的疗效；②时间依赖型药物如 β 内酰胺类抗生素，采用减少单次剂量、维持常规给药间隔的方法，从而保证有足够的 T＞MIC［给药后一个给药周期内，游离药物浓度＞最低抑菌浓度（MIC）所占的时间比］，可以避免下次给药前血药浓度过低而影响抗菌效果。③浓度依赖伴时间依赖型的抗菌药物如氟喹诺酮类药物则可以结合两种调整剂量方法，采用减少单次给药剂量和（或）适当延长给药间隔的方式调整剂量，主要取决于药物的抗菌后效应（PAE，细菌接触抗菌药物后，即使血清药物浓度下降至最低抑菌浓度以下，对细菌的抑制作用仍然维持一段时间的效应）。PAE 较短者以减少单次剂量调整为主，PAE 长者以适当延长给药间隔为主。

三、肾替代治疗时的药物剂量调整

　　住院重症患者因发生脓毒症、AKI，或合并慢性肾衰竭而需要肾替代治疗（RRT）——包括间断透析（IHD）或连续性肾替代治疗（CRRT）。RRT 治疗时血液中包括抗菌药物在内的溶质会被透析膜清除，从而使血药浓度下降并严重影响抗菌效果。通常来说对药物清除能力的大小是 CVVHDF＞CVVH＞IHD。但是 RRT 治疗中抗菌药物被清除的程度主要取决于治疗药物的生物化学特点、分子量、RRT 治疗的模式及处方剂量。

　　主要经肾代谢、分布容积小、蛋白结合率低的药物容易被 RRT 清除。对接受 CRRT 治疗的患者，需要评价主要经肾清除的水溶性抗菌药物（如 β-内酰胺类、氨基糖苷

类、糖肽类）被清除的程度；而非肾清除的脂溶性药物
（如氟喹诺酮类、大环内酯类、恶唑烷酮类）因可以进入
细胞内，分布容积大，在血浆中浓度很低，相对 RRT 清
除率也很低。但是也有例外，如头孢曲松及苯甲异噁唑青
霉素虽然是水溶性药物，但是主要经胆汁排泄；左氧氟沙
星与环丙沙星虽是脂溶性药物，但主要经肾清除，也会被
RRT 清除。蛋白结合率高的药物因与蛋白结合后分子量
大于透析膜的锐截点，CRRT 时仅能清除游离的部分及随
后与蛋白解离的药物，相比之下蛋白结合率低的药物被
CRRT 清除少。从 RRT 治疗角度来说，透析膜孔径、面
积、置换液与透析液量、治疗持续时间都会影响药物的清
除程度。

传统 IHD 主要通过弥散清除分子量小（MW＜500 Da）
的水溶性的抗菌药物。蛋白结合率大于 90% 或药物分布容
积很大的脂溶性药物难以通过血液透析清除。对于非蛋白
结合的小分子药物，透析清除率可以计算为：

$$透析清除率＝尿素清除率×\frac{60}{药物分子量}$$

CRRT 采用大孔径的高通量透析膜、以对流为主要清
除方式，即使 IHD 不能清除的较大分子药物如万古霉素
（MW1500 Da）也能被清除。几乎所有抗菌药物的分子量都
＜2000 Da，远低于 CRRT 治疗中高通量透析膜的锐截点，
因此在 CRRT 治疗中抗菌药物分子量大小对清除没有显著
影响，而是药物的蛋白结合率、透析膜面积、透析液和置
换液流速对治疗中的药物清除率及治疗总时间对药物浓度
产生的影响更大。比如在肾功能丧失、接受 CRRT 的患者
接受低分布容积、低蛋白结合的美罗培南治疗，在后稀释、
超滤达到 2.75 L/h 条件下，药物清除和半衰期与正常肾功
能成人相近，提示需要给予 1 g/8 h 的常规剂量；而在超滤为
1.1 L/h 时，透析中药物清除率降低，给予 0.5 g/（8～12）h
即可达到治疗浓度。

　　Pea 等曾综述了既往发表的不同透析膜、CRRT 模式、置换液时抗菌药物剂量的调整研究结果，可以为医生用药提供参考。更多的药物及具体用药剂量可以在以下网站中查询，并可以了解肾替代治疗患者的给药建议：http://www.globalrph.com/index_renal.htm。

　　对于接受 CRRT 治疗的重症患者，调整抗菌药物的剂量除了要考虑代谢途径、肾功能受损程度等因素以避免药物蓄积中毒外，还要同时考虑 CRRT 对药物的清除导致影响严重感染患者的抗菌疗效从而危及生命及诱导细菌产生抗药性等问题。而行 CRRT 治疗的患者相对病情危重、感染严重，容量异常、低蛋白血症、肝功能异常也很常见，不同地区 CRRT 治疗的模式、剂量也有很大差别，因此常常没有现成的 CRRT 剂量与药物剂量相对应的关系可以应用，导致常常很难确定抗菌药物的剂量是否合适，此时进行药物浓度监测就十分重要。

　　国外已有多种应用于临床的药理计算机软件系统，来帮助临床医生确定患者用药的个体化剂量，从而降低处方差错率，提高用药的有效率并降低不良反应发生率，如帮助建立氨基糖苷类药物的有效血药浓度并降低肾毒性，缩短抗凝药物的起效时间、降低出血风险等。已有多个随机对照研究证实计算机药物剂量辅助系统与单纯由医生及药师确定药物剂量相比，可以显著提高用药安全、提高医疗质量。

　　总之，对于肾功能不全的患者应该通过 GFR 而不是血肌酐水平判断肾功能的损伤程度。对他们进行药物治疗时需要根据抗菌药物的 PK/PD 特点、药物的代谢途径、肾功能的损伤程度、药物是否有肾毒性来进行药物种类选择与剂量调整。同时还要考虑肾脏病患者中常见的低蛋白血症、进行 RRT 等影响 PK/PD 及抗菌疗效的原因。既要保证疗效，又要保证用药安全，减少肾功能不全患者的药物不良反应发生率。

表 23-5-1　肾功能不全患者的药物调整步骤

步骤 1	收集病史，体格检查	记录病史，用药史，体格检查应包括体重、身高、全身容量情况。
步骤 2	判断肾功能不全程度	检测血清肌酐、计算 eGFR
步骤 3	回顾所有用药	评估原有用药与新药之间是否可能相互作用
步骤 4	选择肾毒性小的药物	在不影响疗效情况下，尽可能选用肾毒性小的药物。如果必须使用有肾毒性药物，监测药物浓度与肾功能
步骤 5	选择负荷量	通常与肾功能正常患者相同，或减量
步骤 6	选择维持量	根据肾功能程度，减少单次药物剂量，或延长用药间隔。如果患者同时进行肾替代治疗，可被透析清除的药物需要在透析后补充剂量，或增加剂量
步骤 7	监测药物浓度、治疗效果与不良反应	有条件时监测药物浓度调整剂量（抗生素）。根据疗效（如降压药物）调整剂量。监测不良反应
步骤 8	再评估	根据患者的病情变化决定是否继续用药。治疗中监测肾功能变化并及时调整剂量

表 23-5-2　肾功能不全患者常用药物剂量调整方案

药物	需要调整剂量的药物	不需要调整剂量的药物
抗生素	大多数抗生素包括喹喏酮类抗菌药	邻氯青霉素，克林霉素，甲硝唑，大环内酯类
抗病毒药	阿昔洛韦，伐昔洛韦，更昔洛韦，拉米夫定	溴夫定
抗真菌药	氟康唑，伊曲康唑	酮康唑，咪康唑
抗高血压药	阿替洛尔，纳多洛尔，血管紧张素转化酶抑制剂	钙通道阻滞剂，米诺地尔，血管紧张素 II 受体阻滞剂，可乐定，α-受体阻滞剂

表 23-5-2　肾功能不全患者常用药物剂量调整方案（续表）

药物	需要调整剂量的药物	不需要调整剂量的药物
其他心脏病用药	地高辛，索他洛尔	胺碘酮，硝酸酯类
利尿剂	CCr＜30 ml/min 避免使用保钾利尿剂	
降脂药物	HMG-CoA 还原酶抑制剂，苯扎贝特，氯贝丁酯，非诺贝特	
麻醉药	可待因，哌替啶	芬太尼，氢吗啡酮，吗啡（如果是持续性姑息治疗，需要考虑调整剂量）
抗精神病药	锂，水合氯醛，加巴喷丁，曲唑酮，帕罗西汀，普里米酮，托吡酯，氨乙烯酸	三环类抗抑郁药，尼法唑酮，其他 5-羟色胺再摄取抑制剂
降糖药	阿卡波糖，氯磺丙脲，格列本脲，格列齐特，二甲双胍，胰岛素	瑞格列奈，罗格列酮格列吡嗪

（程叙扬）

参考文献

[1] Lam YW, Banerji S, Hatfield C, et al. Principles of drug administrationin renal insufficiency. Clin Pharmacokinet, 1997, 32 (1): 30-57.

[2] Matzke GR, Frye RF. Drug administration in patients with renal insufficiency: minimizing renal and extrarenal toxicity. Drug Saf, 1997, 16 (3) 205-231.

[3] Stevens LA, Nolin TD, Richardson MM, et al. Chronic Kidney Disease Epidemiology Collaboration. Comparison of drug dosing recommendations based on measured GFR and kidney function estimating equations. Am J Kidney Dis, 2009, 54 (1): 33-42.

[4] 程叙扬，王梅，姜瑞凤．抗菌药物致慢性肾衰患者神经精神症

状 12 例分析. 药物不良反应杂志，2004，(3)：156-160.

[5] Kielstein JT，Burkhardt O. Dosing of antibiotics in critically ill patients undergoing renal replacement therapy. Curr Pharm Biotechnol，2011，12 (12)：2015-2019.

[6] Pea F，Viale P，Pavan F，et al. Pharmacokinetic considerations for antimicrobial therapy in patients receiving renal replacement therapy. Clin Pharmacokinet，2007，46 (12)：997-1038.

[7] Long CL，Raebel MA，Price DW，et al. Compliance with dosing guidelines in patients with chronic kidney disease. Ann Pharmacother，2004，38 (5)：853-858.

[8] Chertow GM，Lee J，Kuperman GJ，et al. Guided medication dosing for inpatients with renal insufficiency. JAMA，2001，286 (22)：2839-2844.

[9] Such Díaz A，Saez de la Fuente J，Esteva L，et al. Drug prescribing in patients with renal impairment optimized by a computer-based，semi-automated system. Int J Clin Pharm，2013，35 (6)：1170-1177.

特殊人群的慢性肾脏病

第24章

第1节 妊娠期高血压疾病

妊娠诱发的高血压和妊娠前已经存在的高血压统称为妊娠期高血压疾病。妊娠期高血压疾病是由一组疾病组成，国际分类强调子痫前期为一种临床综合征，除了出现蛋白尿，在高血压基础上合并血小板降低、肝功能受损、新发生的肾损伤、肺水肿或新发生的脑或视力损害中任意一种，均可诊断为子痫前期。在本组疾病中，有肾表现的对母亲和胎儿威胁最大的类型是子痫前期和子痫。因此，下文中涉及的妊娠期高血压疾病，主要指的是这两种疾病。

妊娠期高血压疾病的国际分类

- 妊娠期高血压（gestational hypertension）

  妊娠 20 周以后收缩压≥140 mmHg 或舒张压≥90 mmHg 无蛋白尿

  产后 12 周血压恢复正常

  最后诊断在产后做出

- 子痫前期（preeclampsia）

  轻度子痫前期（mild preeclampsia）

  妊娠 20 周以后收缩压≥140 mmHg 或舒张压≥90 mmHg

  尿蛋白≥300 mg/24 h 或尿蛋白肌酐比≥0.3（单位均为 mg/dl）或试纸条法尿蛋白≥（＋）

  重度子痫前期（severe preeclampsia）

  出现以下任一项或几项：

收缩压≥160 mmHg 或舒张压≥110 mmHg

尿蛋白≥2.0 g/24 h 或≥++

血清肌酐≥106 μmol/L（除非原先即升高）血小板＜100×10⁹/L

$血清肌酐≥106\ \mu mol/L（除非原先即升高）血小板＜$
$100×10^9/L$

毛细血管内溶血

LDH、ALT、AST 升高

肺水肿或发绀

新发的中枢神经系统症状或视觉障碍

持续右上腹或上腹部疼痛

- 子痫（eclampsia）
  在子痫前期的基础上发生抽搐（除外其他原因）
- 慢性高血压并发子痫前期
  患有高血压的孕妇在孕 20 周前无尿蛋白，孕 20 周后出现蛋白尿 300 mg/24 h 或≥+

  患有高血压的孕妇在孕 20 周前有尿蛋白，孕 20 周后尿蛋白突然增多或血压突然增高，血小板＜100×10⁹/L 或肝酶升高
- 慢性高血压
  妊娠前或妊娠 20 周前血压≥140/90 mmHg，或妊娠 20 周后血压≥140/90 mmHg 但持续至产后 12 周不恢复

【临床病理表现与诊断思路】

1. 临床表现　主要是由于全身小动脉痉挛造成血压升高，肾、肝、中枢神经系统缺血所致临床表现。妊娠早期血压正常，尿蛋白阴性，妊娠 24 周以后出现高血压、蛋白尿和水肿。尿蛋白检查是早期诊断先兆子痫的重要指标。随着病情进展，尿蛋白可升高，甚至达肾病水平。病情严重者可出现头痛、视物模糊、抽搐乃至昏迷。肾功能常一过性轻至中度受损。急性肾衰竭主要见于妊娠期高血压疾病的特殊类型，如 HELLP 综合征，详见第 4 节。上述所有临床表现在产后逐渐消失，多在 6 周内恢复，最迟不超过 3 个月，一般不留有后遗症。

2. **肾病理变化**　先兆子痫典型的病理改变主要是光镜下肾小球毛细血管内皮细胞肿胀，毛细血管腔受压甚至闭塞，系膜细胞及系膜基质也可能肿胀甚至插入基底膜与内皮细胞间呈双轨征。严重病例可出现微血栓、纤维蛋白样物质和泡沫细胞，偶见新月体形成。电镜下可见毛细血管内皮细胞肿胀、空泡形成和溶酶体增多，系膜细胞也有类似变化但程度较轻，基底膜虽无明显增厚，但细微结构紊乱，出现电子密度减低区伴有较多的纤维素以及一些由于基底膜固有成分崩解后产生的颗粒状碎片。上述特征性病理变化在分娩后迅速消失，2～4周恢复正常。除此之外妊娠期高血压疾病中尚可见到毛细血管内增生性肾小球肾炎、系膜增生性肾小球肾炎、膜性肾病、局灶节段性肾小球硬化以及肾小球轻微病变等。并且，其临床表现和病理结果似乎并无明显的相关性，甚至有的观察表明，即使妊娠结束后，一些肾病理改变会长期存在，并由此推断妊娠是引起一些免疫介导肾脏病的病因。

3. **诊断思路**　妊娠24周以后出现高血压和蛋白尿，产后迅速恢复应考虑此病。肾病理学检查以肾小球毛细血管内皮细胞肿胀为突出特点。

【鉴别诊断】

根据病史和临床表现，并结合前述分类标准，该病的诊断并不困难。但仍要注意和原发性高血压或慢性肾脏病（CKD）基础上妊娠进行鉴别。三者的鉴别见表24-1-1。

表24-1-1　妊娠期高血压疾病（子痫前期）与妊娠合并原发性高血压或慢性肾炎的鉴别

	子痫前期	妊娠合并原发性高血压	妊娠合并慢性肾炎
既往病史	健康无病史	有原发性高血压病史	有慢性肾炎病史
发病年龄	年轻初产妇多见	年龄较大产妇多见	不一定

表 24-1-1 妊娠期高血压疾病（子痫前期）与妊娠合并原发性高血压或慢性肾炎的鉴别（续表）

	子痫前期	妊娠合并原发性高血压	妊娠合并慢性肾炎
起病时间	妊娠 24 周后	妊娠前	妊娠前
水肿	轻至重度	无或轻度	轻至重度
血压	收缩压一般≤180 mmHg	严重者可≥200/100 mmHg	严重者可≥200/100 mmHg
蛋白尿	＋＋～＋＋＋	－～＋	＋＋＋～＋＋＋＋
管型尿	少量	无或少量	可以大量
肾功能	一般正常	正常或轻度下降	显著减退
眼底变化	小动脉痉挛、视网膜可有水肿、出血、渗出	小动脉硬化，严重者可有出血渗出	可合并小动脉硬化，严重者可有出血渗出
预后	产后短期内恢复	产后血压不会恢复正常	产后较难恢复或继续加重

【治疗】

治疗目标为保障围生期母胎安全，妊娠结束后本病可痊愈。妊娠结束前，控制血压、预防抽搐及其他严重合并症、保证胎儿安全存活是主要目的。

1. 控制血压 轻度高血压注意休息即可，左侧卧位可减轻子宫对主动脉、下腔静脉及髂动脉的压迫，改善胎盘血液供应，增加回心血量及肾血流量，有利于利尿消肿。重度高血压（收缩压＞150 mmHg，或舒张压＞100 mmHg）及尿蛋白＞1 g/24 h，应予以降压处理。常用的药物有肼屈嗪、硝苯地平、拉贝洛尔等。更严重者可以使用酚妥拉明、硝普钠、硝酸甘油等静脉制剂。如果孕妇在妊娠前就有 CKD 或者糖尿病，收缩压在 140～159 mmHg 或者舒张压在 85～109 mmHg，也应予以降压治疗。所使用的药物可以选择甲基多巴、拉贝洛尔、硝苯地平。应该避免使用 ACEI 或者 ARB 以及阿替洛尔（氨酰心安）等药物。对于不太严重的高血压，舒张压控制的目标应在 80～105 mmHg。对于严重的高血压，应该联合使用硝苯地平和拉贝洛尔，使得舒张压下降 10 mmHg 并维持在这个水平或者更低一些。

2. 利尿　全身严重水肿、心力衰竭或者有肾脏病时可以使用利尿剂。

3. 解痉及控制抽搐治疗　硫酸镁是目前广泛应用的预防和治疗重度先兆子痫和子痫的药物，疗效肯定，在预防或者对抗子痫时，可以静脉注射 4 g，以后每小时 1 g；对于再次发作的子痫，可以静脉注射 2 g，以后维持每小时 1.5 g。

4. 终止妊娠　对于病情较重的患者，如胎儿已经发育成熟，继续妊娠只能增加母胎危险，应及时终止妊娠，以保证母胎安全。即使胎儿未发育成熟，当经过药物不能很好控制时，也应该考虑终止妊娠。

（吕继成　金其庄）

第 2 节　妊娠期泌尿系统感染

妊娠期泌尿系统感染（urinary tract infection，UTI）在妊娠女性中十分常见，分为下尿路感染（急性膀胱炎）和上尿路感染（急性肾盂肾炎），另外还包括相当部分为无症状性菌尿。有关泌尿系统感染可参见相关章节，本节着重描述妊娠期泌尿系统感染的特殊性。

一、无症状性菌尿

无症状性菌尿是指无尿路感染症状但是尿培养阳性，有 2%～7% 的妊娠女性出现菌尿，特别是经产妇中更易发生，常发生于妊娠的第 1 个月，与非妊娠妇女的患病率近似且致病菌类和毒力也相似。妊娠期平滑肌松弛以及输尿管扩张可促进细菌从膀胱向肾上行，易进展为上尿路感染，高达 40% 的患者可进展为肾盂肾炎，并且无菌性菌尿与早产、低出生体重以及围生期死亡的风险升高有关，因此临床处理应当积极。

【诊断与筛查】

由于无临床症状，该病的诊断依赖于尿液细菌培养和筛查，通常推荐患者留取清洁中段尿，连续两次排尿样本分离出相同菌株，并且菌落计数 $\geqslant 10^5$ cfu/ml，或者单次导尿管导尿样本分离出一种细菌，且菌落计数 $\geqslant 10^2$ cfu/ml 即可诊断。然而在临床实践中，通常只取一次排尿样本进行培养，只要培养计数大于等于 10^5 cfu/ml 就开始治疗，而不进行再次培养确诊。通常收集排尿样本做培养时，指导女性分开阴唇收集中段尿较为合理，由于存在感染风险，所以没有必要常规采用导尿管来筛查细菌尿。

正确操作和处理样本是避免出现假阳性结果的关键，当分离出多于一种细菌，或者存在乳酸杆菌或丙酸杆菌可能提示样本受到污染。但如果在连续的尿培养中仅分离出了乳酸杆菌，且菌落计数较高则需要治疗，但是它们在妊娠期的临床意义尚不是非常明确。筛查无症状细菌尿应该在妊娠 12~16 周时（如果首次产检较晚则在首次产检时）进行。在低风险的妇女中一般不进行再次筛查，但是对于有高感染风险的妇女可考虑再次筛查（如泌尿道畸形或者早产）。

【治疗方案】

对于妊娠期进行筛查并对培养阳性者给予抗生素治疗，可消除病原菌及减少进展至肾盂肾炎的风险，但是治疗过程中应当充分考虑药物安全性，并尽量减少暴露时间以减少对胎儿影响。但是大多数药物临床试验中妊娠妇女是排除标准，因此许多新型抗生素对于妊娠患者的安全性信息很少。

短期有效的抗生素治疗即可有效根除菌尿，延长疗程并不能有效提高根除率。有关抗生素使用策略参照表 24-2-1。一般认为青霉素类和头孢菌素类（FDA B 类）在妊娠期可安全使用。然而蛋白结合率非常高的药物（如头孢曲松）可能置换出胆红素继而导致新生儿核黄疸，因此在分娩前一日应当避免使用。磷霉素（FDA B类）被认为在妊娠期可安全使用，尿中药物浓度高，单次用药有效率也很高。由于泌尿道分离出的细菌可能对口服抗生素明显耐药，所以应该根据药敏试验选择抗生素。产超广谱β-内酰胺酶（extended-spectrum beta-lactamase，ESBL）的菌株导致的感染数量正在不断增加，甚至在无并发症性尿路感染中也存在，呋喃妥因和磷霉素对此类菌株多有活性，并且临床治愈率高。

治疗完成后1周应当复核尿培养以确认是否治愈，约30%的妇女在短期治疗后不能消除菌尿，应当根据药敏试验选择抗生素重新治疗，并适当延长疗程。对于两个或更多疗程治疗后仍持续细菌尿的女性，如果对呋喃妥因敏感，可选择该药50～100 mg，睡前口服抑菌，并可用于整个妊娠期。

表 24-2-1   妊娠期抗生素治疗方案

药物	妊娠影响	治疗策略	FDA 分级
呋喃妥因	有导致出生缺陷风险的报道，有 G6PD 缺陷的母亲和胎儿发生溶血性贫血。因此如有其他安全有效的抗生素可用，则避免在妊娠早期使用呋喃妥因	100 mg 2 次/日，5 天	B
甲氧苄啶	动物实验中可导致胚胎发育异常，并且与多种出生缺陷相关，尽量避免使用	—	C
磺胺类	增加新生儿体内未结合胆红素的水平，磺胺类药物应在分娩前几日避免使用	可以使用，但耐药率高	B
磷霉素	妊娠期使用安全	单次使用 3 g	B
青霉素类	妊娠期使用安全	阿莫西林 500 mg 2 次/日，3～7 天	B
头孢类	妊娠期使用安全	头孢氨苄 500 mg 2 次/日，3～7 天	B
喹诺酮类	妊娠期禁用	—	C
四环素	妊娠期禁用	—	D

二、急性膀胱炎

约 1%～2% 孕妇发生急性膀胱炎，因为有症状往往会及时接受治疗，因此现有研究并未显示妊娠期膀胱炎增加早产、低体重儿或肾盂肾炎风险。

【诊断与鉴别诊断】

对于孕妇存在排尿困难的症状应当考虑膀胱炎的可能，而尿急和尿频在正常的孕妇中也可出现，因此这两个症状不具有特异性。尿检有白细胞尿和血尿。在有症状的情况下，尿培养相对较低的菌落计数就有意义，通常菌落定量计数 $\geqslant 10^3$ cfu/ml 就提示病原菌，其致病细菌谱与非妊娠妇女膀胱炎相似。

存在排尿困难症状时需要与阴道炎和尿道炎进行鉴别，通常这些情况下尿液细菌培养阴性；对于细菌培养阴性或经灭菌治疗后仍然存在排尿困难的患者也应当考虑性传播疾病如衣原体和支原体感染。

【治疗】

急性膀胱炎妊娠妇女需要接受一个 3～7 日疗程的抗生素治疗，延长疗程并不能显著提高有效率，有关抗生素使用注意事项见表 24-2-1。应当根据尿培养结果选择抗生素，在等待尿培养和药敏试验结果时，建议使用下面的经验性治疗方案中的一种：①口服呋喃妥因 100 mg，12 h 1 次，连用 5 日；②头孢泊肟 100 mg，12 h 1 次，3～7 天；③口服阿莫西林-克拉维酸 500 mg，12 h 1 次，3～7 日；④磷霉素 3 g，单次给药；其他方案：如果妊娠中期也可选择使用复方磺胺甲噁唑（避免在妊娠早期或临产使用）一次 1 片，每日两次，连用 3 日；如果为肠球菌感染可选择阿莫西林：每次 500 mg，一日 2 次，连用 7 日。氟喹诺酮类在妊娠期应避免使用。

关于抗感染后复查和抑菌治疗参照无症状菌尿相应处理原则。对于复发感染的患者如果认为与性生活有关，应当采取性生活后预防使用抗生素；如果患者有其他可能在 UTI 发作期间增加并发症风险的疾病，例如合并糖尿病，那么在妊娠期的首次 UTI 之后就应考虑预防。应基于引起膀胱炎菌株的药物敏感性选用抗生素，例如每日或性交后预防性服用低剂量的呋喃妥因（一次 50～100 mg，性交后或睡前口服）或者头孢氨苄（一次 250～500 mg，性交后或睡前口服）。

三、急性肾盂肾炎

妊娠期急性肾盂肾炎临床表现和非妊娠妇女相似，但是病情更重且易伴发内科或产科并发症，例如贫血、菌血症甚至脓毒血症、呼吸或肾功能受损，并且可能与早产或新生儿出生低体重有关。无症状菌尿是孕妇发生肾盂肾炎的主要危险因素，孕妇易发的主要机制包括增大的子宫导致膀胱受压，平滑肌松弛导致输尿管增粗，妊娠期的免疫抑制也有一定作用。

【诊断与鉴别诊断】

孕妇出现腰痛、发热（＞38℃）伴有恶心、呕吐，伴有肾区叩痛提示急性肾盂肾炎，可以伴或不伴膀胱炎症状，尿检白细胞尿，进一步细菌学培养可以确诊，对于有脓毒症体征或者有严重基础疾病（如糖尿病）的患者需要血培养。细菌学以大肠杆菌最为常见（70%），其他细菌包括克雷伯菌属或者肠杆菌属（3%）、变形杆菌属（2%）以及包括 B 组链球菌（10%）在内的革兰氏阳性菌。影像学不常规推荐，如果病情严重、存在糖尿病、肾绞痛或肾结石史、既往泌尿外科手术史、免疫抑制治疗、肾盂肾炎反复发作等症状，影像学检查有助于评估并发症。在孕妇中，肾超声是首选的成像方式，以避免辐射暴露。

急性肾盂肾炎突然出现腰背痛需与胎盘早剥鉴别，胎盘在子宫后壁早剥会突发腰背痛，但是一般没有发热，伴有阴道出血可以相鉴别；发热腹痛需要与羊膜内感染鉴别，在此种情况下有胎膜早破、子宫压痛和（或）羊水恶臭，没有菌尿。

【治疗】

由于孕妇急性肾盂肾炎并发症风险较高，通常需要住院和静脉给予抗生素治疗，直至患者持续 24 h 无发热且症状改善。最初的抗生素选择应以当地的微生物学及药敏试验数据为指导，首选 β-内酰胺类抗生素，应避免使用氟喹诺酮类药物。由于细菌学以杆菌居多，在经验性治疗中更倾向于第三代头孢菌素。已发现胎儿长期暴露于氨基糖苷类（FDA D 类）后导致耳毒性，因此应避免使用，碳青霉烯类抗生素通常可有效治疗产 ESBL 的菌株导致的严重感染。值得注意的是，一些动物研究已显示亚胺培南-西司他丁（FDA C 类）对胎儿有不利影响，因此美罗培南、厄他培南、多尼培南是妊娠期首选的碳青霉烯类药物。

妊娠妇女的症状应该争取在 24～48 h 内获得明确改善，一旦患者体温正常 48 h 后改为口服治疗（以药敏培养结果为指导），并且需要完成 10～14 日的治疗。妊娠期抗生素的安全使用一般原则见表 24-2-1。如果症状及发热持续 24～48 h 无缓解，则应重复尿培养并行泌尿系超声检查，以排除持续性感染和泌尿道病变。

妊娠妇女肾盂肾炎的复发率为 6%～8%，有必要采用细菌敏感的药物进行低剂量预防治疗；合理的选择包括呋喃妥因（一次 50～100 mg，睡前口服）或者头孢氨苄（一次 250～500 mg，睡前口服）。在预防治疗期间可发生细菌尿的恶化，通常随后至少做 1 次尿培养以保证预防疗法起作用。如果随访尿培养阳性［$\geq 10^5$ cfu/ml］，则应当给予一个基于药敏试验数据的抗生素疗程。此外，应再次评估预防疗法，并按需调整。

（吕继成　金其庄）

第 3 节　妊娠期急性肾损伤

妊娠期急性肾损伤是妊娠期严重的合并症之一，病因多样。近年来，随着围生期管理水平的进步，该病的发生率逐渐下降。

【诊断思路】

　　妊娠期发生急性肾损伤的常见原因包括急性肾小管坏死、严重的可以发生肾皮质坏死以及血栓性微血管病（TMA 综合征），其中 TMA 综合征包括妊娠期高血压疾病的先兆子痫、子痫、妊娠期急性脂肪肝、HELLP 综合征以及产后溶血尿毒症综合征。少数为子宫压迫双侧输尿管导致的肾后性梗阻。妊娠期发生急性肾损伤，应寻找原因，必要时进行肾活检明确诊断及病因。有关诊断思路及鉴别诊断见表 24-3-1。

表 24-3-1　妊娠期急性肾损伤及其临床特点

	急性肾小管坏死	急性肾皮质坏死	血栓性微血管病
病因	妊娠反应引起的剧烈呕吐、不洁流产和宫内感染、各种原因引起的失血等	产后大出血	先兆子痫、子痫、妊娠期急性脂肪肝和 HELLP 综合征，产后溶血尿毒症综合征
高血压	±	—	＋＋
少尿、无尿	＋＋	＋＋突然无尿	＋
蛋白尿	—	—	＋＋
贫血	—～＋＋	＋＋	微血管病性溶血性贫血
血小板减少	—	—	＋＋
LDH 升高	—	—	＋＋
肾功能恢复	多数完全恢复	多遗留慢性肾功能不全	预后差异大，及时终止妊娠和血浆置换治疗可以明显改善预后；部分遗留慢性肾功能不全

【临床病理表现及治疗】

（一）肾小管坏死和肾皮质坏死

1. 妊娠期发生急性肾损伤的原因　妊娠期发生的严重

脱水、胎盘早剥、前置胎盘、死胎和产后大出血等引起的缺血，感染性流产和宫腔内感染造成的败血症等为发生急性肾小管坏死和肾皮质坏死的常见诱因。临床表现多有明显的少尿或者无尿，肾功能受损。急性肾小管坏死可见少尿期和多尿期，恢复期后肾功能转为正常；肾皮质坏死时，肾功能往往不能完全恢复正常。

2. 辅助检查　感染引起的急性肾损伤，可见血白细胞升高；大出血引起的，则可见血红蛋白下降。急性肾小管坏死时尿常规应为低比重尿，尿钠浓度高、低渗透压尿，此点可作为与肾前性急性肾衰竭的鉴别。B 超可见双肾增大。肾核磁检查有助于发现肾皮质坏死。

3. 肾脏病理表现　妊娠期急性肾损伤的最常见病理改变是肾小管坏死，其病理和临床表现与非妊娠期肾小管坏死相似。而肾皮质坏死在妊娠期则较非妊娠期更多见。

4. 处理　本病的处理关键在于早诊断早干预。产科医生应与肾科医生共同制订治疗方案，对于大多数低血容量因素造成的急性肾损伤，早期一般有肾前性氮质血症，此时，及时通过输血补液等措施，可以逆转肾功能的损伤，避免其发展为肾小管坏死等肾实质性急性肾衰竭。发生急性肾小管坏死时，应严密监测患者的出入量、电解质及肾功能，及时纠正水、电解质及酸碱平衡紊乱，积极处理肺水肿、脑水肿等并发症。当保守治疗效果不好，应及时采用肾替代治疗，常用的方法有血液透析、腹膜透析、连续性肾替代治疗等。在此值得注意的是，考虑到高毒素血症、缺血缺氧等对胎儿的影响，替代治疗宜尽早进行。孕晚期巨大的子宫可能会影响腹膜透析的效果，一般不采用。一旦胎儿成熟，母体条件也允许，应尽快终止妊娠。

（二）HELLP 综合征

妊娠期高血压疾病患者如果同时并发溶血、肝酶升高、血小板减少，称之为 HELLP 综合征。多发生在重度妊娠期高血压疾病患者中，发生率约为 18.9%。

本病的发病机制也是血栓性微血管病，临床有微血管病性溶血性贫血、血小板减少、LDH 升高。而肝酶的升高认为是肝细胞膜的通透性增加所致，严重者甚至可以出现肝区疼痛，被膜下出血及肝破裂。

典型的临床表现为在妊娠期高血压疾病基础上，出现右上腹部不适、黄疸以及牙龈出血等表现。实验室检查可以见到贫血，网织红细胞升高，外周血涂片可以见到破碎的红细胞，LDH 升高是溶血的最敏感指标之一。与此同时，患者还有血小板下降，转氨酶升高，胆红素升高等实验室检查异常。

尽管并不是所有的 HELLP 综合征都合并有急性肾损伤，但急性肾损伤是本病的常见合并症之一。有报道急性肾损伤在 HELLP 综合征的合并症中仅次于弥散性血管内凝血（DIC）和胎盘早剥，位居第三，约占 8%。发生急性肾损伤时肾常见病理改变是血栓性微血管病的表现，但也有个别报道肾呈现系膜增生性肾小球肾炎改变。

本病的处理在于早诊断早治疗，首先要积极治疗妊娠期高血压疾病，在此基础上，可以使用糖皮质激素来治疗血小板减少和肝酶的升高，有一定效果。多数患者输注新鲜血浆有效，必要时终止妊娠。如果并发急性肾衰竭，必要时可行肾替代治疗。

（三）妊娠期急性脂肪肝

妊娠期急性脂肪肝也叫妊娠期特发脂肪肝，是一种妊娠晚期发生的严重并发症，起病急骤，病情凶险，常造成多器官损伤，母婴死亡率高。近年来随着对本病的认识水平提高，发病率也有所增加。

本病的原因不明，可能与妊娠晚期的激素变化引起的脂肪酸代谢障碍有关，大量的游离脂肪酸堆积在肝、肾、脑组织等脏器，造成一系列的多脏器功能障碍。也有人认为与一些病毒感染、药物因素（四环素、阿司匹林）有关。

妊娠期脂肪肝多发生在妊娠晚期，特别是妊娠 35 周左右的初产妇，伴有妊娠期高血压疾病，双胎和男胎更易发生。起病较急，常突然出现无明显原因的恶心和呕吐、上腹部疼痛或头痛，数日内可出现黄疸，并伴有高血压、蛋白尿和水肿，如不及时处理，患者很快进入 DIC、神志障碍、昏迷、急性肾衰竭，常在短期内死亡。

实验室检查可见到外周血白细胞升高，血小板减少，血清转氨酶轻至中度升高，血清碱性磷酸酶明显升高，血胆红素升高但尿胆红素常阴性是妊娠期急性脂肪肝的重要诊断指标之一，但尿胆红素阳性也不能排除本病。持续性重度低血糖也是本病的重要特征，常可低至正常值的 1/3 至 1/2，依据此点，可以作为和上文叙述的 HELLP 综合征做鉴别。血氨早就可以升高，达到肝性脑病时可高于正常值的 10 倍。PT、APTT 延长，ATⅢ 和纤维蛋白原减少。尿蛋白阳性，肾功能下降，特别是血尿酸的升高常常早期就出现，并和血肌酐的水平不平行。

临床高度怀疑本病时，应在出现 DIC 之前及早行肝活体组织学检查。典型的病理变化是肝细胞弥漫性、微滴性脂肪变性，肝细胞因此而肿胀，呈气球样变，炎症坏死不明显。至于一些影像学检查，除可见到肝的密度增高，提示有脂肪沉积外，没有特殊的改变特征。

妊娠期脂肪肝常合并急性肾损伤，原因仍不太清楚，可能的原因有：剧烈呕吐造成的低血容量等肾前因素，子宫或内脏大出血造成的休克等血流动力学紊乱。目前认为血栓性微血管病是本病造成急性肾损伤的原因之一。

一旦诊断或者高度怀疑，立即终止妊娠，大多数患者的肝功能可得到恢复。由于本病发生的时间多数在足月，因此，胎儿一般可以存活。血浆置换还可以清除体内的一些炎症因子，减少血小板聚集，促进血管内皮修复。发生急性肾衰竭时，可行血液透析治疗。肝衰竭时，还可以行人工肝治疗。

（四）产后溶血尿毒症综合征

本病又称为特发性产后急性肾衰竭，病因未明，多数为基因缺陷所致替代途径补体过度激活所致，多在产后第一天至数月发生。突出表现为患者的妊娠及分娩过程均很顺利，也不存在发生肾衰竭的危险因素，但产后却发生少尿甚至无尿、高血压、肾功能急剧坏转，同时伴有明显的微血管内溶血性贫血、血小板减少、LDH升高。

本病的病理表现主要是肾小球内皮细胞增生肿胀，毛细血管袢纤维素样坏死，甚至小动脉内膜增厚、坏死。

本病的治疗主要在于早期诊断，一旦诊断明确，需要及时进行血浆置换治疗，需要透析者尽早透析。大剂量糖皮质激素治疗有助于病情缓解，原因不明。患者长期预后不佳，多遗留慢性肾功能不全。

（吕继成　金其庄）

第4节　慢性肾脏病患者的妊娠问题

慢性肾脏病（CKD）是人类的常见病和多发病之一，我国城市人口CKD患病率达11%左右。CKD患者的妊娠问题已成为肾脏科医生必须面对的一个临床问题和社会问题。对此我们有两方面的观念需要更新。其一，CKD女性患者多数可以成功妊娠。而既往医生则认为任何CKD的女性妊娠都是危险的。其二，对于合并CKD的妊娠女性患者，强调多学科共同管理。其中应该包括肾内科医生和产科医生主导的包括新生儿科医生、肾替代治疗医生、肾移植医生以及遗传学专家在内等多学科医疗团队共同进行决策。

一、慢性肾脏病对于妊娠结局的影响

CKD女性患者妊娠存在一定的风险。孕妇不良结局包括肾功能损害加重、高血压、急性肾损伤、妊娠相关肾脏病、先兆子痫以及子痫等。胎儿不良结局包括死胎、胎儿发育迟缓、早产以及低出生体重儿等。

多数研究表明妊娠前慢性肾脏病患者的肾功能状态、血压以及蛋白尿的水平是决定该患者能否顺利渡过妊娠期的主要因素。CKD 分期有较好的评估与预测预后的价值。CKD 分期愈晚，患者妊娠的预后结局愈差。然而到目前为止，采用何种方法评估妊娠患者肾功能仍然存在争议，CKD-EPI 公式仅适用于妊娠前基础肾功能评估。我们的研究发现 CKD 1 期～3 期女性妊娠患者预后相对较好，而 GFR＜40 ml/(min•1.73 m²) 且蛋白尿大于 1 g/d 的患者，胎儿预后以及母体肾功能损伤风险均较大。此外，高血压以及蛋白尿同样会增加妊娠不良结局。例如高血压会增加合并先兆子痫、肾功能恶化、死胎、早产以及胎儿发育不良的风险。而大量蛋白尿则可能加重孕妇肾功能损伤，低白蛋白血症则可能导致胎儿发育不良。

其他一些活动性系统性疾病以及合并血管内皮损伤的疾病，可能增加 CKD 女性的妊娠风险，如系统性红斑狼疮等。糖尿病肾病女性患者妊娠风险同样较高。

肾移植对于女性妊娠的影响：目前的观察性研究发现，多数肾移植后女性可以成功妊娠，并且与其他肾功能相似的非肾移植 CKD 患者相比，母子的结局也是相同的。但是需要注意这些患者中高血压、先兆子痫等并发症风险仍然较高。而基础血肌酐超过 150 μmol/L，是肾预后不良的标志。美国移植学会建议在移植后至少 1 年妊娠，因为推迟妊娠可以改善结局。有的学者则发现在移植后 2 年甚至 3 年后妊娠，移植肾的失功率更低。

肾捐献的女性同样为妊娠高危女性。肾捐献后，肾功能将下降至正常水平的 75％～80％。这些女性通常无系统性疾病，肾可能存在增生以及高滤过的状态，肾功能是正常的。但是多项研究发现，肾捐献后的女性妊娠后更容易发生高血压、先兆子痫。

二、适宜妊娠女性患者的评估

CKD 患者分期、是否合并高血压、蛋白尿的水平以及肾脏疾病的病因等会影响妊娠的结局。因此，满足下列情况可能适宜妊娠：

1. CKD1～2 期患者，CKD3a 期患者在其他临床情况良好时通常风险也较低。

2. 控制良好的高血压。

3. 无大量蛋白尿，蛋白尿定量<1 g/d。

4. 系统性红斑狼疮以及狼疮性肾炎完全缓解且病情稳定 6 个月以上。

5. 对于可能存在遗传性肾脏病的患者，如果条件允许，建议妊娠前肾活检明确诊断。

6. 肾病理类型较轻，没有严重的间质小管病变和血管病变。

7. 对于肾移植女性，在移植后至少 1 年妊娠并且：妊娠之前 1 年内无排异反应；肾功能良好且稳定；无或微量蛋白尿；无急性感染；应用稳定且无导致胎儿畸形的抗排异药物。

三、妊娠前管理

1. 保存并改善生育能力。严重肾功能不全时，多种因素会影响女性的生育能力。CKD 患者通常存在高泌乳素血症，黄体激素和卵泡刺激素同样会升高。这些下丘脑-垂体轴功能异常以及可能合并的心理精神因素，会降低女性的受孕概率。而肾移植则可以改善女性 CKD 患者的生育能力。因此对于 CKD 晚期女性患者，事先进行肾移植有助于妊娠过程。此外，夜间透析也可能改善 CKD 女性月经周期并且提高受孕概率。

环磷酰胺可导致卵巢功能损伤，尤其对于 40 岁以上女性。口服给药相对于静脉给药影响更大。因此育龄期且有妊娠计划的女性应尽量避免使用环磷酰胺。

2. 控制血压　妊娠前应合理控制血压。对于没有蛋白尿的 CKD 患者，血压可以控制在 140/90 mmHg 以内，而对于存在糖尿病或者蛋白尿的患者，血压控制在 130/80 mmHg 以内。需要注意以下几点：①尽量采用妊娠期间同样可以安全使用的降压药物（见表 24-4-1）；②在妊娠前尽量达到上述血压控制标准；③ACEI/ARB 类药物应该在妊娠前停用，或一旦发现怀孕即刻停用；④在控制血压时，必要时可以联合应用小剂量阿司匹林（怀孕后 12 周开始），以降低先兆子痫以及严重高血压的风险。尤其是合并自身免疫性疾病（如系统性红斑狼疮）以及糖尿病肾病的患者。

3. 控制蛋白尿　CKD 女性妊娠前应控制蛋白尿。其措施以及注意事项包括：①肾活检明确基础肾脏病（尤其是蛋白尿水平较高患者）；②依据病理以及临床指标治疗基础肾脏病；③对于大量蛋白尿合并低白蛋白血症患者，应权衡利弊考虑预防性抗凝方案；④非二氢吡啶类钙通道阻滞剂，对于降低蛋白尿和血压都具有一定的效果。

4. 具体肾脏病的注意事项

（1）系统性红斑狼疮：疾病活动性至少需要控制 6 个月以上才可以考虑妊娠。80% 以上的非活动性并且病情较轻的红斑狼疮患者不会出现并发症。妊娠预后不良的因素包括狼疮抗凝物阳性、需要使用抗高血压药物、低血小板、"疾病活动医师全球评分">1 分。

（2）糖尿病肾病：微量白蛋白尿和肾功能正常的孕妇肾功能下降的风险较低。而妊娠期高血压控制不佳、eGFR 降低和蛋白尿升高（血清肌酐水平>1.5 mg/dl，24 h 蛋白尿大于 3 g）的女性有永久性肾损害的风险，需要充分考虑风险。在孕前接受 ACEI 治疗以及 3~6 个月的强化代谢控制可能在整个妊娠期间提供肾保护作用。

（3）IgA 肾病：IgA 肾病是我国最常见的原发性肾小球疾病之一，罹患人群包括育龄女性，因此面临较大的临床决策问题。总体上，较低水平的蛋白尿（24 h 蛋白尿＜1 g）、良好的血压控制、轻度且稳定的肾功能损害、较轻的病理损害预示着良好的妊娠结局。我们的研究发现，对于 IgA 肾病 CKD 3 期的妊娠患者其 eGFR 下降速度接近 CKD 1～2 期的两倍，需要关注。

四、妊娠过程管理

包括血压和药物管理、CKD 患者临床指标变化、胎儿监测等内容。

1. 血压管理　妊娠期发生高血压可以分为四种情况：先兆子痫/子痫、慢性高血压、慢性高血压基础上合并先兆子痫、妊娠期高血压。妊娠期高血压的控制目标与非妊娠期不同，通常可以适当放宽目标范围。CHIPS（Tight Control of Hypertension in Pregnancy Study）研究发现是否严格控制血压（严格控制血压时舒张压目标 100 mmHg 以及非严格控制血压时舒张压目标 85 mmHg）的妊娠结局没有显著差别。而且过度严格控制血压可能由于过多药物的应用给胎儿带来风险，并且降低子宫胎盘的血流，进而影响胎儿发育。但是，当合并靶器官受累时，则应该按照非妊娠人群目标控制血压。因此，建议妊娠期目标血压控制在 130～140/80～90 mmHg。而对于糖尿病妊娠患者，美国建议血压可以控制在 120～160/80～105 mmHg。妊娠期降压药物的安全选择详见表 24-4-1。

2. 免疫抑制剂的应用（见表 24-4-1）　其中主要包括两方面的问题。其一，对于肾移植以及需要钙神经素抑制剂（环孢素或他克莫司）治疗肾脏病的妊娠患者，由于药物表观分布容积变大且肝代谢增强，其体内药物浓度将下降。钙神经素抑制剂需要加量 20％～25％才能维持合理的血药浓度。因此需要严密监测血药浓度。其二，免疫抑制剂的潜在致畸副作用。钙神经素抑制剂以及硫酸羟氯喹通常是安全的，不增加致畸风险。糖皮质激素可以被胎盘降解，只有母体剂量的 10% 可以进入胎儿体内，无明确致畸作用，但大剂量应用可能导致胎膜早破。硫唑嘌呤无致畸作用，可以在妊娠期作为维持病情缓解的药物使用。这是因为人类胎儿体内缺乏次黄嘌呤核苷酸焦磷酸化酶，不能将硫唑嘌呤转化为有活性产物。环磷酰胺以及吗替麦考酚酯致畸作用明确，避免在孕期使用。

3. 胚胎植入前筛查　对于继发于遗传性肾脏病的女性 CKD 患者，应当考虑胚胎植入前遗传学筛查（preimplantation genetic screening，PGS）的可能。最新的体外受精技术进展允许在胚泡形成的 8 细胞阶段去除 1 或 2 个细胞，然后可以分析其可能存在的基因突变。例如针对 Alport's 综合征或常染色体显性多囊肾病突变位点的筛查。

总之，对于伴有 CKD 的女性患者，在充分考虑风险的情况下，多学科协作进行有选择性、有计划妊娠前与妊娠中管理，将大幅改善妊娠的结局。

表 24-4-1　妊娠期药物安全性

药物种类	安全	不安全
降压药物	拉贝洛尔	ACEI
	钙通道阻滞剂	ARB
	甲基多巴	米诺地尔
	肼屈嗪	
	呋塞米或氢氯噻嗪	
免疫抑制剂	他克莫司	吗替麦考酚酯
	环孢素	环磷酰胺
	糖皮质激素	利妥昔单抗
	硫唑嘌呤	
	羟氯喹	
免疫抑制患者所用抗生素和抗病毒药物	阿昔洛韦	更昔洛韦

表 24-4-1　妊娠期药物安全性（续表）

药物种类	安全	不安全
	缬昔洛韦	缬更昔洛韦
	拉米夫定	复方新诺明
	替诺福韦	喹诺酮类
	异烟肼	
	制霉菌素	
其他慢性肾脏病并发症用药	促红素	钙结合剂（碳酸镧、司维拉姆）
	静脉铁剂	
	碳酸氢钠	
	钙结合剂（碳酸钙）	

（刘立军）

第 5 节　老年人的肾脏病特点

在欧美国家 65 岁及以上、在亚太地区 60 岁及以上者即确定为老年人。随着年龄的增加，肾脏的解剖结构和生理代谢方面都发生了不同程度的退行性变化，进而导致肾发生老年性功能改变。伴随年龄增加，慢性肾脏病（CKD）患病率将显著增加。中国大陆 3 期以上 CKD 患者平均年龄为 63.6 岁；年龄每增加 10 岁，$eGFR<60 \ ml/(min \cdot 1.73 \ m^2)$ 的风险增加 1.74 倍。大约有一半的 70 岁以上老年人 $eGFR<60 \ ml/(min \cdot 1.73 \ m^2)$。

在一般情况下，老年人肾脏能够维持正常的生理活动，使机体的内环境处于相对稳定正常的状态，临床上并无明显异常。然而，倘若老年人处于某种应激或疾病状态下使肾的负荷加重，则老年人肾脏便不能像成年人那样迅速做出反应，因而可表现出各种异常。由于上述特征，使老年人肾脏病在临床上具有病因复杂、影响因素多、表现不典型以及病情较重、病程迁延等特点。上述对老年人 CKD 认识的提高是一个进步，会使老年人群得到更好的医疗照顾。然而也有学者认为，这种对 CKD 认识的提高并不是积极的，甚至是有害的，因为这会导致太多的老年患者被不必要地贴上"患病"的标签，而没有任何的临床益处。

一、老年人的肾结构与功能变化

人类随着年龄的增长以及衰老，将发生宏观以及微观解剖学上的变化。

宏观方面的变化主要包括：①肾体积的变化。人类肾实质体积在 50 岁之前稳定，而在 50 岁以后，肾总体积随着年龄增长而下降。成人的肾皮质体积随着年龄的增长即开始下降，50 岁之后加速下降。但是肾髓质的体积随着年龄的增长而增加，直到 50 岁。这种肾体积的变化与微观解剖学变化相关。肾皮质体积随着年龄的下降是由于肾的肾小球硬化和肾小管萎缩导致；而髓质体积的增加是由于近髓质肾小球旁的肾小管代偿性肥大所致，而 50 岁以后，这种代偿能力将下降并消失。②肾囊肿发生率明显增加。随着年龄的增加，肾小管中形成的憩室是肾囊肿的前期病变，反映了衰老肾脏的慢性潜在实质损害。

微观方面的变化包括：①肾硬化，特征是局灶或球性肾小球硬化、肾小管萎缩、间质纤维化、动脉硬化。75 岁的老年人，肾小球硬化的比例可达 30%。肾硬化的原因是由于动脉硬化和小动脉透明变性所致的肾单位缺血。需要注意的是，局灶性节段性肾小球硬化（FSGS）的病变并非肾正常衰老表现，应被视为病理性的。②肾单位肥大，随着年龄增长所致肾小球硬化增加，剩余有功能的肾单位将出现肥大，这主要是由于肾小管肥大而不是肾小球肥大。当存在肥胖或糖尿病等合并症存在的情况下，才会发生肾小球肥大。

由于上述变化，老年肾功能亦随增龄而逐渐下降，其特征为肾血流量进行性减少，肾小球滤过率下降。肾小管对各类离子（如钠、钾、钙等）及小分子蛋白的重吸收功能及浓缩稀释功能下降。尿液稀释能力的下降导致老年人应用噻嗪类利尿剂更容易发生低钠血症。老年人也更容易发生低肾素低醛固酮性高钾血症。

因此，临床上对老年患者的肾脏病相关检查指标均需结合患者的年龄及相关的肾脏增龄变化进行评价。老年人肾脏随增龄变化，肾血流量每 10 年约下降 10%，至 90 岁时约下降 50%；肌酐清除率（Ccr）每 10 年约下降 8～10 ml/min，至 80 岁时约下降 40%；近端肾小管功能逐年下降，尿比重及尿渗透压每 10 年约下降 5%，至 70 岁时约下降 40%；酸化功能逐年下降，给予氯化铵酸负荷后，65 岁以上的老年人排酸能力较青年人低约 40%，其血 pH 及碳酸氢盐的浓度均降低。

在诸多肾功能指标中，尤其应注意对肾小球滤过率（GFR）的正确评价。

血清肌酐（Scr）是临床最常用评价肾功能的指标，检测方便、价格低廉，但受年龄、性别、肌肉含量及饮食影响，肾小管可少量分泌，在早期肾功能不全状态下反映 GFR 下降不敏感。特别在老年人群因普遍存在肌肉减少和营养不良，血清肌酐反映 GFR 下降更为不敏感。65 岁以上患者 GFR<60 ml/(min·1.73 m^2)，仅 37% 患者 Scr 升高；而 GFR<30 ml/(min·1.73 m^2)，仅 18% 患者 Scr>150 μmol/L。而胱抑素 C（Cystatin）个体间变异很小，能够较为敏感地反映老年人 GFR。但是其浓度与年龄、性别、体重和身高、吸烟和高水平的 C 反应蛋白显著相关，且个体内变异较大，因此其作为 GFR 指标灵敏度很高，但特异度较低。

对于老年人，KDIGO 指南建议使用基于胱抑素 C（eGFR$_{胱抑素C}$）或肌酐和胱抑素 C（eGFR$_{肌酐胱抑素C}$）的 GFR 估计方程。但是血清胱抑素 C 与 CKD 危险因素和 ESRD 的发生相关，与患者的潜在 GFR 可能无关，是否使用该方法仍然存在一定的争议。因此，出于便利性以及可比性等考虑，目前临床上仍然多采用基于血清肌酐的 eGFR 计算方程评估 GFR，较为常用的方程包括 MDRD 和 CKD-EPI 公式。

二、老年人的肾脏病特点

（一）水和电解质代谢紊乱

1. 水、钠平衡及代谢紊乱　老年人的水、钠调节机制发生了多方面的变化。在基础状态下，老年人常由于口腔干燥、味觉减退、智力减退以及脑血管疾病等原因，造成口渴阈值增加、渴感下降，因而饮水量明显减少。老年人肾小管对 ADH 和醛固酮的反应性下降，肾的浓缩功能减退，故在缺水时仍可自肾排出较多水分。另一方面，老年肾的保钠功能减退，钠调节功能处于极不稳定的状态。上述老年性病理生理异常使老年人发生水钠代谢紊乱的危险性大大增加，常见的类型是脱水（高钠血症和低钠血症），其严重程度取决于病因和程度，也取决于发展的速度。临床上因其常缓慢发生，表现缺乏特异性，故其病状常被误认为原发疾病的表现而易漏诊。对老年人水、钠代谢紊乱的治疗关键在于积极治疗原发病。可根据不同类型给予针对性治疗，但以缓慢、适度为宜（参见第 3 章）。

2. 钾离子平衡及代谢紊乱　老年人的总体钾含量较青年人明显减少，约下降 1/5，总体可交换钾也相应明显减低。正常时老年人即处于潜在的缺钾状态，保钾能力减退，罹患疾病时易致低钾血症，其主要原因为：①摄入不足（因生活不能自理、牙齿缺失或禁食、拒食等）；②胃肠道丢失（间断慢性腹泻、呕吐或服用泻药等）；③肾性丢失（长期不适当应用利尿剂）。在高钾状态下，老年人又缺乏排出过多钾的能力，存在发生高钾血症的危险性，其常见原因为各种原因引起的肾小球滤过率下降、脱水、由疾病或药物导致的低肾素低醛固酮血症等。由于老年人易患多种疾病，又因各类疾病常服用保钾利尿剂以及 RAAS 抑制剂等药物，故在未注意监测的情况下常可出现严重、甚至致命的高钾血症。钾代谢紊乱发生后的临床表现及处理措施与青年人相同（参见第3章第3节）。

（二）高血压

由于心血管系统的衰老改变，老年人高血压常见有两种类型：①普通高血压：收缩压（SBP）≥140 mmHg 和（或）舒张压（DBP）≥90 mmHg；②老年收缩期高血压：SBP≥140 mmHg，而 DBP＜90 mmHg。人群中的 SBP 和 DBP 均随增龄而增长，在 30～84 岁之间 SBP 呈线性增高，而舒张压到 50 岁时停止增高，甚至略有下降，因此，老年人的脉压明显增加。流行病学研究结果显示：老年高血压患者发生心血管事件、脑卒中以及慢性肾衰竭的危险性都明显增加。收缩压的水平和各类并发症及死亡均有密切的相关性。老年收缩期高血压患者的病死率高于血压正常者，脉压和平均动脉压的水平也与脑卒中和死亡率呈正相关。

【病因】

老年人以原发性高血压最为常见，但需特别注意寻找病因。老年人继发性高血压的常见病因为肾血管性高血压，尤以动脉粥样硬化性肾动脉狭窄（ARAS）以及进展性的缺血性肾病最为常见。其他常见的继发性高血压原因与中青年人并无显著不同。在诸多因素中，研究发现吸烟可以作为老年人大血管和微血管病变进展的独立危险因素和预测因素。

【临床诊断要点】

老年人的血压测量及其反应受交感神经反应性、焦虑情绪及血管硬化等诸多因素影响，因此易发生直立（体位）性低血压、"白大衣高血压"或"假性高血压"，故在确定老年人高血压时需持慎重态度。除应保证准确操作外，还应反复进行不同日的测量。因老年人血压个体波动差异很大，应几周内反复测量为好，必要时应进行 24 h 动态血压监测。在怀疑肾血管性高血压时应检测四肢的血压进行比较。只有当反复测量均证实血压升高时，才可做出老年高血压的诊断。

一般来说，老年人高血压大多为轻中度，单纯收缩期高血压者多见，而恶性高血压者少见。高血压的临床症状常以神经系统及外周血管病变最为明显。对老年高血压患者应更强调监测靶器官受损程度及其危险因素评价。

【治疗】

根据高血压患者心血管危险分层的原则，老年高血压至少属于中等危险度。因此，对血压持续增高（包括单纯收缩期高血压）者均应给予降压治疗。由于发生心脑血管事件的危险性很高，故对于血压过高的老年人也应该谨慎地给予降压治疗。对于 65～79 岁老年高血压患者可以初步降为 150/90 mmHg，如果可以耐受则可以降到 140/90 mmHg。对于大于 80 岁的老年人，血压则应控制在 150/90 mmHg。对伴有靶器官损害者控制水平可以更低，但是要结合患者的具体耐受情况。由于老年人常常存在多种疾病并使用多种药物，故其治疗方案应尽量个体化。原则上对老年高血压患者使用任何抗高血压药的初始剂量都应从最小剂量开始，每次增加剂量时应相对小剂量（一般相当于成人的半量），逐步增至有效为止。

降压基础治疗的一般原则均适用于老年高血压患者，但由于老年人肾保钠能力下降，摄盐量应保持在 3～5 g/d（含钠 50～80 mmol/d）范围内，否则易造成老年人食欲减退及水钠代谢紊乱。治疗药物的选择原则与成年人基本相同。老年人用药时需注意监测血压及药物副作用，根据病情调整药物种类及剂量。此外要注意降压应适度，尤其不要使舒张压降得过低，以免影响冠状动脉及其他重要器官的血流灌注。

（三）肾小球疾病

老年人肾小球疾病的病因、病理类型及临床特点与其他年龄组同样具有多样性，但继发性肾小球疾病所占比例较青壮年患者明显增高。膜性肾病、糖尿病肾病、ANCA相关血管炎及淀粉样变性明显增加，而 IgA 肾病、狼疮性肾炎和微小病变明显减少。老年人肾小球疾病常伴肾功能损伤，预后不如中青年。

肾病综合征是老年肾小球疾病最常见的临床类型。老年人肾病综合征中最常见的疾病是膜性肾病，其中约 1/5～1/4 为恶性肿瘤相关的继发性膜性肾病，发病比例随着年龄而增加；其次为淀粉样变，主要为浆细胞疾病、多发性骨髓瘤所致的 AL 型淀粉样变；微小病变占第三位，对治疗的反应好。糖尿病肾病、肥胖相关局灶节段性肾小球硬化于老年早期（60 岁以后）较常见。

【病因和病理类型】

老年人肾病综合征常见的病因和病理类型：原发性膜性肾病、新月体肾炎、微小病变性肾病、局灶节段性肾小球硬化症、IgA 肾病、系膜增生性肾小球肾炎；继发性疾病包括：肾淀粉样变性、肿瘤相关肾脏病、糖尿病肾病等。

【临床表现及诊断要点】

老年人肾病综合征的临床表现与成年人基本相同，但高血压和肾功能异常者较多见。常可伴有因肾间质水肿过重而导致的特发性急性肾衰竭。继发性肾病综合征的老年患者可有其原发疾病的相应表现。

对老年患者应常规进行有关肿瘤的化验及影像学筛查，还应注意详细询问用药史以除外与 NSAID 类药物相关。由于老年人肾的老化改变以及其他系统性疾病可掩盖某些肾病综合征的表现或使其变得不典型，故试图根据临床表现推测其病理类型十分困难。为了明确病因并确定适宜的治疗方案，应尽可能对原因不明的老年肾病综合征患者施行肾活检，其标本应常规进行免疫荧光、光镜及电镜检查以除外淀粉样变性、肿瘤相关膜性肾病、糖尿病肾病等。

【治疗与预后】

1. 治疗措施及方法与青年患者原则大体相同。在对老年患者应用肾上腺皮质激素及细胞毒类药物时，要特别注意这些药物的副作用，应掌握慎重（适应证恰当）、温和（避免剂量过大）、适可而止（疗程不要盲目延长）的用药原则。对于无禁忌证的老年患者，均应酌情适时给予RAAS抑制剂，以减少蛋白尿、保护肾功能，同时应重视降压及降脂治疗并应达到靶目标。若治疗及时，措施得当，老年患者多数仍属可治。少数患者出现肾功能不全或死亡多是由于同时合并其他系统疾病而致病情恶化。

2. 肾小球肾炎老年人因皮肤感染导致感染后急性肾炎较青少年较为多见，其临床表现与其他年龄组基本相同。潜伏期较长。以急性肾损伤为表现者明显增多，并因少尿出现急性肺水肿，病情通常较重。若及早诊断，积极控制感染，治疗合并症，必要时及早给予替代治疗，通常可以完全恢复，一般预后较好。

3. 急进性肾炎在老年人也十分常见，尤多见 ANCA 相关小血管炎所致Ⅲ型新月体性肾炎及抗 GBM 抗体所致Ⅰ型新月体性肾炎。因此，凡疑为此病者尽早进行血清 ANCA 及抗 GBM 抗体的检测并创造条件及早进行肾活检。一旦确诊应尽快给予糖皮质激素及细胞毒类药物的联合治疗，老年人对治疗的反应较差，而且易于出现骨髓抑制及感染等重度不良反应。

（四）急性肾损伤

老年肾结构与生理功能的变化使得老年人对急性肾损伤（AKI）的易感性大大增加。老年人发生 AKI 常见的危险因素包括：各种感染引发的脓毒血症、血容量不足、药物性肾损害以及合并 CKD、缺血性心脏病、心力衰竭、高血压、糖尿病、动脉硬化、尿路梗阻等疾病及吸烟等。

【病因】

临床上最常见的 AKI 类型是由于肾缺血和（或）肾毒性损害导致的急性肾小管坏死（ATN）以及梗阻引起肾后性 AKI。老年人 AKI 常常由多因素引起，可有不同类型同时存在。值得注意的是，由于老年人肌肉萎缩，内源性肌酐产生减少，尿肌酐排出量随增龄而逐年下降，因此当肾功能出现变化时，其 Scr 水平增高的变化常不显著并远远滞后于 GFR 的下降，若仅依赖 Scr 检测有可能使 ARF 漏诊，因而应强调对老年人进行 Ccr、Cystatin C 检测。

【临床常见类型】

1. **肾前性 AKI**　由于老年人生理性渴感减退、尿浓缩能力下降、肾的保钠能力减低，故最容易发生肾前性 AKI。主要诱发因素包括：消化道出血、腹泻或呕吐、心力衰竭、长期或不适当应用利尿剂、联合应用 NSAID 及 ACEI 或 ARB 类以及应用环孢素等药物。老年人仅因大量出汗或饮水少就可表现出尿量减少，当上述诱因存在时可很快出现肾前性 AKI，若未及时纠正则可迅速进展为 ATN。

2. **肾实质性 AKI**　常见以下类型：

（1）急性肾小管坏死：在老年人 AKI 中的构成比可达60% 以上。

1）病因：各种肾前性因素持续存在、手术并发症、严重感染败血症所致的缺血性损伤以及各种药物肾毒性损伤是导致老年人 ATN 的主要病因。少数"空巢"老年人可能因外伤或活动严重受限而造成局部肌肉挤压伤，若处理不及时有可能造成横纹肌溶解，可诱发肌红蛋白所致的 ATN。

2）临床特征：老年人 ATN 的临床表现及病程经过与其他年龄组相仿，但常病情较重。由于老年人全身及肾脏随增龄产生的一系列解剖及功能变化，其心血管、呼吸系统合并症以及高血钾等电解质紊乱的发生率明显增加，并常易发生较严重的多器官衰竭。

3）防治及预后：老年人 AKI 的防治措施包括积极寻找并消除诱因；保持有效灌注；维持水、电解质、酸碱平衡和内环境的稳定；尽量慎用或不用肾毒性药物；有效控制感染；加强营养支持；积极治疗原发疾病；严密监测有关生物标志物的变化并及时处置。

老年人肾功能常恢复缓慢或不能完全恢复。影响预后的主要因素可能包括：原发病复杂、心血管或肺部合并症、严重电解质紊乱、败血症等未能及时纠正等。当 ATN 伴发多器官衰竭时预后极其凶险。

（2）药物相关的急性肾小管间质肾炎：老年人发生了许多可以影响药物代谢的生理改变，导致药物的药理作用和毒性发生变化，容易造成对肝、肾等重要脏器的损伤。此外，由于老年人常因多种疾病而服用多种药物，当联合用药不当或有某些病理性诱因存在时，更容易出现药物的毒副作用。急性肾小管间质肾炎是老年人药物肾损害中最为常见的类型。除发生率较高外，其他特征与年轻人无显著差别。常见的致病药物包括：各类抗生素、环孢素、造影剂、利尿药、ACEI/ARB 类药物、解热镇痛药以及非甾体抗炎药等。

（3）肾小球及肾血管疾病：约有 10%～20% 的老年肾性 ARF 是由肾小球疾病所致。此外，动脉粥样硬化造成的肾小动脉胆固醇结晶栓塞也是导致老年肾实质性 AKI 或急性肾脏病（AKD）的重要病因。

3. 肾后性 AKI　发生率约占老年 AKI 患者的 8%～38%。主要与老年人前列腺肥大、泌尿系结石、泌尿生殖系统肿瘤、尿道狭窄等疾病的发生率较高有关。其他病因还包括：腹膜后纤维化、淋巴瘤导致的尿路梗阻；在患有脑血管意外、帕金森病、阿尔茨海默病、糖尿病或慢性酗酒的老年患者中，应用抗副交感神经药物或中枢神经系统抑制药物导致膀胱逼尿肌过度收缩，进而导致膀胱出口梗阻；在老年绝经期妇女，由于雌激素水平降低所造成的盆腔脏器下垂等。因此，在老年 AKI 患者中，应特别强调寻找病史中的可疑梗阻因素，怀疑下尿路梗阻者可通过膀胱超声或输尿管插管引流尿液来证实，怀疑上尿路梗阻者应及时进行有关部位的超声及其他影像学检查以助确诊。

4. 慢性肾脏病基础上的急性肾损伤　老年人发生 AKI 时，应注意有无基础的慢性肾脏病，如老年人动脉硬化、糖尿病及高血压的发生率较高，继发慢性肾脏病的概率增加。特别是接受造影剂检查和介入治疗、针对肿瘤的化疗及药物性肾损伤等。这种情况下肾功能的恢复较慢，或遗留慢性肾功能损伤。

（五）慢性肾衰竭

对于老年人，非常重要的是需要鉴别 CKD 究竟是疾病所致抑或是自然衰老所致。

KDIGO（2012）指南中定义 eGFR＜60 ml/(min · 1.73 m^2)作为 CKD 的诊断标准。按照该标准，大约一半 70 岁以上的成年人具有 "CKD"。而有时我们无法确定这些老年人 eGFR 下降是由于特定疾病所致。因此诊断老年人 CKD 存在不确定性，特别是当患者的 eGFR 介于 45～59 ml/(min · 1.73 m^2) 时。而如果出现其他 CKD 证据如白蛋白尿等，则高度提示 CKD 可能。当存在关于基于肌酐的 eGFR 不能确定 CKD 诊断时，肌酐清除率或直接 GFR 测量可以进一步评估老年患者的肾功能。

老年人如果确实因各类系统性疾病导致慢性肾脏病（CKD）的发生以及进展，可进一步发生慢性肾衰竭（CRF），其中以高血压引起良性肾硬化及继发性局灶节段性肾小球硬化多见。肾动脉硬化引起缺血性肾病的发病率也有所增高。随着老年人口的迅速增长，老年人 CRF 及终末期肾病（ESRD）的诊治问题也日益突出。

【临床特点】

老年人 CRF 的临床表现与其原发病因有关，往往隐袭起病，进展缓慢，症状不典型，除贫血、代谢性酸中毒、高血压及一般尿毒症症状外，神经精神症状常较突出，水、电解质紊乱和心血管系统损害往往较重，由于受肌肉容积及营养状态不良的影响，血清肌酐往往增高不明显，故容易误诊、漏诊或延误诊断。若老年患者出现不明原因的短期内肾功能急剧恶化，有可能是在 CKD 基础上发生了 ARF，不应草率地诊断为 ESRD，应积极寻找并治疗可逆因素。

【治疗】

1. 非透析治疗　老年人 CRF 的非透析治疗原则及方法与成年人基本相同。在治疗中需注意根据老年人蛋白代谢及水盐代谢的特点防止治疗的副作用，应特别注意随时评估其心血管事件的情况并给予积极处理。

2. 透析治疗　高龄不是透析的禁忌证。但是有数据显示，80 岁以上老年人接受透析治疗生存期均为 6 个月。因此，在决定开始肾替代治疗之前，应充分评估患者基础的身体功能以及生活质量。没有其他主要脏器功能不全的老年人完全可以适应并耐受透析治疗。而对于那些存在诸多并发症以及基础身体功能很差的老年患者，开始透析治疗并不能改善预后。对于患有心血管疾病且血流动力学状态不稳定的老年人，以及血管硬化造瘘有困难者，可以首选的透析方式为 CAPD。腹膜透析的并发症在老年人与青年人之间并无明显差别。

3. 肾移植　老年患者能够成功接受肾移植。供者的年龄较受者的年龄对移植肾功能的影响更大。在老年患者，心血管事件及感染是移植肾丧失功能的主要原因，而发生急性排异反应者相对较少，故移植后老年患者的 1 年生存率和同种异体移植肾的存活率与年轻人相似。由于老年人存在基础心血管疾病者较多，且因免疫功能减退易发生感染，因此对老年人肾移植前各方面情况的评估应更为谨慎。

（六）泌尿系感染

老年人的泌尿系感染（UTI）以女性及男性前列腺肥大患者最为多见。

【病因及易感因素】

主要致病菌株是大肠埃希菌和变形杆菌，其次为铜绿假单胞菌、克雷伯杆菌等其他革兰氏阴性杆菌，革兰氏阳性球菌也较常见。泌尿系统结构或功能异常者中真菌或 L 型细菌的感染明显增加。体质衰弱或长期卧床的老年患者还可由各种非尿路致病菌或条件致病菌导致严重的 UTI，老年女性急性尿道综合征中部分也可由衣原体引起。

易感因素大多与成年人相同，并与全身及局部的老化因素相关，包括：老年女性雌激素水平降低；老年男性因前列腺增生致尿路梗阻或无力性膀胱致尿流不畅；体液及细胞免疫功能明显减退；膀胱黏膜处于相对缺血状态；老年男性前列腺液分泌减少致局部抵抗力减退；老年肾远曲小管和集合管的憩室或囊肿形成等。此外，老年人生理性渴感减退、饮水减少以及肾小管尿浓缩稀释功能的改变均对其易感 UTI 有一定影响。

【临床表现及诊断要点】

老年人 UTI 的临床表现不典型，常无尿路刺激症状，大部分表现为肾外的非特异症状。部分患者因平时即有尿失禁、遗尿、夜尿多或前列腺肥大所致的尿频，往往易与尿路刺激征相混淆。因此，仅根据临床表现来判断老年人有无 UTI 极易误诊或漏诊。此外，老年人 UTI 极易并发菌血症、败血症及感染中毒性休克。老年人 UTI 多数为慢性顽固性感染，复发率及重新感染率较高。

对老年人 UTI 可采用的化验手段及诊断步骤与成年人相同。但需注意老年人的白细胞尿与菌尿或 UTI 的临床表现常不平行，多数表现为无症状菌尿。有效的细菌学检查是确诊 UTI 的关键，但尿路梗阻、尿失禁或尿频、长期使用抗生素以及标本留取不当等常可影响细菌学检查的结果，应注意排除。对存在尿失禁的老年男性患者可采用阴茎外套管留尿的方法，简便易行。对老年 UTI 患者强调连续多次进行细菌培养并应于治疗过程中追踪观察，必要时做特殊培养，可使检出率增高。此外，应常规进行有关的泌尿科检查及 B 型超声检查，女性患者应进行妇科疾病及盆腔疾病相关检查。

【治疗】

对老年人 UTI 的治疗首先应注意治疗基础病，去除梗阻因素，鼓励患者多饮水。对老年女性尿道炎患者可试行局部使用少量雌激素，对恢复下尿路的生理状态可能有益。凡是首次发现细菌尿的患者均应给予单一疗程的抗生素治疗。对无症状菌尿者长期维持应用抗生素是不必要的，只有当早期膀胱感染、伴有进展性肾功能损害及有上尿路感染症状存在时，才应对老年 UTI 患者给予更为积极的治疗。疗程中应随时根据尿培养及药敏试验结果调整用药，难以治愈时应注意耐药菌株或特殊病原体的存在。

三、老年患者的肾活检

老年人肾活检的适应证主要为：①原因不明的 AKI；其中，ATN 的恢复过程较中、青年慢，一般需 3～4 周以上方进入多尿期，应耐心观察；临床怀疑肾小球疾病、肾脏小血管炎等引起的 AKI 应尽早肾活检以获得较佳治疗时机；药物相关性小管间质肾炎的临床诊断不肯定时应进行肾活检。②老年人肾病综合征原因复杂、治疗策略大不相同。因此，建议先行肾活检后再治疗。大约 40%～60% 的老年肾病综合征患者，经病理检查后改变了治疗方案。③老年 CKD 患者多为高血压、动脉硬化、药物引致慢性小管间质肾炎等，病理诊断对临床帮助不大。

对老年人进行肾活检的主要顾虑为出血性合并症。近年一项对 235 例年龄大于 80 岁患者的肾活检研究表明，老年人肾活检的合并症并不比中年、青年人严重，其对治疗的指导作用大于风险。

四、老年人的合理用药问题

药物肾损害以及药物之间的相互作用在老年患者中十分突出，其原因与老年人患病较多、服用药物种类多以及药代学与药效学方面的变化有关。随着衰老的进展，老年机体对药物的吸收、分布、代谢及排泄等均发生很大的变化，包括：①药物的主动吸收减少；②水溶性药物在组织中分布减少、血中浓度增高，而脂溶性药物在组织内分布增多，由于贮存于脂肪中的药物缓慢释放，从而导致药物作用时间延长；③当营养状态较差或疾病消耗使血浆蛋白减少时，可使某些药物与蛋白的结合率下降、游离药物浓度可能增高；④由于许多酶系活性降低、氧化作用减退，可使主要经肝代谢灭活的药物或须经肝代谢方可活化的药物的半衰期或活性受到影响；⑤由于老年人肾血流量下降、肾小球滤过率及肾小管各种功能降低，使许多经肾排泄的药物不能被及时清除，易致药物蓄积而出现毒性反应。上述这些变化使得许多药物的作用增强或作用更加持久，甚至在血浓度较低的情况下也可以出现毒副作用。因此，老年人用药的安全范围很窄。老年人的药效改变除与上述药代动力学变化有关外，还与老年人的内环境不稳定、受体敏感性增加而使药物反应增强有关。

老年人合理用药的措施包括以下几个方面：①避免滥用药，应根据病情变化及时调整药物，将老年人的用药种类减低到最低水平，并尽量不用肾毒性药物；②对于主要经肝代谢的药物，应将剂量减少至常规成人剂量的 1/2 或 1/3；③对主要经由肾排泄的药物，应根据不同公式计算 eGFR，并相应减量至常规成人剂量的 1/2 或 1/3 或延长给药间歇；④对用药者应定期细致观察，监测其临床表现、肾功能及有关的生化指标，必要时监测血药浓度的动态变化，一旦出现毒副作用，立即给予及时处理。

（刘立军）

缩略语表

11β-HSD1	11β-Hydroxysteroid Dehydrogenase Type 1	11β 羟化类固醇脱氢酶 1
A on C	Acute on Chronic	慢性基础上急性
AAN	Aristolochic acid nephrophy	马兜铃酸肾病
AAS	Aristolochic acids	马兜铃酸
AASV	ANCA-associated systemic vasculitis	抗中性粒细胞胞质抗体相关小血管炎
ACEI	Angiotensin-converting enzyme inhibitors	血管紧张素转化酶抑制剂
ACR	Albumin to creatinine ratio	白蛋白与肌酐比值
ACR	Acute cellular rejection	急性细胞排斥反应
ACT	Activited clotting time	激活凝血时间
ACTH	Adrenocorticotropic hormone	促上腺皮质激素
ADE	Adverse drug event or adverse drug experience	药物不良事件
ADH	Antidiuretic hormone	抗利尿激素
ADPKD	Autosomal Dominant Polycystic Kidney Disease	常染色体显性多囊肾病
ADR	Adverse drug reaction	药物不良反应
AG	Anion Gap	阴离子间隙
AHR	Acute humoral rejection	急性体液排斥反应
AIDS	Acquired immnune deficiency syndrome	获得性免疫缺陷综合征
AIN	Acute interstitial nephritis	急性间质肾炎

AKI	Acute kidney injury	急性肾损伤
AKP	Alkaline phosphatase	碱性磷酸酶
ALB	Albumin	白蛋白
ALHE	Angiolimphoid hyperplasia with eosinophilia	血管淋巴样增生伴嗜酸细胞增多
AME	Apparent mineralocorticoit excess	明显的盐皮质类固醇增多症
ANA	Antinuclear antibody	抗核抗体
ANCA	Antieutrophil cytoplasmic antibody	抗中性粒细胞胞质抗体
APD	Automated peritoneal dialysis	自动化腹膜透析
ApoB	Apolipoprotein B	载脂蛋白 B
ApoE	Apolipoprotein E	载脂蛋白 E
APTT	Activated partial thromboplastin time	活化的部分凝血活酶时间
AQP2	Aquaporin 2	水通道 2
ARAS	Atherosclerotic renal artery stenosis	动脉粥样硬化性肾动脉狭窄
ARB	Angiotensin Ⅱ receptor blockers	血管紧张素受体拮抗剂
ARF	Acute renal failure	急性肾衰竭
ARPKD	Autosomal recessive polycystic kidney disease	常染色体隐性多囊肾病
ATIN	Acute tubulointerstitial nephritis	急性肾小管间质肾炎
ATN	Acute tubular necrosis	急性肾小管坏死
AUC	Area under the concentration-time curve	药物曲线下面积
AVP	Arginine vasopressin	精氨酸血管加压素
AVP-R2	Arginine vasopressin receptor 2	精氨酸加压素受体 2
AZA	Azathioprine	硫唑嘌呤

BM	Biomarker	生物标记物
BMI	Body mass index	体重指数
BUN	Blood urea nitrogen	血尿素氮
BVM	Blood volume monitor	血容量监测
CAPD	Continuous ambulatory peritoneal dialysis	持续不卧床腹膜透析
CaSR	Calcium-sensing Receptor	钙敏感受体
CAVHD	Continuous arteriovenous hemodialysis	连续动静脉血液透析
CAVHDF	Continuous arteriovenous hemodiafiltration	连续动静脉血液透析滤过
CBG	Corticosteroid binding globulin	类固醇结合球蛋白
CCB	Calcium channel blocker	钙通道阻滞剂
CCPD	Continuous cycle peritoneal dialysis	连续性循环式腹膜透析
Ccr	Creatinine clearance	肌酐清除率
CH	Chlorambucil	苯丁酸氮芥
CHF	Chronic heart failure	慢性心力衰竭
CHFD	Continuous high flux dialysis	连续性高流量透析
CIN	Chronic interstitial nephritis	慢性间质性肾炎
CK	Creatine kinase	肌酸激酶
CKBB	Creatine kinase BB type	肌酸激酶 脑型
CKD	Chronic kidney disease	慢性肾脏病
CKD-MBD	Chronic kidney disease mineral and bone disorder	慢性肾脏病相关矿物质和骨代谢异常
CKMB	Creatine kinase MB type	肌酸激酶 心肌型
CKMM	Creatine kinase MM type	肌酸激酶 肌型
CNS	Congenital nephrotic syndrome	先天性肾病综合征
COX-2	Cyclooxygenase 2	环氧合酶-2

CPFA	Continuous plasma filtration absorption	连续性血浆滤过吸附
CPFA	Coupled plasma filtration absorption	偶联血浆滤过吸附
CR	Complete response	完全缓解
CRF	Chronic renal failure	慢性肾衰竭
CrGN	Crescentic glomerulonephritis	新月体肾炎
CRH	Corticotropin-releasing hormone	促肾上腺皮质激素释放激素
CRI	Chronic renal injury	慢性肾损伤
CRP	C-reactive protein	C 反应蛋白
CRRT	Continuous renal replacement therapy	持续肾脏替代治疗
CRS	Cardio-renal syndrome	心肾综合征
CsA	Cyclosporine A	环孢素 A
CSS	Churg-Strauss syndrome	变应性肉芽肿性血管炎
CT	Computerized tomography	计算机断层扫描
CTIN	Chronic tubulointerstitial nephritis	慢性肾小管间质肾炎
CTRA	CT renal angiography	CT 肾血管造影
CTX	Cyclophosphamide	环磷酰胺
CVD	Cardiovascular disease	心血管疾病
CVVH	Continuous venous-venous hemofiltration	连续静静脉血液滤过
CVVHD	Continuous venous-venous hemodialysis	连续静静脉血液透析
CVVHDF	Continuous venous-venous hemodiafiltration	连续静静脉血液透析滤过
CYP	Cytochromo P450	细胞色素 P450
D-AIN	Drug associated AIN	药物相关急性间质性肾炎

DAPD	Day ambulatory peritoneal dialysis	日间不卧床腹膜透析
DBP	Diastolic blood pressure	舒张压
DCCB	Dihydropyridine calcium channel blockers	双氢吡啶类钙通道阻滞剂
D-CIN	Drug associated CIN	药物相关慢性间质性肾炎
DCT	Distal convoluted tubules	远曲小管
DDD	Dense deposit disease	致密物沉积病
DEI	Dietary energy intake	每日热量摄入
DFPP	Double-filtration plasmapheresis	双重滤过血浆置换
DIC	Disseminated intravascular coagulation	弥散性血管内凝血
DM	Diabetes	糖尿病
DN	Diabetic nephropathy	糖尿病肾病
EDD	Extended daily dialysis	延时的每日透析
eGFR	Estimated GFR	估算的肾小球滤过率
EHF	Epidemic hemorrhagic fever	流行性出血热
ELISA	Enzyme-linked immunosorbent assay	酶联免疫吸附试验
ENaC	Epithelial sodium channel	上皮钠通道
EPO	Erythropoietin	促红细胞生成素
EPV	Estimate plasma volume	估计的血浆容积
ESA	Erythropoiesis-stimulating agent	红细胞生成刺激剂
ESR	Erythrocyte sedimentation rate	红细胞沉降率（血沉）
ESRD	End stage renal disease	终末期肾脏病
FENa	Fractional excretion of sodium	尿钠排泄分数
FFP	Fresh frozen plasma	新鲜冰冻血浆
FGP	Fibrillary glomerulopathy	纤维样肾小球病

FHH	Familial hypocalciuric hypercalcemia	家族性低钙尿性高钙血症
FHHNC	Familial hypomagnesemia, hypercalciuria and nephrocalcinosis	家族性低血镁、高尿钙和肾钙化
FK506	Tacrolimus	他克莫司
FNGP	Fibronectin glomerulopathy	纤连蛋白肾小球病
FSGS	Focal segmental glomerular sclerosis	局灶节段性肾小球硬化症
GBM	Glomerular basement membrane	肾小球基底膜
GFND	Glomerulopathy with fibronectin deposits	纤维连接蛋白肾小球病
GFR	Glomerular filtration rate	肾小球滤过率
GM-CSF	Granulocyte-macrophage colony-stimulating factor	粒单细胞集落刺激因子
GRA	Glucocorticoid remediable aldosteronism	糖皮质激素可抑制的醛固酮增多症
GRα	Glucocorticoid receptor alpha	糖皮质激素受体 α
HBV	Hepatitis B virus	乙型肝炎病毒
HCDD	Heavy chain deposition disease	重链沉积病
HCV	Hepatitis C virus	丙型肝炎病毒
HD	Hemodialysis	血液透析
HDF	Hemodiafiltration	血液透析滤过
HDM/SCT	High-dose melphalan and stem cell transplantation	大剂量静脉马法兰联合自体外周造血干细胞移植
HDT	High-dose chemotherapy	大剂量化疗
HE	Hematoxylin and eosin	苏木素-伊红
HELLP	Hemolytic anemia, elevated liver enzymes and low platelet count	溶血性贫血，肝酶升高，血小板减少
HF	Hemofiltration	血液滤过
HHV-8	Human herpesvirus 8	人疱疹病毒 8

HIV	Human immunodeficiency virus	人类免疫缺陷病毒
HIVAN	HIV associated nephropathy	HIV 相关肾病
HL	Hodgkin lymphoma	霍奇金淋巴瘤
HP	Hemoperfusion	血液灌流
HRS	Hepatorenal syndrome	肝肾综合征
HSH	Hypomagnesemia and hypocalcemia	低血镁症合并继发性低血钙症
HSP	Henoch-Schonlein purpura	过敏性紫癜
HUS	Hemolytic uremic syndrome	溶血尿毒症综合征
HVHF	High volume hemofiltration	高容量血液滤过
IA	Immunoadsorption	免疫吸附
ICU	Intensive care unit	重症监护单位
IH	Idiopathic hypercalciuria	特发性高钙尿症
IHD	Intermittent hemodialysis	间断血液透析
IMN	Idiopathic membranous nephropathy	特发性膜性肾病
INR	International normalized ratio	国际标准化比值
ISN	International Society of Nephrology	国际肾脏病学会
ITG	Immunotactoid glomerulopathy	免疫触须样肾小球病
IVC	Inferior vena cava	下腔静脉
IVIG	Intravenous immunoglobulin	静脉输注免疫球蛋白
IVP	Intravenous pyelography	静脉肾盂造影
K/DOQI	Kidney Disease Outcomes Quality Initiative	美国慢性肾脏病临床实践指南
KDIGO	Kidney Disease: Improving Global Outcomes	提高全球肾脏病预后国际组织
KUB	Plain film of kidney, ureters, bladder	腹部平片（肾，输尿管，膀胱）
LCDD	Light-chain deposition disease	轻链沉积病

LDL	Low density lipoprotein	低密度脂蛋白胆固醇
LEF	Leflunomide	来氟米特
LHCDD	Light-heavy chain deposition disease	轻链-重链沉积病
LMWH	Low-molecular-weight heparin	低分子肝素
LPD	Low protein diet	低蛋白饮食
LPG	Lipoprotein glomerulopathy	脂蛋白肾病
LVEF	Left ventricular ejection fraction	左心室射血分数
LVH	Left ventricular hypertrophy	左心室肥厚
LVMI	Left ventricular mass index	左心室质量指数
MARS	Molecular absorbent recirculating system	分子吸附再循环系统
MCD	Minimal change disease	微小病变肾病
MCGN	Mesangiocapillary glomerulonephritis	系膜毛细血管性肾小球肾炎
MCKD	Medullary cystic kidney disease	髓质囊性肾病
MCTD	Mixed connective tissue disease	混合性结缔组织病
MDRD	The modification of diet in renal disease study	上世纪 90 年代美国进行的一项慢性肾脏病治疗研究
MGUS	Monoclonal gammopathy of undetermined significance	意义未明的单克隆免疫球蛋白增生症
MIDD	Monoclonal immunoglobulin deposition disease	单克隆免疫球蛋白沉积病
MM	Multiple myeloma	多发性骨髓瘤
MMF	Mycophenolate mofetil	吗替麦考酚酯，霉酚酸酯
MN	Membranous nephropathy	膜性肾病
MP	Methyl prednisolone	甲泼尼龙
MPA	Microscopic polyangiitis	显微镜下型多血管炎

MPGN	Membranoproliferative glomerulo-nephritis	膜增生性肾小球肾炎
MPO	Myeloperoxidase	髓过氧化物酶
MRA	Magnetic resonance angiography	磁共振血管造影
MRI	Magnetic resonance imaging	磁共振成像
MSOF	Multiple system organ failure	多系统器官功能衰竭
MsPGN	Mesangial proliferative glomerulo-nephritis	系膜增生性肾小球肾炎
NAC	N-acetylcysteine	N-乙酰半胱氨酸
NAG	N-acetyl-β-D-glocosaminidase	N-乙酰-β-D 氨基葡萄糖糖苷酶
NCGN	Necrotizing crescentic glomerulo-nephritis	坏死性新月体性肾炎
NDCCB	Non-dihydropyridine calcium channel blockers	非双氢吡啶类钙通道阻滞剂
NDRD	Non-diabetic renal disease	非糖尿病性肾脏病
NHL	non Hodgkin lymphoma	非霍奇金淋巴瘤
NIPD	Nocturnal intermittent peritoneal dialysis	夜间间断腹膜透析
NPS	Nail patella syndrome	甲-髌综合征
NS	Nephrotic syndrome	肾病综合征
NSAIDs	Non-steroidal anti-inflammatory drugs	非甾体类抗炎药
NSHPT	Neonatal severe hyperparathyroidism	新生儿重度甲旁亢
ORG	Obesity related glomerulopathy	肥胖相关性肾病
PAS	Periodic Acid-Schiff	过碘酸-雪夫
PASM	Periodic Acid-Silver Methenamine	过碘酸六胺银
PE	Plasma exchange	血浆置换
PET	Peritoneal equilibration test	腹膜平衡试验

PHP	Pseudo hypoparathyroidism	假性甲状旁腺功能减退症
PM	Polymyositis	多发性肌炎
PM	Pulse methylprednisolone	甲泼尼龙冲击
PRA	Panel reactive antibody	群体反应性抗体
pRTA	Proximal renal tubular acidosis	近端肾小管酸中毒
PTDM	Post-transplant diabetes mellitus	移植后糖尿病
PTH	Parathyroid hormone	甲状旁腺素
PTLD	Post-transplant lymphoproliferative disease	移植后淋巴细胞增殖性疾病
RAAS	Renin-angiotensin-aldosterone system	肾素-血管紧张素-醛固酮系统
RBC	Red blood cell	红细胞
RBF	Renal blood flow	肾脏血流量
RCN	Renal cortical necrosis	肾皮质坏死
RCT	Randomized controlled trial	前瞻性随机对照研究
RNC	Radionuclide cystogram	同位素膀胱造影
ROD	Renal osteodystrophy	肾性骨营养不良
RPF	Retroperitoneal fibrosis	腹膜后纤维化
RPGN	Rapidly progressive glomerulonephritis	急进性肾炎
RRT	Renal replacement therapy	肾脏替代治疗
RTA	Renal tubular acidosis	肾小管酸中毒
RVT	Renal vein thrombosis	肾静脉血栓
SBP	Systolic blood pressure	收缩压
Scr	Serum creatinine	血肌酐
SHPT	Secondary hyperparathyroidism	继发性甲状旁腺功能亢进症
SIADH	Syndrome of inappropriate antidiuretic hormone	抗利尿激素分泌不当综合征

SIRS	Systemic inflammatory response syndrome	系统性炎症反应综合征
SLE	Systemic lupus erythematosus	系统性红斑狼疮
SLEDD	Slow extended daily dialysis	低效延时每日透析
SRC	Simple renal cyst	单纯性肾囊肿
SS	Sjogren's syndrome	干燥综合征
TBM	Tubular basement membrane	肾小管基底膜
TBMN	Thin basement membrane nephropathy	薄基底膜肾病
TG	Triglyceride	甘油三酯
TIA	Transient ischemic attack	一过性脑缺血发作
TINU	Tubulointerstitial nephritis and uveitis	肾小管间质性肾炎-眼葡萄膜炎
TIPS	Transjugular intrahepatic portosystemic stent shunt	经颈静脉肝内门体分流术
TLC	Therapeutic life-style change	治疗性生活方式改变
TLS	Tumor lysis sydrome	溶瘤综合征
TMA	Thrombotic microangiopathy	血栓性微血管病
TPE	Therapeutic plasma exchange	血浆置换
TS	Tuberous sclerosis complex	结节硬化症
TTP	Thrombotic thrombocytopenic purpura	血栓性血小板减少性紫癜
UAER	Urinary albumin excretion rate	尿白蛋白排泄率
UFF	Ultrafiltration failure	超滤衰竭
UNOS	United Network for Organ Sharing	美国联合器官共享网
UTI	Urinary tract infection	尿路感染
V_2R	Vasopressin type 2 receptor	血管加压素 II 型受体
VCUG	Voiding cystourethrogram	排尿期膀胱尿路造影

VEGF	Vascular endothelial growth factor	内皮细胞生长因子
VHL	von Hippel-Lindau disease	von Hippel-Lindau 病
VLPD	Very low protein diet	极低蛋白饮食
VUR	Vesicoureteral reflux	膀胱输尿管反流
vWF	von Willebrand factor	vWF 因子
WBC	White blood cell	白细胞
WBPTT	Whole blood partial thromboplastin time	全血部分凝血活酶时间
WG	Wegener's granulomatosis	韦格纳肉芽肿病
WHO	World Health Orgnization	世界卫生组织
WM	Waldenström macroglobulinemia	华氏巨球蛋白血症
XPN	Xangthogranulomatous pyelonephritis	黄色肉芽肿性肾盂肾炎

食物营养成分表 *

食物项目	食部 (%)	水分 (g)	蛋白质 (g)	脂肪 (g)	碳水化合物 (g)	钾 (mg)	钠 (mg)	钙 (mg)	磷 (mg)	粗纤维 (g)	热卡 (kcal)
稻米	100	13.0	8.3	2.5	74.2	106	0.9			0.7	353
小麦粉（富强粉）	100	12.8	9.5	1.1	75.8	94	1.4	12	103	0.3	351
小麦粉（标准粉）	100	11.7	11.2	1.5	72.8	172	1.6	14	192	2.0	350
面条	100	33.0	7.4	1.4	56.4	102	1.5			0.4	268
挂面	100	14.1	9.6	1.7	70.0	129	4.6			0.5	334
馒头	100	44.0	6.1	0.2	48.8	129	165.2			0.2	221
油饼	100	24.8	7.9	22.9	40.4	106	572.5	46	124	2.0	399
小米	100	13.9	8.8	3.1	71.9	348		27	276	1.0	351
玉米面（黄）	100	12.1	9.2	3.7	66.1	260	0.7		238	7.8	334
黄豆	100	9.3	35.6	19.0	19.5	1620	0.5	169	400	11.9	391
绿豆	100	10.0	21.2	0.3	60.2	791	2.2	132	357	5.3	328
豆浆	100	95.8	2.5	1.0	0.4	43	1.2	19	32	0.1	21
豆腐脑	100	97.8	1.9	0.8	0.0	107	2.8	18	5	0.0	15
南豆腐	100	88.2	5.6	2.3	2.7	119	6.4	185	104	0.1	54
北豆腐	100	77.9	15.1	5.5	1.1	103	5.1	157	184	0.4	110

---

* 表中所示为每百克食物所含营养素

续表

食物项目	食部(%)	水分(g)	蛋白质(g)	脂肪(g)	碳水化合物(g)	钾(mg)	钠(mg)	钙(mg)	磷(mg)	粗纤维(g)	热卡(kcal)
油豆腐	100	61.9	18.4	10.7	7.3	176	15.2	146	172	0.5	199
豆腐干	100	71.3	13.4	7.1	4.7	70	633.6	179	79	0.3	136
(熏干)	100	67.5	15.8	6.2	8.5	136	232.7	173	109	0.3	153
豆腐丝	100	50.0	22.6	7.1	13.3	84		248	352	0.4	208
腐竹	100	8.3	51.3	26.2	11.0	483	23.8		183	0.2	485
粉条(干)	100	0.1	3.1	0.2	96.0	1	4.3			0.3	398
黄豆芽	100	90.2	4.6	0.8	2.3	176	9.2		51	1.4	35
绿豆芽	100	92.7	1.9	0.1	4.4	69	5.9	17	33	0.7	26
甘薯(红)	88	69.2	0.9	微	28.2	195	15.4	44	31	1.1	116
马铃薯	92	77.4	1.9	0.0	19.4	113	3.3	15	43	0.5	85
胡萝卜	98	89.3	0.9	0.3	8.0	104	108.3	20	31	1.0	38
白萝卜	99	94.0	0.7	0.0	3.8	174	88.0	56	14	1.0	18
藕	95	81.7	1.9	0.7	14.0	215	0.0	52	43	0.9	70
大白菜	70	96.0	0.8	0.1	1.5	93	48.4	43	33	1.2	10
小白菜	89	93.9	1.1	0.4	2.4	82	60.0	71	20	1.2	18
油菜	100	95.9	1.2	0.3	1.2	278	89.0	148	58	0.2	12
圆白菜	94	91.1	0.9	0.1	6.7	134	36.4	62	104	0.5	31
菠菜	89	91.9	3.0	0.2	2.0	240	157.2	87	54	1.5	22
莴笋	53	96.1	0.7	0.1	2.1	135	31.2	14	25	0.8	12
芹菜	79	93.4	0.6	0.1	3.9	195	131.0	137	28	1.1	19
心里美	97	92.3	1.2	0.0	5.2	93	79.5	58	23	0.8	26
蒜苗	100	89.6	1.9	0.3	5.7	167	4.8	39	40	2.0	33
青蒜	73	91.5	2.9	0.4	2.6	186	8.7	28	38	1.9	26

续表

食物项目	食部分(%)	水分(g)	蛋白质(g)	脂肪(g)	碳水化合物(g)	钾(mg)	钠(mg)	钙(mg)	磷(mg)	粗纤维(g)	热卡(kcal)
菜花	66	92.6	1.9	0.2	3.6	161	33.9	18	39	1.2	24
韭菜	93	90.0	2.4	0.3	4.8	312	6.6	55	43	1.6	32
黄瓜	87	95.9	0.7	0.0	2.6	108	2.5	17	25	0.6	13
苦瓜	81	93.8	0.7	0.1	3.3	224	1.8	20	28	1.6	17
西瓜	55	91.4	0.5	0.0	8.4	71	6.0				22
冬瓜	86	97.6	0.2	0.0	1.5	4.9	3.6	23	7	0.5	7
茄子	89	94.1	0.7	0.1	4.2	102	8.6	20	15	0.7	20
番茄	97	94.9	1.0	0.3	2.9	189	5.9	9	20	0.5	18
辣椒(青)	66	92.8	1.5	0.1	1.9	145	2.1	11	38	3.1	14
柿子椒	84	93.1	1.1	0.1	4.4	134	3.3	14	18	1.0	23
鲜蘑菇	97	93.4	1.6	0.1	1.4	236	6.1	12	84	3.0	13
银耳	96	11.8	8.0	1.7	41.2	1751	91.4	41	433	31.2	197
海带(干)	100	61.7	6.8	0.1	21.9	677	353.8	445	52	6.0	113
柑桔	67	88.1	1.0	0.2	9.9	127	0.0	27	10	0.4	45
苹果	74	87.1	0.3	0.0	11.8	105	2.1	13	12	0.7	48
鸭梨	94	87.4	0.3	0.1	10.8	88	0.0	8	9	1.2	45
桃子	89	87.3	0.9	0.1	10.5	144	1.8	12	18	0.8	46
香蕉	65	76.3	1.5	0.2	20.3	283	0.4		29	1.1	89
菠萝	64	39.5	0.5	0.1	8.5	126	1.2	20	6	1.2	37
炒花生	100	1.8	24.1	44.4	21.2	674	445.1	284	315	4.3	581
花生仁(生)	100	7.6	27.1	41.3	14.9	249	3.7	77	384	6.7	540
葵花子	52	2.0	22.6	52.8	12.5	491	1322			4.8	616
栗子	77	47.7	4.7	0.4	44.4	410	5.8	18	112	1.7	200

续表

食物项目	食部分 (%)	水分 (g)	蛋白质 (g)	脂肪 (g)	碳水化合物 (g)	钾 (mg)	钠 (mg)	钙 (mg)	磷 (mg)	粗纤维 (g)	热卡 (kcal)
核桃	37	5.0	15.4	59.3	10.6	241	8.2	105	342	10.6	624
炼猪油	100	1.0	0.0	99.0	0.0					0.0	891
植物油	100	0.0	0.0	100	0.0					0.0	900
甜面酱	100	53.5	4.0	0.2	31.2	156	3051	57	54	0.8	143
芝麻酱	100	0.0	20.0	52.9	15.0	210	40.4	1057	546	6.9	616
酱油 (大酱)	100	66.9	2.0	0.0	17.2	265	5517.3	84	200	0.8	74
醋 (龙门米醋)	100	94.8	9.9		0.9	245	232.2				40
白砂糖	100	0.0	0.3	0.0	99.0	1	1.4			0.0	397
蜂蜜	100	20.0	0.3	0.0	79.5	28	0.3	5	3	0.0	319
茶叶	100	6.3	26.5	1.3	41.5	1511	11.2	397	327	17.3	284
肥猪肉	100	9.0	1.1	89.6	0.0	19	28.3		20	0.0	812
瘦猪肉 (里脊)	100	67.5	21.3	10.5	0.0	197	34.0	5	185	0.0	180
排骨	81	50.7	16.4	32.0	0.0	98	42.6			0.0	354
猪舌	86	62.0	16.0	17.7	3.5	151	82.5	20	174	0.0	237
猪心	99	75.5	15.4	7.2	1.0	209	102.9	39	203	0.0	141
黄膳	44	75.0	16.8	3.3	3.0	246	58.0	57	273	0.0	109
墨鱼	69	80.9	17.0	0.8	0.1	290	151.0	12	192	0.0	76
海螃蟹	58	83.2	12.2	1.6	0.9	161	402.9	207	144	0.0	67
蛋糕	100	16.7	10.1	4.7	67.4	105	62.4	19	120	0.4	352
巧克力	100	1.5	5.2	42.6	49.1	303	52.2	149	117	0.3	601
冰淇淋	100	69.1	3.6	8.6	17.9	157	61.5	155	74	0.0	163
酸奶	100	86.2	2.4	3.3	7.4	155	43.6	115	90	0.0	69

索引词